임상침구학

● 天津中醫藥大學執筆陣

監　　修: 戴錫孟　高金亮

總 編 輯: 劉公望

責任編輯: 吳炳岳　劉公望　周桂桐
李志道　郭恩吉　王玉興
王惠鈴　牟洪林　仲强維
王素文　錢聚義　關啓昇
邊漢民　湯德安　張國霞
王建軍

● 學校法人後藤學園執筆陣

監　　修: 後藤修司

總 編 輯: 兵頭　明

責任編輯: 兵頭　明　關口善太
渡邊明春

監　　譯: 兵頭　明

● 韓國語飜譯

孫仁喆 · 李汶鎬

SHINKYUGAKU(RINSHOHEN)
Edited by TenshinChuigakuin,GotoGakuen
Translation supervised by Akira Hyodo
Translated by GotoGakuenChuigakuKenkyushitsu

臨床 鍼灸學

天津中醫藥大學+學校法人後藤學園/編
兵頭 明/監譯+學校法人後藤學園中醫學研究所/譯
손인철+이문호/한국어번역

청홍

국립중앙도서관 출판시도서목록(CIP)

임상침구학 / 著者: 天津中醫藥大學, 後藤學園 ; 飜譯: 손인철, 이문호. -- 서울 : 청홍, 2012
p. ; cm

한자표제 : 臨床鍼灸學
중국어 원작을 한국어로 번역
ISBN 978-89-90116-46-8 93510 : ₩70000

침구학[鍼灸學]

519.9-KDC5
615.892-DDC21 CIP2012000620

손인철(孫仁喆)

원광대학교 한의과대학 및 동대학원 졸업(한의학박사)
서울 보화당한의원 원장
경락경혈학회 회장, 대한한의학회 부회장, 서울시한의사회 부회장,
대한한의사회 중앙대의원 원광대 한의과대학 학장 역임
현재 한국전통의학연구소 소장
현재 턱관절균형의학회 회장
현재 원광대학교 한의과대학 교수(경혈학)

■ 주요논저
"침자극이 혈액상에 미치는 영향"
"관원혈 애구가 고혈압백서의 혈압에 미치는 영향"
"경기(經氣)연구"
"한국침구동인제작과정 연구"
"단전(丹田)과 하복부혈의 상관성 연구"
"한국 침구 경혈학의 특징과 현황"
《경락도해》《침구학》《알기쉬운 경혈학》《경혈 안마학》
《족혈 안마요법》《경혈학실습서》《이것이 웰빙건강이다》
《경혈해부도해》《몸건강 마음건강》《도해 경혈학》 등 다수.

이문호(李汶鎬)

원광대학교 한의과대학 및 동대학원 졸업(한의학박사)
대전대학교 한의과대학 부속 한방병원 침구학 교수, 세명대학교 한의과대학 침구학 교수,
포천중문의과대학교 교수, 강남차한방병원 침구과 수석과장 역임.
현재 경락경혈학회 감사
현재 원광대학교 한의과대학 외래교수
현재 강남제일한의원 원장

■ 주요논저
"사상체질분류에 객관성 부여를 위한 시도(試圖)"
"도시 · 농촌 남녀고등학교 3학년 학생을 중심으로 사상체질.신체체격 및 신체형태지수에 관한 비교 조사연구"
"사상체질유형과 체격 및 신체형태지수와의 비교연구"
"금연침(禁煙鍼) 치료에 대한 임상적 고찰"
"요골신경마비(橈骨神經麻痺)의 침구치료에 관한 문헌적 고찰"
"육미지황탕(六味地黃湯) 및 팔미지황탕(八味地黃湯)의 약침이 신장기능에 미치는 영향"
"이명(耳鳴)의 이침선혈법(耳鍼選穴法)에 대한 연구"
"약침요법의 소개 및 문제점 고찰"
《경락도해》《약침요법(藥鍼療法)》 등 다수.

머리말

임상에 임하는 사람에게는 항상 명심해야 하는 것이 있습니다. 그것은 임상평가학(臨床評價學) 도입과 임상판단학(臨床判斷學) 도입입니다.

임상평가학이라는 것은 확실하게 효과를 올려서 왜 효과가 있었던가를 항상 생각하는 것, 또는 왜 효과가 없었던가를 생각하는 것입니다.

임상판단학이라는 것은 항상 좀 더 안전하고 효과가 있는, 또 환자에게 부담이 적은 치료방법은 없는지를 계속해서 모색해 현시점에서 최선의 방법을 선택하는 것입니다.

중요한 것은 확실한 '기술'과 '생각하는' 습관을 언제나 가지고 있는 것입니다. 실제로 환자의 상태나 병의 상태는 천차만별이고, 이 '생각하는' 능력이 없으면 임상능력이 어느 일정한 곳에서 정체해 버립니다. 그리고 더욱 중요한 것은 독선이 아닌 이론적인 '과학적' 사고로 생각하는 습관을 몸에 익혀야 한다는 것입니다. 전통의학적 방법으로 임상에 대응하려 하다가는 자칫 독선적 사고에 빠져 버리는 경우가 매우 많습니다. 그 요인은 전통의학 방법이 현대의학적 임상방법과 다르고, 공통적 평가기준을 설정하기 어려운 것이라고 생각됩니다.

또 한 가지의 함정은 논리에 매몰되어서, 실제 현상보다도 논리 자체에 지나치게 기울게 되는 것으로 인한 교조적(敎條的)인 자세입니다. 중요한 방법은 세심한 환자 관찰입니다.

이 책에서는 이것들에 대해 한 가지 해결책을 제안하고 있습니다.

전통의학의 원점으로 돌아가서, 실제 임상을 통해서 정리 · 체계화하려고 하는 현대 중국의 변증론 치료를 도입해서 天津中醫學院과 後藤學院에서 침술 · 뜸치료에 도움이 되고자 번역이 아니라 새로운 편집을 했습니다.

이 책은 임상에서 '생각하는' 기초를 다지는 데 도움이 될 것입니다. 임상의 실제를 어떻게 해석하고 어떻게 대응하면 좋은가를 생각하기 위한 나침반의 역할을 충분히 다할 수 있을 것이라 확신합니다. 세심한 환자 관찰과 함께 이 책을 유효하게 활용하고, 임상가(臨床家)에 뜻을 둔 많은 분이 노력하여 전통의학으로서 길러왔던 '위대한 유산'에 새로이 빛을 주시기 바랍니다.

天津中醫藥大學 學長 戴 錫 孟

學校法人後藤學園 · 學園長 後藤 修司

이 책을 배우기에 앞서서

1 이 책은 《황제내경(黃帝內經)》부터 오늘날에 이르는 역대 다수의 의학서, 의가의 說을 참고로 오늘날의 침구교육과 침구임상에 순조롭게 적응할 수 있도록 요령 있게, 동시에 이론적으로 정리해서, 말하자면 전통의학의 정수를 계승한 것이라고 말할 수 있다.

2 이 책은 평소 자주 나타나는 91 주요증후(主要症候)에 대해서 우선 '개략(槪略)'을 서술하고, 이어서 그 '병인병기(病因病機)', '증분류(證分類)', '치료(治療)', '고금처방례(古今處方例)', '그 외의 요법(療法)', '참고사항(參考事項)'에 대해서 서술하는 구조로 구성되어 있다.

3 이 책은 동양의학 독자의 생리관, 병인론, 병리관, 병증론, 진단론, 치료론을 연습할 수 있도록 구성되어 있다. '병인병기(病因病機)' 부분은 생리관, 병인론, 병리론을 응용한 것으로, 이를 통해 내용을 연습할 수 있다. 또 '증분류(證分類)' 부분에서는 각 주증(主症)의 특징, 각 수반증(隨伴症)의 특징, 각 설맥상(舌脈象)의 특징을 서로 비교하면서 배우기 쉽도록 배열하고 있다. 변증은 병인병기를 근거로 한 감별학(鑑別學)이고, 여기에서는 주로 병리론, 진단론을 연습할 수 있도록 각각 증후분석을 첨부했다. '치료(治療)'의 처방례는 그 치법에 기인해서 예시한 것이고, 결코 고정된 처방은 아니다. 이 부분의 요점은 이 처방을 암기하는 것이 아니라, 이 처방이 어떠한 생각에 기인해서 구성되어 있고, 이것에 의하여 어떠한 치료목적을 다하려고 하는지를 학습 훈련하는 것이다. 또 병태(病態)의 변화에 따라서 처방구성을 어떻게 바꿔야 하는지 학습할 필요가 있다. 방해를 참고하기 바란다. 또 '고금처방례(古今處方例)'에는 현재에 이르기까지 동양의학 계승의 연속성을 도모할 목적으로 《黃帝內經》 시대부터 오늘날에 이르기까지 역대 의가 대부분의 임상경험을 예시했다. 독자의 임상에도 도움이 되길 바란다. '그 외의 요법'에서는 주로 이침(耳鍼)과 한약(韓藥)에 의한 치료를 예시했다. 마지막으로 '참고사항(參考事項)'에서는 주로 주의사항, 양생 등에 대해 서술하고 첨부했다.

4 이 책의 학습에 즈음해서 중요한 것은 이 책을 읽어가는 것이 아니라, 이 책을 자신의 기초, 임상훈련에 어떻게 활용해 가는지에 있다고 생각한다. 이 습관과 태도를 배양해 간다면, 그리고 자기훈련을 할 수 있다면, 교조적으로 이 책이 쓰인 대로 임상을 행하는 것이 아니라, '자신의 머리로 동양의학적으로 생각할 수 있는 침구임상가의 육성', 그리고 '유효한 임상응용'이라는 이 기획의 주목적을 달성할 수 있다고 생각된다. 동양의학적으로 스스로 관찰하고, 스스로 생각하고, 스스로 임상에 몰두해서, 스스로 해결할 수 있는 침구임상가가 되는 데에 이 책이 도움이 되기 바란다.

天津中醫藥大學 教授 劉 公望
學校法人後藤學園中醫學硏究室室長 兵頭 明

목차

총론 1 : 침구치료의 원리와 원칙

총론 2 : 침구처방학

1. 내과

2. 부인과

3. 소아과

4. 안과

5. 구강/인후과

6. 이비과

7. 피부과 · 그외

총 론 1
〔침구치료의 원리와 원칙〕

고대의 침구학가(鍼灸學家)와 침구의사(鍼灸醫師)는 장기간 임상 경험을 쌓으면서 보다 많은 질병을 치유하기 위해 늘 침구치료의 원리를 연구하는 데 많은 정력을 쏟아왔다. 그 결과 침구치료의 원리는 주로 경락을 통하게 해서 허실을 조절하고, 음양을 조화하는 것에 있다는 인식에 도달했다. 그래서 이 인식을 기초로, 한의학의 기본이론과 관련시켜서 침구의 치료원칙을 규정하고 있다.

1. 침구의 치료원리

1 소통경락(경락의 소통) 조화기혈(기혈의 조화)

경락(經絡)은 체내의 장부를 연락하고 지체(肢體)의 내외를 연락하는 관(管)이고, 기혈진액(氣血津液)이 운행하는 통로다. 영양작용이 있는 기혈(氣血)은 경락의 통로가 정상이라면 전신에 보내진다. 생리작용이 정상이면 경락은 원활하게 통하고, 기혈은 멈추는 일 없이 흐르며 끊임없이 순환하여 인체의 건강이 유지된다. 그러나 외인(外因)이나 내인(內因) 등의 작용에 의해 경락의 정상 상태가 영향을 받으면 일련의 병리변화(病理變化)가 생긴다.

침구(鍼灸)는 경혈(經穴)을 자극하여 경락의 운행장애(運行障礙)를 개선해서 정상적인 상태로 회복시키고, 운행장애에 의해 생긴 병리반응(病理反應)을 제거하는 작용을 한다. 이것이 소통경락(疏通經絡)과 조화기혈(調和氣血)의 작용에 의한 침구의 치료효과다.

한의학에서는 많은 질병의 발생 · 발전 · 변화는 모든 경락기혈의 운행 상황과 밀접한 관계가 있다고 생각하며, 경락 · 기혈에 대한 침구의 소통작용과 조화작용이 침구치료의 광범성과 통용성을 결정한다.

예를 들면, '통증'의 기본 병리는 경맥(經脈)의 기혈불통(氣血不通)에 있지만, 침구의 소통작용에 의해 '통(通)하면 곧 아프지 않은 치료효과'를 거둘 수 있다. 따라서 각종 동통(疼痛)은 침구의 주된 적응증의 하나다.

2 보허사실(虛를 補하고 實을 瀉한다) 부정거사(正氣를 돕고 邪氣를 없앤다)

질병이 발생 · 발전 · 변화하는 과정은, 사실상 인체의 정기(正氣)와 사기(邪氣)가 끊임없이 투쟁하는 과정이다. 사기와 정기 쌍방의 편성편쇠(偏盛偏衰)는 질병의 허증(虛證)과 실증(實證)이라는 두 가지 기본 유형을 형성한다. 그 중 허증은 주로 인체의 정기부족으로 인한 증후(證候)이고, 실증은 주로 사기항성(邪氣亢盛) 중에 정기가 아직 허(虛)하지 않은 증후이다.

정기의 강약, 사정투쟁의 승패는 질병의 진퇴, 예후가 좋고 나쁨과 직접 관련이 있다. 정기가 사기보다 우세하면 병세는 약해지지만, 역으로 사기가 더 강하여 정기가 약해지고 저항할 수 없게 되면 병세는 악화되고, 생명의 위험을 초래하게 된다.

적절한 경혈을 선혈(選穴)하고, 거기에 상응하는 수법으로 침구를 실시하면 보허사실(補虛瀉實)과 부정거사(扶正祛邪)의 효과를 거둘 수 있다. 보허부정(補虛扶正)과 사실거사(瀉實祛邪)는 침구치료의 중요한 법칙이고, 또 서로 관련되어 있다. 즉 사(邪)를 없애 정기(正氣)를 도울 수 있고, 사기에 의한 정기의 상해를 방지할 수 있다. 또 정기를 도와 사(邪)를 없앨 수 있다. 강력한 정기의 공세 앞에서 사기는 무력해지고, 점점 사기는 소퇴(消退)한다.

예를 들면, 평소 足三里에 뜸을 뜨면 각종 질환을 예방할 수 있는데, 이것은 부정강장(扶正強壯)하는 작용에 의한 것이다. 또 발한이나 진통은 거사(祛邪)에 의한 작용이다.

3 음양을 조정, 편향을 교정

체내 음양의 균형이 발병인자의 작용에 의해 실조(失調)하면 질병이 일어난다. 이것은 음양의 편성(偏盛) 또는 편쇠(偏衰)의 증후로 나타난다. 침구에는 음양을 조정(調整)하고 편향(偏向)을 교정하는 작용이 있다. 예를 들면, 양성음허(陽盛陰虛)에는 수족삼양경맥(手足三陽經脈)을 사(瀉)하고 수족삼음경맥(手足三陰經脈)을 보(補)하며, 양허음성(陽虛陰盛)에는 수족삼양경맥을 보(補)하고 수족삼음경맥을 사(瀉)하면 좋다. 이렇게 하면 비교적 빨리, 효과적으로 병통(病痛)을 해소해서 음양의 균형을 회복시킬 수 있다. 대부분의 환자는 침구치료를 받은 후에 기분이 상쾌하고 식욕이 증진되며, 귀나 눈이 밝아지고 신체가 장쾌(壯快)하게 되는 등의 변화를 느끼는데, 이것은 체내의 음양이 조정되고, 새로운 균형이 잡혀 생긴 감각이다.

내반족(內反足)에는 照海를 취하고 외반족(外反足)에는 申脈을 취하는데, 이것은 경맥의 음양 균형을 조절하는 이치에 근거를 둔 것이다.

이상 침구치료의 세 가지 원리를 서술했는데, 이것들은 한의학의 기본이론에 근거를 두고 거시적으로 분석한 것이다. 이 세 가지의 내용은 서로 관련이 있다. 침구에 의한 치료효과는 이 세 가지의 내용이 공동으로 작용하여 발휘되는 것이다.

2. 침구의 치료원칙

침구의 치료원칙은 일반적으로 다음의 네 가지로 정리할 수 있다.

1 보허와 사실(補虛, 瀉實)

2 청열과 온한(淸熱, 溫寒)

3 표치와 본치(標治, 本治)

4 동병이치와 이병동치(同病異治, 異病同治)

임상에서는 우선 정확하게 변증(辨證)하고, 질병의 음양 · 표리 · 허실 · 한열을 명확하게 하고, 그 후에 앞에서 설명한 침구의 치료원칙을 기본으로 하여 치법과 배혈처방을 확정해서 치료를 행한다.

1 보허와 사실

침구치료에서 보허(補虛)와 사실(瀉實)에는 두 가지의 내용이 있다. 한 가지는 치법이다. 이것은 질병의 허실의 속성에 따라서 구체적으로 보사(補瀉)의 방법을 확정하고, 입법과 선혈처방을 지도하는 것이다. 또 한 가지는 보사의 수법이다. 이것은 각종의 보허 또는 사실의 침자수법을 운용해서 치료의 목적을 달성하는 것이다. 이 두 가지에는 구별이 있지만 관련도 있다. 여기에서는 치법을 서술한다.

허실 개념은 정기의 강약과 사기의 성쇠를 개괄 · 변별하는 두 가지 강령이다. 허증은 정기쇠약에 의해 출현하는 병변과 증후를 가리키고, 실증은 사기가 왕성해져서 정기가 쇠퇴하지 않고 정기와 사기가 항쟁해서 나타나는 병변과 증후를 가리킨다.

병위의 차이와 사기의 종류와 성질의 차이에 의해 허증과 실증이 나타나는 양상이 각각 달라진다. 더욱이 허증과 실증은 일정의 조건하에서 동시에 보이는 것이 있고, 또 서로 전화하는 것도 있다. 이와 같이 복잡하고도 다양하게 변화하는 상황에 대해서 의사는 변증을 명확하게 행하고, 적절한 치법을 선택해야 한다.

[1] 보허

보허법은 氣 · 血 · 津 · 液 · 臟 · 腑 · 陰陽의 각종 정도가 다른 허약에 적용하는 치법이다. 또 기능부전일 때에도 적용하는 치법이다. 보허법에는 양기의 승제(昇提), 양기의 회복, 양기의 고무(鼓舞), 원기의 조절, 양기의 보호, 음혈의 화생, 장부의 보익, 뇌수(腦髓)의 보익, 근골(筋骨)을 튼튼하게 하는 등 다방면의 작용이 있고, 따라서 사용범위도 대단히 넓다. 구체적인 보허법은 다음의 세 가지로 귀납할 수 있다.

◖1◗ 그 본경을 보한다

그 본경(本經)을 보(補)한다는 것은 어떤 장부가 허약한 경우, 거기에 상응하는 경락에서 경혈을 취혈하여 보법을 시술하는 것을 말한다. 예를 들어 심허(心虛)한 사람은 수소음심경혈(手少陰心經穴)을 취하고, 비허(脾虛)한 사람은 족태음비경혈(足太陰脾經穴)을 취하고, 폐허(肺虛)한 사람은 수태음폐경혈(手太陰肺經穴)을 취해서 각각 보법을 시술하면 좋다. 임상에서는 일반적으로 본경(本經) 원혈(原穴)의 해당 배수혈(背兪穴)을 주로 선혈한다.

◖2◗ 표리경을 보한다

표리경(表裏經)을 보(補)한다는 것은 어떤 장부가 허약한 경우, 거기에 표리관계에 있는 경락의 경혈을 취혈하여 보법을 시술하는 것을 말한다. 예를 들면 비(脾)와 위(胃)는 표리관계에 있지만 비허인 경우는 족양명위경(足陽明胃經)을 보하고, 반대로 위허인 경우는 족태음비경(足太陰脾經)을 보한다. 또 간(肝)과 담(膽)은 표리관계에 있지만 간허인 경우는 족소양담경

(足少陽膽經)을 보하고, 담허인 경우는 족궐음간경(足厥陰肝經)을 보(補)한다. 이 방법의 구체적인 선혈원칙(選穴原則)은 '그 本經을 補한다'의 방법과 동일하다.

◖3◗ 허하면 바로 그 모를 보한다

허(虛)하면 바로 그 모(母)를 보(補)한다는 방법은 장부간 오행의 상생상극관계에 의거하여 제정된 것이다. 자(子)인 장부가 허약한 경우는 그 母인 장부를 補하여 보허의 목적을 달성할 수 있다. 예를 들면, 土는 金을 생기게 하고, 비위(脾胃)는 土에 속해 있고, 肺는 金에 속해 있다. 肺臟이 虛한 경우는 족태음비경혈과 족양명위경혈을 취하면 좋다. 또는 그 土에 속한 경혈을 취하여 모장(母臟)을 補할 수 있다. 또 수태음폐경의 土에 속한 母穴(太淵)을 취하고, 이것을 보해도 좋다. 이 두 가지를 동시에 응용해도 좋다.

보허법(補虛法)에 침자(鍼刺)와 구법(灸法)을 모두 쓸 수 있다. 단, 병증에 차이에 따라 침과 뜸은 적합한 바가 각각 다르다. 예를 들면, 기허양허(氣虛陽虛)에 대해서는 구법(灸法)을 많이 이용한다. 또는 침구를 병용한다. 혈허음허(血虛陰虛)에 대해서는 일반적으로 침법을 많이 이용한다. 특히 음허(陰虛)에 더욱 양항(陽亢)인 환자에게는 구법(灸法)이 적합하지 않다.

[2] 사실

사실법(瀉實法)은 기기조체(氣機阻滯)에 의해 일어나는 각종 질병에 적용한다. 예를 들면, 기체습조(氣滯濕阻), 기울화화(氣鬱化火), 한응기체(寒凝氣滯), 기역(氣逆)해서 궐(厥)하는 사람에게 적용한다. 또 장부의 기기조체(氣機阻滯)에 의해 일어나는 비조생담(脾阻生痰), 간울기체(肝鬱氣滯), 심화항성(心火亢盛), 상화망동(相火妄動) 등에 적용한다.

사실법(瀉實法)에서 선혈(選穴)하는 경혈에는 通 · 開 · 散 · 降 등의 효과가 있는 것이 많고, 해표퇴열(解表退熱), 이열(裏熱)의 청사(淸寫), 대소변(大小便)의 통창(通暢), 이수축어(利水逐瘀), 평간성신(平肝醒神), 행기해울(行氣解鬱) 등의 치료 작용을 한다. 구체적인 사실법(瀉實法)은 다음의 세 가지로 귀납할 수 있다.

❰1❱ 그 본경을 사한다

그 본경(本經)을 사(瀉)한다는 것은 어떤 장부에 실증(實證)이 나타난 경우 거기에 상응하는 경락의 경혈을 취하여 사법을 시술하는 것을 말한다. 임상에서는 일반적으로 본경의 모혈(募穴), 합혈(合穴)을 많이 선혈하고, 급성실증(急性實證)에는 그 외에 극혈(郄穴), 정혈(井穴) 등을 선혈한다.

❰2❱ 표리경을 사한다

표리경(表裏經)을 사(瀉)한다는 것은 어떤 장부에 실증이 나타난 경우 그것과 표리관계에 있는 경락에서 경혈을 선혈하여 사법을 시술하는 것을 말한다. 예를 들면, 간실증(肝實證)에는 족소양담경혈을 선혈하여 사법을 시술하고, 위실증(胃實證)에는 족태음비경혈을 선혈하여 사법을 시술하면 좋다. 임상에서 자주 보이는 경혈은 '그 本經을 瀉한다'에 서술한 것과 동일하지만, 여기서는 특히 絡穴의 응용이 중요하다.

❰3❱ 실하면 바로 그 자를 사한다

실(實)하면 바로 그 자(子)를 사(瀉)한다고 하는 것은 오행의 상생상극이론에 의거해서 제정된 것이다. 예를 들면, 肺는 金에 속하고 腎은 水에 속하지만, 폐경실증(肺經實證)에는 이 원칙에 의거해서 족소음신경혈(足少陰腎經穴)에 사법을 시술하면 좋다. 예를 들면 水에 속한 음곡(陰谷)을 사하면 좋다. 또 본경의 자혈(子穴)을 취할 수 있다. 예를 들면, 폐실증(肺實證)에는 수태음폐경의 尺澤(水에 속한다)을 취하여 사법을 시술하면 좋다.

사실법(瀉實法)은 일반적으로 침자(鍼刺)를 주로 하지만, 실증에서 열상(熱象)이 없는 사람에게는 뜸을 병용해도 좋다. 실한증(實寒證)에는 뜸이 좋다. 침자(鍼刺)와 동시에 발화관(拔火罐)을 병용하고, 한습(寒濕)의 사기(邪氣) 배설을 촉진할 수 있다. 또 사열(邪熱)이 매우 강하고 병상(病狀)이 급박한 환자에 대해서는, 사(邪)를 사(瀉)해서 해열하는 힘을 증강하기 때문에 침자(鍼刺)와 동시에 괄사요법(刮痧療法)을 병용하는 것도 있다.

[3] 보사겸시

보사겸시법(補瀉兼施法)은 주로 허실협잡(虛實挾雜)한 병증(病證)에 적용하고, 부정(扶正)과 거사(祛邪)의 두 가지 작용을 동시에 한다. 거사(祛邪)에 의해 정기를 손상하는 것도 아니고, 부정(扶正)에 의해 사(邪)가 남는 것도 아니다. 임상에서는 허실협잡(虛實挾雜)한 병례가 대단히 많다. 따라서 이 방법의 응용범위는 대단히 넓다.

예를 들면, 간강(肝强)이면서 비약(脾弱)인 사람은 흉협창통(胸脇脹痛), 애기(噯氣), 산수(酸水)를 구토(嘔吐)하는 등 간강(肝强)에 의한 증상이 보이고, 또 복만(服滿), 식욕부진, 대변당박(大便溏薄) 등 비약(脾弱)에 의한 증상도 보인다. 치료에서는 겸치(兼治)할 필요가 있다. 족궐음간경과 족소양담경을 사(瀉)하고, 족태음비경과 족양명위경을 보(補)하는 보사겸시법(補瀉兼施法)을 이용한다.

또 신음부족(腎陰不足)으로 심화항성(心火亢盛)인 사람에게는 심계(心悸), 불면, 유정(遺精) 등이 일어나는데, 이 경우는 족소음신경을 보(補)하고 수소음심경을 사(瀉)하면 좋다.

이 방법을 이용하는 경우에는 허실의 정도, 완급에 의거해서 보사의 세기, 순서를 결정할 필요가 있다. 예를 들면, 虛가 많고 實이 적은 사람에게는 補를 강하게 하는 '보이사일(補二瀉一)' 또는 '선보후사(先補後瀉)'의 방법을 이용하고, 實이 많고 虛가 적은 사람에게는 瀉를 강하게 하는 '사이보일(瀉二補一)' 또는 '선사후보(先瀉後補)'의 방법을 이용한다. 또 같은 경혈에 '선보후사' 또는 '선사후보'의 수법을 이용하는 것도 있다. 이와 같이 환자의 허실의 상황에 의거해서 적절한 보사법을 선택하면 병기에 적중하여 좋은 치료효과를 거둘 수 있다.

2 청열과 온한

청열(淸熱)과 온한(溫寒)은 보허(補虛)와 사실(瀉實)을 기초로 파생하여 나온 것이다. 일반적으로 말하면 청열(淸熱)은 대부분의 경우 사실(瀉實)의 범주에 속하고, 온한(溫寒)은 대부분의 경우 보허(補虛)의 범주에 속한다. 단, 양자는 반드시 같은 것은 아니다. 예를 들면, 熱

이면서 虛인 사람에게는 補法을 이용하고, 寒이면서 實인 사람에게는 瀉法을 이용한다.

[1] 청열

청열법(淸熱法)은 각종 열증(熱證)의 치료에 적용된다. 열증의 원인은 대단히 많고, 예를 들면 외감온열(外感溫熱)의 사기(邪氣)에 의한 것, 한사(寒邪)가 울(鬱)해서 화열(化熱)해서 일어나는 것, 칠정과극(七情過極)에 의해 化火해서 일어나는 것, 식체(食滯)가 化熱해서 일어나는 것, 방사과도(房事過度)에 의해 음정(陰精)을 손모(損耗)하고 음허양항(陰虛陽亢)이 되어 일어나는 열증(熱證) 등이 있다.

침구치료를 행하는 경우에는 구체적인 병증이 나타나는 형태에 의거해서 表熱, 裏熱, 虛熱 등을 감별하고, 상응하는 치료를 행할 필요가 있다.

◖1◗ 표열의 청열

외감(外感)의 사기(邪氣)가 기표(肌表)에 영향을 주어서 위기실선(衛氣失宣)이 되어 오한(惡寒), 발열(發熱), 신체통(身體痛), 무한(無汗) 또는 자한(自汗) 등 표증이 나타난 경우에는 치료는 해표퇴열(解表退熱)을 도모하지만, 일반적으로는 三陽經의 경혈을 주로 취혈한다.

◖2◗ 이열의 청열

이열(裏熱)은 사열(邪熱)이 이(裏)에 들어와서 일어나는 실열증(實熱證) 또는 열이 내생(內生)해서 일어나는 실열증이다. 이열이 어느 장부에 있는가에 의해 병위에 의거해서 상응하는 치법을 택하면 좋다. 다음의 것은 임상에서 자주 보이는 이열증(裏熱證)으로, 침으로 치료하면 효과가 좋다.

①폐열의 청열

폐(肺)의 실열증(實熱證)에는 발열, 해수가 있고, 노란 농상의 담(痰) 또는 혈담(血痰)이 나오며, 흉통(胸痛), 설태황니(舌苔黃膩) 등이 나타난다. 수태음폐경의 合穴, 郄穴, 經穴 등을 사(瀉)하면 좋다.

②간담열의 청열

간담(肝膽)의 실열증에는 발열, 협통, 황달, 구토, 오심(惡心), 식욕부진 등이 나타난다. 족궐음간경, 족소양담경의 滎穴, 合穴 등을 사(瀉)하면 좋다.

③비위열의 청열

비위(脾胃)의 실열증에는 발열, 복통, 구토, 하리 등이 나타난다. 수족양명경(手足陽明經)의 募穴, 合穴을 사(瀉)하고, 그 외에 족태음비경의 合穴 등을 취하면 좋다. 그런데 고열에 대해서는 手足陽明經을 사(瀉)하는 것 외에 정혈(井穴), 督脈의 大椎를 침자하거나 또는 손가락의 선단(先端)이나 주(肘), 슬(膝)의 만곡한 부위에 보이는 정맥(靜脈)을 침자해서 청열(淸熱)을 도모할 수 있다.

◖3◗ 허열의 청열

허열(虛熱) 중에서 가장 자주 보이는 것은 음허발열(陰虛發熱)이다. 이것은 허열증이다. 허열의 본질은 음허에 있기 때문에 치료는 자음(滋陰)을 기초로 하고, 동시에 보조적으로 청화설열법(淸火泄熱法)을 시술하면 좋다. 다음의 것은 임상에서 자주 보이는 허열증으로, 침으로 치료하면 효과가 좋다.

①폐허열의 청열

폐(肺)의 허열증에는 해수(咳嗽)하는 증상, 담(痰)이 적은 증상, 담(痰)에 피가 섞이는 증상, 후(喉)의 건조, 목이 쉬는 증상, 협부(頰部)의 홍조, 도한(盜汗), 조열 등이 나타난다. 수태음폐경을 주로 치료하고, 자신(滋腎)을 병용하면 좋다. 음정(陰精)이 회복되면 부양(浮陽)은 저절로 안정된다.

②심허열의 청열

심(心)의 허열증에는 심계(心悸), 정충(怔忡), 불면, 건망, 흉민(胸悶), 심통(心痛), 구건(口乾), 설질홍(舌質紅), 맥삭(脈數) 또는 결대맥(結代脈) 등이 나타난다. 치료는 수소음심경과 수궐음심포경을 주로 하고, 또 족소음신경을 취하여 장수제화(壯水制火)를 도모하면 좋다.

③간신허열의 청열

간신(肝腎)의 허열증에는 현기증, 불면, 건망, 유정(遺精), 월경불순 등이 나타난다. 치료는 족궐음간경과 족소음신경을 주로 하고, 肝兪, 腎兪, 期門, 京門 등의 수모혈(兪募穴)을 병용하면 좋다. 음허발열(陰虛發熱)에는 일반적으로 침에 의한 보법이 자주 이용된다.

[2] 온한

한증(寒證)은 한사(寒邪)가 장부에 직중(直中)하거나 체내의 양허음성(陽虛陰盛)에 의해 일어나는 병변, 증후이다. 한증에는 실한과 허한의 차이가 있고, 이 차이에 따라 침구치료도 다르게 한다.

◖1◗ 온양산한

한사(寒邪)가 이(裏)에 들어가 장부에 직중(直中)하면 병위가 다른 실한증을 형성한다. 예를 들면 다음과 같은 것이 있다.

①폐한음정(肺의 實寒證)

증상은 해수하고, 수상(水狀)의 담(痰)이 나오지만, 천식이 되는 것도 있다. 치법은 온폐거음(溫肺祛飮)이다. 수태음폐경의 배수혈, 모혈, 원혈, 합혈 등을 취하면 좋다.

②비위한응(脾胃의 實寒證)

증상으로는 복창(腹脹), 복통, 대변당박(大便溏薄), 또는 설사 등이 나타난다. 치법은 온중조운(溫中助運)이다. 족양명위경, 족태음비경의 배수혈, 모혈, 원혈, 합혈 등을 취하면 좋다.

③한사가 삼음에 직중한 것

증상은 오한만 있고 발열이 없는 것이며 심하면 지체(肢體)의 냉기, 맥복(脈伏), 소장이나 고환의 동통(疼痛)이 나타난다. 치법은 온양산한(溫陽散寒)이다. 족삼음경 또는 표리경이 관련하는 배수혈 및 임맥의 복부 경혈을 취하여 주로 구법(灸法)을 이용한다. 심자(深刺)해서 장시간 유침(留鍼)하는 방법으로 경기를 격발(激發)해도 좋다.

◖2◗ 온양보허

허한증(虛寒證)은 일반적으로 만성병의 환자에게 양허기허(陽虛氣虛) 때문에 한상(寒象)이 나타나는 병증이다. 임상에서 자주 보이는 허한증은 다음과 같다.

①심양부진(心陽不振), 담어조체(痰瘀阻滯)

흉비(胸痺)가 일어나고, 증상으로는 전흉부(前胸部)의 동통(疼痛), 사지의 냉기(冷氣), 몹시 추위를 타는 증세, 맥결대(脈結代) 등이 나타난다.

②비양부족(脾陽不足), 운화기능(運化機能)의 저하

증상으로는 복창(腹脹), 식욕부진, 대변당박(大便溏薄), 또는 만성하리(慢性下痢) 등이 나타난다.

③신양부진(腎陽不振), 명문화쇠(命門火衰), 수기범람(水氣氾濫)

증상으로는 복만(服滿), 부종, 수기상역(水氣上逆)에 의한 해천(咳喘), 남성에게는 양위(陽萎), 유정(遺精), 활정(滑精) 등이 나타나고 또 허리의 나른함, 사지의 냉기 등이 나타난다.

이들 허한증(虛寒證)을 침구로 치료하는 경우, 일반적으로는 관련하는 경락의 배수혈, 모혈, 원혈, 합혈 등을 취하여 보법을 시술하고 뜸을 추가한다. 또 허한증이 더욱 진행되어 양기하함(陽氣下陷)이 출현하면 위독하게 된다. 이것은 장부의 양기가 극도로 손상되어 대상능력(代償能力)이 없어져서 고섭(固攝)이 실조해 양기폭탈(陽氣暴脫)이 되기 때문이다. 대한(大汗)이 방울져 떨어지게 나오고, 사지가 차가워지고, 脈은 微하고, 息이 도중에서 끊어지게 된다. 서둘러서 회양구역(回陽救逆)을 도모하고, 구급조치를 실시할 필요가 있다. 구법(灸法)을 이용하면 좋다.

임상에서 자주 보이는 내장하수(內臟下垂), 탈항(脫肛), 음정(陰挺) 등도 허한증의 범위에 들어간다. 구체적으로 병상에 의거해서 치료를 행하면 좋다.

[3] 한열협잡, 온청병용

임상에서는 순수한 열증, 한증 외에도 한열협잡(寒熱挾雜)의 증형(證型)이 자주 보인다. 이들에는 단순하게 청열법 또는 온한법을 이용할 수 없고, 청열법과 온한법을 병용하여 효과를 거둘 수 있다. 임상에서 자주 보이는 한열협잡증(寒熱挾雜證)으로는 다음과 같은 것이 있다.

⦅1⦆ 상열하한

이 證에는 흉중번열(胸中煩熱), 구갈해서 자주 마시는 것, 구토, 惡心 등 上熱 증상이 나타나고, 동시에 복부의 냉통, 희온외한(喜溫畏寒), 하리(下痢) 등 하한(下寒)의 증상이 나타난다. 이것은 陽이 上에서 왕성하게 되고, 陰이 下에서 왕성하게 되는 증후이다. 침구치료로는 상초(上焦)와 관계가 있는 경혈에 침으로 사법(瀉法)을 시술해서 사열(邪熱)을 瀉하고, 하초(下焦)와 관계가 있는 경혈에 뜸을 시술해서 거한(祛寒)을 도모하면 좋다.

⦅2⦆ 표한이열

이 證은 오한(惡寒), 미열, 무한(無汗), 신체통(身體痛) 등의 표한증(表寒證)과 해수(咳嗽), 痰이 끈적끈적한 것, 구갈해서 자주 마시는 것 등의 내열증(內熱證)이 동시에 나타난다. 이 證은 만추와 동계에 일어나기 쉽다. 침구치료로는 수소양삼초경과 수양명대장경을 취해서 표한(表寒)을 투달(透達)시키고, 수태음폐경을 취해서 폐열(肺熱)의 청사(淸瀉)를 도모하면 좋다.

이 외에 임상에서는 표열이한(表熱裏寒)이나 한열이 서로 전화된 복잡한 상황도 있다. 이들에 대해서는 證을 근거로 하여 상응하는 치법을 채택할 필요가 있다.

3 표치와 본치

표(表)와 본(本)은 상대적인 개념이고, 주로 질병의 발전과정에서 대립하는 쌍방의 각종 주차관계(主次關係)를 설명하기 위해 이용한다. 일반적으로 다음과 같이 이용한다.

①邪氣와 正氣의 관계로 말하면 正氣는 本이고, 邪氣는 標이다.

②病因과 症狀의 관계로 말하면 病因은 本이고, 症狀은 標이다.

③病位에 대해서 말하면 內臟은 本이고, 體表는 標이다.

④發病의 先後로 말하면 舊病은 本이고, 新病은 標이다.

복잡하면서 다양하게 변화하는 병증은 치료과정에서도 선후완급(先後緩急)의 표본주차(標本主次)의 차이로 구별한다. 이것에 대해서는 다음 세 가지의 원칙을 파악해 둘 필요가 있다.

[1] 급하면 바로 표를 치료

'急하면 바로 標를 치료'하는 것은 병상(病狀)이 상당히 급박해서 서둘러 치료하지 않으면 악화(惡化) 또는 위독한 상황이 되는 것에 대해서 제정한 것이다. 발병(發病)의 선후로 예를 들면, 평소에 만성질환을 앓고 있는 환자가 더욱이 외감병(外感病)을 앓는 한열, 해수 등의 증상이 나타나고 있는 경우에는 먼저 해표(解表)를 도모하고 외감병(外感病)을 치료할 필요가 있다. 이것은 외감병이 치유되지 않으면 구병(舊病)의 치료에 영향을 주거나, 병상을 악화시킬 수도 있기 때문이다.

또 동일한 질병의 표본완급(標本緩急)에 대해서도 '急하면 바로 標를 치료'하는 원칙을 구체적으로 응용할 수 있다. 예를 들면, 중풍병은 간신음허(肝腎陰虛)를 本으로 하고, 풍양상항(風陽上亢)을 標로 하는 것이 많다. 풍양상항(風陽上亢)은 안면홍조, 눈의 충혈, 번조(煩燥) 등을 일으키고, 또 돌연한 혼도(昏倒), 인사불성을 일으키거나 생명에 영향을 주는 경우도 있다. 이것에 대해서는 신속히 식풍강역(熄風降逆), 개규성신법(開竅醒神法)으로 그 標의 急을 느슨하게 할 필요가 있다. 그리고 풍양담화(風陽痰火)가 개선된 후에 자양간신법(滋養肝腎法)에 의해 本治를 도모하면 좋다.

임상에서 이것과 유사한 상황은 대단히 많지만, 임기응변으로 '急하면 바로 標를 치료'하는 원칙을 파악하는 것이 중요하다.

[2] 완하면 바로 본을 치료

어떤 질병의 과정에서 어떤 병이 다른 병변(病變)을 유발하고, 그것이 급박한 증상이 되면 본병(本病)의 치료를 주로 시행하면 좋다. 본병이 치유되면 그것에 의해 유발된 병변도 점점 소실하기 때문이다.

예를 들면, 비위양허(脾胃陽虛) 때문에 운화기능(運化機能)이 실조해서 위완부(胃脘部)의 팽만감, 식욕부진, 대변당박(大便溏薄), 사지무력(四肢無力) 등의 증상이 나타난 경우에는 그냥 온운비위(溫運脾胃)를 도모하기만 해도 좋다. 중양(中陽)이 움직이면 이들 일체의 증상도 자연히 개선된다.

또 비위음허(脾胃陰虛)에 의한 불면, 건망, 심계(心悸), 도한, 유정 등이 나타난 경우에는 단지 간신(肝腎)의 자양을 도모하기만 해도 이들 증상은 점점 소실된다. 이들은 '緩하면 바로 本을 치료'하는 도리에 의한 것이다.

[3] 표본동치

병상이 비교적 가볍고 덜해서 표본완급(標本緩急)이 그다지 뚜렷하지 않은 질병에 대해서는 일반적으로 표본겸치(標本兼治), 표본동치법(標本同治法)을 이용한다. 예를 들면, 간울화화(肝鬱化火)가 되고 상역(上逆)해서 肺를 침범하고 협륵부(脇肋部)의 동통, 해수, 흉민(胸悶) 등의 증상이 나타나는 경우는 간울화화(肝鬱化火)가 本이고, 폐실청숙(肺失淸肅)은 標이다. 소간청화(疏肝淸火), 숙폐지해(肅肺止咳)를 동시에 도모하여 치료하면 좋다. 침구에서는 족궐음간경, 족소양담경, 수태음폐경과 관련하는 경혈을 취혈하여 간폐동치(肝肺同治), 표본겸치(標本兼治)를 도모하면 좋다.

또 비신양허(脾腎陽虛) 때문에 水氣를 누를 수 없고, 水氣가 상범(上泛)해서 해천(咳喘)이 일어나고 있는 경우는 비신양허(脾腎陽虛)가 本이고, 해천(咳喘)하는 증상은 標이다. 선폐(宣肺), 화담거음(化痰祛飮)하여 標를 치료하고, 비신(脾腎)의 양기(陽氣)를 온양(溫養)해서 本을 치료하면 좋다.

아울러 표본동치(標本同治)의 원칙은 標本이 함께 위험한 병증, 동시에 위독한 병증에 적용한다. 예를 들면 외감병(外感病)을 앓고, 표사(表邪)가 아직 풀리지 않고, 일방으로 이열(裏熱)이 왕성한 사람에게는 표리쌍해법(表裏雙解法)을 이용하면 좋다. 열병을 앓고, 사열(邪熱)이 진액(津液)을 손상시키고 있는 경우는 청열법(淸熱法)으로 本을 치료하고, 양진법(養津法)으로 標를 치료하면 좋다.

이와 같이 病에는 완급(緩急)이 있고, 치료에는 그 선후가 있다. 이것은 표치(標治) · 본치(本治)의 이론적 근거가 되는 것이다. 病을 치료하는 최종목적은 病의 本을 해결하는 것에 있고, 標治는 本治하기 위한 조건을 만드는 것이 된다.

4 동병이치와 이병동치

대부분의 질병에는 증후는 다르지만 병기(病機)가 같은 경우가 있다. 또한 동일한 질병이지만 계절, 기후, 연령, 성별 및 체질이 다르기 때문에 다른 증후가 나타나는 경우도 있다. 이들의 상황을 근거로 하여 동병이치(同病異治)와 이병동치(異病同治)의 방법이 행해진다.

[1] 동병이치

동일한 질병이어도 證이 다르면 치법이 다르다. 이것은 동병이치(同病異治)의 근거가 된다. 예를 들면, 위십이지장궤양(胃十二指腸潰瘍)에서 위완부(胃脘部)의 동통, 희온희안(喜溫喜按), 입에 청연(淸涎)이 넘치는 것, 안색은 하얀 것조차 없는 등의 증상이 있는 사람은 온양비위(溫養脾胃)를 주로 하여 족양명위경, 족태음비경의 관련혈을 취혈하여 침으로 보법을 시술하고 뜸을 추가한다. 또는 뜸을 주로 하여 치료하면 좋다. 위십이지장궤양(胃十二指腸潰瘍)에서 위완부(胃脘部)의 창통(脹痛)[이 脹痛은 兩脇部로 放散한다], 애기(噯氣), 탄산(呑酸) 등의 증상이 있고 맥현(脈弦)인 사람은 간위기체증(肝胃氣滯證)이지만, 이것에 대한 치법은 소간이기(疏肝理氣)를 주로 하고, 족궐음간경, 족양명위경의 관련혈을 취혈하여 침으로 瀉法을 시술하면 좋다. 설질자(舌質紫)인 사람은 기체혈어증(氣滯血瘀證)이지만, 이것에 대한 치법은 활혈화어(活血化瘀)를 주로 하고, 족궐음간경, 족양명위경의 관련혈, 氣會穴, 血會穴을 취혈하여 침으로 瀉法을 시술하면 좋다.

이와 같은 실례는 매우 많은데, 이들은 모두 동병이치(同病異治)의 범위에 속한다.

[2] 이병동치

임상에서 어떤 질병은 상호간 병위, 증후가 각각 다르지만, 그 병기(病機)가 같은 경우가 있다. 같은 병기에 대해서는 같은 치법을 채택해서 치료한다. 이것은 이병동치(異病同治)의 근거가 되는 것이다.

예를 들어 협륵부(脇肋部)의 창통(脹痛)이 있고, 빈번하게 애기(噯氣)가 나오는 사람이 있다고 하자. 협륵부는 족궐음간경이 주행하고 있고, 간기울체(肝氣鬱滯)가 되면 이 부위에 동통이 일어난다. 치법은 소간이기(疏肝理氣)이다. 간기범위(肝氣犯胃)에 의해 위완부(胃脘部)에 창통이 일어나고, 그것이 양협부(兩脇部)로 방산(放散)하는 사람의 치법을 마찬가지로 소간이기(疏肝理氣)가 주가 된다. 또 소복부(小腹部)의 동통, 또는 경련, 또는 창통 및 산기(疝氣)로 고환(睾丸)의 동통이 소복부에 미치는 사람 등은 대부분 간기울체(肝氣鬱滯)에 의한 것이다. 동시에 치법은 소간이기가 주가 된다. 침구로 치료하는 경우에는 일반적으로 족궐음간경, 족소양담경을 주로 취하고, 구체적인 증상에 의거해서 관련혈을 선혈하여 침 또는 뜸으로 치료하면 좋다.

이상, 네 가지 측면으로 침구치료의 원칙을 서술했는데, 이들의 내용을 파악하고 또 임기응변으로 임상치료를 지도할 수 있으면 치료효과를 향상시킬 수 있다.

총 론 2
〔침구처방학〕

침구치료는 침자(鍼刺)이나 애구(艾灸)를 어떤 특정 경혈(또는 부위)에 시술하여 치료를 행하는 것이다. 따라서 치료혈의 선혈, 처방의 구성(배혈)과 치료효과 사이에는 밀접한 관계가 있다. 여기에서 말하는 침구처방은 선혈, 배혈, 침자 · 시구의 보사수기(補瀉手技)의 세 가지로 구성된다. 근래에 침구처방은 한약처방처럼 경혈이 상대적으로 고정화(처방화)하는 경향이 있다. 이것을 실제 응용하면 선혈법과 배혈법의 일반원칙에 의거하여 처음으로 '유방유법(有方有法-方은 處方, 法은 法則. 法則性이 있는 處方에 관한 것)'이 되고, 활용면이 넓어지고, 치료의 필요에 따라서 많은 변화를 낳을 수 있다. 여기에서는 선혈법(취혈법이라고도 한다)과 배혈법에 대해서 서술한다. 단 이 두 가지는 밀접한 관계가 있고 확실히 구분하기 어렵다.

1. 선혈법

침구처방에서 선혈(選穴)하는 근거는 경락학설이고, 병증에 의거한 순경선혈(循經選穴)을 주로 한다. 아울러 구체적인 선혈은 근위선혈(近位選穴), 원위선혈(遠位選穴), 대측선혈(對側選穴), 수증선혈(隨證選穴) 및 특정혈(特定穴)의 선혈(選穴)로 분류한다.

근위선혈 …………병처(病處)인 국부 또는 인접한 부위에 선혈하는 방법

원위선혈 …………병처(病處)에서 상당히 떨어진 부위에 선혈하는 방법

대측선혈 …………병처(病處)의 대측(對側)의 상응하는 부위에 선혈하는 방법

수증선혈 …………전신증상(全身症狀) 또는 병인병기(病因病機)에 의거해서 선혈하는 방법

특정혈의 선혈……특정혈이 가진 특수한 작용에 기인해서 선혈하는 방법

1 근위선혈

이것은 병처(病處)인 국부(局部) 또는 그 인접하는 부위에 선혈하는 방법이다. 이 선혈법(選穴法)은 국부의 증상이 뚜렷한 경우에 자주 이용한다. 급성병의 치료에도 이용하고 만성병의 치료에도 이용한다.

예: 복통(腹痛), 복사(腹瀉)………천추(天樞), 기해(氣海)

두통(頭痛) ……………………백회(百會), 태양(太陽), 풍지(風池)

안질환(眼疾患) ………………청명(淸明), 찬죽(攢竹), 사죽공(絲竹空), 동자료(瞳子髎)

비질환(鼻疾患) ………………영향(迎香), 사백(四白)

구안와사(口眼喎斜) …………지창(地倉), 협거(頰車)

위통(胃痛) ……………………중완(中脘), 양문(梁門)

단, 국부의 분명한 감염성 염증에 대해서는 염증의 확산을 방지할 필요가 있으므로 가능한 한 국부선혈은 피하는 것이 좋다.

2 원위선혈

이것은 장부경락학설을 근거로 병처에서 상당히 떨어진 원위부위(遠位部位)에 선혈(選穴)하는 방법이다. 병든 장부의 본경에서 선혈하거나 그 표리경에서 선혈한다. 일정한 관계가 있는 다른 경맥에서 선혈하는 경우도 있다.

예: 위통(胃痛) …………………………족삼리(足三里), 공손(公孫), 태충(太衝), 내관(內關)

요통(腰痛) …………………………위중(委中)

충수염(蟲垂炎) ……………………난미혈(闌尾穴), 상거허(上巨虛)

최산(催産), 태위부정(胎位不正)…지음(至陰)

낙침(落枕) …………………………후계(後谿), 절골(絶骨)

치통(齒痛) …………………………합곡(合谷), 이간(二間)

고전에서는 '상부의 病은 하부에 취하고, 하부의 病은 상부에 취한다'는 원칙을 중시한다. 예를 들면 《주후가(肘後歌)》에는 '頭面의 疾은 至陰에 침자하고, 腿脚에 疾이 있으면 風府를 찾는다. 心胸에 疾이 있으면 少澤을 瀉하고, 臍腹에 病이 있으면 曲泉에 침자한다'고 되어 있다. 이것은 원위선혈(遠位選穴)의 중요성을 반영한 것이다. 앞에 기술한 예에서도 알 수 있듯이 이 원위선혈은 장부경락학설을 기초로 하고, 동시에 임상에서 넓게 채택하는 경험혈을 추가한 것이다. 일반적으로 '상부의 病은 하부에 取한다'는 것은 熱을 끌어당겨서 下行시키는 것이 많고, 따라서 瀉法이 많이 이용된다. 또 '하부의 病은 상부에 取한다'는 것은 양기를 승제시키는 것이 많고, 따라서 보법이 많이 이용된다.

3 대측선혈

이것은 병처의 대측(對側)에 선혈(選穴)하는 방법이다. 《황제내경》에서 이것을 '거자법(巨刺法)', '무자법(繆刺法)'이라고 칭하고, 동시에 '좌측의 病은 우측에 取하고, 우측의 病은 좌측에 取하는' 특징이 있다. 단 거자법은 경혈에 이용하고, 무자법은 경맥의 瀉血에 이용한다.

대측선혈법(對側選穴法)은 사기(邪氣)가 일측(一側)에 있는 것이나, 정기실조(正氣失調: 또는 滯, 또는 虛)가 편측에 있는 것에 이용하고, 정기가 실조한 일측을 조절하여 병을 치료한다. 예를 들면 요통이나 안면신경마비가 장기에 걸쳐서 개선되지 않는 경우에는, 대측의 상응하는 경혈을 선혈해서 치료하면 종종 좋은 효과를 거둘 수 있다.

4 수증선혈………장부경락변증선혈

수증선혈(隨證選穴)은 대증선혈(對證選穴) 또는 변증선혈(辨證選穴)이라고도 한다. 이것은 한의학의 변증이론(辨證理論)과 경혈의 작용 · 주치에 의거해서 선혈시치하는 방법이다. 한의학에는 많은 변증방법(辨證方法)이 있지만, 침구치료에서 특히 중요한 것은 장부경락변증(臟腑經絡辨證)이다. 현재는 임상에서 장부경락변증(병변의 변위를 제시한다)을 '강(綱)'으로 하고, 팔강변증(八綱辨證: 병변의 성질, 邪正의 盛衰消長을 제시한다)을 '목(目)'으로 해서 변증분형(辨證分型)을 행하고, 그 후에 치료원칙을 결정해서 선혈하고, '치료구본'(病을 치료하는 것은 本에 求한다)을 행하고 있다. 이것은 '동병이치', '이병동치'의 기초가 된다.

그런데 수증선혈과 근위선혈, 원위선혈과는 다르다. 근위선혈 또는 원위선혈은 병처에 의거하지만, 발열, 자한, 도한, 불면, 허탈, 권태, 건망 등의 전신증상에 대해서는 수증선혈법을 이용한다. 이들에 대해서는 예를 들면, 어혈에는 膈兪, 기체에는 膻中, 신음허에는 三陰交 등이 선혈된다. 또 한 가지 배혈법으로는 유사한 작용을 가진 경혈을 배혈해서 이용하는 경우도 있다. 예를 들면 식적에 의한 위통은 公孫에 中脘을 배혈해서 치료하고, 또 간양상항(肝陽上亢)에는 太衝에 三陰交를 배혈해서 치료하는 것 등이 그것이다.

古人은 '醫者가 臟腑 · 經絡을 분명하게 하지 않고, 병을 이야기하고 침치료를 하면 곧 실패한다'고 서술했다. 인체의 일절 생명활동에서 각종의 증상이 나타나는 형태에 이르는 모든 것은 장부 · 경락이 변화하는 반응이다. 각 장부 · 경락에는 각각 다른 생리기능이 있고, 따라서 그 병리변화의 반응인 증후군에도 일정한 법칙이 있다. 임상에서는 이들 법칙의 특징을 파악하면 '심증구인(審證求因)'이 가능하게 되고 아울러 경혈의 성질이나 작용을 알고 있으면 선혈(選穴)이 가능하게 된다.

2. 장부경락변증선혈

각 장부 · 경락의 발병 메커니즘 및 변증선혈은 다음과 같다.

① 폐와 대장

1 폐

병기

폐는 흉중에 있고, 그 경맥은 중초에서 일어나고, 아래로는 대장에 絡해 있고, 폐와 대장은 표리(表裏) 관계에 있다. 폐는 호흡을 主하고 一身의 氣를 主하며, 외부에서는 皮毛와 만난다. 또 肺는 섬세한 장기라서 한랭의 자극에 약하다는 특징이 있다. 폐의 병기(病機)에는 선발실조(宣發失調)와 숙강실조(肅降失調)가 있다. 또 肺는 脾 · 胃 · 大腸과 밀접한 관계가 있다. 폐의 증후로는 폐창만(肺脹滿), 팽팽하게 천해(喘咳)하는 것 등이 있다.

장증

[1] 허증

【1】폐음허증

임상소견 : 헛기침, 痰은 적음, 오후조열(午後潮熱), 오심번열(五心煩熱), 협부(頰部)의 홍조, 도한, 입이나 인후부가 마르고, 목이 쉼, 설질홍(舌質紅), 설태소(舌苔少), 맥세삭(脈細數)

치　　법 : 자음윤폐(滋陰潤肺)

선　　혈 : 肺兪, 太淵, 魚際

수　　기 : 침으로 보법(補法)을 시술한다. 또는 평보평사법(平補平瀉法)을 시술한다. 뜸은 이용하지 않는다.

해　　설 : 太淵은 수태음폐경의 원혈이다. 원혈에는 삼초의 원기를 통달하고, 내장의 기능을 조정하는 작용이 있기 때문에, 내장질환에 대해서 중요한 치료 작용이 있다. 이에 관한 것에 대해서《영추(靈樞)》구침십이원(九鍼十二原)에서는 '오장에 병이 있는 것은 이것을 十二原에 취한다'고 지적한다. 魚際는 수태음폐경의 형혈이고, '滎穴은 身熱을 主'하는 작용이 있다. 肺兪는 배수혈(背兪穴)이지만, 오장에 병이 있을 때는 또 그 배수혈이 자주 선혈된다. 또 '금수상생(金水相生)'하는 이치에 의거해서 背兪, 太谿를 선혈할 수 있다.

【2】폐기허증

臨床所見 : 해천(咳喘), 숨이 참, 움직이면 喘이 심해짐, 담은 水狀, 안색은 창백, 권태, 나언(懶言), 또는 자한(自汗), 오풍(惡風), 감모(感冒)에 걸리기 쉽다.

治　　法 : 보익폐기(補益肺氣)

選　　穴 : 太淵, 肺兪, 脾兪, 膻中

手　　技 : 침으로 보법을 시술한다. 침구 병용도 가능

解　　說：肺는 金에 속하고, 脾는 土에 속한다. 脾土는 肺金을 생기게 하고, 虛하면 그 母를 補하면 좋다. 따라서 족태음비경의 太白 또는 脾兪를 선혈하여 건비(健脾)를 도모한다. 또 太淵과 肺兪를 선혈해서 肺氣를 보한다. 膻中은 기회혈(氣會穴)이고, 이것으로 조기거담(調氣祛痰)을 도모한다.

[2] 실증

【 1 】 풍한속폐증(風寒束肺證: 풍한에 의한 肺氣失宣)

임상소견：해수(咳嗽), 痰은 수상(水狀)으로 白, 비폐(鼻閉), 비즙(鼻汁), 무한(無汗), 오한, 두통, 신체통, 설태박백(舌苔薄白), 맥부긴(脈浮緊)

치　　법：소풍산한(疏風散寒), 선폐지해(宣肺止咳)

선　　혈：列缺, 太淵, 肺兪, 尺澤, 合谷, 曲池

수　　기：침으로 瀉法을 시술한다.

해　　설：合谷은 수양명대장경의 원혈이고, 列缺은 수태음폐경의 낙혈이다. 원락배혈(原絡配穴)하여 이 2穴을 선혈한다. 또 肺兪, 尺澤, 太淵, 曲池로 소풍산한(疏風散寒), 선폐화담지해(宣肺化痰止咳)를 도모한다. 폐와 대장과는 표리 관계에 있고, 동시에 이용하여 종종 효과를 증강할 수 있다.

【 2 】 열사옹폐증(熱邪壅肺證: 열사에 의한 肺失淸肅)

임상소견：해수(咳嗽), 痰은 끈적끈적하고 노랗다, 기천(氣喘), 신열(身熱), 구갈(口渴), 흉민(胸悶), 후비(喉痺), 비연(鼻淵), 비뉵(鼻衄), 또는 비익선동(鼻翼煽動), 설질홍(舌質紅), 설태황(舌苔黃), 맥활삭(脈滑數)

치　　법：청열지해평천(淸熱止咳平喘)

선　　혈：少商, 豐隆, 尺澤, 肺兪, 合谷

수　　기：침으로 사법(瀉法)을 시술한다. 少商은 점자출혈(點刺出血)하고, 尺澤은 삼릉침(三稜鍼)으로 사혈한다.

해 설 : 수태음폐경의 정혈인 少商, 合穴인 尺澤에 肺兪를 배혈하고, 소풍산열(疏風散熱), 선폐지해(宣肺止咳)를 도모한다. 또 수양명대장경의 원혈인 合谷으로 청열선기(淸熱宣氣)를 도모하고, 족양명위경의 낙혈인 豐隆으로 화담지해평천(化痰止咳平喘)을 도모한다.

【 3 】 담탁조폐증(痰濁阻肺證: 담탁에 의한 肺失宣降)

임상소견 : 해수(咳嗽), 기천(氣喘), 후(喉)의 담명(痰鳴), 痰은 많고 끈적끈적함, 흉민(胸悶), 오심(惡心), 식욕부진 또는 기좌호흡(起座呼吸), 설질담(舌質淡), 설태백니(舌苔白膩), 맥활(脈滑)

치 법 : 선폐화담(宣肺化痰), 건비이습(健脾利濕)

선 혈 : 少商, 豐隆, 尺澤, 孔最, 太白, 肺兪

수 기 : 수태음폐경혈에는 침으로 사법을 시술한다. 太白과 豐隆에는 침으로 보법 또는 평보평사법(平補平瀉法)을 시술한다. 또는 침구를 병용한다.

해 설 : 수태음폐경의 정혈인 少商, 합혈인 尺澤, 郄穴인 孔最, 배수혈인 肺兪으로 선폐화담(宣肺化痰)을 도모한다. 肺는 저담(貯痰)의 器이고, 脾는 생담(生痰)의 源이다. 따라서 족태음비경의 원혈인 太白과 족양명위경의 낙혈인 豐隆으로 건비익기이습(健脾益氣利濕)을 도모하고 生痰의 源을 치료한다.

경맥증

【 1 】 풍한습에 의한 경맥조체

임상소견 : 견배통(肩背痛), 상비(上臂: 상완)나 전비(前臂: 전완) 내측전면부의 통증(痛症), 또는 냉기(冷氣) 등

치 법 : 소통경락(疏通經絡), 온경산한(溫經散寒)

선 혈 : 본경혈(本經穴) 및 국소혈(局所穴)

수 기 : 침으로 瀉法을 시술한다. 또는 뜸을 추가해도 좋다.

해　설 : 수태음폐경에서 선혈하고 그 위에 국소혈을 배혈하여 경락의 소통, 온경산한(溫經散寒)을 도모한다.

【 2 】 열사에 의한 경맥조체, 순경상요

임상소견 : 인후종통(咽喉腫痛), 장중열(掌中熱) 등

치　법 : 청열지통(淸熱止痛)

선　혈 : 少商, 商陽, 合谷, 尺澤, 耳尖, 耳穴(對耳屛三鍼)

수　기 : 少商, 商陽, 耳尖에는 점자출혈(點刺出血)을 시술하고, 尺澤은 삼릉침(三稜鍼)으로 사혈한다. 그 외는 사법을 시술한다.

해　설 : 少商, 商陽, 合谷으로 청열지통(淸熱止痛)을 도모한다. 이것을 '후부삼침(喉部三鍼)'이라고 한다. 아울러 尺澤, 耳尖을 배혈해서 청열지통(淸熱止痛), 소염(消炎)의 작용을 증강한다. 대이병삼침(對耳屛三鍼)은 이침(耳鍼)이고, 인후종통(咽喉腫痛)을 치료하는 유효혈(有効穴)이다.

2 대장

병기

대장은 전도(傳導)의 기관(器官)이라고 한다. 조박(糟粕)을 전도하고, 상부에서는 肺, 치육(齒肉)에 絡해 있다. 생리상(生理上) 大腸의 경맥은 肺 · 胃 · 脾에 絡해 있기 때문에 대장은 폐 · 위 · 비와 관계가 밀접하다. 대장의 병기는 그 전도기능실조(傳導機能失調)에 있고, 주증(主症)으로는 변비, 설사, 복명(腹鳴), 복통, 이급후중(裏急後重), 장옹(腸癰), 혈변, 탈항 등이 나타난다.

수양명대장경맥의 병변으로는 풍한습(風寒濕)의 경맥조체(經脈阻滯)에 의한 비통(痺痛) 및 사기의 순경상요(循經上擾)에 의한 치통, 경부(頸部)의 부증(浮症) 등이 있다.

부증

[1] 한증

한사(寒邪)를 감수하거나, 날 것, 찬 것을 먹기 때문에 일어나는 전도실조(傳導失調)이다.

임상소견 : 복통, 복설(腹泄), 복명(腹鳴), 수상변(水狀便), 또는 오한, 발열, 신체의 나른함·동통을 수반한다, 설질백활(舌質白滑), 맥침지(脈沈遲)

치　　법 : 온양산한(溫陽散寒)

선　　혈 : 天樞, 上巨虛, 曲池, 大腸兪, 關元

수　　기 : 침으로 보법을 시술한다. 또는 침구를 병용한다.

해　　설 : 天樞는 대장의 모혈(募穴)이고 조위관장지사(調胃寬腸止瀉)를 도모한다. 關元은 임맥과 족삼음경의 교회혈이고 이것으로 온양산한(溫陽散寒)을 도모한다. 大腸兪는 대장의 배수혈이고, 대장은 진액을 主하고 있기 때문에 대변비결(大便秘結) 또는 대변실금(大便失禁)을 치료할 때에 자주 이용된다. 曲池는 수양명대장경의 합혈이지만, 선기행혈(宣氣行血)하는 작용이 있고, 또 '움직여서 유지하지 않는' 특성이 있기 때문에 기혈이 조체(阻滯)하고 있는 병에 대해서는 그것을 소통시켜서 조절하는 작용이 있다. 上巨虛는 대장의 하합혈(下合穴)이고 온경산한지사(溫經散寒止瀉)하는 작용이 있다.

[2] 열증

사열(邪熱)이 대장에 절박(切迫)해서 일어나는 전도실조(傳導失調)이다.

임상소견 : 복통, 항문열통(肛門熱痛), 대변비결(大便秘結), 하혈, 이급후중(裏急後重), 장옹(腸癰), 소변단적(小便短赤), 설질홍(舌質紅), 설태황(舌苔黃) 또는 황니(黃膩), 맥현활(脈弦滑) 또는 활삭(滑數)

치　　법 : 청열(淸熱), 조리대장(調理大腸)

선　혈 : 天樞, 闌尾穴, 上巨虛, 關元, 內關

발열을 수반하는 사람에게는 曲池, 合谷을 추가한다.

수　기 : 침으로 瀉法을 시술한다. 뜸은 이용하지 않는다.

해　설 : 天樞는 대장의 모혈이고 위장의 운화(運化), 대장의 기능을 조절하는 작용이 있다. 또 關元은 소장의 모혈이고 장질환, 생식기질환, 부인과질환을 주치한다. 또 强壯의 要穴이라고도 되어 있다. 上巨虛는 대장의 하합혈이고 대장의 진액을 조절하는 작용이 있고, 또 하지의 운동기능을 돕는 작용이 있다. 合谷, 曲池는 양명경(陽明經)의 邪熱을 청열(淸熱)하는 작용이 뛰어나다.

[3] 허증

비허기약(脾虛氣弱)이나 노권내상(勞倦內傷) 또는 명문화쇠(命門火衰)에 의한 비신양허(脾腎陽虛) 등에 의해 일어나는 전도기능(傳導機能)의 실조(失調)이다.

임상소견 : 대변당설(大便溏泄) 또는 실금(失禁), 탈항(脫肛), 식욕감퇴, 식소, 오경설사(五更泄瀉), 몹시 추위를 탐, 사지의 냉기, 안색위황(顔色萎黃), 설질담(舌質淡), 설태박(舌苔薄), 맥세약(脈細弱) 또는 침세(沈細)

치　법 : 온보비신(溫補脾腎) 또는 건비익기(健脾益氣)

선　혈 : 百會, 長强, 曲池, 腎兪, 關元, 中脘, 足三里

수　기 : 침으로 補法을 시술한다. 百會, 關元에는 뜸을 많이 시술한다.

해　설 : 百會, 長强, 關元으로 임맥과 독맥의 음양의 氣 조절을 도모한다. 中脘은 腑會이고, 足三里는 족양명위경의 합혈이고, 曲池는 수양명대장경의 합혈이다. 이 3穴로 건비(健脾)를 도모하고 中土의 氣를 보익한다. 아울러 腎兪를 배혈해서 보신(補腎)을 도모한다. 이상의 선혈에 의해 비신(脾腎)의 양기 및 대장의 전도기능(傳導機能)의 회복을 도모한다.

[4] 실증

식체내정(食滯內停)이나 열사(熱邪)가 대장(大腸)에 정체(停滯)해서 일어나는 전도기능(傳導機能)의 실조(失調)이다.

임상소견 : 복통[거안(拒按)], 복명(腹鳴), 변비 또는 이급후중(裏急後重), 상쾌한 배변을 할 수 없는 것, 애부(噯腐), 탄산(呑酸), 복부창만(腹部脹滿), 설태후니(舌苔厚膩), 맥활삭(脈滑數) 또는 침실(沈實)

치　　법 : 청열도체(淸熱導滯), 소식도체(消食導滯)

선　　혈 : 二間, 上巨虛, 大腸兪, 天樞

수　　기 : 침으로 사법을 시술한다. 뜸은 이용하지 않는다.

해　　설 : 양명(陽明)은 다기다혈(多氣多血)한 經이다. 이와 같이 실증(實證)에는 수족양명경혈이 자주 이용된다. 二間은 수양명대장경의 형혈이고, 上巨虛는 대장의 하합혈이고, 天樞는 대장의 모혈이다. 이들에 의해 대장의 적체(積滯) 개선을 도모한다.

경맥증

【1】풍한습에 의한 경맥조체

임상소견 : 견(肩)의 전부(前部)나 상비(上臂)[상완(上腕)]部의 동통(疼痛), 시지(示指)의 동통이나 운동불리(運動不利)

치　　법 : 소통경락(疏通經絡), 온경산한(溫經散寒)

선　　혈 : 合谷, 列缺 또는 陽谿, 曲池

수　　기 : 침으로 사법을 시술한다. 또는 陽谿, 曲池에는 뜸을 시술한다.

해　　설 : 合谷은 수양명대장경의 원혈이고 列缺은 수태음폐경의 낙혈이다. 이 원락배혈법(原絡配穴法)은 표리의 관계에 있는 폐와 대장의 병을 주치한다. 陽谿는 수양명대장경의 경혈이고, 曲池는 합혈이다. 먼저 침을 하고, 후에 뜸을 시술하여 경락의 소통, 온경산한(溫經散寒)을 도모한다.

【 2 】사열에 의한 경맥조체, 순경상요

임상소견 : 치통, 치육(齒肉)의 부증(浮症), 경부(頸部)의 부증, 구취, 비뉵(鼻衄), 비폐(鼻閉), 비즙(鼻汁), 후비(喉痺), 목황(目黃), 구건(口乾), 설질홍(舌質紅), 설태황(舌苔黃), 맥활삭(脈滑數)

치 법 : 청설열사(淸泄熱邪)

선 혈 : 合谷, 二間, 牙痛穴, 魚際

수 기 : 침으로 사법을 시술한다. 또는 점자출혈을 行한다. 뜸은 이용하지 않는다.

해 설 : 二間은 수양명대장경의 형혈이고, 魚際는 수태음폐경의 형혈이다. 滎穴은 청열작용(淸熱作用)에 뛰어나다. 또 合谷은 수양명대장경의 원혈이고 이것도 청열작용에 뛰어나다. 이 3穴로 양명경의 열사(熱邪) 청설(淸泄)을 도모한다.

② 비와 위

1 비

병기

비(脾)는 운화(運化)를 主하고, 위(胃)와 표리(表裏)의 관계에 있다. 비위는 공동으로 음식물의 수납(受納), 부숙(腐熟), 소화, 흡수, 운송 등을 행한다. 胃는 납곡(納穀)을 主하고, 따라서 胃氣는 '降'하면 순조롭다. 또 脾는 수곡(水穀)의 정미(精微)를 폐(肺)로 운송하고, 따라서 脾氣는 '昇'하면 순조롭다. 脾의 병기에는 다음과 같은 것이 있다.

1. 운화기능(運化機能)의 실조(失調), '昇'의 기능실조(機能失調)

증후: 복부창만(腹部脹滿), 食不化(소화불량), 복명(腹鳴), 손설(飧泄) 등

2. 脾가 主하는 기육(肌肉)의 영양불량

證候: 사지위약(四肢萎弱), 기육위축(肌肉萎縮), 위증(痿證) 등

3. 비실건운(脾失健運)에 의한 수습정체(水濕停滯)

증후: 부종, 담음(痰飮), 신체가 무겁고 나른함 등

4. 통혈(統血), 섭혈기능(攝血機能)의 失調

증후: 혈변, 붕루(崩漏) 등

또 경맥에 관해서는 풍한습이 경맥에 조체(阻滯)해서 일어나는 비통(痺痛) 외에 설강(舌强), 인통(咽痛), 설통(舌痛) 등이 있다.

장증

【1】비허증

비실건운(脾失健運)하면 수곡(水穀)의 정미(精微)가 전신에 잘 운송되지 않게 된다. 또 비양부진(脾陽不振)하면 수습(水濕)을 잘 운송할 수 없게 되어 수음(水飮)이 내정(內停)한다. 만성인 것이 많다(脾氣虛證, 脾陽虛證)

임상소견 : 안색위황(顏色萎黃), 숨이 참, 나언(懶言), 식욕부진, 사지의 나른함, 복부창만(腹部脹滿), 소수(消瘦), 소변단소(小便短少), 대변당박(大便溏薄), 사지불온(四肢不溫), 족배부(足背部)의 부종, 설질담(舌質淡), 설태백활(舌苔白滑), 맥유약(脈濡弱) 또는 침완(沈緩)

치 법 : 건비익기(健脾益氣), 보온비양(溫補脾陽)

선 혈 : 大都, 脾兪, 章門, 太白, 足三里

수 기 : 침으로 보법을 시술한다. 또는 뜸을 추가한다.

해 설 : 大都는 족태음비경의 형혈이고, 太白은 원혈이다. 또 章門은 脾의 모혈이고, 臟會이기도 하고, 수곡의 소화, 정미의 운화를 개선해서 오장의 衰弱을 補하는 작용이 있다. 그 위에 脾兪, 足三里를 배혈하면 건비익기(健脾益氣), 중양(中陽)을 움직이게 하는 효과를 거둘 수 있다.

【 2 】비실증

습사(濕邪)가 중초(中焦)에 조체(阻滯)하여 일어나는 경우가 많다(濕邪困脾證)

臨床所見 : 腹脹, 복통(거안), 안색황(顔色黃), 위완부(胃脘部)의 막힘, 식소(食少), 애기(噯氣-상쾌하지 않다), 소변황적(小便黃赤), 이변불리(二便不利), 활태구니(舌苔垢膩), 맥침완(脈沈緩) 또는 침긴(沈緊)

治　　法 : 승청강탁(昇淸降濁), 이기화습(理氣化濕)

選　　穴 : 商丘, 脾兪, 章門, 公孫, 中脘

手　　技 : 침으로 사법 또는 평보평사법을 시술한다.

解　　設 : 商丘는 족태음비경의 경혈이고, 章門은 脾의 모혈이다. 또 中脘은 腑會이고, 脾兪는 脾의 배수혈이고, 公孫은 족태음비경의 낙혈이다. 이 처방에는 승청강탁(昇淸降濁), 이기화습(理氣化濕)하는 작용이 있다.

【 3 】비한증

비양쇠약(脾陽衰弱) 때문에 수습(水濕)이 변하지 않고, 그 때문에 음한편성(陰寒偏盛)이 되면 비한증(脾寒證)이 일어난다. 또 날 것, 찬 것을 먹기 때문에 비양부진(脾陽不振)이 되어 일어나는 경우도 있다.

임상소견 : 복창(腹脹), 복명(腹鳴), 胃脘部의 막힘, 식욕부진, 또는 완곡불화(完穀不化-소화불량), 설사, 사지불온, 소변청장, 설질담, 설태백, 脈沈遲(右關이 뚜렷)

치　　법 : 건비이습(健脾利濕), 온운비양(溫運脾陽)

선　　혈 : 大都, 脾兪, 章門, 公孫, 太白, 足三里

수　　기 : 침으로 보법 또는 평보평사법을 시술하고, 뜸을 추가한다.

해　　설 : 脾의 배수혈인 脾兪, 족태음비경의 형혈인 大都, 脾의 모혈인 章門, 낙혈인 公孫, 원혈인 太白에 족양명위경의 합혈인 足三里를 선혈한다. 이 처방에는 건비이습(健脾利濕), 온운비양(溫運脾陽)의 작용이 있다.

【 4 】비열증

비(脾)는 습토(濕土)이고, 열사(熱邪)를 받으면 濕과 熱이 온결(蘊結)해서 비열증(脾熱證)이 일어난다(濕熱困脾證).

임상소견 : 위완부의 막힘, 복부창만, 황달, 구니(口膩)에 달라붙는 것, 식욕부진. 또는 口膩가 단 것, 머리가 무겁고 나른한 것, 대변당박에서 점액이 섞이는 것, 소변단황. 갈증이 나지만 마실 수 없는 것, 설태후니(舌苔厚膩)에 黃, 맥유삭(脈濡數)

치　법 : 청열이습(淸熱利濕)

선　혈 : 商丘, 脾兪, 章門, 公孫, 胃兪

수　기 : 침으로 사법을 시술한다. 뜸은 이용하지 않는다.

해　설 : 족태음비경의 경혈(經穴)인 商丘, 낙혈(絡穴)인 公孫, 모혈(募穴)인 章門, 배수혈인 脾兪를 선혈하고, 胃의 배수혈인 胃兪를 선혈한다. 이 처방에는 청열이습(淸熱利濕)하는 작용이 있다.

경맥증

【 1 】풍한습에 의한 경맥조체

임상소견 : 대퇴나 슬부(膝部) 내측, 족배부(足背部)의 부종, 궐랭, 동통, 足 엄지발가락의 운동장애 등

치　법 : 소통경락(疏通經絡), 온경산한(溫經散寒)

선　혈 : 陰陵泉, 太白, 隱白, 太谿

수　기 : 침으로 사법을 시술한다. 또는 뜸을 추가한다.

해　설 : 陰陵泉은 족태음비경의 합혈이고 水道를 통조(通調)해서 二便을 통리(通利)하는 작용이 있다. 그 위에 족태음비경의 원혈인 太白, 井穴인 隱白, 족소음신경의 원혈인 太谿를 선혈해서 경락의 소통, 온경산한(溫經散寒)을 도모한다.

【 2 】비경온열, 순경상요

임상소견 : 설본강통(舌本强痛), 인통(咽痛), 위완통(胃脘痛), 구토, 복창, 신체가 무겁고 나른한 것, 애기(噯氣), 당설(溏泄), 수폐(水閉) 또는 황달

치 법 : 비경온열(脾經蘊熱)을 청사(淸瀉)

선 혈 : 通里, 商丘, 內庭, 中脘, 三陰交

수 기 : 침으로 사법을 시술한다. 뜸은 사용하지 않는다.

解 設 : 족태음비경의 경혈인 商丘, 족양명위경의 형혈인 內庭을 선혈한다. 또 腑會穴인 中脘을 선혈해서 강역지구(降逆止嘔) 및 복창과 당설의 개선을 도모한다. 通里는 수소음심경의 낙혈이고, 심과 소장의 표리관계(表裏關係)를 통해서 설본강통(舌本强痛), 인통(咽痛)을 치료한다. 그 위에 三陰交를 배혈해서 음양표리를 조절한다.

2 위

병기

위(胃)는 수곡지해(水穀之海)이며 납곡(納穀)을 主하고, 胃氣는 '降'하면 순조롭다. 胃는 음식부절(飮食不節)이나 칠정손상(七情損傷)에 의해 병변이 일어나기 쉽다. 그 병기(病機)는 수곡의 수납, 부숙기능(腐熟機能)의 실조, 위실화강(胃失和降)에 있다. 주증으로는 위완통(胃脘痛), 식불하(食不下), 애부(噯腐), 탄산(呑酸), 애역(呃逆), 구토, 복창 등이 있다.

또 족양명위경맥의 병변으로는 풍한습사(風寒濕邪)에 의한 경맥조체(經脈阻滯)가 있고, 그 순행부위(循行部位)에 비통(痺痛)이 일어난다. 또 양명경의 온열(蘊熱)이 순경(循經)에 의해 상요(上擾)하면 鼻衄, 頰部의 부증, 후비(喉痺) 등이 일어난다. 그 위에 양명경의 사열(邪熱)이 神明에 영향을 주어서 전광이 일어나는 경우도 있다.

부증

【1】위허증

위기허약(胃氣虛弱)에 의해 수곡의 부숙기능이 저하하는 병증이다.

임상소견 : 위완부의 막힘, 噯氣, 식욕부진, 숨이 참, 핍력(乏力), 설질담홍, 설태소(舌苔少), 맥세약무력(脈細弱無力), 특히 우관맥(右關脈)이 弱

치　　법 : 보익위기(補益胃氣), 온위화곡(溫胃化穀)

선　　혈 : 解谿, 足三里, 胃俞, 中脘

수　　기 : 침으로 보법을 시술하고, 그 위에 뜸을 추가한다.

해　　설 : 胃의 모혈이고 腑會인 中脘, 胃의 배수혈인 胃俞를 선혈한다. 또 족양명위경의 합혈인 足三里, 경혈인 解谿를 선혈한다. 이 처방에는 보익위기(補益胃氣), 온위화곡(溫胃化穀)하는 작용이 있다.

【2】위실증

위화치성(胃火熾盛) 또는 중초부(中焦部)의 식체에 의해 일어나는 병증이다.

임상소견 : 소곡희기(消穀喜飢), 구갈욕음(口渴欲飮), 복부창만 또는 복통거안(腹痛拒按), 애부(噯腐), 구토, 설질홍, 설태황니(舌苔黃膩), 우관맥홍대(右關脈洪大)

치　　법 : 양명(陽明)의 열 및 식체를 청사(淸瀉), 도체(導滯)

선　　혈 : 足三里, 厲兌, 中脘, 胃俞, 豐隆, 太白

수　　기 : 침으로 사법을 시술한다. 뜸은 이용하지 않는다.

해　　설 : 족양명위경의 하합혈인 足三里, 낙혈인 豐隆, 정혈인 厲兌를 선혈하고, 胃의 모혈인 中脘, 배수혈인 胃俞, 족태음비경의 원혈인 太白을 선혈해서 양명의 열 및 식체의 청사, 도체를 도모한다. 太白과 豐隆의 배혈은 원락배혈법이고, 中脘과 胃俞의 배혈은 수모배혈법(俞募配穴法)이다.

또 陽明이 유여(有餘)하고 少陰이 부족하기 때문에 일어나는 구갈, 소곡선기(消穀善飢), 치통, 설질강(舌質絳), 맥삭(脈數)에 대해서는 족양명위경을 瀉하면서 동시에 족소음경혈인 太谿, 復溜 및 腎兪를 배혈하고 胃熱의 清瀉, 腎水의 補益을 도모하면 좋다. 침으로 보법을 시술하고, 뜸은 이용하지 않는다.

【 3 】위한증

위기허약(胃氣虛弱), 중양부진(中陽不振), 또는 한사(寒邪)가 중초(中焦)에 조체(阻滯)해서 일어나는 병증이다.

임상소견 : 위완부의 창통, 희온희안(喜溫喜按), 애역(呃逆), 청수(清水)를 토하고, 사지의 냉기, 대변당박, 설질담, 설태백활, 맥침지(脈沈遲)

치　　법 : 부기(腑氣)를 조절, 건운중양(健運中陽)

선　　혈 : 足三里, 解谿, 中脘, 胃兪, 內關

수　　기 : 침으로 소산화법(燒山火法)을 시술하고, 그 위에 뜸을 추가한다.

해　　설 : 족양명위경의 하합혈인 足三里, 경혈인 解谿를 선혈하고, 그 위에 胃의 모혈이고 腑會인 中脘, 胃의 배수혈인 胃兪, 수궐음심포경의 內關을 선혈해서, 腑氣의 조절을 도모하고, 中陽의 개선을 도모한다. 그 위에 뜸을 시술하고 온경산한(溫經散寒)을 도모한다.

【 4 】위열증

평소에 양성소인(陽盛素因)이 강한 사람은 熱이 胃에 온결(蘊結)하기 쉽다. 또 매운 것을 편식하면 胃熱이 생기기 쉽다.

임상소견 : 구취(口臭), 구갈해서 찬 음료를 좋아한다, 구토, 변비, 身熱, 안면홍조, 舌質紅, 舌苔黃燥 또는 혓바늘이 생긴다. 맥홍대유력(脈洪大有力)

치　　법 : 陽明의 邪熱을 清瀉

선　　혈 : 足三里, 厲兌, 中脘, 合谷, 曲池

수　　기 : 침으로 사법을 시술한다. 뜸은 이용하지 않는다.

해　　설 : 족양명위경의 하합혈인 足三里, 정혈인 厲兌를 선혈하고, 胃의 모혈인 中脘을 선혈한다. 그 위에 수양명대장경의 합혈인 曲池, 원혈인 合谷을 선혈한다. 이 처방에는

陽明의 사열을 청사하는 작용이 있다.

경맥증

【 1 】풍한습에 의한 경맥조체

임상소견 : 슬부종통(膝部腫痛), 측흉부(側胸部) · 유부(乳部) · 기가(氣街) · 대퇴부 · 하퇴외측부(下腿外側部) · 足背部의 동통, 한랭자격(寒冷刺激)에 의해 동통은 증강, 中指의 운동장애, 신체전면의 냉감(冷感), 舌苔白, 맥침지(脈沈遲)

치　　법 : 소통경락(疏通經絡), 온경산한(溫經散寒)

선　　혈 : 足三里, 內庭, 衝陽, 解谿, 曲池

수　　기 : 침으로 사법을 시술하고, 뜸을 추가한다.

해　　설 : 주로 앞에 기술한 족양명위경혈을 선혈하고, 경락의 소통, 온경산한을 도모한다.

【 2 】위경온열, 순경상요

임상소견 : 신열, 自汗, 구갈, 입술의 건조, 협부(頰部)의 부증, 후비(喉痺), 치통, 잇몸의 부증, 신체 전면의 熱感, 舌苔黃, 맥홍삭(脈洪數)

치　　법 : 陽明經의 蘊熱을 淸瀉

선　　혈 : 通里, 商丘, 合谷, 曲池, 內庭

수　　기 : 침으로 사법을 시술한다. 뜸은 이용하지 않는다.

해　　설 : 주로 족양명경혈(足陽明經穴) 및 그 同名經(手陽明經)穴을 선혈하고, 양명경의 온열의 청사를 도모한다.

【 3 】양명경의 사열치성에 의한 신명이상

임상소견 : 사람을 싫어함, 불을 무서워함, 의복을 벗고 달림, 높은 곳에 올라가고 싶어하고, 큰 소리로 노래 부름, 광조(狂躁) 등

치　　법 : 陽明經의 邪熱을 淸瀉, 성뇌개규(醒腦開竅)

선　혈 : 大椎, 大陵, 間使, 風府, 合谷, 厲兌

수　기 : 침으로 사법을 시술한다. 뜸은 이용하지 않는다.

해　설 : 독맥은 수족삼양의 會이고, 諸陽을 총독한다. 風府는 腦海이고, 大椎는 諸陽經을 宣通시키는 작용이 있다. 또 大陵은 체중절통(體重節痛)을 주치하고, 神志를 淸하고, 心神을 안정시키는 작용이 있다. 間使는 수궐음심포경의 낙혈이고, 정지이격(定志利膈), 서기(舒氣)의 작용이 있다. 合谷으로 선기행혈(宣氣行血)을 도모하고, 厲兌로 위열을 청사한다. 이 처방에는 양명경의 사열을 청사하는 작용과 성뇌개규(醒腦開竅)의 작용이 있다.

③ 심과 소장

1 심

병기

심(心)은 신지(神志)를 主하고, 정신 · 의식 · 사유활동을 주재한다. 오장육부의 기능, 사지백해(四肢百骸)의 운동은, 모두 이 心의 主宰에 의해 행해진다. 따라서 心의 기능실조가 일어나면 그 병기는 주로 神志와 혈맥의 병변으로 나타난다. 神志의 증후로는 심계(心悸), 정충(怔忡), 불면, 전광(癲狂), 소불휴(笑不休—웃음이 멈추지 않는 것), 비탄(悲嘆)에 잠기는 것, 섬어(譫語), 혼수(昏睡)가 나타난다. 또 心氣는 舌과 통하므로 舌은 '心의 苗'라고 말한다. 따라서 心神을 치료할 수 없으면 혀의 형태나 운동에 병변이 나타나고, 설권단(舌卷短), 언어장애 등의 증상이 일어난다.

心은 血脈을 主하는데, 이것은 혈액순환을 추동(推動)하는 동력으로서 心의 기능을 가리키는 것이다. 血에는 영양작용이 있는데, 이것은 心의 추동기능 및 脈을 관리하는 기능에 의해 달성된다. 心의 기능이 실조해서 혈맥을 主가 되게 하면, 혈맥의 증후로는 운행장애, 순환불량에 의한 전신증상으로 사지궐랭(四肢厥冷), 몹시 추위를 탐, 脈弱, 피부가 검푸르게 되는 증상 등이 나타난다. 또 혈맥의 운행실조에 의한 증후로는 피부가 빨갛게 되는 것, 맥홍삭(脈洪數), 출혈 등이 나타난다.

心의 경맥의 병변으로는 風寒濕이 경맥에 조체해서 일어나는 痺痛이 있다. 그 위에 수소음심경사열의 순경상요에 의한 익건(嗌乾), 목황(目黃)이 있다. 또 혀는 '心의 苗'이기 때문에, 心火上炎에 의해 口舌의 미란(糜爛), 중설(重舌), 목설(木舌) 등이 나타나는 경우도 있다.

장증

[1] 심허증

【 1 】심양허증

임상소견 : 심계(心悸), 불안감, 공포감, 숨이 참, 自汗, 四肢厥冷, 또는 口脣이나 조갑(爪甲)이 청자색(青紫色)을 나타내는 것, 舌質淡, 舌苔薄, 맥미약(脈微弱)

치　　법 : 보익심양(補益心陽), 온경통맥(溫經通脈)

선　　혈 : 神門, 內關, 少衝, 太淵, 心兪, 巨闕

수　　기 : 침으로 보법을 시술한다. 또는 침과 뜸을 병용한다.

해　　설 : 心의 배수혈인 心兪, 脈會인 太淵, 수소음심경의 원혈인 神門, 井穴인 少衝을 선혈하고, 心陽의 補益, 온경통맥을 도모한다. 또 수궐음심포경의 낙혈인 內關은 팔맥교회혈(八脈交會穴)의 하나이기도 하고, 음유맥에 통한다. 그 위에 수모배혈로 心兪에 心의 모혈인 巨闕을 배혈하고, 心(本臟)을 치료한다.

【 2 】심음허증

臨床所見 : 심계, 두훈(頭暈), 심중번민, 불면, 다몽, 건망, 도한, 장심열(掌心熱), 舌質淡紅, 舌尖紅이 건조해지는 것, 맥세삭(脈細數)

治　　法 : 자보심음(滋補心陰)

選　穴 : 內關, 少衝, 太淵, 心兪, 神門, 太谿

手　技 : 침으로 보법을 시술한다. 뜸은 이용하지 않는다.

解　說 : 太淵은 수태음폐경의 원혈이고, 脈會이다. 內關은 수궐음심포경의 낙혈이고, 나뉘어서 三焦로 통하고, 또 음유맥에 통한다. 氣道가 폐색하고, 血滯가 있어 통하지 않는 것을 통하게 하는 작용이 있다. 그 위에 수소음심경의 정혈인 少衝, 원혈인 神門, 心의 배수혈인 心兪, 족소음신경의 원혈인 太谿를 선혈한다. 이 처방에는 心陰을 자양하고, 水火를 相濟시키고, 心腎을 교통시키는 작용이 있다.

[2] 심실증

【 1 】심화상염증

임상소견 : 심번(心煩), 구갈, 口內나 舌의 瘡, 목설(木舌), 중설(重舌), 소변단적(小便短赤) 또는 혈뇨를 수반하는 것, 설질홍(舌質紅), 설태황(舌苔黃), 맥삭(脈數)

치　법 : 心, 小腸經의 火를 淸瀉

선　혈 : 通里, 神門, 太淵, 心兪, 腕骨

수　기 : 침으로 사법을 시술한다. 뜸은 이용하지 않는다.

해　설 : 通里는 수소음심경의 낙혈(絡穴)이고, 수태양소장경에 통하고, 舒氣, 定志하는 작용이 있다. 神門은 수소음심경의 원혈이고, 神志를 깨끗하게 하는 작용과 心神을 안정시키는 작용이 있다. 이것에 心兪를 배혈하면, 청심사화(淸心瀉火)의 작용이 증강된다. 太淵은 脈會이다. 腕骨은 수태양소장경의 원혈이고, 이것으로 심과 소장의 火를 청사(淸瀉)한다.

【 2 】담화몽폐증

임상소견 : 장열(壯熱), 안면홍조, 급조(急躁), 이상한 희노(喜怒), 또는 의식장애, 섬어, 큰소리로 떠드는 것, 경계(驚悸), 불면, 설태황니(舌苔黃膩), 맥현활삭(脈弦滑數)

치　법 : 성뇌개규(醒腦開竅), 거담, 제경(諸經)의 사열(邪熱)을 청사(淸瀉)

선　　혈 : 十二井穴, 神門, 陰郄, 膈兪, 大椎, 足三里, 合谷

수　　기 : 침으로 사법(瀉法)을 시술한다. 十二井穴은 점자출혈(點刺出血)을 시행한다. 뜸은 이용하지 않는다.

해　　설 : 수소음심경의 극혈(郄穴)인 陰郄, 원혈인 神門을 선혈하고, 心氣를 보익하고, 瀉火한다. 膈兪는 血會이고, 일체의 血病을 주치한다. 膈兪에는 補血, 血熱을 瀉한다, 활혈화어(活血化瘀)하는 작용이 있다. 독맥은 諸陽經을 총독하고, 大椎는 諸陽의 會이다. 大椎에는 諸陽經을 선통(宣通)하고, 胸椎를 통리(通利)하고, 성뇌(醒腦), 개규(開竅), 거담(祛痰), 諸陽經의 邪熱을 淸瀉하는 작용이 있다.

【 3 】 심혈어조증

임상소견 : 심계(心悸), 정충(怔忡), 숨이 막힘, 흉부의 자통(刺痛), 견배부(肩背部)에 방산(放散)하는 것이 있다. 자한(自汗), 사지의 냉기, 설질청자(舌質靑紫) 또는 어반(瘀斑)이 있다. 맥색(脈澁), 또는 촉(促), 결(結), 대(代)

치　　법 : 활혈화어(活血化瘀), 소통경락(疏通經絡)

선　　혈 : 心兪, 間使, 大陵, 巨闕, 膈兪, 神門, 內關

수　　기 : 침으로 사법을 시술한다. 뜸은 이용하지 않는다.

해　　설 : 수궐음심포경의 원혈인 大陵으로 神志를 淸하고, 心神의 안정을 도모한다. 또 수궐음심포경의 경혈인 間使에 心兪를 배혈해서, 정지이격(定志利膈), 서기(舒氣)를 도모한다. 心의 모혈인 巨闕, 血會인 膈兪, 수소음심경의 원혈인 神門, 수궐음심포경의 낙혈인 內關으로 활혈화어(活血化瘀), 경락의 소통을 도모한다.

경맥증

【 1 】 풍한습에 의한 경맥조체

임상소견 : 견배통(肩背痛), 상지내전측(上肢內前側)의 厥, 痛 등

치　　법 : 소통경락(疏通經絡), 온경산한(溫經散寒)

선　　혈 : 本經穴 및 局所穴

수　　기 : 침으로 사법을 시술한다. 또는 뜸을 추가한다.

해　　설 : 수소음심경에서 선혈하고, 그 위에 국소혈을 배혈하여 경락의 소통, 온경산한(溫經散寒)을 도모한다.

【 2 】열사에 의한 경맥조체, 순경상요

임상소견 : 익건(嗌乾), 目黃, 口內나 舌의 미란(糜爛), 重舌, 木舌, 瘡瘍 등

치　　법 : 心, 小腸經 熱邪의 淸瀉

선　　혈 : 少海, 神門, 內關, 大陵, 小海, 腕骨

수　　기 : 침으로 사법을 시술한다. 또는 점자출혈을 시행한다. 뜸은 이용하지 않는다.

해　　설 : 수소음심경의 합혈인 少海, 원혈인 神門을 선혈한다. 또 수궐음심포경의 낙혈인 內關, 원혈인 大陵을 선혈하고, 수태양소장경의 합혈인 小海, 원혈인 腕骨을 선혈한다. 이들로 心, 小腸經 열사(熱邪)의 청사(淸瀉)를 도모한다.

2 소장

병기

소장(小腸)은 수성(受盛)의 기관(器官)이라고 하고, 胃의 수곡(水穀)을 더욱 잘게 소화하고 또 청탁(淸濁)을 분별하는 기능이 있다. '淸'은 진액(津液)이 되고, 흡수된 후에 전신에 수송되고 마지막으로 방광에 도달한다. 또 '濁'은 조박(糟粕)이 되고, 대장에 하주(下注)한다.

그 병리변화는 주로 淸濁의 분별기능의 실조로 나타나고, 주증으로는 이변실조(二便失調), 설사, 하혈, 이급후중(裏急後重), 소변불리 등이 일어난다. 수소음심경의 열사(熱邪)가 소장에 옮아가면 혈뇨가 일어난다. 수태양소장경맥의 병변은 수소음심경맥의 병변과 마찬가지로 풍한습(風寒濕)이 경맥에 조체해서 일어나는 痺痛 외에 익통(嗌痛), 이롱(耳聾) 등이 있다.

부증

【1】한증('비양허'와 같다)

임상소견 : 복통, 복창(腹脹), 복명(腹鳴), 설사, 희온희안(喜溫喜按), 소변단소(小便短少), 舌苔白, 맥침지(脈沈遲)

치　법 : 온장산한(溫腸散寒), 건운위장(健運胃腸)

선　혈 : 後谿, 上巨虛, 關元, 小腸兪, 足三里

수　기 : 침으로 보법을 시술하고, 뜸을 추가한다.

해　설 : 後谿는 수태양소장경의 수혈이고, 또 팔맥교회혈의 하나이고, 독맥에 통한다. 上巨虛는 수양명대장경의 하합혈이고, 大腸의 진액을 조절하고, 대장의 소화를 돕는 작용과 하지의 운동기능을 돕는 작용이 있다. 關元은 소장의 모혈이고, 足三陰과 임맥의 교회혈이다. 小腸兪는 소장의 배수혈이다. 또 足三里는 족양명위경의 합혈이고, 기혈의 운행을 조절하고, 脈·肉·筋·骨에 영양을 주는 작용이 있다. 이 처방에는 온장산한과 소장의 기능을 개선하는 작용이 있다.

【2】열증

임상소견 : 심번(心煩), 구갈, 口內나 舌의 미란(糜爛), 소변은 빨간 색, 요도의 작통감(灼痛感), 혈뇨, 舌質紅, 舌尖紅, 舌苔薄黃, 맥삭(脈數)

치　법 : 心, 小腸經의 열사(熱邪)를 청사(淸瀉)

선　혈 : 中極, 委中, 小海, 下巨虛, 神門, 支正

수　기 : 침으로 사법을 시술한다. 뜸은 이용하지 않는다.

해　설 : 원락배혈법으로 수소음심경의 원혈(原穴)인 神門에 수태양소장경의 낙혈(絡穴)인 支正을 배혈해서 心과 小腸의 경기의 소통을 도모한다. 中極은 방광의 모혈이고, 기화를 주하고, 소변을 이롭게 하는 작용이 있다. 下巨虛는 수태양소장경의 하합혈이고, 小海는 수태양소장경의 합혈이다. 또 委中은 족태양방광경의 합혈이다. 《황제내경》의 '合은 內腑를 치료한다'는 원칙에 의거해서 선혈하고, 心과 小腸經 열사의 청사(淸瀉)를 도모한다.

【3】소장기통(산기)

임상소견: 소복부(小腹部)에서 요배부(腰背部)에 이르는 격통(激痛), 고환편추(睾丸偏墜), 보행장애, 설태박백(舌苔薄白), 맥현긴(脈弦緊) 또는 침현(沈弦)

치 법: 소도경기(疏導經氣), 행기지통(行氣止痛)

선 혈: 小腸兪, 關元, 下巨虛, 氣海, 太衝, 大敦

수 기: 침으로 사법을 시술한다.

해 설: 족궐음간경의 정혈이고 根穴인 大敦과 원혈인 太衝을 선혈하고, 경기를 소통하고, 통경활락(通經活絡)과 기혈운행(氣血運行)의 개선을 도모한다. 또 수모배혈법으로 소장의 모혈인 關元과 배수혈인 小腸兪를 선혈하고 산기(疝氣)를 치료한다. 下巨虛는 수태양소장경의 하합혈이고, 小腸의 제질(諸疾)을 주치하고, 또 소화를 돕는 작용과 腑氣를 조절하는 작용이 있다. 이 처방에는 소도경기(疏導經氣), 행기지통(行氣止痛)하는 작용이 있다.

【4】소장기결(장결)

임상소견: 복창, 복부의 교통, 변비(腹部拒按), 배변곤란, 구토하는 것이 있다. 설태황니, 또는 구탁(垢濁), 맥현긴(脈弦緊) 또는 침실(沈實)

치 법: 소도경기(疏導經氣), 파기산결(破氣散結)

선 혈: 小腸兪, 關元, 天樞, 行間, 中脘

수 기: 침으로 사법을 시술한다.

解 說: 中脘은 腑會이고, 胃의 모혈이고, 수곡의 수납, 정미의 운화를 돕고 종근(宗筋)을 윤(潤)하는 작용이 있다. 關元은 小腸의 모혈이고, 胃腸의 운화를 主하고, 大腸의 기능을 조절하는 작용이 있다. 行間은 足厥陰肝經의 형혈이고, 행기도체(行氣導滯)하는 작용이 있다. 이 처방에는 소도경기, 파기산결의 작용이 있다. 변비를 수반하는 것에는 支溝에 陽陵泉을 배혈해서 소장통변(疏腸通便)을 도모하면 좋다.

경맥증

【 1 】풍한습에 의한 경맥조체

임상소견 : 경부(頸部) · 악부(顎部) · 견부(肩部) · 상완부(上腕部) · 주부(肘部) · 전완외후측(前腕外後側)의 동통(疼痛)

치　법 : 소통경락(疏通經絡), 온경산한(溫經散寒)

선　혈 : 腕骨, 小海, 肩貞, 支正, 通里

수　기 : 침으로 사법을 시술하고, 뜸을 추가한다.

해　설 : 腕骨은 수태양소장경의 원혈이고, 이것에 수소음심경의 낙혈인 通里를 배혈하면 원락배혈법이 된다. 이것은 표리양경의 병을 주치한다. 그 위에 수태양소장경의 낙혈인 支正, 합혈인 小海를 선혈하고, 그 위에 견정(肩貞)을 추가한다.

【 2 】열사에 의한 경맥조체, 순경상요

임상소견 : 익통(嗌痛), 이롱(耳聾), 목황(目黃) 등

치　법 : 사열(邪熱)을 청사(淸瀉)

선　혈 : 聽宮, 腕骨, 後谿, 少澤

수　기 : 침으로 사법을 시술한다. 또는 점자출혈(點刺出血)을 시행한다.

해　설 : 腕骨은 수태양소장경의 원혈이다. 後谿는 수태양소장경의 수혈이고, 또 팔맥교회혈의 하나이고, 독맥에 통한다. 이것에 聽宮을 배혈해서 목황(目黃), 이명을 치료한다. 神門은 수소음심경의 원혈이고, 少澤은 정혈이다. 이것에 점자출혈을 시행하고, 사열(邪熱)의 청사를 도모한다.

④ 신과 방광

1 신

병기

신(腎)은 장정(藏精)을 主하고, 精은 인체를 구성하는 기본물질이다. 이 精에는 先天의 精과 後天의 精이 있다. 동시에 精은 생명을 유지하기 위해 필요한 영양물질이다. 또 腎은 水를 主한다. 腎, 肺, 脾, 膀胱 등의 장부가 협조해서 수액대사(水液代謝)를 하고 있는데, 그 동력은 양기의 증등(蒸騰)에 있고, 이 陽氣의 根, 生氣의 源은 '신간동기(腎間動機−즉 命門相火)'에 있다. 따라서 수액대사가 실조하는 책임은 腎과 명문(命門)에 있다. 주증으로는 부종, 정음(停飮), 오경설사(五更泄瀉), 기천(氣喘) 등이 나타난다.

또 腎의 장정기능(藏精機能)이 실조되면 성장, 발육, 생식 면에 병변이 나타난다. 주증으로는 월경불순, 불임, 양위, 조설, 유정, 두훈, 목현, 불면, 건망, 요부의 산통, 정신피로, 노화 등이 나타난다.

腎은 耳에 개규(開竅)해 있고, 따라서 腎이 아프면 이명, 난청이 일어나기 쉽다. 또 腎의 경맥은 目에 上注해 있고, 腎의 정기가 부족해서 目에 충분하게 영양을 줄 수 없으면 시력저하, 현기증이 나는 등의 증상이 일어난다.

족소음신경맥의 병변에는, 풍한습의 邪가 경맥에 조체해서 일어나는 비통(痺痛)이 있다. 그 위에 족소음신경의 온열이 경맥에 조체해서 일어나는 足心熱이나 순경상요(循經上擾)에 의한 口內의 열감, 舌의 건조, 인후부의 건조와 동통(疼痛) 등이 있다.

장증

[1] 양허증

【 1 】 신양허증

임상소견 : 양위(陽萎), 조설(早泄), 요량(尿量)이 많은 것, 유뇨(遺尿), 요척부(腰脊部)의 나른함, 동통(疼痛), 足이나 膝의 무력, 오래 서 있을 수 없는 것, 안색창백, 몹시 추위를 탐, 사지의 냉기, 舌質淡, 맥침세약(脈沈細弱)

치　　법 : 온보신양(溫補腎陽), 정기를 고섭(固攝)

선　　혈 : 太谿, 中極, 腎兪, 關元, 命門, 復溜

수　　기 : 침으로 보법을 施하고, 뜸을 추가한다.

해　　설 : 족소음신경의 원혈인 太谿, 경혈인 復溜를 선혈하고, 그 위에 腎의 배수혈인 腎兪, 방광의 모혈인 中極, 소장의 모혈인 關元 및 독맥혈의 命門을 선혈한다. 이 처방에는 腎陽을 溫補하고, 정기를 고섭하는 작용이 있다. 또 腰나 膝을 강건하게 하는 작용도 있다.

【 2 】 신불납기증

臨床所見 : 숨이 차다, 천식(움직이면 증상은 악화), 호흡곤란, 정신부진, 自汗, 懶言, 사지의 냉기, 안색창백, 舌質淡, 맥침무력(脈沈無力) 또는 부대무력(浮大無力)

治　　法 : 온보신양(溫補腎陽), 납기(納氣)

選　　穴 : 太谿, 氣海, 復溜, 膻中, 腎兪

手　　技 : 침으로 보법을 시술하고, 그 위에 뜸을 추가한다.

解　　說 : 膻中은 기회혈이고, 上氣海라고도 말한다. 膻中과 氣海는 調氣의 요혈이다. 그 위에 腎兪, 太谿, 復溜에 침구를 병용하여, 腎陽의 溫補, 納氣를 도모한다.

【3】양허수범증

임상소견 : 심계(心悸), 천역(喘逆), 안면부 및 신체의 부종, 부종은 下肢가 현저, 누르면 함요(陷凹)할 수 있는 것, 복부창만, 대변당설(大便溏泄), 설질담(舌質淡), 설태활윤(舌苔滑潤), 맥침지무력(脈沈遲無力)

치 법 : 온보신양(溫補腎陽), 화기행수(化氣行水)

선 혈 : 水道, 復溜, 腎兪, 太谿, 關元

수 기 : 침으로 평보평사법(平補平瀉法)을 시술하고, 그 위에 뜸을 시술한다.

해 설 : 족소음신경의 원혈인 太谿, 경혈인 復溜를 선혈하고, 그 위에 足三陰과 임맥의 교회혈인 關元을 배혈해서 二便의 조절, 水道의 通里, 腎陽의 온보를 도모한다. 또 족양명위경혈인 水道로 하초를 통조하고, 氣化를 도와서 水府를 조절한다.

[2] 음허증

【1】신음허증

임상소견 : 腰의 나른함, 유정, 인후부의 건조 · 동통, 협부(頰部)의 홍조, 양족위약(兩足萎弱), 이롱(耳聾), 설질홍강(舌質紅絳)에 진소(津少), 맥침세(脈沈細)

치 법 : 보신(補腎), 자음강화(滋陰降火)

선 혈 : 復溜, 腎兪, 太谿, 志室, 曲骨

수 기 : 침으로 보법을 시술한다. 뜸은 사용하지 않는다.

해 설 : 족소음신경의 경혈인 復溜, 원혈인 太谿, 腎의 배수혈인 腎兪를 선혈한다. 그 위에 족태양방광경의 志室, 임맥혈의 曲骨을 선혈한다. 이 처방에는 보신부원(補腎扶元), 자음강화(滋陰降火)하는 작용이 있다.

【2】음허양부증

임상소견 : 수척, 두훈(頭暈), 목현(目眩), 이롱(耳聾), 이명(耳鳴), 불면, 건망, 다몽, 유정, 발기하기 쉬움, 구건(口乾), 인후통, 조열(潮熱), 도한, 음아(音啞), 소갈, 해수, 痰에

血이 섞임, 舌質紅, 舌苔少, 맥세삭(脈細數) 또는 부대중공(浮大中空)

치　　법 : 자음강화(滋陰降火), 보신고정(補腎固精), 인화귀원(引火歸源)

선　　혈 : 三陰交, 太衝, 太白, 腎兪, 脾兪

수　　기 : 침으로 보법을 시술한다. 뜸은 사용하지 않는다.

해　　설 : 三陰交는 肝脾腎三經의 교회혈이고 익비(益脾), 양간(養肝), 자음보신(滋陰補腎)하는 작용, 족삼음경의 기혈조체(氣血阻滯)를 개선하는 작용, 기혈쌍보(氣血雙補)하는 작용이 있다. 그 위에 족궐음간경의 원혈인 太衝, 족태음비경의 원혈인 太白을 선혈한다. 腎兪, 脾兪는 健脾의 요혈이다.

경맥증

【1】풍한습에 의한 경맥조체

임상소견 : 척(脊) · 대퇴내후측통(大腿內後側痛), 위궐(痿厥), 목혼불명(目昏不明) 등

치　　법 : 소통경락(疏通經絡), 온경산한(溫經散寒)

선　　혈 : 陰谷, 腎兪, 太谿, 飛揚

수　　기 : 침으로 사법을 시술하고, 침구를 병용한다.

해　　설 : 원락배혈법으로 족소음신경의 원혈인 太谿와 족태양방광경의 낙혈인 飛揚을 선혈한다. 이것은 신과 방광의 표리동병(表裏同病)을 주치한다. 또 腎의 배수혈인 腎兪, 족소음신경의 합혈인 陰谷을 선혈하고, 경락의 소통, 온경산한을 도모한다.

【2】온열에 의한 경맥조체, 순경상요

임상소견 : 구내(口內)의 열감(熱感), 혀의 건조(乾燥), 인두(咽頭)의 건조와 동통(疼痛), 심통(心痛), 족심열(足心熱) 등

치　　법 : 소통경락(疏通經絡), 청사온열(淸瀉蘊熱)

선　　혈 : 湧泉, 復溜, 京骨, 大鐘

수　　기 : 침으로 사법을 시술한다. 뜸은 사용하지 않는다.

해 설 : 원락배혈법으로 족태양방광경의 원혈인 京骨과 족소음신경의 낙혈인 大鐘을 선혈한다. 또 족소음신경의 정혈이고 근혈(根穴)인 涌泉으로 경락의 소통을 도모한다. 족소음신경의 경혈인 復溜는 천해한열(喘咳寒熱)을 주치한다. 여기에서는 復溜에 의해 腎陰을 강하게 해서 裏에 있는 邪의 제거를 도모한다.

2 방광

병기

방광(膀胱)은 주도(州都)의 官이다. 진액(津液)을 저장(貯藏)하고, 화기행수(化氣行水)를 主하고, 소변을 主한다. 방광의 주된 병기는 화기행수의 기능실조(機能失調)이다. 방광의 개폐기능(開閉機能)이 실조되면, 주증으로 다뇨, 유뇨 등이 나타난다. 또 소변불리 또는 요폐(尿閉)에 의해 수액(水液)이 범람하면, 복창(腹脹), 부종(浮腫) 등이 나타난다.

방광 경맥의 병변으로는 풍한습(風寒濕)이 경맥에 조체(阻滯)해서 일어나는 순행부위(循行部位)의 비통(痺痛)이 있다. 그 위에 방광의 온열(蘊熱)이 경맥에 조체하거나 순경상요(循經上擾)하면 목황(目黃), 비뉵(鼻衄), 치창(痔瘡) 등이 일어난다.

부증

【 1 】허한증('신양허증'과 같다)

임상소견 : 안색창백, 정신피로, 소복부(小腹部)의 냉통(冷痛), 희온희안(喜溫喜按), 빈뇨(頻尿) 또는 유뇨(遺尿)

치 법 : 온난하원(溫暖下元), 익기산한(益氣散寒)

선 혈 : 中極, 命門, 膀胱兪, 委中, 腎兪, 束骨, 二間

수 기 : 침으로 보법을 시술하고, 침구를 병용한다.

해 설 : 束骨은 족태양방광경의 兪穴(木)이고, 二間은 수양명대장경의 滎穴(水)이다. 이것

은 모자배혈법으로 선혈한 것이다. 또 수모배혈법으로 방광의 모혈인 中極에 膀胱兪를 배혈한다. 委中을 선혈해서 太陽의 氣를 宣通해서 表邪를 없앤다. 독맥혈인 命門에는 相火를 補하는 작용[壯陽]이 있고, 腎虛에 의한 요통, 빈뇨, 유뇨에 뛰어난 효과가 있다. 이 처방에는 온난하원(溫暖下元), 익기산한의 작용이 있고, 방광의 통제기능을 회복시키는 작용이 있다.

【 2 】실열증

임상소견 : 빈뇨, 요의급박(尿意急迫), 배뇨통, 소변적(小便赤) 또는 혼탁, 소복통(小腹痛), 복통 또는 소변임력(小便淋瀝), 농혈(膿血)이나 사석(砂石)이 섞임, 노폐(尿閉), 배변곤란, 舌質紅, 舌苔黃膩, 맥현삭(脈弦數) 또는 활삭(滑數)

치　　법 : 방광경기(膀胱經氣)의 소통(疏通), 방광열탁(膀胱熱濁)의 청설(淸泄)

선　　혈 : 金門, 束骨, 委中, 膀胱兪, 中極, 水道

수　　기 : 침으로 사법을 시술한다. 뜸은 사용하지 않는다.

해　　설 : 金門은 족태양방광경의 극혈이고, 委中은 합혈이다. 이것으로 방광의 經氣를 소통하고, 熱邪의 청설을 도모한다. 그 위에 방광의 모혈인 中極은 氣化를 主하고, 膀胱兪, 水道를 배혈해서 소변을 이롭게 하고, 하초(下焦)를 통조시켜 열사(熱邪)의 청설(淸泄)을 도모한다.

경맥증

【 1 】풍한습에 의한 경맥조체

임상소견 : 항부(項部) · 배부(背部) · 요부(腰部) · 전부(殿部) · 괵부(膕部) · 천부(腨部) · 족배부(足背部)의 동통(疼痛), 족소지(足小指)의 운동장애, 후두부통(後頭部痛) 등

치　　법 : 소통경락(疏通經絡), 온경산한(溫經散寒)

선　　혈 : 至陰, 束骨, 委中, 復溜, 陽陵泉

수　　기 : 침으로 사법을 시술하고, 뜸을 추가한다.

해　설 : 족태양방광경의 井穴인 至陰, 수혈인 束骨을 선혈하고, 방광경기(膀胱經氣)를 소통(疏通)하고, 기혈의 운행을 재촉한다. 족태양방광경의 합혈이고 血郄穴인 委中과 족소음신경의 경혈인 復溜를 선혈하고, 太陽의 經氣를 宣通해서 表邪를 없앤다. 표리쌍해(表裏雙解)하면 풍한습의 邪는 저절로 제거된다. 委中에는 선양해표(宣陽解表), 강역(降逆), 활혈거풍(活血祛風)의 작용이 있다. 족소양담경의 합혈이고, 근회혈(筋會穴)인 陽陵泉에는 강역, 서근의 작용이 있다. 또 少陽의 '樞'를 움직여 太陽의 '開'를 도울 수 있기 때문에 陽陵泉은 委中의 해표산풍(解表散風), 강역지통(降逆止痛)의 효과를 증강한다.

【 2 】온열에 의한 경맥조체, 순경상요

임상소견 : 두통, 목황(目黃), 유루(流淚), 비뉵(鼻衄), 치질 등

치　법 : 소도경기(疏導經氣), 청리온열(清利蘊熱)

선　혈 : 湧泉, 至陰, 京骨, 大鐘, 金門

수　기 : 침으로 사법을 시술한다. 뜸은 사용하지 않는다.

해　설 : 족태양방광경의 극혈(郄穴)인 金門, 정혈(井穴)인 至陰, 족소음신경의 정혈이고 근혈인 湧泉을 선혈한다. 또 원락배혈법으로 족태양방광경의 원혈인 束骨, 족소음신경의 낙혈인 大鐘을 선혈하고 신과 방광의 표리 병을 동치한다. 이 처방에는 기혈을 소통하고, 방광의 온열을 청리하는 작용이 있다.

⑤ 간과 담

1 간

병기

간(肝)은 풍목(風木)의 장(臟)이고, 조달을 좋아하고 모려(謀慮)를 主한다. 또 간은 혈을 지니고, 근을 主하고, 그 華는 손톱에 있고, 目에 開竅한다. 따라서 목질(目疾), 근병, 월경병, 붕루 등은 간과 관계가 밀접하다. 병기로는 간기울결(肝氣鬱結), 간화상염(肝火上炎), 음허양항(陰虛陽亢), 간풍내동(肝風內動) 등이 있다. 주증으로는 흉협만통(胸脇滿痛), 구역(嘔逆), 두통, 목적(目赤), 두훈(頭暈), 목현(目眩), 번조(煩燥), 이노(易怒), 신체의 마목(痲木), 구안와사(口眼喎斜), 筋의 경련, 맥현(脈弦) 등이 있다.

간경맥(肝經脈)의 병변으로는 경기울체, 운행불량(運行不良)이 있고, 주증으로는 비통(痺痛), 산기(疝氣), 협통(脇痛) 등이 있다.

장증

【1】간기울결증

임상소견 : 흉협창통, 식욕부진, 흉민(胸悶), 건구(乾嘔) 또는 토산(吐酸), 복통, 설사, 월경불순, 설질홍(舌質紅), 설태박(舌苔薄), 맥현(脈弦)

치 법 : 소간해울(疏肝解鬱), 비위조화(脾胃調和)

선 혈 : 支溝, 行間, 肝兪, 期門, 足三里, 陽陵泉

수 기 : 침으로 사법 또는 평보평사법을 시술한다. 뜸은 사용하지 않는다.

해 설 : 간과 담은 표리의 관계에 있고, 厥陰·少陽의 경맥은 脇肋部에 주행한다. 수모배혈법으로 肝兪와 期門을 선혈한다. 또 수소양삼초경의 경혈인 支溝, 족소양담경의 합

혈인 陽陵泉, 족궐음간경의 형혈인 行間을 선혈하고, 肝實을 사하고, 기혈의 운행을 개선한다. 그 위에 足三里를 선혈하고, 胃氣를 조절하면 비만은 소실한다.

【 2 】간화상염증

臨床所見 : 두통, 목창(目脹), 두정통(頭頂痛), 목현(目眩), 목적종통(目赤腫痛), 심번(心煩), 불면, 이노(易怒), 설질홍(舌質紅), 설태황(舌苔黃), 맥현삭유력(脈弦數有力)

治　　法 : 청사간화(淸瀉肝火)

選　　穴 : 中封, 陽輔, 太衝, 肝兪, 光明

手　　技 : 침으로 사법을 시술한다. 뜸은 사용하지 않는다.

解　　說 : 족궐음간경의 원혈을 선혈하고, 간양과 간기의 항진을 억제한다. 光明은 족소양담경의 낙혈이고, 나누어서 족궐음간경에 통하고, 강근장절(强筋壯節)하는 작용이 있고, 목질(目疾)을 치료하는 작용이 있다. 이 2穴의 배혈은 원락배혈법(原絡配穴法)으로, 간담표리의 병을 동치할 수 있고, 소간해울사화(疏肝解鬱瀉火)의 작용이 있다. 그 위에 족궐음간경의 경혈인 中封, 족소양담경의 경혈인 陽輔를 선혈하여 평간사화(平肝瀉火)를 도모하고, 제경(諸經)의 사열(邪熱)을 청사(淸瀉)한다.

【 3 】음허양항증

임상소견 : 두훈(頭暈), 목현(目眩), 눈의 건조, 이명, 신체의 마목(痲木), 기육의 진전(震戰), 경련, 불면, 다몽, 설질홍건조(舌質紅乾燥), 맥현세삭(脈弦細數)

치　　법 : 육음잠양(育陰潛陽)

선　　혈 : 丘墟, 蠡溝, 曲泉, 陽陵泉, 肝兪, 太衝

수　　기 : 침으로 보법 또는 평보평사법을 시술한다. 뜸은 사용하지 않는다.

해　　설 : 원락배혈법으로 족소양담경의 원혈인 丘墟와 족궐음간경의 낙혈인 蠡溝를 선혈하여 표리를 협조시켜서 부월하고 있는 양을 잠양시킨다. 그 위에 족궐음간경의 원혈인 太衝과 간의 배수혈인 肝兪를 배혈하여 간신(肝腎)의 음을 자양한다. 陽陵泉은 족소양담경의 합혈이고, 筋會이다. 이것을 선혈해서 근절(筋節)을 조절한다. 太陽

의 '개(開)', 陽明의 '합(闔)'은, 少陽의 '추(樞)'에 의거한다. 曲泉은 족궐음간경의 합혈이고, '합(合)은 내부(內腑)를 치료한다'고 말한다. 이 처방으로 육음잠양을 도모한다. 즉 간신의 음을 자양하고, 부월하고 있는 양을 잠양시킨다.

【4】간풍내동증

[1] 폐증(閉證)

임상소견 : 돌연한 혼도(昏倒), 인사불성, 아관긴급(牙關緊急), 양수(兩手)를 단단하게 잡음, 경련, 각궁반장(角弓反張), 안면마비, 반신불수, 언어장애, 안면홍조, 호흡촉박(呼吸促迫), 변비, 요폐(尿閉), 설질홍강(舌質紅絳), 설태후(舌苔厚), 맥활대현유력(脈滑大弦有力)

치　　법 : 성뇌개규(醒腦開竅), 소통경락(疏通經絡)

선　　혈 : 陽陵泉, 十宣, 十二井, 行間, 肝兪, 大椎, 百會

수　　기 : 十宣, 十二井은 점자출혈(點刺出血)을 시술한다. 그 외의 치료혈은 침으로 사법을 시술한다. 뜸은 사용하지 않는다.

[2] 탈증(脫證)

임상소견 : 돌연(突然)한 혼도(昏倒), 인사불성, 눈을 감고 입을 열고 있음, 손바닥을 펴고 있음, 유뇨(遺尿), 코 고는 소리[鼾], 기름과 같은 땀, 맥미욕절(脈微欲絶) 또는 부대무근(浮大無根)

치　　법 : 회양고탈(回陽固脫)

선　　혈 : ①關元, 氣海, 神闕, 足三里

②足三里, 三陰交, 陽陵泉, 大椎, 陶道, 百會, 合谷, 太衝, 內關, 曲池

수　　기 : ①에는 다장구(多壯灸)를 시술한다.

②에는 침으로 보법을 시술한다.

경맥증

【 1 】한응간경증(疝痛)

임상소견 : 고환편추(睾丸偏墜-고환의 편방이 내려가는 것), 창통 · 동통은 小腹部에 방산(放散), 설질담(舌質淡), 설태백활(舌苔白滑), 맥침현지(脈沈弦遲)

치　　법 : 소통경락(疏通經絡), 온경산한(溫經散寒)

선　　혈 : 關元, 三陰交, 大敦, 太衝

수　　기 : 침으로 사법을 시술하고, 그 위에 뜸을 추가한다.

해　　설 : '산(疝)'은 임맥의 병이고, 족궐음간경맥은 陰器에 絡해 있다. 족삼음경과 임맥과의 교회혈이고, 또 三焦의 기가 나오는 곳인 關元을 선혈한다. 그 위에 족궐음간경의 정혈이고 근혈인 大敦, 족궐음간경의 원혈인 太衝, 족삼음경의 교회혈인 三陰交를 선혈한다. 이들에 자침하여 경락의 소통을 도모하고, 뜸을 시술하여 온경산한(溫經散寒)을 도모한다.

2 담

병기

담(膽)은 간(肝)에 붙어있고 담즙을 지니며 위(胃)의 소화를 돕는다. 또 담은 중정(中正)의 관(官)이라고 말하며 결단을 主한다. 담의 병기로는 담즙을 지닌 기능이 실조되면 구고(口苦), 인두부(咽頭部)의 건조, 협통, 목황(目黃), 황달, 소변황(小便黃) 등이 나타난다. 또 결단을 主하는 기능이 실조되면 심계(心悸), 이경(易驚-놀라기 쉬움), 불면, 다몽, 담겁(膽怯 : 臆病) 등이 나타난다.

족소양담경맥의 병변에는 풍한습의 邪가 경락에 조체해서 일어나는 비통이 있다. 또 膽腑의 邪熱이 경맥에 조체하거나 순경상요에 의해 일어나는 협통, 이롱 등이 있다.

부증

【 1 】 실증(담화항성)

임상소견 : 구고(口苦), 협통, 이명, 이농, 번조, 易怒, 두통, 目赤, 고수(苦水)를 구토하는 것, 설질홍, 설태황, 맥현삭(脈弦數)

치　　법 : 청리담화(淸利膽火)

선　　혈 : 足臨泣, 外關, 太衝, 風池, 聽會, 期門

수　　기 : 침으로 사법을 시술한다. 뜸은 사용하지 않는다.

해　　설 : 足臨泣은 족소양담경의 수혈이고, 또 팔맥교회혈의 하나이며, 대맥에 통한다. 또 外關은 수소양삼초경의 낙혈이고, 또 팔맥교회혈의 하나인 양유맥에 통한다. 이 2穴의 배혈은 '開八法(八法을 연다)'이라고 한다. 그 위에 족궐음간경의 원혈인 太衝, 간의 모혈인 期門, 족소양담경과 양유맥과의 교회혈인 風池를 선혈하고, 聽會를 배혈해서 간담의 火를 청사한다.

【 2 】 담기허약증

임상소견 : 심계(心悸), 이경(易驚), 膽怯(膽病), 善恐(자주 두려워함), 불면, 多夢, 설질담, 설태백, 맥세약(脈細弱)

치　　법 : 온보담부(溫補膽腑)

선　　혈 : 膽兪, 腎兪, 心兪, 神門, 太谿, 章門, 丘墟

수　　기 : 침으로 보법을 시술하고, 그 위에 뜸을 추가한다.

해　　설 : 章門, 丘墟로 膽氣를 조절하고, 腎兪, 膽兪, 心兪, 神門, 太谿로 肝腎의 補益, 膽腑의 溫補를 도모한다.

경맥증

【 1 】풍한습에 의한 경맥조체

임상소견 : 대퇴외측부(大腿外側部)에서 경(脛), 절골외과전(絶骨外踝前) 및 제관절(諸關節)의 동통(疼痛), 足의 第4指 운동장애

치 법 : 소통경락(疏通經絡), 온경산한(溫經散寒)

선 혈 : 본경혈 및 병변부위의 근린경혈을 선혈한다. 침으로 사법을 시술하고, 뜸을 추가해서 경기의 온통을 도모한다.

【 2 】사열에 의한 경맥조체, 순경상요

임상소견 : 협통, 이롱, 구고, 자주 한숨을 쉬는 것 등

치 법 : 소도경기(疏導經氣), 사열(邪熱)의 청사(淸瀉)

선 혈 : 본경혈 및 족궐음간경혈을 선혈하고, 침으로 사법을 시술하든지 또는 점자출혈(點刺出血)을 시행한다. 뜸은 사용하지 않는다.

⑥ 심포락과 삼초

1 심포락

병기

심포락(心包絡)은 심(心)의 궁성(宮城)이라 하고, 그 생리기능은 心을 대신해서 영(令)을 행하는 것에 있다. 고인은 心을 군주(君主)의 관(官)으로 하고, 邪를 받지 않는 것으로 하고, 심포락이 이것을 대신해서 邪를 받는다고 했다. 心의 병리변화는 주로 신지면(神志面)에 나타나는데, 심포락의 병리변화도 心과 같다. 또 심포락과 삼초라는 것은 표리의 관계에 있다.

2 삼초

병기

【 1 】 기화를 주하는 것에 대해서

십이관(十二官) 중 삼초(三焦)에 대해서는 '결독(決瀆)의 관(官), 수도(水道)가 나온다'고 말한다. 이것은 수도를 통조하고, 수액을 운행시키는 삼초의 작용을 가리키는 말이다. 삼초는 인체의 수액대사(水液代謝) 균형유지에 관하여 대단히 중요한 역할을 하고 있는데, 이것은 원기와 위기(胃氣)의 작용에 의거하는 것이다. 이 원기(原氣)의 내원(來源)은 명문(命門)에 있고, 이것은 선천의 진화이다. 원기와 胃氣는 삼초를 통해서 전신에 산포되고, 장부조직의 생리기능을 촉진한다.

또 삼초는 인체의 기화활동을 주재한다. 수곡의 소화나 흡수, 진액의 화생이나 산포, 수액의 대사나 배설 등은 모두 삼초의 기화기능이 정상적이어야 유지된다. 따라서 삼초의 기화기능은 사실상 어느 정도 장부의 기화기능을 개괄한다.

【 2 】 수액대사를 주하는 것에 대해서

삼초는 흉복강내(胸腹腔內)의 두서넛 장부와 이어져 인체의 수액대사를 주관한다. 상초가 행해지지 않으면, 주리가 폐색해서 현부가 통하지 않게 되지만, 그 책임은 肺에 있다. 중초의 운화가 나빠지면 수습이 정체하지만, 그 책임은 脾에 있다. 또 하초가 통하지 않게 되고, 방광불리가 되어서 융폐나 부종이 일어나는 책임은 腎에 있다. 이와 같이 삼초의 병변과 장부의 기능실조는 일정한 관계가 있다. 삼초는 기화를 주하고, 이 기화기능이 실조되면, 수도의 통조가 나빠져서 수습이 정체하게 된다.

【 3 】 심포락과 삼초의 경맥병변

풍한습의 외사가 경맥에 조체하면 비통이 일어난다. 또 풍열외사나 칠정내상에 의한 온열이 경맥에 조체하거나, 순경상요에 의해 경기가 조체하면 작열 · 종창 · 동통이 일어난다.

부증

[1] 허증('비신양허증'과 같다)

비신양허(脾腎陽虛) 때문에 삼초(三焦)의 기화기능이 실조해서 수습(水濕)이 정체, 범람하는 병증이다.

임상소견 : 안면부의 부종, 신체가 무겁고 나른함, 부종, 위부(胃部)의 막힘, 복창, 복부의 냉기, 유뇨 또는 소변실금, 설질담, 설태백활, 맥침세(脈沈細) 또는 침약(沈弱)

치 법 : 온신건비(溫腎健脾), 이수화습(利水化濕)

선 혈 : 中渚, 委陽, 三焦兪, 石門, 水道, 關元, 陰陵泉

수 기 : 침으로 보법을 시술하고, 그 위에 뜸을 추가한다.

해 설 : 水道는 족양명경혈이고, 하초를 통조하며, 기화를 도와서 水府를 조절하는 작용이 있다. 中渚는 수소양삼초경의 수혈이고, 이기 작용과 활혈어거통락 작용이 있다. 삼초의 배수혈인 三焦兪로 삼초의 기화를 도와서 이수를 도모한다. 그 위에 삼초의 모혈인 石門, 수소양삼초경의 하합혈인 委陽, 족태음비경의 합혈인 陰陵泉을 선혈하고, 水道를 조절하고, 이변을 통조한다. 또 임맥과 족삼음경과의 교회혈인 關元을 선혈한다. 關元으로 족삼음의 기를 떠오르게 한다. 삼음의 기가 떠오르면 肝氣는 편안하게 되어 脾濕을 제거하고, 腎水는 이롭게 된다. 삼초는 腎에 연락해 있고, 따라서 삼초의 기화불리를 치료하는 경우는 腎을 치료하는 것이 本治가 된다. 關元에 뜸을 시술하면 보원익기(補元益氣), 온신건비(溫腎健脾), 난간산한화습(暖肝散寒化濕)의 작용이 있고, 그 위에 온보신양(溫補腎陽)의 작용으로 명문상화(命門相火)를 도와서 氣化를 촉진한다.

[2] 실증

습울열복(濕鬱熱伏)이나 습열상박(濕熱相搏)에 의해 삼초의 水를 행하게 하는 기능이 나빠져서 水濕이 저류하는 병증이다.

臨床所見：신열불양(身熱不揚), 부종, 胃部나 腹部의 창만, 소변불통 또는 임탁(淋濁), 설질홍(舌質紅), 설태황니(舌苔黃膩), 맥활삭(脈滑數) 또는 유삭(濡數)

治　　法：소통경기(疏通經氣), 청열이습(淸熱利濕)

選　　穴：天井, 中渚, 委陽, 三焦兪, 石門, 命門

手　　技：침으로 사법을 시술한다. 뜸은 사용하지 않는다.

解　　說：命門은 독맥혈이고, 相火를 보하는 壯陽의 작용이 있다. 腎虛에 의한 요통, 소변빈삭 및 유뇨의 치료에 뛰어나다. 수소양삼초경의 합혈인 天井, 수소양삼초경의 수혈인 中渚로 利氣를 도모한다. 또 삼초의 모혈인 石門에 三焦兪를 배혈해서 삼초의 氣化를 도와서 行水를 촉진한다. 委陽은 족태양방광경에 속하고, 수소양삼초경의 하합혈이기도 하고, 삼초부증을 치료하는 주혈(主穴)이다. 기를 조절하여 水를 下로 유도하는 작용이 있다.

경맥증

【1】풍한습에 의한 경맥조체

임상소견：견(肩)·상완(上腕)·주(肘)·전완(前腕)의 동통, 第4指의 운동장애

치　　법：소통경락(疏通經絡), 온경산한(溫經散寒)

선　　혈：液門, 陽池, 外關, 天井, 臑會, 肩髎

수　　기：침으로 사법을 시술하고, 그 위에 뜸을 병용한다.

해　　설：수소양삼초경의 형혈인 液門, 원혈인 陽池를 선혈한다. 또 수소양삼초경의 낙혈이고, 팔맥교회혈의 하나인 양유맥에 통하는 外關, 수소양삼초경의 합혈인 天井에 臑會, 肩髎를 배혈해서 경락의 소통을 도모한다. 그 위에 陽池, 外關, 肩髎에 뜸을 시술하여 온경산한을 도모한다.

【 2 】 열사의 순경상요, 칠정억울에 의한 경기조체

임상소견 : 이농, 이명, 외안각통, 협부통, 액부통, 늑부통, 이후부통(耳後部痛), 인후의 종통, 나력(瘰癧), 판단력저하(判斷力低下), 설질홍, 설태황, 맥삭(脈數)

치 법 : 소도경기(疏導經氣), 사열(邪熱)의 청사(淸瀉)

선 혈 : 中渚, 外關, 會宗, 陽池, 陽陵泉, 足臨泣

수 기 : 침으로 사법을 시술한다. 또는 점자출혈을 시행한다. 뜸은 사용하지 않는다.

해 설 : 수소양삼초경의 수혈인 中渚, 낙혈인 外關, 극혈인 會宗을 선혈한다. 그 위에 족소양담경의 합혈인 陽陵泉을 선혈한다. 足臨泣에 外關을 배혈한 것은 '개팔법(開八法)'이라고 한다. 이것은 동명경취혈법(同名經取穴法)이다.

3. 특정혈의 응용

임상에서 특수한 치료 작용이 있는 경혈 또는 특수한 사용방법이나 특정 부위에 있는 경혈을 특정혈(特定穴)이라고 한다. 이 특정혈에는 오수혈(五輸穴), 원혈(原穴), 낙혈(絡穴), 극혈(郄穴), 모혈(募穴), 팔회혈(八會穴), 교회혈(交會穴) 등이 있다.

경맥의 특정혈표

	원혈	낙혈	극혈	모혈	배수혈	하합혈
수태음폐경	太淵	列缺	孔最	中府	肺兪	
수양명대장경	合谷	偏歷	溫溜	天樞	大腸兪	上巨虛
수소음심경	神門	通里	陰郄	巨闕	心兪	
수태양소장경	腕骨	支正	養老	關元	小腸兪	下巨虛
수궐음심포경	大陵	內關	郄門	膻中	厥陰兪	
수소양삼초경	陽池	外關	會宗	石門	三焦兪	委陽
족태음비경	太白	公孫	地機	章門	脾兪	
족양명위경	衝陽	豐隆	梁丘	中脘	胃兪	足三里
족소음신경	太谿	大鐘	水泉	京門	腎兪	
족태양방광경	京骨	飛陽	金門	中極	膀胱兪	委中
족궐음간경	太衝	蠡溝	中都	期門	肝兪	
족소양담경	丘墟	光明	外丘	日月	膽兪	陽陵泉
임맥		鳩尾				
독맥		長强				
양유맥			陽交			
음유맥			築賓			
양교맥			跗陽			
음교맥			交信			

1 오수혈[五行穴]

오수혈(五輸穴)은 經氣가 출입하고, 기혈이 유주(流注)하고, 음양이 교회(交會)하는 곳이다. 오수혈의 선혈은 순경취혈(循經取穴)을 기초로 하고, 또 오행학설을 도입하여 그 주치작용이 더욱 넓어지게 되었다.

정(井), 형(滎), 수(兪), 경(經), 합(合)의 60요혈은 오장육부에 대한 작용이 강하다. 이것에 오행(五行)을 배당하여 '虛하면 바로 그 母를 補하고, 實하면 바로 그 子를 瀉하는' 치료원칙이 응용되고 있다.

오수혈표[五行穴表]

음 경	井 木	滎 火	兪 土	經 金	合 水
폐 경(金)	少 商	魚 際	太 淵	經 渠	尺 澤
비 경(土)	隱 白	大 都	太 白	商 丘	陰陵泉
심 경(火)	少 衝	少 府	神 門	靈 道	少 海
신 경(水)	湧 泉	然 谷	太 谿	復 溜	陰 谷
심포경(相火)	中 衝	勞 宮	大 陵	間 使	曲 澤
간 경(木)	大 敦	行 間	太 衝	中 封	曲 泉
양 경	井 金	滎 水	兪 木	經 火	合 土
대장경(金)	商 陽	二 間	三 間	陽 谿	曲 池
위 경(土)	厲 兌	內 庭	陷 谷	解 谿	足三里
소장경(火)	少 澤	前 谷	後 谿	陽 谷	小 海
방광경(水)	至 陰	通 谷	束 骨	崑 崙	委 中
삼초경(相火)	關 衝	液 門	中 渚	支 溝	天 井
담 경(木)	足竅陰	俠 谿	足臨泣	陽 輔	陽陵泉

[임상응용례]

①주치작용에 의한 응용례

정혈은 구급에 자주 이용한다. 예를 들면 고열, 혼미, 충격, 경련 등에는 수족십이정혈을 사혈한다. 또 모경에 병이 있는 경우, 거기에 상응하는 정혈에 자침하면 좋다. 예를 들면 인후종통에는 少商, 商陽을 선혈하고 사혈하면 좋다. 혈붕에는 大敦, 隱白 등에 자침하면 좋다.

더욱이《영추》〈사기장부병형〉에는 '滎兪는 外經을 치료하고, 合은 內腑를 치료한다'고 되어 있고, 내장병을 치료하는 경우에는 합혈을 자주 선혈한다. 또 오수혈(五輸穴)의 주치작용에 대해서는《난경》육십사난에 '井은 心下滿을 主한다, 滎은 身熱을 主한다, 兪는 체중절통(體重節痛)을 主한다, 經은 천해한열(喘咳寒熱)을 主한다, 合은 逆氣해서 泄하는 것을 主한다'고 되어 있다.

②자오류주침법에서의 응용

오수혈은 각종 자오류주침법(子午流注鍼法)에서 널리 응용된다.

③오행상생의 보사원칙에 의한 응용례

음경의 井, 滎, 兪, 經, 合에는 각각 木, 火, 土, 金, 水가 배당되어 있고, 양경의 井, 滎, 兪, 經, 合에는 각각 金, 水, 木, 火, 土가 배당되어 있다. 더욱이 각 장부에는 각각 오행속성이 있고, 그 상생관계에 의거해서 '虛하면 바로 그 母를 補하고, 實하면 바로 그 子를 瀉하는' 원칙을 적용해서 오수혈 중에서 '모혈'과 '자혈'을 결정한다.

예를 들면 수태음폐경은 金에 속하고, 實하면 해수, 흉만, 천식, 인후통 등의 증상이 나타나지만, 그 치료에는 사법을 이용한다. 수태음폐경의 尺澤은 水穴이고, 金은 水를 낳기 때문에 척택은 子穴이 된다. 이와 같이 실증에 대해서는 '實하면 바로 그 子를 瀉하는' 원칙에 의해 자혈인 尺澤을 사하면 좋다. 또 虛하면 다한, 해수, 소기 등이 나타나지만, 그 치료에는 보법을 이용한다. 수태음폐경의 太淵은 土穴이고, 土는 金을 낳기 때문에 太淵은 母穴이 되고, 太淵에 자침하면 '虛하면 바로 그 母를 補 하는' 것이 된다.

마찬가지로 족태음비경은 土에 속하고, 實하면 비적, 복창, 변비 등의 증상이 나타나지만, 그 치료에는 사법을 이용한다. 족태음비경의 商丘는 金穴이고, 土는 金을 낳기 때문에 商丘는 자혈이고, 자혈인 商丘에 자침하면 좋다. 또 虛하면 설사, 소화불량 등이 나타나지만, 그 치료에는 보법을 이용한다. 大都는 火穴이고, 火는 土를 낳기 때문에 大都는 모혈이 된다. 이와 같이 허증에는 大都에 자침하면 좋다.

府 · 柳谷氏補瀉穴[《柳谷素靈選》]

경락명	실증		허증	
	보혈	사혈	補穴	瀉穴
폐경	少府, 魚際	陰谷, 尺澤	太淵, 太白	少府, 魚際
신경	太白, 太谿	大敦, 湧泉	復溜, 經渠	太白, 太谿
간경	經渠, 中封	少府, 行間	陰谷, 曲泉	經渠, 中封
심경	陰谷, 少海	太白, 神門	少衝, 大敦	陰谷, 少海
비경	大敦, 隱白	經渠, 商丘	少府, 大都	大敦, 隱白
대장경	陽谷, 陽谿	通谷, 二間	曲池, 三里	陽谷, 陽谿
방광경	三里, 委中	臨泣, 束骨	商陽, 至陰	三里, 委中
담경	商陽, 竅陰	陽谷, 陽輔	俠谿, 通谷	竅陰, 商陽
소장경	通谷, 前谷	三里, 小海	後谿, 臨泣	前谷, 通谷
위경	臨泣, 陷谷	商陽, 厲兌	解谿, 陽谷	陷谷, 臨泣
심포경	陰谷, 曲澤	三里, 大陵	中衝, 臨泣	曲澤, 通谷
삼초경	通谷, 液門	三里, 天井	中渚, 臨泣	液門, 通谷

2 원혈

원(原)이라는 것은 본원(本源), 원기(原氣)에 관한 것이다. 원기(原氣)는 제하(臍下)의 腎間에서 일어나고, 삼초를 통해서 오장육부 · 십이경맥에 산포된다. 원혈은 장부경락중의 원기가 경과, 유지하는 부위이다. 십이경맥에는 각각 한 개의 원혈이 있고, 이것은 상응하는 장부의 원기의 성쇠와 변동의 상황이 가장 잘 나타나는 곳이다.

원혈에 자침하면 삼초의 원기를 통달시키고, 내장의 기능을 조정할 수 있다. 또 원혈과 삼초와는 밀접한 관계가 있다. 삼초는 원기의 별사(別使)이고, 원기는 腎間의 동기에 기원을 발해서 전신에 수포하고 내외 · 상하를 조화시켜서 모두 기화기능과 관계하고, 오장육부의 생리활동을 촉진한다.

[임상응용례]

원혈(原穴)은 내장병의 진단과 치료에서 중요한 작용이 있다. 이것에 대해서는《영추》〈구침십이원편〉에 '대개 이 십이원은 오장육부의 疾이 있는 것을 주치한다'고 서술하고, 더욱이 '오장에 질이 있는 것은 응하는 것에 십이원으로 나와야 하고, 십이원은 각각 나오는 곳이고, 명확하게 그 原을 알고, 그 응하는 것을 보고, 오장의 해를 아는 것이다'라고 서술하고 있다.

예를 들면 폐장질환에서는 그 원혈인 太淵에 압통이 나타나기 쉽고, 太淵을 취혈해서 치료하면 좋다. 또 간장질환에서는 太衝에 압통(壓痛)이 나타나기 쉽고, 太衝을 취혈해서 치료하면 좋다.

3 배수혈

배부(背部)의 족태양방광경상에는 장부에 대응하는 열두 쌍의 수혈(兪穴)이 있고, 배수혈(背兪穴)이라고 말한다. 이것은 장부경맥의 기가 전수(轉輸)하는 부위이고, 또 독맥의 기가 족태양방광경에 통하고, 그 위에 그것이 내장에 전수(轉輸)하는 부위이기도 하다. 상응하는 장부의 질환을 치료하는 작용이 있다.

[임상응용례]

배수혈의 분포는 그것이 소속하는 장부의 부위에 가깝고, 따라서 상응하는 장부의 질환을 치료할 수 있다. 더욱이 이들의 장부와 관계가 있는 조직기관의 병증을 치료할 수 있다. 예를 들면 肺는 皮毛에 合하고, 脾는 四肢肌肉을 主하고, 心은 血脈을 主한다. 또 肝은 目에 開竅하고, 腎은 耳와 二陰에 開竅한다. 따라서 肝兪는 目의 질환을 치료할 수 있고, 腎兪는 耳鳴

이나 二陰의 질환을 치료할 수 있다.

수모혈의 주치내용

장 부	수 혈	모 혈	주 치 내 용
폐	肺 兪	中 府	呼吸系病證(해수, 천식 등)
심 포	厥陰兪	膻 中	심장질환(前胸部痛, 심계 등)
심	心 兪	巨 闕	心胃疾患(심계, 神經症, 위통 등)
간	肝 兪	期 門	肝胃疾患(肝區痛, 季肋部痛 등)
담	膽 兪	日 月	肝胃疾患(肝區痛, 구토, 呑酸 등)
비	脾 兪	章 門	肝脾疾患(肝脾腫大 · 동통, 복창, 복통, 소화불량 등)
위	胃 兪	中 脘	胃疾患(胃部의 창통, 식욕부진 등)
삼 초	三焦兪	石 門	水液代謝障礙(부종, 복수, 복설 등)
신	腎 兪	京 門	腎 및 생식기계질환(요통, 유정, 조설 등)
대 장	大腸兪	天 樞	腸疾患(변비, 복사, 복통 등)
소 장	小腸兪	關 元	소장, 방광, 생식기계질환(腸疝痛, 疝氣, 유뇨, 尿閉, 유정 등)
방 광	膀胱兪	中 極	방광 및 생식기계질환(유뇨, 유정, 尿閉, 월경불순, 비뇨기계감염 등)

4 모혈

모혈(募穴)은 흉복부에 분포하고, 經氣가 집결하는 부위에 해당한다. 그 분포는 소속하는 장부의 부위와 기본적으로 일치한다.

[임상응용례]

각각 상응하는 장부의 질환을 치료할 수 있다. 병사가 장부에 침습하면 수모혈(兪募穴)에 각종 반응이 나타나기 쉽다. 따라서 내장에 병이 있는 경우는 모혈로 치료할 수 있다. 단독으로 모혈만으로 치료하는 경우와 수모혈을 동시에 사용해서 치료하는 경우가 있다. 예를 들면 폐장에 병변이 있는 경우는 肺兪에 肺의 모혈(募穴)인 中府를 배혈해서 치료할 수 있다. 이 수혈과 모혈은 음양의 관계에 있고, 모혈은 인체의 전면에 있어서 음에 속하고, 兪穴(背兪穴)은 인체의 후면에 있어서 양에 속한다. 경기는 음에서 양으로 통하거나 양에서 음으로 통하고, 서로 교통하면서 순행한다.

또 모혈은 진단에도 자주 이용된다. 실제로 모혈의 반응과 수혈의 반응을 서로 참고하면서 진단에 이용한다. 胃의 모혈인 中脘에 압통이 있는 경우에는 胃兪에도 압통 또는 變異現象이 나타나기 쉽다. 마찬가지로 肝兪와 期門, 心兪와 巨闕, 膽兪와 日月 등도 서로 대조하면서 이용할 필요가 있다.

수모혈의 응용은, 일반적으로 臟病에는 兪穴을 자주 배혈하고, 腑病에는 모혈을 자주 취혈하고, 급성병통에는 모혈을 자주 취혈하고, 만성병통에는 수혈을 자주 취혈한다. 또 실증에는 모혈을 자주 취혈하고, 허증에는 수혈을 자주 취혈한다. 복모(腹募)는 음경에 있고, 육부병증(六腑病證)을 주치하고, 배수혈은 양경에 있고, 육장병증(六臟病證)을 주치한다.

5 낙혈

낙(絡)이라는 것은 연락(連絡)의 絡이다. 경맥 중에서 횡행 또는 옆으로 나누어서 나오는 것이 絡이고, 경맥을 서로 연결하는 작용이 있다. 십이경은 사지의 주부(肘部)나 슬부이하(膝部以下)까지 행하면 각각 1本의 낙맥이 나뉘어 나오고 각각의 분포경로가 있으며 또 독자의 병후가 있다. 낙맥은 陰에서 陽으로 통하고, 또 陽에서 陰으로 통하고, 십이경의 전체적인 순환에도 참가한다. 그러나 본경의 경맥보다는 짧고 그 병후도 사지체표부의 질환이 많다.

[임상응용례]

낙혈(絡穴)은 표리에 관련하는 장부질환의 치료에 자주 이용된다. 예를 들면 비위(脾胃)는 서로 표리의 관계에 있지만, 족태음비경의 낙혈인 公孫은 족태음비경의 병증만이 아니라 족양명위경의 병증을 치료할 수 있다.

더욱이 《영추》의 기재에 의하면 기혈역(氣血逆)에 의한 혈락실증(血絡實證)은 자락사혈법(刺絡瀉血法)에 의해 이것을 瀉하는 것이다.

십오락의 주치병증

1. 수태음락	列 缺	폐 경	掌熱
2. 수소음락	通 里	심 경	支膈
3. 수궐음락	內 關	심포경	心痛
4. 수태양락	支 正	소장경	節弛肘廢
5. 수양명락	偏 歷	대장경	치통, 이롱
6. 수소양락	外 關	삼초경	肘攣
7. 족태양락	飛 陽	방광경	鼻窒, 背痛
8. 족양명락	豐 隆	위 경	癲狂
9. 족소양락	光 明	담 경	氣逆, 厥
10. 족태음락	公 孫	비 경	腸中切痛
11. 족소음락	大 鐘	신 경	癃閉
12. 족궐음락	蠡 溝	간 경	睾丸腫痛, 疝氣
13. 양독의 락	長 强	독 맥	腹皮急痛
14. 음임의 락	鳩 尾	임 맥	脊强
15. 비의 대락	大 包	비 경	身盡痛

6 극혈

극(郄)이라고 하는 것은 간극(間隙)에 관한 것이다. 즉 골육의 간극을 말한다. 극혈(郄穴)에는 경맥의 기혈이 집결한다. 십이경에는 각각 하나씩 극혈이 있고, 기경팔맥의 음유, 양유, 음교, 양교에도 하나씩 극혈이 있다. 이것을 십육극혈이라고 한다.

극혈은 완고한 질환에 효과가 있고, 더욱이 본경이 순행하고 있는 부위 및 그 소속하는 내장의 급성병통에 좋은 효과가 있다. 예를 들면 폐병객혈(肺病喀血)에는 孔最, 심흉부의 동통이나 심계에는 郄門, 협심통에는 陰郄, 치통에는 溫溜가 자주 취혈되어 주효한다. 일반적으로는 극혈을 主로 사용하고, 그 위에 필요한 배혈을 행하고 있다.

십육극혈의 주치내용

경 맥	극 혈	주 치
폐 경	孔 最	객혈, 痔出血, 氣喘, 폐결핵, 기관지염
대 장 경	溫 溜	치통, 傷風, 痔疾患
위 경	梁 丘	胃痛, 급만성위염
비 경	地 機	급성장염, 水腫
소 장 경	養 老	目𥆧𥆧, 이명, 目黃, 시력저하, 肩臂酸痛
심 경	陰 郄	협심통, 癲癎, 불면, 도한
방 광 경	金 門	腓腹筋痙攣痛, 소아경궐
신 경	水 泉	월경통, 子宮脫
심 포 경	郄 門	심장병, 肋間神經痛, 心悸亢進, 협심통
삼 초 경	會 宗	狹心痛, 충수염
담 경	外 丘	狂犬病, 癲癎
간 경	中 都	疝氣, 婦人血崩
양 교	跗 陽	外踝紅腫, 痲痺, 萎痺, 요통
음 교	交 信	小便淋瀝, 월경불순, 누하, 이질, 변비, 癲狂
양 유	陽 交	안면부종, 喉痺, 胸滿, 膝의 浮症, 足緩不收
음 유	築 賓	小兒疝, 癲狂, 足腨內痛

[임상응용례]

급성질환, 돌발성질환에는 本臟腑의 극혈을 主로 취혈하고, 그 위에 필요한 배혈을 행하면 좋다. 또 중병이나 만성질환에도 극혈을 선혈할 수 있다. 더욱이 극혈은 경락진단에 이용된다. 예를 들면 그 압통, 변이, 전기저항 등에 의해 일정한 질병을 판단할 수 있다.

7 합혈

합(合)에는 '應한다'는 의미가 있고, 이것은 합혈과 腑의 관계에서 명명된 것이다. 《영추》〈사기장부병형〉에서는 '滎兪는 外經을 치료하고, 合은 內府를 치료한다'고 서술하고, 또 '대장은 合해서 거허상렴(巨虛上廉)에 들어간다, 소장은 合해서 거허하렴(巨虛下廉)에 들어간다, 삼초는 合해서 委陽에 들어간다'고 서술하고 있다. 《영추》〈경맥〉에서는, 수삼양은 腑症이 없지만, 이것은 수삼양의 下合穴이 족양명(대장, 소장)과 족태양(삼초)에 있기 때문이다. 대장, 소장, 삼초의 本腑發病에 대해서는, 수삼양의 下合穴에 취혈하면 좋다. 이것은 대장, 소장이 胃에 합해 있고, 삼초 중 하초가 족태양에 合해 있기 때문이다.

[임상응용례]

하합혈(下合穴)로 상응하는 腑의 질환을 치료할 수 있다. 예를 들면 胃脘痛에는 足三里를 취혈하는데, 이것은 足三里가 족양명위경의 하합혈이기 때문이다. 또 腸癰(충수염)은 大腸腑病인 上巨虛를 취혈하는데, 이것은 上巨虛가 족양명위경혈이자 수양명대장경의 하합혈이기 때문이다.

수족삼양경합혈표

수삼양	수태양	下巨虛	족삼양	족태양	委中
	수소양	委陽		족소양	陽陵泉
	수양명	上巨虛		족양명	足三里

8 팔회혈

팔회혈(八會穴)은 8개 경혈의 主治特性에 의해 명명된 것이다. 이 경우 '會'는 교회혈의 會가 아니라 1穴이 臟 또는 腑 · 筋 · 骨 등의 병을 통치하는 것을 가리킨다. 예를 들면 오장의 병변은 章門(臟會章門)이 통치하고, 筋의 병은 陽陵泉(筋會陽陵泉)이 통치한다. 그 외에 대해서도 마찬가지로 유추할 수 있다.

팔회혈표

1	臟會 — 章門	5	筋會 — 陽陵泉
2	腑會 — 中脘	6	脈會 — 太淵
3	氣會 — 膻中	7	骨會 — 大杼
4	血會 — 膈兪	8	髓會 — 絶骨

9 팔맥교회혈

팔맥교회혈(八脈交會穴)은 기경팔맥(奇經八脈)의 교회에 의거해서 명명한 것이다. 팔맥교회혈을 운용하는 근거는 기경팔맥의 주병(主病)이다. 예를 들면 충맥에 병이 생기면 역기이급으로, 음유맥에 병이 생기면 심통으로 고생하게 된다. 따라서 복통, 식욕부진, 복창을 치료하려면 內關과 公孫을 취혈한다. 이것은 충맥이 公孫에 통하고, 음유맥이 內關에 통하기 때문이다. 음유맥에 통하는 수궐음심포경의 內關에, 충맥으로 통하는 족태음비경의 公孫을 배혈하면 胸 · 心 · 肝 · 脾 · 胃의 질환을 주치할 수 있다.

대맥에 병이 생기면 복창, 요연무력(腰軟無力)하게 되고, 양유맥에 병이 생기면 한열로 고생한다. 따라서 현훈, 복창, 백대, 한열왕래 등을 치료하려면 足臨泣과 外關을 취혈한다. 이것은 대맥이 足臨泣으로 통하고, 양유맥이 外關으로 통하기 때문이다. 양유맥으로 통하는 수소양삼초경의 外關에, 대맥으로 통하는 족소양담경의 足臨泣을 배혈하면 외안각 · 이후부(耳後部) · 협부 · 견부 · 협륵부의 질환을 주치할 수 있다.

독맥에 병이 생기면 척강반절(脊强反折)하게 되고, 양교맥에 병이 생기면 음완양급하게 된다. 따라서 경궐, 경련, 외반족을 치료하려면 後谿와 申脈을 취혈한다. 이것은 독맥이 後谿로 통하고, 申脈이 양교맥으로 통하기 때문이다. 독맥으로 통하는 수태양소장경의 後谿에, 양교맥으로 통하는 족태양방광경의 申脈을 배혈하면 내안각(內眼角) · 경항부 · 이부 · 견부 · 요배부의 질환을 주치할 수 있다.

임맥에 병이 생기면 남자는 내결칠산(內結七疝)하고, 여자는 대하가취(帶下瘕聚)하게 되며, 음교맥에 병이 생기면 양완음급(陽緩陰急)이 된다. 따라서 부인과질환 및 산기, 소갈, 내반족을 치료하려면 列缺과 照海를 취혈한다. 이것은 임맥은 列缺로 통하고, 음교맥은 照海로 통하기 때문이다. 임맥으로 통하는 수태음폐경의 列缺에, 음교맥으로 통하는 족소음신경의 照海를 배혈하면 흉부 · 인후부 · 肺 · 膈 · 肝 · 腎의 질환을 주치할 수 있다.

[임상응용례]

팔맥교회혈은 4組의 상하배혈로 자주 이용되고, 本經의 병증 및 기경팔맥의 병증을 주치한다. 또 다른 용법으로는 팔괘에 간지를 배당한 영룡팔법배혈(靈龍八法配穴)이 있다.

팔회혈주치표

혈 명	회 속	주 치 증
章 門	臟	胸, 膈 및 肝, 脾, 腎 등의 병증
中 脘	腑	胃, 腸 등의 병증
膻 中	氣	胸部脹悶, 천식 등의 병증
膈 兪	血	癥, 癰, 菌血症, 심장병 등
陽 陵 泉	筋	筋肉류머티즘, 筋痙攣, 하지마비, 반신불수, 변비 등
太 淵	脈	熱性病에 의한 四肢厥冷, 심부전, 無脈症 등
大 杼	骨	脊柱痛, 慢性消耗性發熱(骨蒸癆熱) 등
絶 骨	髓	下肢骨痛, 몹시 추위를 탐, 乏力 등의 병증

10 교회혈

일부 경혈은 몇 개의 경맥이 교회한다. 이것을 교회혈(交會穴)이라고 한다. 교회혈은 전신의 기능에 대해서 분명한 작용이 있다. 예를 들면 大椎는 독맥과 수삼양경과의 교회혈이고, 제양경병(諸陽經病)에 대해서 뛰어난 치료 작용이 있다. 또 三陰交는 족삼음경의 교회혈이고, 제음경병(諸陰經病)에 대해서 뛰어난 치료 작용이 있다. 環跳는 족태양경과 족소양경의 교회혈이고, 요퇴통의 치료에 뛰어나고, 關元은 임맥과 족삼음경과의 교회혈이고, 제허손(諸虛損)을 주치한다.

팔맥교회혈의 배혈주치표

경 명	혈 명	주 치 범 위
衝脈	公 孫	胸, 心, 胃
陰維脈	內 關	
帶脈	臨 泣	外眼角, 耳後部, 肩, 頸, 頰
陽維脈	外 關	
督脈	後 谿	內眼角, 頸, 項, 耳, 肩
陽蹻脈	申 脈	
任脈	列 缺	肺系, 喉, 胸膈
陰蹻脈	照 海	

경맥교회혈표

○ 소속경(所屬經) ● 교회경(交會經)

	족태음경	수태음경	족궐음경	수궐음경	족소음경	수소음경	족태양경	수태양경	족소양경	수소양경	족양명경	수양명경	임맥	충맥	독맥	대맥	음유맥	양유맥	음교맥	양교맥	비고
承漿											●	●	○		●						①
廉泉													○				●				
天突													○				●				
上脘								●			●		○								
中脘								●		●	●		○								②
下脘	●												○								
陰交													○	●							
關元	●		●		●								○								
中極	●		●		●								○								
曲骨			●										○								
會陰													○	●	●						
三陰交	○		●		●																
衝門	○		●																		
府舍	○		●														●				
大橫	○																●				
腹哀	○																●				
中府	●	○																			
章門			○						●												

	족태음경	수태음경	족궐음경	수궐음경	족소음경	수소음경	족태양경	수태양경	족소양경	수소양경	족양명경	수양명경	임맥	충맥	독맥	대맥	음유맥	양유맥	음교맥	양교맥	비고
期門	●		○														●				
天池				○					●												
橫骨					○									●							
大赫					○									●							
氣穴					○									●							
四滿					○									●							
中注					○									●							
肓兪					○									●							
商曲					○									●							
石關					○									●							
陰都					○									●							
通谷					○									●							
幽門					○									●							
照海					○														●		
交信					○														●		
築賓					○												●				
神庭							●				●				○						
水溝											●	●			○						
百會							●								○						
腦戶							●								○						

	足太陰經	手太陰經	足厥陰經	手厥陰經	足少陰經	手少陰經	足太陽經	手太陽經	足少陽經	手少陽經	足陽明經	手陽明經	任脈	衝脈	督脈	帶脈	陰維脈	陽維脈	陰蹻脈	陽蹻脈	비고
風 府															○			●			
瘂 門															○			●			
大 椎							●		●		●				○						
陶 道							●								○						③
長 强					●					●					○						③
長 强					●										○						
睛 明							○	●			●								●	●	④
大 杼							○	●													
風 門							○								●						
附 分							○	●													
跗 陽							○													●	
申 脈							○													●	
僕 參							○													●	
金 門							○											●			
臑 兪								○										●		●	
秉 風								○	●	●		●									
顴 髎								○		●											
聽 宮								○	●	●											
瞳子髎								●	○	●											
上 關									○	●	●										

	족태음경	수태음경	족궐음경	수궐음경	족소음경	수소음경	족태양경	수태양경	족소양경	수소양경	족양명경	수양명경	임맥	충맥	독맥	대맥	음유맥	양유맥	음교맥	양교맥	비고
頷厭									○	●	●										
懸釐									○	●	●										
曲鬢							●		○												
卒谷							●		○												
浮白							●		○												
頭竅陰							●		○												
完骨							●		○												
本神									○									●			
陽白									○									●			
頭臨泣							●		○									●			
目窓									○									●			
正營									○									●			
承靈									○									●			
腦空									○									●			
風池									○									●			
肩井									○	●								●			
日月	●								○									●			
環跳							●		○												
帶脈									○							●					
五樞									○							●					

	족태음경	수태음경	족궐음경	수궐음경	족소음경	수소음경	족태양경	수태양경	족소양경	수소양경	족양명경	수양명경	임맥	충맥	독맥	대맥	음유맥	양유맥	음교맥	양교맥	비고
維道									○							●					
居髎									○											●	
陽交									○									●			
天髎										○								●			
翳風									●	○											
角孫									●	○		●									
和髎								●	●	○											
承泣											○		●							●	
巨髎											○									●	
地倉											○	●								●	
下關									●		○										
頭維									●		○							●			
氣衝											○			●							⑤
臂臑												○									⑥
肩髃												○								●	
巨骨												○								●	
迎香											●	○									

비고

①: 《鍼灸大成》　②: 수태양, 소양, 足陽明所生　③: 《銅人》

④: 《소문》 〈기부론편〉　⑤: 衝脈所起　⑥: 手陽明絡之會

11 사총혈, 마단양십이혈

사총혈가(四總穴歌)는, 《침구대성(鍼灸大成)》에는 '두복삼리(肚腹三里)에 멈추고, 요배위중(腰背委中)에 구한다. 두항열결(頭項列缺)에서 찾고, 면구합곡(面口合谷)에서 거둔다'고 되어 있다. 후세 사람들이 이것에 '산통아시(酸痛阿是)에 취하고, 흉협내관(胸脇內關)에 도모(圖謀)한다'는 내용을 덧붙였다.

사총혈주치표

혈 명	경 맥	주 치 구 역			
		頭 項	五 官	體 幹	四 肢
足 三 里	족양명위경	額, 面, 頸	鼻, 喉, 上齒	脾胃病, 腸病, 諸虛百損	下 肢 前 面
委 中	족태양방광경	後頸		背, 腰薦部 및 膀胱經痛	下 肢 後 面
列 缺	수태음폐경	側頭 外頸	口, 喉, 咽頭	背, 胸部 및 任脈諸疾, 膈	上 肢 橈 側
合 谷	수양명대장경	面, 頸	眼, 耳, 鼻 咽喉, 下齒	胸部	上 肢 外 側
內 關	수궐음심포경			胸, 脇, 心臟諸疾	上 肢 內 側

마단양십이혈(馬丹陽十二穴)이라는 것은 금나라의 의가인 마단양(馬丹陽)이 임상에서 광범위하게 이용한 경혈을 정리한 것이다. 그 가결을 《鍼灸大全》 卷1(明 · 徐鳳)에서 인용하면, '三里內庭穴, 曲池合谷을 接木하고, 委中은 承山을 配하고, 太衝은 崑崙穴, 環跳와 陽陵, 通里 列缺로 병행한다. ……三百六十五穴, 十二訣을 나오지 않고……'라고 되어 있다.

마단양십이혈주치표

혈 명	경 맥	주 치
足三里	족양명위경	胃痛, 腹脹, 소화불량, 구토, 腹鳴, 설사, 변비, 痢疾, 喘證, 乳痛, 頭暈, 癲狂, 중풍, 마비, 脚氣, 수종, 脛膝酸痛, 疳積
內 庭	족양명위경	치통, 口歪, 喉痺, 鼻衄, 복통, 腹脹, 설사, 痢疾, 足背腫痛, 열병, 惡心, 구토
曲 池	수양명대장경	咽喉腫痛, 手臂腫痛, 手肘無力, 上肢痲痺, 월경불순, 瘰癧, 癮疹, 丹毒, 복통, 토사, 痢疾, 열병
合 谷	수양명대장경	두통, 目赤腫痛, 鼻衄, 鼻淵, 치통, 이롱, 안면부종, 疔瘡咽喉腫痛, 咳嗽, 指의 痙攣, 臂痛, 牙關緊急, 구안와사, 熱病無汗, 다한, 經閉, 滯産, 복통, 변비, 痢疾, 小兒驚風, 癮疹, 耳下腺炎
委 中	족태양방광경	요통, 股關節屈伸不利, 膝窩筋의 痙攣, 下肢痿痺, 반신불수, 복통, 吐瀉, 丹毒
承 山	족태양방광경	요통, 下腿痛, 腿痛轉筋, 痔疾, 변비, 脚氣, 腓腹筋痙攣
崑 崙	족태양방광경	두통, 項强, 目眩, 鼻衄, 肩臂拘急, 요통, 足根部痛, 難産, 小兒痿症, 落枕, 頸項部痛
太 衝	족궐음간경	崩漏, 疝氣, 유뇨, 소변불통, 內踝前緣痛, 협통, 구안와사, 小兒驚風, 癲癎, 두통, 目赤腫痛, 眩暈, 불면, 간염, 膽囊
環 跳	족소양담경	腰臀部痛, 下肢萎痺, 반신불수, 全身性風疹, 膝伸展不利, 관절염, 좌골신경통
陽陵泉	족소양담경	반신불수, 下肢痿痺, 痲木, 膝腫痛, 脚氣, 脇肋痛, 口苦, 구토, 황달, 小兒驚風
通 里	수소음심경	心悸, 怔忡, 頭昏, 目眩, 咽喉腫痛, 暴瘖, 舌强不語, 腕臂痛, 불면
列 缺	수태음폐경	偏正頭痛, 咳嗽, 咽喉腫痛, 氣喘, 반신불수, 구안와사, 牙關緊急, 치통, 手腕無力, 風痺痲木

4. 배혈법

배혈(配穴)은 주치가 같은 것 또는 유사한 것을 배당하여 그 협조 작용에 의해 치료효과를 증강할 목적으로 행한다. 배혈은 '경혈 숫자가 적으면서 정교해야 하고, 경중이 있다. 임상에서는 고금 침구의가의 귀중한 임상경험도 자주 이용한다. 또 자침할 때의 체위에도 주의를 기울이고, 같은 효과가 있고 체위를 바꾸지 않고 1회로 자침이 끝나도록 배혈하는 것이 좋다.

배혈방법은 많이 있지만, 크게 나누면 부위에 의거한 배혈법과 특정혈(特定穴)에 의한 배혈법이 있다. 그러나 실제로 이 두 가지 배혈법은 서로 관계가 있다. 예를 들면 수모배혈법은 부위에 의거하고, 배혈법에서는 전후배혈법에 포함된다.

1 신체부위에 의거한 배혈법

【1】동경배혈법

이것은 어떤 장부 · 경맥에 병변이 생긴 경우에 그 장부 · 경맥의 경혈을 배혈해서 이용하는 것이다.

예: 폐병해수(肺病咳嗽)……………………中府, 尺澤, 太淵

망양허탈(亡陽虛脫)……………………氣海, 關元

또 '기지혈대응배혈법(起止穴對應配穴法)'이라는 것이 있는데, 이것은 某經의 기시혈(起始穴)과 종지혈(終止穴)을 배혈하는 것이다. 예를 들면 大敦에 期門을 배혈하거나, 商陽에 迎香을 배혈하거나, 瞳子髎에 足竅陰을 배혈해서 이용한다. 이들은 외경병 및 두안면부, 오관병을 주치하고, 동경배혈법(同經配穴法)에 포함된다.

【 2 】표리배혈법

이 배혈법은 장부 · 경맥의 음양표리의 관계에 의거한 배혈법이다. 즉 어떤 장부 · 경맥에 병이 있는 경우에 그 표리경에서 치료혈을 배혈해서 이용하는 것이다.

예: 비연(鼻淵)·····························合谷, 迎香(수양명경), 列缺(수태음경)

골비(骨痺)·····························湧泉(족소음경), 崑崙(족태양경)

특정혈에 의한 배혈법의 하나인 원락배혈법은 本法의 구체적인 응용례이다.

【 3 】동명경배혈법

이 배혈법은 수족양명경, 수족태음경과 같이, 手足의 同名經에서 선혈하고 배혈해서 이용하는 것이다. 手足의 同名經脈의 경기는 서로 상통하고, 경락도 서로 연접한다. 또 그 주행은 모두 일정한 인접 순행부위가 있다. 예를 들면 수족소양경은 동시에 耳의 전후로 순행하고, 수족양명경은 동시에 齒로 순행한다. 따라서 수족동명경을 자주 배혈해서 이용한다.

예: 이명(耳鳴), 이롱(耳聾) ·······················中渚, 翳風(수소양경), 聽會, 俠谿(족소양경)

치통(齒痛), 잇몸의 부증(浮症)··············合谷(수양명경), 下關, 內庭(족양명경)

【 4 】전후배혈법

前은 흉복부를 가리키고, 後는 요배부를 가리킨다. 이 배혈법은 흉복부와 요배부의 치료혈을 동시에 배혈해서 이용하거나 또는 번갈아 이용하는 것이다. 예를 들면 哮喘의 치료에는 膻中에 定喘, 肺兪를 배혈해서 이용하고, 胃痛의 치료에는 中脘, 梁門에 脾兪, 胃兪를 배혈해서 이용한다. 또 유정, 유뇨의 치료에는 腎兪에 中極, 關元을 배혈해서 이용한다. 이 배혈법은 장부질환을 주치한다. 수모배혈법도 이 법에 포함된다.

【 5 】상하배혈법

이 배혈법은 신체 상부의 경혈과 하부의 경혈을 배혈해서 이용하는 것이다.

예: 肝陽에 의한 頭痛, 頭暈 ……風池(上)에 太衝(下)을 배혈

胃火에 의한 齒痛……………頰車(上)에 內庭(下)을 배혈

胃痛, 嘔吐……………………內關(上)에 足三里(下)를 배혈

상부의 경혈은 대부분 '승산(昇散)'하는 작용이 뛰어나고, 하부의 경혈은 대부분 '잠강(潛降)'하는 작용이 뛰어나다. 따라서 상하배혈은 승강을 조절하는 작용이 뛰어나다. 팔맥교회혈에 의한 배혈법도 이 법에 포함된다.

【 6 】좌우배혈법

이 배혈법은 좌우의 同名穴을 동시에 병용하는 것이다. 예를 들면 中經絡에 의한 반신불수의 치료에는 병측에 치료혈을 선혈하거나 또는 대측에 치료혈을 선혈(巨刺)한다.

그 위에 양측에 치료혈을 선혈하는 것도 있다. 左右에 배혈하는 방법은 좌우 음양기혈의 균형을 조정하는 작용이 뛰어나다. 예를 들면 안면신경마비 환자로, 患側이 장기간 마비된 사람은 左右의 편성편쇠(偏盛偏衰)의 차이(患側이 虛이고 健側이 實)가 상당히 뚜렷하다. 이와 같은 경우에 本法을 이용하면 보허사실에 의해 좌우의 균형을 조정하기 쉽다. 내장의 병을 치료하는 경우, 좌우의 同名穴을 동시에 선혈하는 것이 있는데, 이것은 이 좌우배혈법(左右配穴法)에 포함된다.

【 7 】원근배혈법

근(近)은 병위에 가까운 치료혈에 관한 것이고, 원(遠)은 병위에서 떨어져 있는 치료혈에 관한 것이다. 국부취혈하여 국부 기혈의 소통을 도모하고, 원위취혈은 병처로 통하는 경맥의 경기를 유도하여 치료효과의 증강을 도모한다.

예: 견관절주위염(肩關節周圍炎)……肩髎에 養老를 배혈

복통(腹痛)…………………………天樞에 足三里를 배혈

치통(齒痛)…………………………下關에 合谷을 배혈

【 8 】 내외(측)배혈법

내(內)는 手足內側(음경)의 경혈을 가리키고, 外는 手足外側(양경)의 경혈을 가리킨다. 이것은 양경병의 치료에서는 외측혈을 중심으로 내측혈을 배혈하고, 또 음경병의 치료에서는 내측혈을 중심으로 외측혈을 배혈하는 방법이다. 예를 들면 외반족 또는 내반족의 치료에는 申脈과 照海가 배혈되어 이용된다.

유사한 배혈로는 陰陵泉과 陽陵泉의 배혈, 內關과 外關의 배혈, 間使와 支溝의 배혈, 丘墟와 照海의 배혈이 자주 이용된다. 이들에는 투자법(透刺法)을 이용할 수 있다. 이 배혈법에는 내외측의 음양을 조화시킨다는 의의가 있다.

2 특정혈에 의한 배혈법

【 1 】 수모배혈법

오장육부에는 각각 상응하는 배수혈, 모혈이 있으므로, 어떤 장부에 병이 있는 경우에는 거기에 상응하는 배수혈, 모혈을 동시에 선혈해서 치료할 수 있다. 이것을 수모배혈법(兪募配穴法)이라고 한다. 예를 들면 胃病 치료에는 胃兪와 中脘을 배혈하고, 膀胱病 치료에는 膀胱兪와 中極을 배혈한다.

이 수모배혈로 本臟腑의 병을 직접 치료할 뿐만 아니라 내장과 관계하는 조직기관의 질환을 치료할 수도 있다. 예를 들면 肝은 目에 開竅해 있고, 目의 질환 치료에는 肝兪가 자주 선혈된다. 또 腎은 耳에 開竅해 있고, 腎虛에 의한 耳聾의 치료에는 腎兪가 자주 선혈된다.

이 수모배혈법(兪募配穴法)을 이용하고 이에 대응하는 원혈, 합혈을 배혈하면 오장육부의 병증을 치료할 수 있다. 예를 들면 心病에 의한 心痛, 心悸의 치료에는 神門, 少海, 心兪, 巨闕을 배혈해서 이용하고, 脾病에 의한 소화불량, 설사의 치료에는 太白, 陰陵泉, 脾兪, 章門을 배혈해서 이용한다.

수혈모혈배혈표

장부	간	심포	심	폐	비	신	담	소장	삼초	대장	위	방광
수혈	肝兪	厥陰兪	心兪	肺兪	脾兪	腎兪	膽兪	小腸兪	三焦兪	大腸兪	胃兪	膀胱兪
모혈	期門	膻中	巨闕	中府	章門	京門	日月	關元	石門	天樞	中脘	中極

【 2 】원락배혈법

원혈(原穴)과 낙혈(絡穴)을 배혈한 것을 원락배혈법 또는 주객배혈법이라고 한다. 예를 들면, 먼저 수태음폐경이 병들고 후에 수양명대장경이 병든 것에는 수태음폐경의 원혈인 太淵을 주(主)로 하고, 수양명대장경의 낙혈인 偏歷을 객(客)으로 하여 이용한다. 이것과는 역으로 먼저 수양명대장경이 병들고 후에 수태음폐경이 병든 것에는 수양명대장경 원혈인 合谷을 主로 하고, 수태음폐경의 낙혈인 列缺을 客으로 하여 이용한다.

이 외에 表經에 병이 있는 경우에 단독으로 그 裏經에서 치료혈을 선혈하는 것도 있고, 또 裏經에 병이 있는 경우에 단독으로 그 表經에서 치료혈을 선혈하는 것도 있다. 이것은 원칙적으로 배혈법의 내용이 아니라 선혈법의 내용이다.

십이경주객원락배혈주치병증표

주 객	원 락	주 치 병 증
폐 대 장	太 淵 偏 歷	기관지염, 인두후두염, 숨이 참, 多痰, 汗, 掌心發熱, 肩內側部痛, 兩乳痛
대 장 폐	合 谷 列 缺	齒肉炎, 齒牙神經痛, 頸部淋巴腺炎, 耳下腺炎, 咽頭喉頭炎, 口乾, 目黃, 鼻汁, 肩前側部痛
비 위	太 白 豐 隆	舌强, 복통, 구토, 신체가 무겁고 나른함, 무력감, 변비, 黃疸, 下肢內側部痛, 瘧疾
위 비	衝 陽 公 孫	鼻出血, 안면신경마비, 신경쇠약, 瘧疾, 복창, 下肢前側部痛

주 객	원 락	주 치 병 증
심 소 장	神 門 支 正	狹心痛, 頻脈, 口乾, 目黃, 上肢尺側痛
소 장 심	腕 骨 通 里	下顎部腫痛, 肩部痛, 頸部痛, 耳聾, 上肢後側部痛
신 방 광	太 谿 飛 陽	신경쇠약, 정신부진, 식욕부진, 시력감퇴, 腰部酸痛
방 광 신	京 骨 大 鐘	眼 · 頸部 · 腰背部 및 下肢痛, 癲癎, 정신병, 角弓反張, 眼窩上神經痛, 鼻出血, 탈항, 치질환, 瘧疾
삼 초 심 포	陽 池 內 關	耳聾, 咽頭喉頭炎, 結膜炎, 肩背部痛, 변비, 尿閉, 유뇨
심 포 삼 초	大 陵 外 關	前腕 및 手指의 痙攣 · 疼痛, 胸肋部痛, 心悸, 心煩, 前胸部痛, 掌心發熱, 喜笑不休
간 담	太 衝 光 明	睾丸炎, 疝氣痛, 요통, 胸滿, 구토, 복통, 복설, 尿閉, 유뇨
담 간	丘 墟 蠡 溝	胸肋部痛, 두통, 眼痛, 頸部淋巴腺結核, 甲狀腺腫, 瘧疾

【 3 】극회배혈법

이 배혈법은 십육극혈과 팔회혈을 배혈해서 이용하는 것이고, 주로 臟, 腑, 氣, 血, 筋, 脈, 骨, 髓의 병증을 치료한다.

예: 1. 陰郄에 太淵을 배혈…………脈病을 주치(心悸, 無脈症을 主로 한다)

2. 外丘에 絶骨을 배혈…………髓病을 주치(脇肋部痛, 下肢痿痺를 主로 한다)

3. 養老에 大杼를 배혈…………骨病을 주치(頸項部强痛을 主로 한다)

4. 會宗에 陽陵泉을 배혈………筋病을 주치(脇肋部痛, 痺證을 主로 한다)

5. 地機에 膈兪를 배혈…………血病을 주치(痛經, 崩漏를 主로 한다)

6. 郄門에 膻中을 배혈…………氣病을 주치(胸悶, 氣逆, 心胸部痛을 主로 한다)

7. 梁丘에 中脘을 배혈…………六腑病을 주치(胃 및 大腸病을 主로 한다)

【4】원모배혈법

이 배혈법은 십이원혈과 십이모혈을 배혈해서 이용하는 것이고, 六腑의 諸疾患을 주치한다.

예: 1. 太衝에 期門을 배혈…………疝氣, 經閉, 간울협통, 熱入血室 등을 주치
2. 丘墟에 日月을 배혈…………협통, 황달, 구토, 呑酸 등을 주치
3. 陽池에 石門을 배혈…………소갈, 이롱, 수종, 經閉, 대하 등을 주치
4. 大陵에 膻中을 배혈…………癲狂, 心悸, 胸痛, 噎膈 등을 주치
5. 太谿에 京門을 배혈…………소갈, 遺精, 요부나 협부의 동통 등을 주치
6. 腕骨에 關元을 배혈…………두통, 황달, 유정, 虛損 등을 주치
7. 神門에 巨闕을 배혈…………심계, 불면, 심통, 昏厥 등을 주치
8. 太白에 章門을 배혈…………消化不良, 협통, 복창 등을 주치
9. 衝陽에 中脘을 배혈…………胃痛, 구토, 腹鳴, 설사 등을 주치
10. 合谷에 天樞를 배혈…………두통, 발열, 복통, 설사 등을 주치
11. 太淵에 中府를 배혈…………咳嗽, 인통, 흉통, 氣喘 등을 주치

【5】모합배혈법

이 배혈법은 십이모혈과 십이합혈을 배혈해서 이용하는 것이고 일정한 장부병증(臟腑病證)을 주치한다.

예: 1. 期門에 曲泉을 배혈…………肝病, 음정, 陰痒, 구토, 呑酸 등을 주치
2. 石門에 委陽을 배혈…………三焦病, 水道不利, 癃閉 등을 주치
3. 日月에 陽陵泉을 배혈………膽病, 협통, 황달, 담석증 등을 주치
4. 膻中에 曲澤을 배혈…………心包病, 心胸部痛, 癲狂, 심번 등을 주치
5. 京門에 陰谷을 배혈…………腎病, 유정, 陽萎, 腹鳴, 五更泄瀉 등을 주치
6. 中極에 委中을 배혈…………膀胱病, 腰背部痛, 소변불리 등을 주치
7. 中脘에 足三里를 배혈………胃病, 胃痛, 구토, 복통, 설사 등을 주치
8. 天樞에 上巨虛를 배혈………大腸病, 복통, 腹鳴, 설사, 痢疾 등을 주치
9. 中府에 尺澤을 배혈…………肺病, 咳嗽, 다담, 흉통, 객혈 등을 주치

1. 내과

1. 발열

발열(發熱)은 임상에서 가장 자주 보이는 증상의 하나이고, 대부분의 질병에 나타난다. 일반적으로는 구강 온도 37.3℃ 이상, 겨드랑이 온도 37℃ 이상, 직장 온도 37.6℃ 이상을 발열로 간주한다.

발열은 병인의 차이에 따라 외감발열과 내상발열로 분류한다.

외감발열은 外邪를 감수하고, 인체의 정기와 외사가 서로 싸워서 일어나는 발열이다. 이것에는 갑작스런 발증, 짧은 경과, 빠른 진행 등의 특징이 있다. 또 이 타입은 발열이 심하고, 초기에는 오한이 있고, 거기에 외감에 의한 증상을 수반한다. 대부분 실증이다. 현대의학에서 말하는, 감염에 의한 고열(급성전염병 포함), 열사병, 말라리아 등에 의한 발열이 이것에 해당한다.

내상발열은 음식실절(飮食失節), 과도한 노권, 七情의 이상한 자극에 의해 장부의 기능이 실조하고, 기혈역란, 음양실조, 음양편성이 되어 일어나는 경우가 많다. 이것에는 완만한 발병, 긴 경과, 완만한 진행 등의 특징이 있다. 이 타입의 발열은 정도가 가볍고, 오한은 없고, 장부의 병변을 수반하는 경우가 많다. 허증 또는 허실협잡증인 것이 많다. 현대의학에서 말하는 기능성미열이나 암, 혈액병, 결합직질환, 결핵병, 내분비질환 등에 나타나는 발열이 이것에 해당한다.

병인병기

1 외감성발열

【 1 】풍한에 의한 발열(외감풍한外感風寒)

풍한(風寒)의 邪氣를 감수(感受)해서 위양(衛陽)이 폐색(閉塞)하거나 영위불화가 되면 발열이 일어난다. 또 寒邪가 침습해서 表에서 裏로 들어가고, 邪氣와 정기가 항쟁하거나 또는 寒邪가 熱化해서 사열치성(邪熱熾盛)이 되면 발열이 일어난다.

【 2 】풍온에 의한 발열(풍온상수風溫上受)

풍온(風溫)의 邪가 皮毛 또는 口鼻로 들어가고, 그 때문에 위기(衛氣)가 잘 선설(宣泄)할 수 없게 되면 발열이 일어난다. 또 온사내성(溫邪內盛)이 되어 기분(氣分)에 열이 가득차거나 邪가 營血로 들어가고, 열독치성(熱毒熾盛)이 되면 발열이 일어난다.

【 3 】습열에 의한 발열(습열훈증濕熱薰蒸)

외감습열(外感濕熱) 또는 습사(濕邪)가 침입해서 열화하고, 이 습열이 삼초에 유연(留戀)해서 훈증(薰蒸: 연기를 내고 찌는 것)하면 발열이 일어난다.

【 4 】한습에 의한 발열(한습울폐寒濕鬱閉)

외감한습(外感寒濕) 또는 습사가 침입하기 때문에 양기가 울폐해서 이 울폐의 상태가 개선되지 않으면 발열이 일어난다.

【 5 】서습에 의한 발열(외감서습外感暑濕)

여름에 서습(暑濕)의 사기를 감수하고, 습사(濕邪)가 內에 鬱하고, 서사(暑邪)가 체표에 훈증하면 발열이 일어난다.

1-1 외감성발열

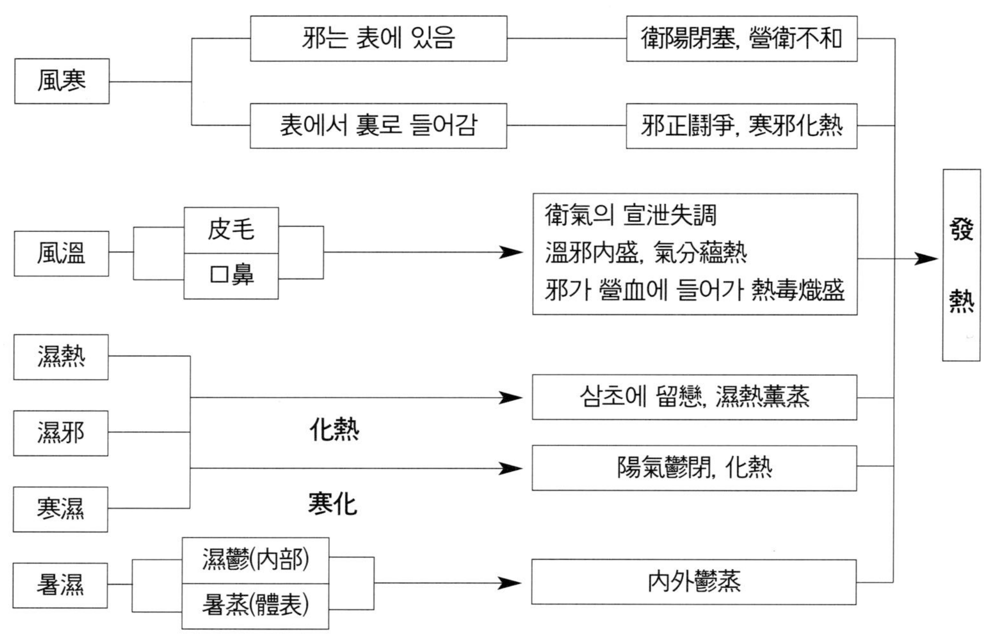

2 내상성발열

【 1 】음허에 의한 발열(음허내열陰虛內熱)

습열병(濕熱病)이나 하리(下痢)가 장기간 개선되지 않거나, 온조약(溫燥藥)을 과도하게 또는 장기간 복용하면 음액(陰液)이 손상되기 쉽다. 그 때문에 양기를 제어할 수 없게 되어 양기편항이 되면 발열이 일어난다. 또 평소에 음허체질(陰虛體質)인 사람도 같은 병리구조로 발열이 일어난다.

【 2 】기허에 의한 발열(기허발열氣虛發熱)

노권(勞倦)이나 음식실조에 의해 脾胃氣虛(원기부족)가 되면 이 타입의 발열이 일어난다.

※그 병리구조에 대한 대표적인 설은 다음 두 가지다.

①비기허약(脾氣虛弱)이 되어 中氣가 부족해서 진액을 잘 화생할 수 없게 되면 음진이 부족하다. 그 때문에 陽을 제어할 수 없게 되면, 양기가 부월(浮越)해서 발열이 일어난다.

②비기허약 때문에 中氣가 하함(下陷)하고 청양(淸陽)이 올라가게 되어 그것이 鬱하면 발열이 일어난다.

【3】혈허에 의한 발열(혈어양부血虛陽浮)

구병(久病)에 의한 장부의 허손(虛損), 특히 심간혈허(心肝血虛)나 비불생혈(脾不生血)과 같은 병태에서는 음혈이 부족하기 때문에 양기를 제어할 수 없고, 그 때문에 양기가 부월하면 발열이 일어난다. 출혈, 산후, 수술의 원인으로 과도하게 출혈해도 같은 병리구조에 의해 발열이 일어난다.

1-2 내상성발열

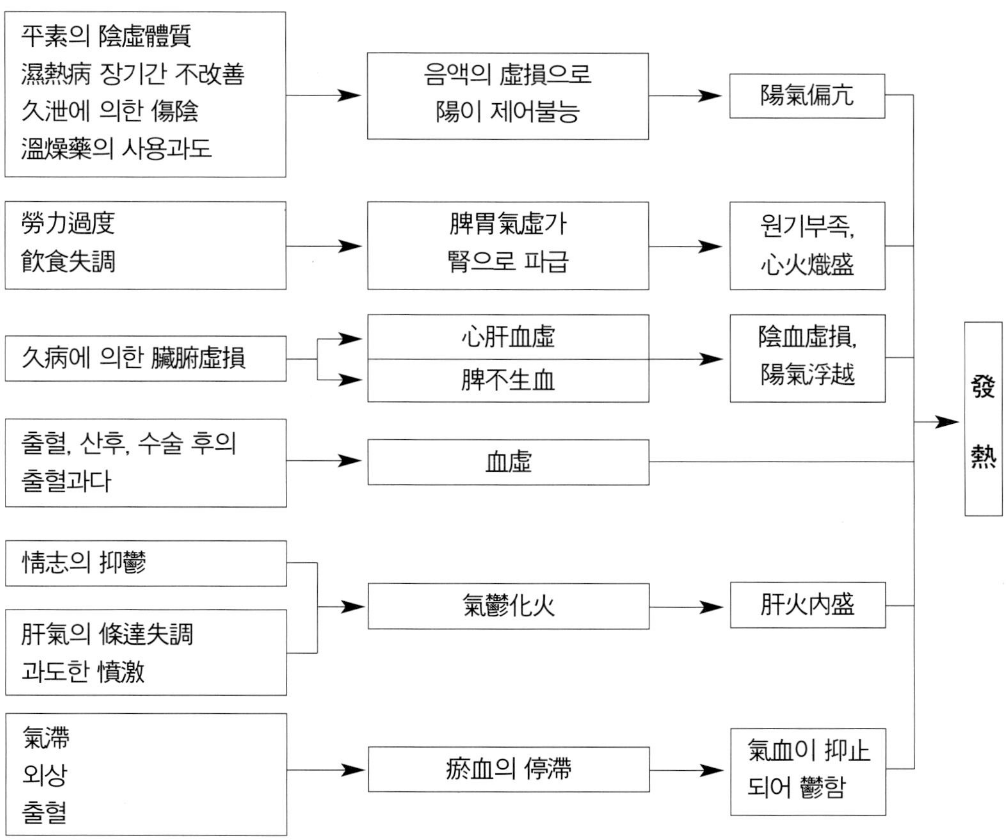

【 4 】간울화화에 의한 발열

정지(情志)가 억울상태(抑鬱狀態)가 되어 肝氣가 잘 조달될 수 없게 되고, 기울(氣鬱)이 되어 화화(化火)하면 발열이 일어난다. 또 격노하기 때문에 간화내성(肝火內盛)이 되면 발열이 일어난다.

【 5 】어혈정체에 의한 발열

기체(氣滯), 외상, 출혈 등은 체내에 어혈(瘀血)의 정체를 일으키기 쉽다. 이 때문에 기혈이 억지되어 鬱하면 발열이 일어난다.

증분류

1 외감성발열

【 1 】풍한에 의한 발열

주 증: 오한이 강한 발열은 가볍다, 무한(無汗), 두통, 신체통

수 반 증: 비폐(鼻閉), 비성(鼻聲), 재채기, 콧물, 喉의 瘙痒感, 해수, 구갈은 없거나 미미한 갈증이 있고 뜨거운 음료를 좋아한다.

설 맥 상: 설태박백(舌苔薄白), 맥부(脈浮) 또는 부긴(浮緊)

증후분석: 寒은 음사(陰邪)이고, 응체성(凝滯性)이 있고, 가장 陽을 손상하기 쉬운 특징이 있다.

①오한이 강한 발열은 가벼움, 무한(無汗) – 풍한외속(風寒外束)에 의해 땀구멍이 폐색(閉塞)하고, 위양(衛陽)이 억지되어서 폐색하면 일어난다.

②두통, 신체통 – 풍한이 경맥을 조체시키면 일어난다.

③비폐(鼻閉), 비성, 재채기, 콧물, 喉의 瘙痒感, 해수 – 肺는 피모에 合한다. 피모가 邪를 받아서 폐기불리가 되면 이런 증상이 나타난다.

④구갈은 없거나 미미한 갈증이 있고 뜨거운 음료를 좋아한다. – 풍한이 表에 있고, 아직 귀에 들어가서 열화하지 않고, 진액을 손상하지 않은 현상이다.

⑤설태박백, 맥부 또는 부긴(浮緊) – 이것은 풍한의 象이다.

【 2 】풍온에 의한 발열

主　症: 발열이 심하고 오한은 가볍다, 미미하게 땀이 나온다, 안면홍조, 目赤, 口乾, 미미하게 목이 마르고 물을 조금 마신다.

隨伴症: 두통 또는 頭昏, 咽喉의 건조 또는 동통, 해수, 痰은 노랗고 끈적끈적하다, 비폐(鼻閉), 끈적끈적한 콧물

舌脈象: 설변(舌邊)과 설첨(舌尖)은 紅, 설태박황(舌苔薄黃), 맥부삭(脈浮數)

證候分析: ①발열이 심하고 오한은 가볍다, 口乾, 미미하게 목이 마르고 물을 조금 마신다. – 풍온(열)은 皮毛 또는 口鼻로 침입하고, 陽邪이고 化火하기 쉽고, 가장 陰을 손상하기 쉬운 특징이 있기 때문에 일어난다.

②미미하게 땀이 나온다. – 풍열이 상범(上犯)하고, 기표(肌表)로 훈증해서 기주(肌腠)가 느슨해지기 때문에 일어난다.

③안면홍조, 목적(目赤), 두통 또는 두혼(頭昏), 두창, 咽喉의 건조 또는 동통 – 풍열이 清竅에 上蒸해서 청규불리(清竅不利)가 되면 일어난다.

④해수, 痰은 노랗고 끈적끈적하다. – 이것은 폐실청숙(肺失清肅)의 현상이다.

⑤비폐(鼻閉), 끈적끈적한 콧물 – 肺는 鼻로 개규(開竅)해 있고 肺氣가 풍열의 침습을 받으면 이런 증상이 나타난다.

⑥설변과 설첨은 紅, 설태박황, 맥부삭 – 이것은 풍열의 象이다.

【 3 】습열에 의한 발열

주　증: 발열, 구고(口苦), 두혼(頭昏), 해수, 담(痰)은 하얗고 끈적끈적하다, 해성(咳聲)은 답답하다.

수반증: 흉협창만(胸脇脹滿), 식욕부진, 구오(嘔惡), 권태, 핍력(乏力), 사지의 나른함, 대변비결(大便秘結) 또는 하리, 소변단적(小便短赤)

설맥상: 설태백니(舌苔白膩) 또는 담황(淡黃)으로 膩, 맥유완(脈濡緩) 또는 현활(弦滑)

증후분석 : ①발열, 두혼(頭昏) – 습열(濕熱) 또는 습사(濕邪)가 裏에 들어와서 열화(熱化)하고 삼초에 유연(留戀)해서 기기(氣機)를 조체시키고, 청양이 떠오르지 않으면 일어난다.

②해수, 痰은 하얗고 끈적끈적하다, 해성(咳聲)은 답답하다 – 濕에는 중탁성이 있고, 비양(脾陽)이 억지되어 수습의 운화가 나빠지고, 그 때문에 痰이 생기면 일어난다.

③구고, 흉협창만, 식욕부진, 구오(嘔惡) – 脾의 운화가 나빠지고 습열이 중초에 조체해서 담기불리가 되면 일어난다.

④권태, 핍력, 사지의 나른함 – 脾는 사지를 主하지만 습열이 脾를 억지하면 이런 증상이 나타난다.

⑤소변단적, 대변비결 또는 하리 – 습열이 하초에 조체하면 소변이 단적(短赤)하게 된다. 또 열사가 강하고, 장액(腸液)을 손상하면 대변비결이 되고, 습사가 강하고 수곡의 청탁을 분별할 수 없으면 하리가 일어난다.

⑥설태백니 또는 담황으로 膩, 맥유완(脈濡緩) 또는 현활(弦滑) – 이들은 습열훈증(濕熱薰蒸)의 象이다.

【 4 】한습에 의한 발열

주 증 : 오한, 발열, 두중(頭重), 비폐(鼻閉), 범오(泛惡) 또는 하리[水樣便]

수 반 증 : 위완부(胃脘部)의 막힘, 식소(食少), 복통, 복명(腹鳴)

설 맥 상 : 설태박백(舌苔薄白) 또는 백니(白膩), 맥유(脈濡)

증후분석 : ①오한, 발열, 두중, 비폐 – 한습(寒濕)의 침습을 받거나 濕이 한화해서 양기를 폐색시키면 오한, 발열이 일어난다. 또 한습이 청규(淸竅)에 鬱하면 두중, 비폐가 일어난다.

②범오 또는 하리 – 한습이 위장에 침습해서 脾의 운화기능이 나빠지고 그 때문에 승강이 실조해서 청탁을 분별할 수 없으면 일어난다.

③위완부의 막힘, 식소 – 한습곤비(寒濕困脾)에 의해 일어난다.

④복통, 복명 – 한습내성(寒濕內盛)이 되고 위장의 氣機가 조체하면 일어난다.

⑤설태박백 또는 백니, 맥유 – 이들은 한습의 象이다.

【 5 】서습에 의한 발열

주　　증 : 신열 또는 신열불양(身熱不揚), 땀이 나와도 개선되지 않는다, 두창(頭脹), 頭가 멍하다, 돌연히 혼도(昏倒)하거나 인사불성이 되는 수도 있다.

수 반 증 : 해수, 흉민(胸悶), 심번(心煩), 구갈, 구담이 달라붙는다, 소변단적

설 맥 상 : 설태후니, 맥홍삭 또는 활삭(滑數)

증후분석 : ①신열 또는 신열불양 – 더운 여름에는 서습(暑濕)이 왕성해진다. 서습을 감수하고, 체내에 서사가 왕성하면 신열이 일어나고, 습사가 왕성하면 신열불양이 일어난다.

②두창, 돌연한 혼도, 인사불성 – 서습이 청규를 몽폐(蒙閉)하고, 청양이 두부로 떠오르지 않으면 두창이 일어난다. 돌연한 昏倒, 인사불성이 일어나는 수도 있다.

③심번, 구갈, 소변단적 – 暑邪는 陽邪이고, 가장 진액을 손상하기 쉽기 때문에 일어난다.

④땀이 나와도 熱이 개선되지 않는다, 구담이 달라붙는다. – 濕은 음사이고, 점체성이 있다. 氣機를 조체시키기 쉽고, 빠르게 제거할 수 없기 때문에 땀이 나와도 熱은 개선되지 않고, 미각은 담백으로 口가 잘 달라붙게 된다.

⑤해수, 흉민 – 서습의 邪가 폐위(肺衛)에 침습하면 일어난다.

⑥설태후니, 맥홍삭 또는 활삭 – 暑濕에 의한 象이다.

2 내상성발열

【 1 】음허에 의한 발열

주　　증 : 오후 또는 야간의 조열(潮熱), 또는 골증조열(骨蒸潮熱), 심번(心煩), 도한(盜汗), 수족심열(手足心熱)

수 반 증 : 불면, 다몽, 입이나 咽頭部의 건조, 유정, 활설(滑泄), 월경불순, 대변건결(大便乾結), 요량(尿量)은 적고 황색

설 맥 상 : 설질홍이고 말라 있다 또는 열문(裂紋)이 있다, 무태(無苔) 또는 소태(少苔), 맥세삭

(脈細數)

증후분석 : ①오후 또는 야간의 조열, 또는 골증조열, 수족심열 – 음액이 부족하면 내열이 생기기 때문에 일어난다.

②심번, 불면, 다몽 – 陰虛 때문에 陽을 제어할 수 없고 虛火가 생기고, 虛火가 상염(上炎)해서 심신(心神)에 영향을 주면 일어난다.

③도한, 입이나 인두부의 건조 – 내열이 진액으로 막히고 진액(津液)이 외설(外泄)하면 일어난다.

④유정, 활설 – 陰虛 때문에 相火가 망동하면 일어난다.

⑤월경불순 – 陰과 血은 동원(同源)의 관계에 있고, 陰虛 때문에 생긴 虛熱이 혈분에 영향을 주면 월경불순이 일어난다.

⑥대변건결, 요량은 적고 황색, 설질홍이고 말라 있다, 또는 열문(裂紋)이 있다, 무태 또는 소태, 맥세삭 – 이들은 陰虛 때문에 생긴 내열이 진액이나 음액을 손상해서 일어나는 象이다.

【 2 】기허에 의한 발열

주 증 : 발열은 피로 후에 일어남 또는 심해짐, 고열 또는 미열

수 반 증 : 두훈, 핍력, 자한, 감모를 쉽게 앓음, 숨이 차다, 나언, 식소, 대변당박

설 맥 상 : 설질담, 설태박백, 맥세약

증후분석 : ①발열은 피로 후에 일어남 또는 심해짐, 고열 또는 미열 – 기허발열(氣虛發熱)은 과도한 노권(勞倦), 비기허약(脾氣虛弱)에 의해 일어나는 것이 많다. 따라서 발열은 피로 후에 일어나거나 심해지는 것이 많다. 또 熱의 정도는 높아지는 것과 낮은 것이 있다.

②두훈(頭暈), 핍력(乏力), 숨이 차다, 나언(懶言) – 氣虛 때문에 추동기능(推動機能)이 무력하게 되면 혈행도 나빠진다. 기혈에 의한 자양이 나빠지면 일어난다.

③자한, 감모(感冒)를 쉽게 앓음 – 氣虛 때문에 위외기능(衛外機能)이 저하되면 일어난다.

④식소(食少), 대변당박(大便溏薄) – 비기허약(脾氣虛弱) 때문에 운화기능이 저하되면 일어난다.

⑤설질담(舌質淡), 설태박백(舌苔薄白), 맥세약(脈細弱) – 이들은 氣虛의 象이다.

【 3 】혈허(양부)에 의한 발열

주 증 : 조열, 도한, 수족심열, 두훈, 안화(眼花–눈이 부시거나 침침한 것)

수 반 증 : 심계불안, 불면, 다몽, 안색이 흐림, 또는 안면홍조, 입술의 色은 담백, 소변황, 대변건

설 맥 상 : 설질홍, 소진소태, 맥세약 또는 세삭

증후분석 : ①조열, 도한, 수족심열, 안색홍조 – 血은 陰에 속한다. 음혈이 부족하고 陽이 항진하면 이런 증상이 나타난다.

②심계불안, 불면, 다몽 – 혈허(血虛) 때문에 心에 영양을 잘 줄 수 없으면 일어난다.

③두훈, 안화, 안색이 흐림, 입술의 색은 담백 – 혈허 때문에 청규(淸竅)에 영양을 잘 줄 수 없으면 일어난다.

④소변황(小便黃), 대변건(大便乾) – 혈허양부(血虛陽浮)하여 진액을 손상하면 일어난다.

⑤설질홍(舌質紅), 소진소태(少津少苔), 맥세약(脈細弱) 또는 세삭(細數) – 이들은 혈허양부의 象이다.

【 4 】간울화화에 의한 발열

주 증 : 정서의 변화에 의해 발열, 가끔 신열이나 심번을 느낌

수 반 증 : 초조, 화를 잘 냄, 흉협창민(胸脇脹悶), 자주 한숨을 쉼, 구고(口苦), 여성에게는 유방창통(乳房脹痛), 월경불순, 월경시 복통 등이 나타난다.

설 맥 상 : 설질홍, 설태황, 맥현삭

증후분석 : ①정서의 변화에 의해 발열, 가끔 신열이나 심번을 느낌 – 정서의 변화에 의해 간울(肝鬱)이 되고, 그것이 개선되지 않고 化火하면 가끔 신열이나 심번이 일어나

게 된다. 또 정서의 변화에 의해 기복하는 특징이 있다.

②초조, 화를 잘 냄, 흉협창민, 자주 한숨을 쉼 – 간기울결(肝氣鬱結)에 의해 氣機가 원활하게 되지 않으면 일어난다. 한숨을 쉬면 氣機가 일시적으로 움직여서 기분이 좋기 때문에 자주 한숨을 쉬게 된다.

③유방창통, 월경불순, 내조시(來潮時) 복통 – 肝은 장혈(藏血)을 主하지만, 간울기체(肝鬱氣滯)에 의해 기혈의 흐름이 나빠지면 이런 증상이 나타난다.

④구고, 설질홍, 설태황, 맥현삭 – 이들은 간울화화(肝鬱化火)의 象이다.

【 5 】어혈정체에 의한 발열

주　증 : 오후 또는 야간에 발열, 신체 일정부위에 고정통(固定痛) 또는 종괴(腫塊)가 있는 경우가 많음, 또는 기부갑착(肌膚甲錯–거친 살갗)이 된다.

수 반 증 : 입이나 인두부가 건조하지만 그다지 물을 마시지 않음, 안색암흑 또는 위황

설 맥 상 : 설질청자 또는 자반이 있음, 맥세색(脈細濇)

증후분석 : ①오후 또는 야간에 발열 – 어혈이 내정하면 病은 혈분에 있고, 血은 陰에 속하기 때문에 오후 또는 야간에 많이 발열한다.

②신체 일정부위의 고정통 또는 종괴 – 어혈이 정체해 있는 부위는 기혈의 유통이 나쁘기 때문에 일어난다.

③기부갑착, 안색암흑 또는 위황(萎黃) – 어혈이 정체하면 신혈(新血)이 생기지 않고, 그 때문에 혈기가 피부나 두안면부를 잘 유양(濡養)할 수 없으면 일어난다.

④입이나 인두부가 건조하지만 그다지 물을 마시지 않음 – 울열(鬱熱)이 內에 있으면 입이나 인두부의 건조가 일어난다. 단, 열이 영중(營中)에 鬱하고 있기 때문에 물을 그다지 마시지 않는 특징이 있다.

⑤설질청자(舌質淸紫) 또는 자반(紫斑)이 있음, 맥세색(脈細濇) – 이들은 어혈내정(瘀血內停)에 의한 혈행불량(血行不良)의 象이다.

치료

1 외감성발열

【1】풍한에 의한 발열

치 법 : 해표산한(解表散寒), 선폐퇴열(宣肺退熱)

처방례 : 風池, 外關, 列缺, 大椎

방 해 : 風池로 해표산한을 도모하고 外關, 大椎로 해표퇴열을 도모한다. 더욱이 列缺로 폐기(肺氣)의 선통(宣通)을 도모한다. 이 배혈로 땀이 나오고 邪가 없어지면 해열된다.

조 작 : 각 치료혈에 제삽사법(提揷瀉法) 또는 염전사법(捻轉瀉法)을 시술한다. 반복해서 염침(捻鍼)해서 침감(鍼感)을 강하게 하고 발한을 촉진한다. 1일 2회 치료한다.

【2】풍온에 의한 발열

治 法 : 소풍산열(疏風散熱), 선폐거담(宣肺祛痰)

處方例 : 風池, 大椎, 合谷, 尺澤, 曲池

方 解 : 風池, 大椎, 合谷으로 소풍해표(疏風解表), 산열을 도모한다. 그 위에 曲池를 배혈해서 해열 작용을 증강한다. 또 尺澤으로 肺의 사열(邪熱)을 청열(淸熱)하고 선폐거담을 도모한다.

操 作 : 각 치료혈에 제삽사법(提揷瀉法)을 시술한다. 또 大椎, 曲池, 合谷은 유침(留鍼)해서 운침(運鍼)을 행하고, 침감을 강하게 하고 해표퇴열(解表退熱)을 촉진한다. 1일 2회 치료한다.

【3】습열에 의한 발열

치 법 : 소풍해표(疏風解表), 거습화탁(祛濕化濁)

처방례 : 外關, 合谷, 大椎, 陰陵泉, 足三里

방 해 : 外關, 合谷으로 表에 있는 습열의 제거를 도모하고, 大椎로 해표퇴열을 도모한다.

또 陰陵泉, 足三里로 內의 습탁의 제거를 도모한다. 이 처방에는 퇴열거습의 작용이 있다.

조　작 : 각 치료혈에 제삽염전사법(提插捻轉瀉法)을 시술한다. 1일 1~2회 치료한다.

【 4 】 한습에 의한 발열

치　법 : 산한화습(散寒化濕), 해표퇴열(解表退熱)

처방례 : 風池, 外關, 中脘, 天樞, 足三里, 至陽

방　해 : 風池, 外關으로 表에 있는 한습의 제거를 도모하고, 中脘, 天樞, 足三里로 화위지사(和胃止瀉)를 도모한다. 또 至陽으로 양기를 선통시켜 화습을 도모한다. 이와 같이 해서 양기가 선통하고 한습이 없어지면, 모든 증상은 소실한다.

조　작 : 각 치료혈에 제삽염전사법을 시술한다. 至陽에는 구두침(灸頭鍼)을 3~5壯 시술한다. 1일 1~2회 치료한다.

외감성발열의 치법과 선혈

증후	병인병기	치 법	선 혈
外感性發熱	풍 한	해표산한	風池, 外關
		선폐퇴열	列缺, 大椎
	풍 온	소풍산열	風池, 大椎, 合谷
		선폐거담	尺澤, 曲池
	습 열	소풍해표	外關, 合谷, 大椎
		거습화탁	大椎, 陰陵泉, 足三里
	한 습	산한화습	風池, 外關, 中脘, 天樞
		해표퇴열	足三里, 至陽
	서 습	소풍산사	大椎, 曲池
		청서화습	風池, 合谷, 十二井穴

【5】서습에 의한 발열

치 법 : 소풍산사(疏風散邪), 청서화습(淸暑化濕)

처 방 례 : 大椎, 曲池, 風池, 合谷, 십이정혈(十二井穴)

방 해 : 大椎, 曲池로 빠르게 서열을 淸하고, 風池, 合谷으로 해표를 行하고, 서습의 邪가 땀과 함께 나오는 것을 촉진한다. 십이정혈을 사혈하면 서습을 청열, 제거하는 작용이 증강되고, 또 서사가 심포(心包)에 영향을 주는 것을 방지할 수 있다.

조 작 : 大椎, 曲池, 風池, 合谷에는 서질사법(徐疾瀉法)을 시술하고, 반복해서 염침(捻鍼)해서 침감을 증강하고, 30분간 유침한다. 또 십이정혈에는 삼릉침(三稜鍼)으로 점자사혈(點刺瀉血)을 시행한다. 1일 2회 치료한다.

2 내상성발열

【1】음허에 의한 발열

치 법 : 자음청열(滋陰淸熱)

처 방 례 : 心兪, 腎兪, 內關, 神門, 太衝, 陽陵泉, 太谿, 三陰交

방 해 : 본증(本證)은 진음(眞陰)이 손상되었기 때문에 수화(水火)의 균형이 실조하고, 심화(心火)가 항진하여 일어난 것이다. 또 수불함목(水不涵木-水가 木을 적시지 않는 것) 때문에 간화(肝火)가 항진해서 일어나는 것도 있다. 腎兪, 太谿, 三陰交로 腎水를 자양하고, 심간(心肝)의 火의 항진을 억지한다. 또 心兪, 內關, 神門로 심화(心火)를 淸하고 신명(神明)의 안정을 도모한다. 太衝, 陽陵泉에는 평간잠양(平肝潛陽)하는 작용이 있기 때문에 이것으로 풍화의 소거를 도모한다. 이 처방에는 진음(眞陰)을 자양하고, 허화를 청사하는 작용이 있다.

조 작 : 腎兪, 太谿, 三陰交에는 鍼으로 보법을 시술하고, 중간 정도의 자극을 준다. 心兪, 內關, 神門, 太衝, 陽陵泉에는 鍼으로 사법을 시술하고, 강한 자극을 준다. 유침은 30분간 행한다. 1일 1회 또는 격일 치료를 행한다.

【 2 】기허에 의한 발열

治　法 : 조중익기(調中益氣)

處方例 : 脾兪, 胃兪, 中脘, 足三里, 神闕

方　解 : 脾兪, 胃兪, 中脘으로 비위(脾胃)의 생화기능(生化機能) 향상을 도모한다. 또 足三里, 神闕로 비위(脾胃)의 온보(溫補)를 도모한다. 중기(中氣－중초의 기)가 회복되면 기허에 의해 일어나는 열세는 소실한다.

操　作 : 脾兪, 胃兪, 足三里에는 鍼으로 보법을 시술하고, 가벼운 자극을 주고, 그 위에 봉구(棒灸) 또는 격강구(隔薑灸)를 시술한다. 中脘에는 평보평사법(平補平瀉法)을 시술하고, 중간 정도의 자극을 준다. 또 神闕은 금침(禁鍼)이고, 이것에는 부자병구법(附子餠灸法)을 쓰거나 鹽이나 생강을 놓고 봉구를 시술한다. 1일 1회 또는 격일 치료를 행한다.

【 3 】혈허(양부)에 의한 발열

치　법 : 자양음혈(滋養陰血), 淸(虛)熱

처방례 : 心兪, 脾兪, 內關, 足三里, 三陰交, 陰郄

방　해 : 心兪, 脾兪로 심음과 심혈을 자양하고, 內關을 배혈해서 청심사화(淸心瀉火), 영심안신(寧心安神)을 도모한다. 三陰交로 자음보신(滋陰補腎)을 도모하고, 신음(腎陰)의 옆에서 심음(心陰)을 돕는다. 또 足三里로 건비(健脾), 건위(健胃)를 도모하고 生化(生血)를 촉진한다. 陰郄은 도한(盜汗)을 개선하는 목적과 심양(心陽)을 수렴(收斂)시킬 목적으로 이용한다. 이와 같이 해서 血虛의 상태가 개선되면 열세(熱勢)는 소실한다.

조　작 : 心兪, 脾兪, 三陰交, 足三里에는 침으로 보법을 시술하고, 內關, 陰郄에는 침으로 사법을 시술한다. 자극은 중간 정도로 15～20분간 유침(留鍼)한다. 1일 1회 또는 격일 치료를 행한다.

【 4 】간울화화에 의한 발열

치　　법 : 소간해울(疏肝解鬱), 청열(淸熱)

처 방 례 : 太衝, 風池, 行間, 曲池, 合谷, 神門

방　　해 : 太衝, 行間으로 소간이기(疏肝理氣), 울화(鬱火)의 청열을 도모한다. 그 위에 風池, 合谷, 曲池를 배혈해서 울화의 청열을 돕는다. 神門은 청심안신(淸心安神)을 도모하기 위해 이용한다.

조　　작 : 太衝, 行間, 曲池, 合谷에는 염전제삽사법(捻轉提插瀉法)을 시술하고, 風池, 神門에는 평보평사법(平補平瀉法)을 시술한다. 중간 정도의 자극을 주고 20~30분간 유침(留鍼)한다. 1일 1회 치료한다.

【 5 】어혈정체에 의한 발열

치　　법 : 활혈화어(活血化瘀), 행기통락(行氣通絡)

처 방 례 : 心兪, 膈兪, 太淵, 內關, 太衝

방　　해 : 心兪, 膈兪로 행혈화어(行血化瘀), 관흉이기(寬胸理氣)를 도모하고, 太淵으로 이폐통맥(理肺通脈)을 도모한다. 또 內關, 太淵으로 이기통락(理氣通絡)을 도모한다.

내상성발열의 치법과 선혈

증 후	병인병기	치 법	선 혈
內傷性發熱	음 허	자음청열	心兪, 腎兪, 內關, 神門, 太衝, 陽陵泉, 太谿, 三陰交
	기 허	조중익기	脾兪, 胃兪, 中脘, 神闕, 足三里
	혈 허	자양음혈	心兪, 脾兪, 內關, 足三里, 三陰交, 陰郄
		청(허)열	
	간 울	소 간	太衝, 風池, 行間, 曲池, 合谷, 神門
		해 울	
		청 열	
	어 혈	활혈화어	心兪, 膈兪, 太淵, 內關, 太衝
		행기통락	

이렇게 하여 氣의 순환이 개선되면 血의 순환도 개선되고, 어혈은 소산하고, 열세는 소실한다.

조　작 : 心兪, 膈兪에는 염자보법(捻轉補法)을 시술한다. 가벼운 자극을 주고, 각 치료혈에 2~3분간 자극을 주어서 발침한다. 太淵, 內關, 太衝에는 평보평사법을 시술한다. 자극은 중간 정도로, 20~30분간 유침한다.

고금처방례(古今處方例)

①《신응경(神應經)》

• 신열(身熱)—陷谷, 呂細(일명 太谿). 여열(餘熱)이 없어지지 않은 것—曲池, 三里, 合谷. 대열(大熱)—曲池, 三里, 復溜. 열다한소(熱多寒少)—間使, 三里.

②《침구취영(鍼灸聚英)》

• 한열(寒熱), 조열(潮熱), 번열(煩熱), 왕래열(往來熱)이 있다. 열병으로 땀이 나오지 않는 것은 商陽, 合谷, 陽谷, 俠谿, 厲兌, 勞宮, 腕骨, 그리고 도기(導氣)한다. 열에 度없이 멈추지 않는 것은 陷谷, 血로써 설열(泄熱)한다.

③《채애편익(采艾編翼)》

• 신열두통(身熱頭痛)에는 曲差, 腦空, 玄釐, 大杼, 命門, 腎兪. 제양(諸陽)의 열에는 後頂. 심번(心煩)해서 목이 마르는 것에는 太白, 陽谿, 少衝, 通里. 열이 나서 아픈 것에는 曲泉. 땀이 나오지 않는 것에는 上星, 玄顱, 孔最, 前骨, 腕骨.

④《유경도익(類經圖翼)》

• 골증한열야열(骨蒸寒熱夜熱)—百勞, 膏肓, 肺兪, 魄戶, 脾兪, 腎兪, 四花穴, 間使, 足三里.

⑤《증정중국침구치료학(增訂中國鍼灸治療學)》

• 오로이수(五勞羸瘦)에는 足三里에 침구를 한다. 체열로수(體熱勞嗽)에는 魄戶에 침구를 한다. 허로골증도한(虛勞骨蒸盜汗)에는 陰郄에 침구를 한다. 진기부족(眞氣不足)에는 氣海에 뜸을 뜬다.

그 외의 요법

【이침(耳鍼)】

선혈: 폐(肺), 기관(氣管), 내비(內鼻), 인후(咽喉), 액(額)

조작: 천자(淺刺)해서 염침(捻鍼)하고 30분간 유침(留鍼)한다. 통전(通電)도 가능.

【피부침(皮膚鍼)】

경부(頸部)의 전후(前後) 및 비익부(鼻翼部)를 취혈(取穴)하고, 그 위에 전액부(前額部)와 측두부(側頭部)를 추가한다. 각 쪽에 3～4行 취하고, 각각의 간격을 1cm 둔다. 경부와 전액부에는 가벼운 자극, 경부의 전후에는 강한 자극, 비익부에는 중간 정도의 자극을 준다.

【한방약】

①외감한풍(外感風寒): 통선리폐편(通宣理肺片)

②풍온상수(風溫上受): 은교해독편(銀翹解毒片) 또는 상국감모편(桑菊感冒片)

③외감한습(外感寒濕) 또는 서습(暑濕): 곽향정기산(藿香正氣散)

④습열훈증(濕熱薰蒸): 감로소독단(甘露消毒丹)

⑤음허내열(陰虛內熱): 지백지황환(知柏地黃丸)

⑥기허발열(氣虛發熱): 보중익기환(補中益氣丸)

⑦혈허양부(血虛陽浮): 생혈환(生血丸)

⑧간울화화(肝鬱化火): 단치소요환(丹梔逍遙丸)

⑨어혈정체(瘀血停滯): 칠리산(七厘散)

참고사항

①외감발열의 초기는 병위가 얕고, 적시에 치료하면 바로 치유된다. 그러나 병사의 세력이 강하고 정기가 허한 경우는 변화가 급격하고, 사독(邪毒)이 깊이 들어가면 경궐, 혼미, 발황, 또는 망양, 망음, 음갈 등 위급한 상태가 되기 때문에 주의할 필요가 있다.

②고열의 환자에 대해서는 적시에 해열을 도모할 필요가 있다. 상황에 따라서 현대의학적 처치를 하면 좋다.

③각종 원인에 의해 일어나는 발열은 서로 관련이 있는 것이 많다. 예를 들면 외감발열이 치유

되지 않으면 내상발열이 되는 경우가 있다. 기울발열에 의해 음액을 손상하면 음허발열이 되고, 기혈허약에 의해 일어나는 발열에서는 기허와 혈허가 서로 영향을 주고, 혼합형으로 나타나는 것이 많다. 또 간울기체의 경우는 그것이 화화하면 음을 손상하고, 기체에 의해 혈허를 일으키는 것도 있다. 따라서 치료의 주도권을 잡기 위해서는 이와 같은 변화의 관련성을 알고 난 후에 각종 발열에 대해서 분석, 처리를 해야 한다.

2. 궐증

궐증(厥證)에는 두 가지 내용이 있다. 하나는 돌연혼도(突然昏倒), 인사불성을 가리키고, 하나는 신체와 사지의 궐랭(厥冷－차가워짐)을 가리킨다. 따라서 이 병증과 혼미(昏迷), 폐증(閉證), 탈증(脫證)이라고 하는 것은 대부분의 경우 교착한다. 여기에서는 돌연한 혼도, 인사불성이 주증인 병증에 대해서 서술한다. 임상에서는 기(氣), 혈(血), 담(痰), 식(食)과 관계가 있는 궐증이 자주 보인다. 현대의학에서 말하는 충격(衝擊), 허탈(虛脫) 등에 의한 실신이 이것에 해당한다.

병인병기

궐증을 일으키는 원인은 많지만 그 병기는 주로 기기(氣機)의 역란(逆亂)에 의해 승강(昇降)이나 기혈의 운행이 실조하는 것에 있다. 일반적으로는 기궐(氣厥), 혈궐(血厥), 담궐(痰厥), 식궐(食厥) 네 가지로 분류한다.

1 기궐

실증의 기궐은 화를 내거나 놀라고 무서워해서 정지과극(情志過極)이 되어 기기(氣機)가 역란하고 청규(淸竅)를 몽폐(蒙閉)하면 일어난다. 또 허증의 기궐은 평소에 원기허약(元氣虛弱)한 사람이 비애, 공포, 과로 등의 원인으로 기허하함(氣虛下陷)이 되면 청양이 두부로 떠오르지 않아 일어난다.

2 혈궐

실증의 혈궐은 화를 내는 것에 의해서 기기상역(肝氣上逆)이 되어 血이 氣와 함께 上逆해서 청규를 폐색하면 일어난다. 이것은 평소에 간양상항(肝陽上亢)이 되기 쉬운 사람에게 일어나기 쉽다. 또 허증의 혈궐은 각종 원인에 의한 출혈과다로 혈허가 되면 血이 두부에 영양을 잘 줄 수 없기 때문에 신명실양(神明失養)이 되어 일어난다.

3 담궐

평소에 비감후미(肥甘厚味-기름기가 많은 것, 단 것, 味가 농후한 식사)를 많이 먹거나 과도하게 음주하면 습열내온(濕熱內蘊-습열이 체내에 가득 차는 것)이 되어 담습(痰濕)을 형성한다. 이 痰이 중초에 조체해서 기기불리(氣機不利)가 되어 있을 때에 화를 내서 氣逆의 병태가 생기면, 이 痰이 氣와 함께 상승하고 청규를 몽폐해서 담궐이 일어난다.

4 식궐

평소에 식적이 있거나 폭음폭식하여 氣機가 조체하면 일어난다.

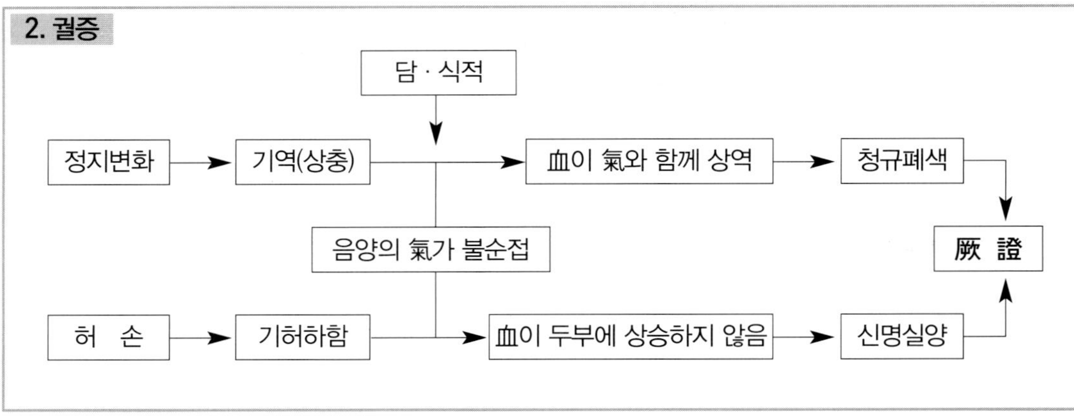

증분류

1 기궐

【1】실증인 기궐

주　증 : 돌연한 혼도, 인사불성, 구금(口噤), 주먹을 쥠

수 반 증 : 사지궐랭(四肢厥冷), 호흡이 거칠다, 화를 내면 재발하기 쉬움

설 맥 상 : 설태박백(舌苔薄白), 맥복(脈伏) 또는 침현(沈弦)

증후분석 : ①돌연한 혼도, 인사불성, 구금, 주먹을 쥠 – 간기(肝氣)가 편안하게 되고 기기가 역란해서 흉격부로 상역하고, 청규를 몽폐하면 일어난다.

②호흡이 거칠다. – 간기가 상역해서 기기가 폐색하고, 그 때문에 간기불선(肺氣不宣)이 되면 일어난다.

③사지궐랭 – 양기가 울폐되어서 외달할 수 없으면 일어난다.

④맥복 또는 침현 – 氣가 內에 폐색하면 복맥(伏脈)이 되고, 간기울체에서는 침현(沈弦)이 된다.

【 2 】허증인 기궐

主　症 : 현훈(眩暈), 혼도(昏倒)

隨 伴 症 : 안면창백(顔面蒼白), 호흡미약(呼吸微弱), 자한(自汗), 사지궐랭

舌 脈 象 : 설질담(舌質淡), 맥침미(脈沈微)

證候分析 : ①현훈, 혼도, 안면창백, 호흡미약 – 평소 원기허약한 사람에게 비애, 공포, 과로 등의 원인이 더하여, 중기하함(中氣下陷)이 되어 청양(淸陽)이 두안면부(頭顔面部)에 떠오르게 하면 일어난다.

②사지궐랭 – 양기가 虛해서 사지를 온후(溫煦)할 수 없으면 일어난다.

③자한 – 양허(陽虛) 때문에 위외불고(衛外不固)가 되어 주리(腠理)가 느슨해지면 일어난다.

④설질담, 맥침미 – 정기부족의 象이다.

2 혈궐

【 1 】실증인 혈궐

주　증 : 격노 후의 돌연한 혼도(昏倒), 인사불성

수 반 증 : 아관긴급(牙關緊急), 안면홍조(顔面紅潮)

설 맥 상 : 설질홍(舌質紅), 맥침현(脈沈弦)

증후분석 : ①격노 후의 돌연한 혼도, 인사불성, 아관긴급 – 격노해서 간기(肝氣)가 급격하게 상역하면, 血은 氣와 함께 위로 병주(倂走)한다. 이 때문에 청규가 폐색하면 돌연한 혼도, 인사불성이 일어난다.

②안면홍조, 설질홍 – 기혈이 급격하게 상충하기 때문에 일어난다.

③맥침현 – 이것은 기울의 象이다.

【 2 】허증인 혈궐

주 증 : 돌연한 혼도, 인사불성

수 반 증 : 안면창백, 입술의 色이 생기가 없음, 사지의 진전(振戰), 안와부(眼窩部)의 함몰, 자한(自汗), 사지궐랭(四肢厥冷), 호흡미약(呼吸微弱)

설 맥 상 : 설질담(舌質淡), 맥세삭무력(脈細數無力)

증후분석 : ①돌연한 혼도, 인사불성, 안면창백, 입술의 색이 생기가 없음 – 과도한 실혈(失血) 등으로 혈허가 되고, 血이 두안면부에 상승하지 않으면 일어난다.

②사지의 진전 – 혈허 때문에 筋에 영양을 잘 줄 수 없으면 일어난다.

③안와부의 함몰, 자한, 사지궐랭, 호흡미약 – 영음이 부족하고, 정기불고(正氣不固)가 되면 일어난다.

④설질담, 맥세삭무력 – 이것은 실혈에 의한 음상의 象이다.

【 3 】담궐

주 증 : 돌연한 혼도, 인사불성, 후(喉)의 담성(痰聲)

수 반 증 : 사지궐랭, 흉민, 호흡이 거칠다, 연말(涎沫)을 토함

설 맥 상 : 설태백니(舌苔白膩), 맥침활(脈沈滑)

증후분석 : ①돌연한 혼도, 인사불성 – 담습이 내온해 있는 체질인 사람이 화를 내서 기역의 병태가 생기고, 痰이 氣와 함께 상승해서 청규를 몽폐하면 일어난다.

②후의 담성, 연말을 토함 – 痰이 기도에 조체하면 일어난다.

③흉민, 호흡이 거칠다. – 담탁이 조체해서 기기불리가 되면 일어난다.

④설태백니, 맥침활 – 이것은 담탁내조의 象이다.

【 4 】식궐

주 증 : 폭음폭식 후의 돌연한 혼도, 인사불성

수 반 증 : 사지궐랭, 복부창만, 숨을 쉴 수 없음

설 맥 상 : 설태후니(舌苔厚膩), 맥활실(脈滑實)

증후분석 : ①돌연한 혼도, 인사불성 – 폭음폭식에 의해 중주(中州)가 폐색하고, 위기가 내려져서 상역하고 청규를 폐색하면 일어난다.

②숨을 쉴 수 없음, 복부창만 – 중완부(中脘部)에 식체가 일어나고 탁기(濁氣)가 폐색하면 일어난다.

③설태후니, 맥활실 – 이것은 식체가 없어지지 않고 탁기가 내리지 않는 象이다.

치료

【1】실증

치 법 : 소궐개규(蘇厥開竅), 개울이기(開鬱利氣)

처 방 례 : 人中, 中衝, 湧泉

①기궐(氣厥)에는 太衝을 추가한다.

②혈궐(血厥)에는 行間을 추가한다.

③담궐(痰厥)에는 豐隆을 추가한다.

④식궐(食厥)에는 內庭을 추가한다.

방 해 : 人中으로 소궐개규를 도모하고, 수궐음심포경의 정혈인 中衝으로 개울정지를 도모한다. 또 湧泉은 족소음신경의 정혈이고, 충역하는 氣를 내리는 작용이 있다. 이 3穴은 인체의 상·중·하부에 있고, 배혈해서 이용하는 것에 의해 역란하고 있는 氣를 순접(氣機의 개선)시키고, 그 승강의 정상화를 도모한다.

각각의 궐증에는 수증배혈(隨證配穴)을 하면 좋다. 기궐에는 太衝을 배혈해서 소간이기(疏肝理氣)를 도모하여 기기를 조절하고, 혈궐에는 行間을 배혈해서 청간강역(淸肝降逆)을 도모하면 좋다. 또 담궐에는 豐隆을 배혈해서 거담을 도모하고, 식궐에는 內庭을 배혈해서 소적도체화중(消積導滯和中)을 도모하면 좋다.

조　　작 : 모든 치료혈에 사법을 시술한다. 우선 人中에 침자하고, 이어서 湧泉에 침자하고, 의식이 회복될 때까지 치침하고 필요에 따라서 행침을 한다. 中衝에는 삼릉침으로 점자사혈을 행한다. 그 외의 치료혈에도 증상이 개선될 때까지 유침한다.

【 2 】허증

治　　法 : 익기회양(益氣回陽)

處 方 例 : 百會, 膻中, 隱白

①기궐(氣厥)에는 神闕, 足三里를 추가한다.

②혈궐(血厥)에는 關元을 추가한다.

方　　解 : 百會는 '제양의 회'이고, 여기에 뜸을 시술하면 하함한 氣를 승거할 수 있다. 또 膻中은 '氣會'穴이고, 이것으로 기기의 조절을 도모한다. 隱白은 족태음비경의 정혈이며, 여기에 침자하여 음양의 순접을 촉진한다. 隱白에는 그 위에 건비익기(健脾益氣)의 작용도 있다. 이 3穴을 배혈해서 이용하여 청양이 떠오르고, 중기가 보충되고, 기기가 정돈되고, 음양이 순접하면 궐증은 저절로 개선된다.

더욱이 기궐에는 神闕, 足三里를 배혈해서 익기회양을 도모하면 좋다. 또 혈궐에는 關元을 배혈해서 익음고탈을 도모하면 좋다.

操　　作 : 百會, 膻中에는 환자의 의식이 회복될 때까지 봉구(棒灸)로 작탁구(雀啄灸)를 시술한다. 百會는 먼저 침자하고, 그 후 뜸을 시술해도 좋다. 隱白은 위쪽으로 향해서 사자(斜刺)하고, 의식이 회복될 때까지 유침하면서 보법을 시술한다. 발침 후에 흑색의 血을 짜내면 좋다.

궐증의 치법과 선혈

증 후	치 법		선 혈	
厥證	실 궐	소궐개규	人中, 中衝, 湧泉	담: 豐隆 식: 內庭
	허 궐	보기회양	百會, 膻中, 隱白	기: 神闕, 足三里 혈: 關元

고금처방례(古今處方例)

①《비급천금요방(備急千金要方)》 二十五卷

• 실궐: 졸사(卒死)한 사람에게는 間使에 각백여식침(各百餘息鍼)하고, 또 비하인중(鼻下人中)에 灸한다.

②《침구자생경(鍼灸資生經)》 第五

• 실궐: 豐隆, 金門

③《침구취영(鍼灸聚英)》 二卷

• 熱이 심하고 厥이 심한 것은 內庭, 大都를 取한다.

④《주후비급방(肘後備急方)》 一卷

• 屍厥(虛厥): 鍼百會, 人中, 隱白. 또 灸膻中二十八壯.

⑤《천금익방(千金翼方)》 二十六卷

시궐(屍厥): 百會에 二分鍼을 넣고, 이것을 補한다.

⑥《유경도익(類經圖翼)》 十一卷

• 厥逆(虛厥)을 치료하는 것은, 人中에 灸하는 七壯 또는 鍼을 齒에 이르기까지 넣는 妙, 膻中에 灸하는 二十一壯, 百會(暴逆厥冷), 氣海.

그 외의 요법

【이침(耳鍼)】

선혈: 心, 枕, 腦點, 神門

조작: 30분간 유침하고, 가끔 염전한다.

【한방약】

①기궐실증(氣厥實證): 오마음자(五磨飮子)

②기궐허증(氣厥虛證): 사미회양음(四味回陽飮)

③혈궐실증(血厥實證): 축어전(逐瘀煎)

④혈궐허증(血厥虛證): 독삼탕(獨蔘湯)

⑤담궐(痰厥): 도담탕(導痰湯)

⑥식궐(食厥): 염탕(鹽湯)을 복용해서 최토(催吐)하고, 보화전(保和丸)으로 조리

참고사항

《황제내경》에는 궐증에 대해서 많이 논술되어 있고, 그 범위는 넓다. 경증인 궐증에서는 혼궐의 시간은 짧고, 일정한 시간이 경과하면 점점 회복된다. 의식회복 후에는 반신불수, 실어, 구안와사 등의 후유증은 없다. 중증인 궐증에서는 사망하는 경우도 있다.

요약

궐증은 대부분 '氣', '血', '痰', '食'으로 분류하지만, 이 밖에 '寒', '熱', '勞', '蟲' 등이 있다. 그러나 궐증의 병기는 주로 기기의 돌연한 역란, 기혈운행의 실조, 음양의 불순접에 있고, 그 결과로 인사불성, 사지궐냉 등의 증상이 일어난다. 그 치료에서는 우선 허실을 감별하고, 음양기혈의 순접, 개규성신을 도모하고 그 후에 근치를 행하면 좋다.

3. 경증

경증(痙證)이라는 것은 항배강직(項背强直), 사지의 경련, 구금(口噤), 또는 각궁반장(角弓反張)이 주증인 병증이다. 이것은 많은 질환에 나타나고, 현대의학에서 말하는 유행성수막염, 일본뇌염 및 각종 원인에 의해 일어나는 고열 등에 나타나는 경련이 이것에 해당한다.

병인병기

역대 의가는 경증의 발병원인에 대해서 외감에 의해 일어나는 경증에서부터 점점 내상에 의한 경증도 있다고 인식했다. 따라서 경증에 대해서는 우선 외감과 내상과의 감별이 필요하다. 일반적으로 외감에 의한 것은 실증인 것이 많고, 내상에 의한 것은 허증인 것이 많다.

1 실증인 경증

풍한습의 邪가 경락을 조체시켜서 기혈의 운행이 나빠지고, 그 때문에 근맥실양(筋脈失養–筋脈의 영양이 나쁜 것)이 되면 구급해서 경증이 일어난다. 또 熱이 안에서 왕성해서 그 때문에 진액이 손상되어 음액이 부족하면 마찬가지로 근맥이 자양되지 않아 경증이 일어난다.

2 허증인 경증

평소에 음허나 혈허인 사람, 또는 땀이 너무 많이 나와 음혈을 손상하면 근맥을 자양하는 것이 어려워져서 경증이 일어난다.

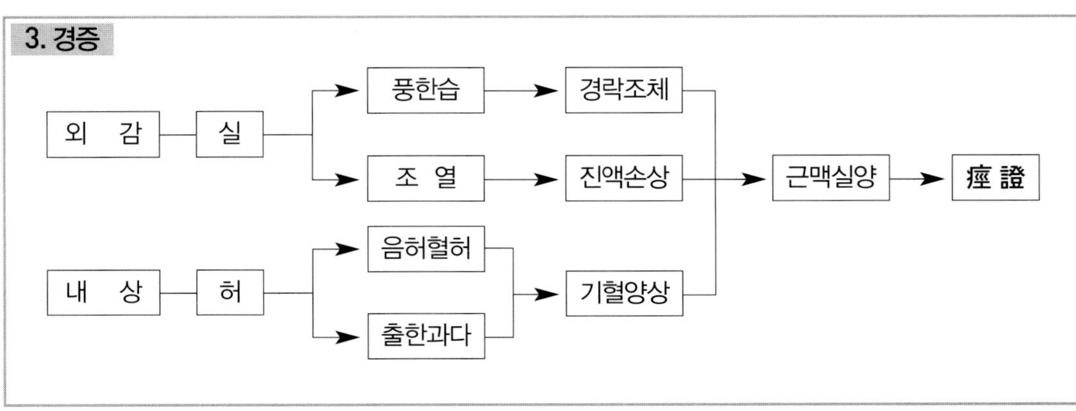

증분류

1 실증인 경증

【 1 】풍한습에 의한 경증

주 증 : 항배부(項背部)의 강직(强直)

수 반 증 : 두통, 오한, 발열, 신체나 사지가 나른하고 무거움

설 맥 상 : 설태백니(舌苔白膩), 맥부긴(脈浮緊)

증후분석 : ①항배부의 강직, 두통 – 풍한습의 邪가 경락을 조체시키고, 근맥실양 때문에 구급하면 일어난다.

②오한, 발열 – 외사가 기표(肌表)에 침습해서 영위불화가 되면 일어난다.

③신체나 사지가 나른하고 무거움 – 습사가 경락이나 기육에 조체하면 일어난다.

④설태백니, 맥부긴 – 이것은 풍한습의 邪가 表에 있는 象이다.

【 2 】이열에 의한 경증

主 症 : 항배부의 강직, 구금, 또는 각궁반장, 수족의 경련

隨 伴 症 : 인두부의 건조, 구갈, 복창, 변비, 심번, 급조(急躁) 또는 의식장애, 섬어

舌 脈 象 : 설태황니(舌苔黃膩), 맥현삭(脈弦數)

證候分析 : ①항배강직, 구금 또는 각궁반장, 수족의 경련 – 사열이 裏로 훈증하고, 열이 왕성하기 때문에 진액이 손상되어 근맥실양이 되면 일어난다.

②복창, 변비, 인두의 건조, 구갈 – 熱이 왕성하기 때문에 진액을 손상하고, 조열내결이 되어서 부기(腑氣)가 통하지 않으면 일어난다.

③심번, 급조, 또는 의식장애, 섬어 – 熱이 신명에 영향을 주면 일어난다.

④설태황니, 맥현삭 – 이것은 이열치성의 象이다.

2 허증인 경증

주　　증 : 대출혈, 하리, 발한 후에 나타나는 항배부의 강직, 사지의 경련

수 반 증 : 현훈, 자한, 정신피로, 숨이 차다.

설 맥 상 : 설질담홍(舌質淡紅), 맥현세(脈弦細)

증후분석 : ①항배부의 강직, 사지의 경련 – 대출혈, 하리, 발한 후에 기혈진액을 심하게 손상하고, 근맥의 영양상태가 나빠지면 일어난다.

②현훈 – 혈허가 되어 두부의 血이 부족하면 일어난다.

③자한, 정신피로, 숨이 차다 – 혈탈에 의해 원기를 손상하면 정신피로, 숨이 차는 것이 일어나고, 또 위외불고(衛外不固)가 되면 자한이 일어난다.

④설질담홍, 맥현세 – 이것은 기혈양허의 象이다.

치료

1 실증인 경증

치　　법 : 산사지경(散邪止痙–邪의 제거를 도모하고, 경련을 멈춘다).

처 방 례 : 大椎, 人中, 委中, 少商, 陽陵泉, 頰車

방　　해 : 풍한습의 사기에 의한 경증에는 人中을 취혈하고, 熱이 왕성하기 때문에 일어난 경증에는 大椎를 취혈한다. 人中으로 거풍청열(祛風清熱), 성뇌(醒腦)를 도모한다. 大椎는 독맥에 속하며 또 '삼양의 회'이고, 지경과 청열의 작용이 있다. 또 少商은 수태음폐경의 정혈이고, 古人은 치경의 요혈이라 했다. 委中은 족태양방광경의 합혈이고, 이것에는 혈중의 熱을 청열하는 작용이 있기 때문에 특히 각궁반장에 유효하다. 陽陵泉은 '筋會'穴이고, 이것으로 근맥의 구급을 완화시킨다. 또 頰車는 국소취혈로 이용하여 구금(불개)을 치료한다.

조　　작 : 人中, 大椎, 陽陵泉, 頰車에는 사법을 시술하고, 20분간 유침한다. 大椎는 조금 깊게 찌르는데, 척수를 손상하지 않도록 주의할 필요가 있다. 少商, 委中에는 삼릉침으로 점자출혈을 행한다.

2 허증인 경증

治　　法 : 배원양혈(培元養血), 자양근맥(滋養筋脈－원기의 회복, 양혈을 도모하고, 근맥을 자양한다).

處 方 例 : 命門, 肝兪, 脾兪, 風府, 後谿

方　　解 : 命門은 독맥의 요혈로 배원보신(培元補腎), 요배부를 조절하는 작용이 있고, 이 처방의 주혈이다. 肝兪, 脾兪는 肝과 脾의 경기가 흘러들어가는 곳이다. 肝은 血을 지니고 筋을 主하며, 脾에는 統血의 작용이 있고, 또 생화(기혈)의 源이다. 이 2穴로 본치법으로서 양혈윤근(養血潤筋)을 도모한다.

또 後谿는 팔맥교회혈이며 독맥으로 통하고, 이것에 침자해서 지경(止痙)을 도모한다. 風府에는 허풍내동(虛風內動)의 상태를 개선하는 작용이 있다. 이 2穴로 표치를 도모한다.

操　　作 : 命門, 肝兪, 脾兪에는 직자로 1寸 자입(刺入)하고, 보법을 시술한다. 또 風府에는 직자로 0.3寸, 後谿에는 직자로 1寸 자입하고, 사법을 시술한다. 肝兪, 脾兪에는 3～5분간 유침하고, 그 외의 3穴에는 경련이 멈출 때까지 유침하고, 필요에 따라서

경증의 치법과 선혈

증 후	병인병기	선 혈
外感實痙	풍한습에 의한 경락의 조체 열에 의한 진액의 손상	散邪가 主 大椎, 人中, 少商 등
內傷虛痙	음허혈허 출한과다	보허가 主 命門, 肝兪, 脾兪 등

행침한다.

고금처방례(古今處方例)

①《천금요방(千金要方)》

• 五處, 身柱, 委中, 委陽, 崑崙을 取하는 것은 배강반절(背强反折), 계종(瘈瘲), 전질(癲疾), 두통을 主한다.

②《신구경륜(神灸經綸》 三卷

• 오경배강(五痙背强)에는 身柱, 大椎, 陶道를 取한다.

③《침구자생경(鍼灸資生經)》 第四

• 腎兪, 中膂兪, 長强은 한열경반절(寒熱痙反折)을 主하고, 肝兪는 근한열경(筋寒熱痙)을 主한다.

④《침구처방집(鍼灸處方集)》

• 축닉(搐溺): 合谷, 腕骨, 天井, 筋縮. 만성축닉(慢性搐溺): 隱白, 商丘.

그 외의 요법

【한방약】

①풍한습사의 사기에 의한 경증: 강활승습탕(羌活勝濕湯)

②열이 왕성하기 때문에 일어나는 경증: 증액승기탕(增液承氣湯)

③음혈허손에 의해 일어나는 경증: 사물탕합대정풍주(四物湯合大定風珠)

참고사항

《황제내경》에는 '계종(瘈瘲)'이라는 병증이 소개되어 있다. '瘈'는 근육이 수축해서 굽는 것, '瘲'은 근육이 이완해서 펴지는 것이다. 이 계종은 경증에 준해서 치료하면 좋다. 또 소아의 고열에 의한 경궐에서는 각궁반장, 추축 등의 증상이 나타나는데, 이것은 '소아경풍(小兒驚風)'을 참조하면서 치료하면 좋다.

유행성수막염, 일본뇌염 등은 이 병증을 참조하면서 치료할 수 있다. 그러나 침구를 운용하면서 동시에 그 위에 동양의학, 서양의학에 의한 종합치료를 행할 필요가 있다.

요약

경증의 변증에서는 우선 외감에 의한 것인가, 내상에 의한 것인가를 감별할 필요가 있다. 외감은 실증인 것이 많고, 내상은 허증인 것이 많다. 또 외감에 대한 치료는 거사(祛邪)를 주로 하고, 내상에 대한 치료는 보허(補虛)를 주로 한다. 그러나 진액의 손상, 血의 손상 때문에 근맥실양이 되어 일어나는 것이 그 주된 병기이다. 따라서 실증의 치료에서는 거사와 동시에 근맥의 자양을 고려할 필요가 있다. 또 허증의 치료에서는 보허와 동시에 근맥의 자양을 고려할 필요가 있다.

4. 탈증

탈증(脫證)이라는 것은 장부 손상에 의해 陰 · 陽 · 氣 · 血 · 津 · 液 · 精 · 神이 심하게 손모(損耗)돼서 음양이결(陰陽離決)의 추세가 나타나는 위중한 병증이다. 의식장애, 눈을 감고 입을 벌림, 손을 축 늘어뜨림, 유뇨, 비한(鼻鼾-코 고는 소리), 호흡미약, 땀이 멈추지 않음, 사지궐랭 등의 증상이 나타난다. 이 병증은 혼미, 궐증, 중풍, 폐증 등과 함께 출현하는 것이 많다. 또 하리, 출혈, 고열, 창상 등의 병증이 위중하게 되면 나타나는 경우도 있고, 적시에 구급조치를 할 필요가 있다.

병인병기

1. 만성질환으로 정기가 쇠갈하고 장기가 쇠퇴하면 최후에는 음양이결(陰陽離決)이 되어 탈증이 일어난다.

2. 구토, 하리, 출혈, 대한(大汗) 등의 급성질환으로 음기가 심하게 손상되고 양기가 탈월하면 음양이결이 된다. 중풍, 혼궐, 독사내함(毒邪內陷), 창상에 의한 격통, 극도의 정신긴장 등도 장기역란, 음양이결을 일으키고 탈증을 일으키는 경우가 있다.

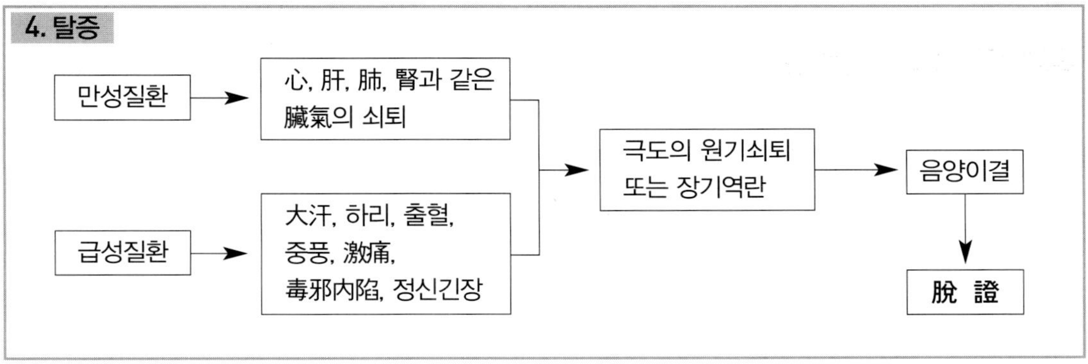

증분류

이 병은 변증할 때 음탈과 양탈로 분류한다. 그러나 음양호근(陰陽互根)의 관계에서 음탈과 양탈이라는 것은 서로 인과관계를 이루고 완전하게 분리해서 생각할 수 없으며, 실제로 전후 또는 본말의 차이로 나타난다. 그러나 임상에서는 그 기인과 초기의 증상은 다르지만, 탈증으로 귀착하는 곳은 거의 같다. 즉, 원기가 쇠퇴하고 음양이결의 상태에 이른다.

주　증 : 인사불성, 눈을 감고 입을 벌림, 비한(코 고는 소리), 호흡미약, 손을 축 늘어뜨림, 사지궐랭, 땀이 멈추지 않음, 이변실금(二便失禁), 舌이나 脣의 色은 淡 또는 치아노제 상태

수 반 증 : 原發한 병증 차이에 의해 수반증도 다르다(예를 들면 하리, 출혈, 반신불수, 고열,

흉민, 황달, 천식 등이 있다).

설 맥 상 : 설질담(舌質淡), 맥미세욕절(脈微細欲絶) 등

증후분석 : ①눈을 감고 입을 벌림, 손을 축 늘어뜨림 – 원기가 극도로 쇠퇴해서 음양이 이결하려 하는 현상이다.

②호흡미약, 땀이 멈추지 않음, 사지궐랭, 이변실금 – 정기허약이 되고 양탈이 일어나려는 현상이다.

③인사불성, 맥미세욕절 – 원기가 쇠퇴하여 神氣가 부진하고, 맥기가 충족되지 않기 때문에 일어난다.

④舌이나 脣의 色은 淡 또는 치아노제 상태 – 원기가 쇠퇴하여 기혈의 말초순환이 나빠지고 있는 현상이다.

치료

탈증은 매우 위중한 병태이고, 적시에 적절하게 한의학과 양의학을 병용해서 구급조치를 할 필요가 있다. 한의학의 치료원칙은 本治法에 의한 부정고탈(扶正固脫)이 주가 된다. 그와 동시에 탈증을 일으킨 다른 원인을 보고, 그것에 상응하는 치료조치를 할 필요가 있다.

치 법 : 회양고탈(回陽固脫)

처 방 례 : 關元, 神闕(隔鹽灸)

방 해 : 임맥은 '陰脈의 海'이다. 음양호근(陰陽互根)의 원리에 의거해서 치료를 하면 좋다. 원양외탈(元陽外脫)에는 陰中에 救陽을 求하면 좋다. 關元은 임맥과 족삼음경의 교회혈이고 삼초의 원기가 나오는 곳이며, 또 命門의 陽으로도 연락하고 있다. 즉 關元은 '음중유양(陰中有陽)'이란 특성이 있는 경혈이다. 臍는 '생명의 근체(根蒂)'이고, 神闕은 臍中에 있고, 임맥에 속한다. 神闕은 진기와 연락하고 있다.

따라서 關元과 神闕에 뜸을 많이 시술하여, 없어지려고 하는 양기가 회복되면 외탈의 상황이 개선된다.

탈증의 치법과 선혈

증 후	병인병기	치 법	선 혈
脫證	원기쇠퇴	회양고탈	神闕(뜸법), 關元
	음양이결		

고금처방례(古今處方例)

①《유경도익(類經圖翼)》

• 시궐졸도기탈(屍厥卒倒氣脫): 百會, 人中, 合谷, 間使, 氣海, 關元

②《현대침구임상취영(現代鍼灸臨床聚英)》

• 망음증에는 십이정혈, 百會, 水溝, 湧泉, 承漿, 關元, 四神聰을 取한다. 湧泉, 關元에는 보법을 시술하고, 그 외에는 평보평사법을 시술한다. 망양증에는 神闕에 중구(重灸), 關元에 구두침(灸頭鍼), 湧泉, 足三里에 소산화법(燒山火法), 그 외에는 평보평사법을 시술한다.

③《급증침구(急症鍼灸)》

• 百會, 關元, 復溜, 太淵을 取한다. 망음에는 太谿를 추가하고, 망양에는 足三里를 추가한다. 百會, 關元에는 봉구(棒灸)로 작탁법(雀啄法)을 시술하고, 국부의 피부가 발적하거나 작은 수포가 생기게 한다. 그 외의 치료혈에는 침으로 보법을 시술한다. 手技를 강하게 행해도 좋다. 유침 또는 봉구하는 시간은 상황에 따라서 결정하고, 脈이나 의식의 회복을 목표로 한다. 효과가 없는 경우에는 즉시 그 외의 치료법을 쓰면 좋다.

그 외의 요법

【이침(耳鍼)】

선혈: 상용혈 – 腎上腺, 皮質下, 昇壓點, 心

보조혈 – 神門, 肺, 交感, 肝

상용혈을 주로 取하고, 매회 1~2穴을 선혈한다. 효과가 뚜렷하지 않은 경우에는 치료혈을 늘려도 좋다. 소독 후 호침(毫鍼)으로 직자하고, 자통 또는 창통이 일어나도록 한다. 중간 정도의 힘으로 1분에 50회의 속도로 2분간 염침하고, 그 위에 저주파치료기로 연속으로 자극을 준다. 승압효과가 나올 때까지 행한다.

【한방약】

독삼탕(獨蔘湯), 삼부탕(蔘附湯), 생맥산(生脈散) 등을 복용시킨다.

참고사항

고대 문헌에는 탈증의 개념에 대해 여러 가지 설이 있고, 혼미, 중장(中臟), 망음, 망양, 궐역 등과 혼동해서 서술한 것이 많다. 또 음탈, 양탈, 기탈, 혈탈, 진탈, 액탈, 정탈, 실신 등으로 구별하는 것도 있다. 이 節에서는 '원기쇠퇴, 음양이결'이라는 기본적인 병리기전(메커니즘)에 한정해서 탈증을 서술했다. 이것은 현대의학에서 말하는 충격에 해당하고, 위중한 병증이다.

여러 가지 연구에 의해 침구가 충격에 대해서 4~30분간 혈압을 점점 상승시킨다는 사실이 밝혀졌다. 승압의 속도는 평소 혈압 상태와 관계가 있고, 평소 혈압이 낮을수록 승압에 요하는 시간이 짧고, 수축혈압(收縮血壓)의 변화가 뚜렷하다. 승압제가 무효한 경우에도 침구는 승압효과를 발휘하는데, 이것은 승압제와의 협조 작용에 의한 것이다. 침구로 승압하는 경우에는 심박수의 증가, 호흡의 증가, 요량(尿量)의 증가, 혈당의 상승이 일어난다. 그러나 침구는 그 외의 조치에 완전하게 대신할 수 있는 것이 아니다. 상황에 따라서 한의학, 양의학에 의한 종합적 조치가 필요하다.

요약

탈증은 대부분의 질병이 심해질 때에 나타나는 위중한 증후이고, 적시에 적절하게 대처할 필요가 있다. 탈증의 주된 치료원칙은 회양고탈(回陽固脫)이다.

5. 출혈

血이 정상적으로 순행하지 않고 口나 鼻, 二陰(前陰, 後陰)이나 기육(肌肉), 피부에서 나오는 것을 출혈(出血)이라고 한다. 출혈에는 해혈(咳血), 구혈(嘔血－토혈吐血), 육혈(衄血), 혈변(血便), 혈뇨(血尿) 등이 있다.

병인병기

출혈에 대해서는 그 출혈부위 및 장부의 병위를 명확하게 하고 나서, 그 위에 그 허실, 한열, 음허, 기허 등을 감별하면 좋다.

1 육혈

【 1 】 열사에 의한 육혈(熱邪犯肺)

풍열이 肺를 범해서 폐락(肺絡)을 손상하거나, 위열(胃熱)이나 간열(肝熱)이 왕성하게 되고, 화화(化火)한 것이 상요(上擾)해서 肺絡을 손상하면 육혈(衄血)이 일어난다. 이것은 박혈망행(迫血妄行)에 의한 육혈이다.

【 2 】 기허에 의한 육혈(氣不攝血)

비기허약(脾氣虛弱) 때문에 통혈기능(統血機能)이 저하하면 육혈이 일어난다.

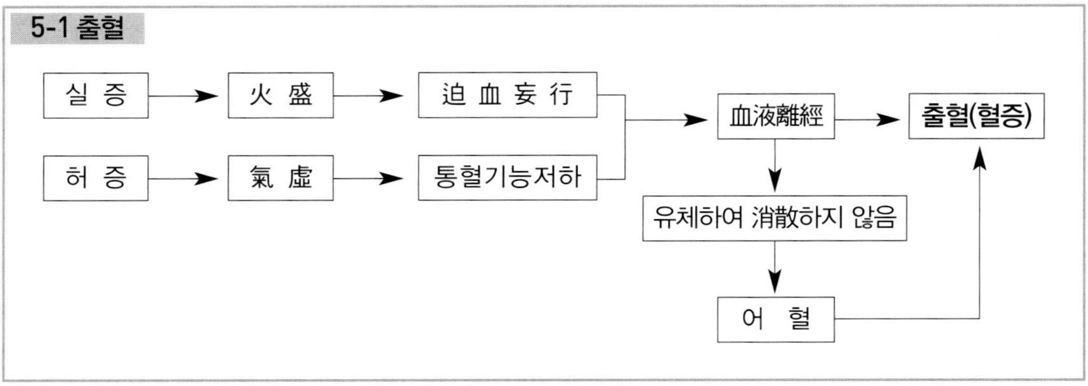

2 해혈

【 1 】열사에 의한 해혈(熱傷肺絡)

풍열조사(風熱燥邪)가 肺에 영향을 주어서 肺絡을 손상하면 해혈(咳血)이 일어난다.

【 2 】음허에 의한 해혈(陰虛火旺)

폐음(肺陰)이 虛하기 때문에 음허화왕(陰虛火旺)이 되고, 이 火가 肺에 영향을 주어서 박혈망행(迫血妄行)하면 해혈이 일어난다.

3 구혈

【 1 】화에 의한 구혈(火傷胃絡)

맵고 뜨거운 음식을 과식하면 위중(胃中)에 熱이 모이고, 이것이 鬱해서 化火하고 위락(胃絡)을 손상하거나 간화범위(肝火犯胃)하여 위락을 손상하면 혈열망행(血熱妄行)에 의해 구혈(嘔血)이 일어난다.

4 혈뇨

【 1 】심화에 의한 혈뇨(心火亢盛)

사열(邪熱)이 장기간 멈추거나 정지과극(情志過極)에 의해 심음(心陰)이나 신음(腎陰)을 손상하면 심화(心火)가 항진한다. 이 火가 표리의 관계에 의해 소장에 이열(移熱)하고, 그 맥락(脈絡)을 손상하면 혈뇨(血尿)가 일어난다.

【 2 】비신양허에 의한 혈뇨(脾腎兩虛)

노권(勞倦)이나 구병(久病)에 의해 비신양허(脾腎兩虛)가 되면 비불통혈(脾不統血), 신실고정(腎失固精)에 의해 혈뇨가 일어난다.

5 혈변

【 1 】습열에 의한 혈변(濕熱內蘊)

습사(濕邪)가 침습하여 중초에 정체해서 열화하고, 이 습열이 대장으로 下移해서 그 맥락을 손상하면 혈변(血便)이 일어난다. 또 평소에 비감후미(肥甘厚味)한 식사를 많이 하거나 음주가 지나치면 비위(脾胃)를 손상해서 습열이 생기고, 이것이 대장으로 下移해서 그 맥락을 손상하면 혈변이 일어난다.

【 2 】비위허한에 의한 혈변(脾胃虛寒)

구병(久病)으로 비허(脾虛)가 되어 中氣가 부족해서 통혈기능(統血機能)이 저하하고, 血이 腸의 맥락에서 새면 혈변이 일어난다.

5-2 출혈

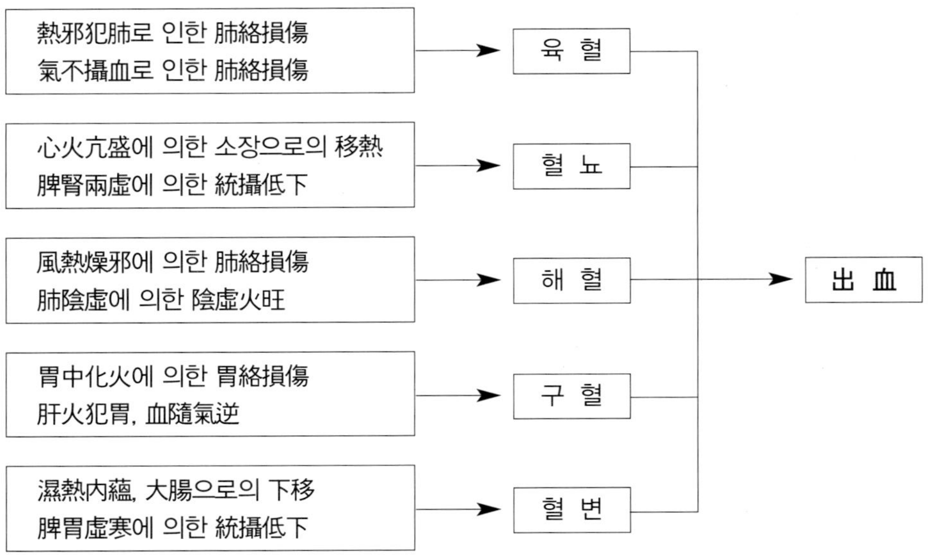

증분류

1 육혈

【 1 】열사에 의한 육혈

주　　증 : 비뉵(鼻衄), 量은 많고 色은 紅

수 반 증 : 구갈해서 수분을 많이 취함, 두통, 흉민, 급조, 이노(易怒)

설 맥 상 : 설질홍(舌質紅) 또는 暗, 맥삭(脈數)

증후분석 : ①비뉵 – 鼻는 폐규(肺竅)이다. 풍열 邪의 침습, 또는 肺의 온열(蘊熱)에 의해 박혈망행하면 일어난다. 熱에 의해 출혈의 양은 많고 色은 紅이다.

②구갈해서 수분을 많이 취한다. – 열사에 의해 진액을 손상하면 일어난다.

③두통 – 풍열이 청규(淸竅)에 상요(上擾)하면 일어난다.

④흉민, 급조, 이노(易怒) – 肺中의 온열에 의해 폐기불리(肺氣不利)가 되고, 소설

(疏泄)에 영향을 주면 일어난다.

⑤설질홍 또는 暗, 맥삭 – 이것은 내열치성(內熱熾盛–내열이 강한 것)의 象이다.

【 2 】기허에 의한 육혈

主 症 : 비뉵(鼻衄)

隨 伴 症 : 안색창백(顔色蒼白), 정신피로, 핍력, 두훈, 이명, 심계

舌 脈 象 : 설질담(舌質淡), 맥세무력(脈細無力)

證候分析 : ①비뉵 – 기허 때문에 고섭기능이 저하하면 血이 외일(外溢)해서 일어난다.

②안색창백, 두훈, 이명 – 혈허(血虛) 때문에 두안면부(頭顔面部)에 영양을 잘 줄 수 없으면 일어난다.

③정신피로, 핍력 – 기혈양허(氣血兩虛) 때문에 일어난다.

④심계 – 心이 기혈의 영양을 잘 받을 수 없으면 일어난다.

⑤설질담, 맥세무력 – 이것은 기혈양허의 象이다.

2 해혈

【 1 】열사에 의한 해혈

주 증 : 해혈, 혈색은 선홍, 양이 많음

수 반 증 : 해수, 흉민, 번조, 화를 잘 냄, 대변은 硬, 소변황(小便黃)

설 맥 상 : 설질홍, 설태황, 맥부현삭(脈浮弦數)

증후분석 : ①해혈, 혈색은 선홍, 양이 많음 – 외감의 풍열의 邪가 肺에 영향을 주고, 폐락(肺絡)을 손상하면 일어난다.

②해수, 흉민 – 폐중(肺中)의 온열에 의해 肺의 청숙이 나빠지고, 폐기불리(肺氣不利)가 되면 일어난다.

③번조(煩燥), 화를 잘 냄 – 폐금(肺金)이 수목병을 제어할 수 없게 되고, 간화(肝

火)가 항진하면 일어난다.

④대변은 硬, 소변황 – 사열이 강해서 진액을 소작(燒灼)하면 일어난다.

⑤설질홍, 설태황, 맥부현삭 – 이것은 열사치성(熱邪熾盛)의 象이다.

【 2 】음허에 의한 해혈

주 증 : 痰에 血이 섞이거나 선혈(鮮血)을 해혈(咳血)

수 반 증 : 도한(盜汗), 협부(頰部)의 홍조, 조열, 번조

설 맥 상 : 설질홍(舌質紅), 소태(少苔), 맥세삭(脈細數)

증후분석 : ①痰에 血이 섞이거나 선혈을 해혈 – 폐음부족(肺陰不足) 때문에 허화(虛火)가 상염(上炎)해서 폐락을 손상하면 일어난다.

②도한, 협부의 홍조, 조열, 번조 – 음허화왕(陰虛火旺)에 의해 일어난다.

③설질홍, 맥세삭 – 이들은 음허화왕의 象이다.

3 구혈(火에 의한 구혈)

주 증 : 선혈 또는 자암색의 혈괴(血塊)를 구혈(嘔血), 양이 많음

수 반 증 : 복부창민(腹部脹悶), 대변의 색은 검음

설 맥 상 : 설질홍, 설태황으로 厚 · 濁 · 膩, 맥활삭(脈滑數)

증후분석 : ①선혈 또는 자암색의 혈괴를 구혈, 양이 많음 – 위중(胃中)에 모인 熱이 위락을 손상하면 일어난다.

②복부창민 – 위중(胃中)의 熱에 의해 胃의 화강이 실조하고, 먹은 것이 잘 운화되지 않으면 일어난다.

③대변의 색은 검음 – 血이 대변과 함께 下하여 血이 대변에 섞이면 일어난다.

④설질홍, 설태황후탁니, 맥활삭 – 胃에 적열(積熱)이 있는 象이다.

4 혈뇨

【 1 】심화에 의한 혈뇨

주　　증 : 소변은 붉고 열감이 있음, 선홍색의 혈뇨를 수반

수 반 증 : 안면홍조, 구갈, 심번, 불면, 구설(口舌)에 瘡이 생김

설 맥 상 : 설첨홍(舌尖紅), 맥삭(脈數)

증후분석 : ①소변은 붉고 열감이 있음, 선홍색의 혈뇨를 수반 – 심음의 손상에 의해 心火가 항진하고, 소장에 이열(移熱)해서 맥락을 손상하면 일어난다.

②안면홍조, 구갈, 구설의 瘡 – 심음부족 때문에 心火가 상염하면 일어난다.

③심번, 불면 – 火가 心神에 영향을 주면 일어난다.

④설첨홍, 맥삭—심화항성(心火亢盛)의 象이다.

【 2 】비신양허에 의한 혈뇨

주　　증 : 소변빈삭(小便頻數), 담홍색 혈뇨를 수반

수 반 증 : 권태, 안색위황, 요배부의 나른함 · 동통, 두훈, 이명

설 맥 상 : 설질담(舌質淡), 맥세(脈細)

증후분석 : ①소변빈삭, 담홍색 혈뇨를 수반 – 노권(勞倦)이나 구병(久病)에 의해 비신양허(脾腎兩虛)가 되고, 脾의 통혈기능(統血機能)이 저하하거나 腎의 고섭기능(固攝機能)이 저하하면 일어난다.

②권태, 안색위황 – 기혈양허에 의해 일어난다.

③요배부의 나른함 · 동통, 두훈, 이명 – 정혈동원(精血同源)이기 때문에 혈뇨로 인해 精이 부족하고, 신정부족(腎精不足)이 되면 일어난다.

④설질담, 맥세 – 이것은 비신양허(脾腎兩虛), 정혈양상(精血兩傷)의 象이다.

5 혈변

【 1 】습열에 의한 혈변

주　　증 : 변색선홍 또는 선혈후변, 배변이 상쾌하지 않음

수 반 증 : 항문의 동통, 복통

설 맥 상 : 설태황니(舌苔黃膩), 맥유삭(脈濡數)

증후분석 : ①변색선홍 또는 선혈후변(先血後便) – 습열이 대장으로 이동하여 혈락을 손상하면 일어난다.

②배변이 상쾌하지 않음, 복통 – 습열이 대장에 온결해서 기기(氣機)가 나빠지고, 전도기능(傳導機能)이 실조하면 일어난다.

③항문의 동통 – 습열이 항문에 훈증(薰蒸)하면 일어난다.

④설태황니, 맥유삭 – 습열내온(濕熱內蘊)의 象이다.

【 2 】비위허한에 의한 혈변

주　　증 : 하혈, 색은 암자색(暗紫色) 또는 黑

수 반 증 : 복부은통(腹部隱痛), 안색이 흐림, 정신부진(精神不振), 대변당박(大便溏薄)

설 맥 상 : 설질담(舌質淡), 맥세(脈細)

증후분석 : ①하혈, 색은 암자색 또는 黑 – 비위허한(脾胃虛寒), 중기부족(中氣不足) 때문에 脾의 통혈기능(統血機能)이 저하하고, 대장에서 血이 외일(外溢)하면 일어난다.

②복부은통 – 중초의 허한에 의해 위장이 온후(溫煦)되지 않으면 氣機가 나빠져서 일어난다.

③안색이 흐림, 정신부진, 대변당박 – 비양허약(脾陽虛弱), 기혈부족, 운화불리(運化不利)에 의해 일어난다.

④설질담, 맥세 – 비위허한, 기혈부족의 象이다.

치료

1 육혈

【 1 】열사에 의한 육혈

치 법 : 청열사화(淸熱瀉火), 양혈지혈(凉血止血)

처 방 례 : 上星, 隱白, 膈兪, 禾髎

①폐열(肺熱)에는 大杼를 추가한다.

②위열(胃熱)에는 內庭을 추가한다.

③간열(肝熱)에는 行間을 추가한다.

방 해 : 膈兪는 혈회(血會)이고, 이혈지혈(理血止血)의 작용이 뛰어나다. 上星은 독맥혈이고, 청열강화(淸熱降火)의 작용이 있고, 비뉵치료(鼻衄治療)의 경험요혈이다. 또 隱白은 족태음비경의 정혈이고, 益脾 통혈의 작용과 邪熱을 淸瀉하는 작용이 있다. 禾髎는 비공(鼻孔)의 양쪽에 있고, 수양명대장경혈이며 여기에서는 국부취혈로 청열지혈을 도모할 목적으로 배혈한다.

폐열에는 청열투표(淸熱透表)의 작용을 증강할 목적으로 大杼를 배혈한다. 또 위열로 박혈상역(迫血上逆)해서 일어나는 육혈(衄血)에는 內庭을 배혈해서 청위사열(淸胃瀉熱)을 도모하면 좋다. 간울화화(肝鬱化火)로 일어나는 육혈에는 熱을 아래로 유도할 목적으로 족궐음간경의 형혈인 行間을 배혈하면 좋다.

조 작 : 隱白은 상방향으로 1~2분 사자하고, 보법을 시술하고 운침을 1분간 행한 후, 발침해서 피를 한 방울 짜내고, 그 위에 봉구를 시술한다. 그 위의 치료혈은 사법을 시술하고, 10~20분간 유침한다. 즉 유침 중에 수회 행침한다.

【 2 】기허에 의한 육혈

治 法 : 익기섭혈(益氣攝血)

處 方 例 : 素髎, 脾兪, 膈兪, 足三里

方　　解 : 素髎에는 양기를 승거(昇擧)하고, 비뉵을 멈추는 작용이 있다. 膈兪에는 이혈지혈의 작용이 있다. 이 2穴로 표치를 도모한다. 또 脾兪로 건비익기, 섭혈통혈을 도모한다. 足三里는 강장고본의 요혈이고, 기혈을 생화하는 작용이 뛰어나다. 또 족양명위경은 코의 옆에서 시작되고, 상행해서 비근으로 좌우에 교회하고, 이경한 血(經을 떠난 血)을 귀경시키는 작용이 있다. 이 2穴로 주로 본치를 도모한다.

操　　作 : 우선 素髎에 자침한다. 코의 첨단부에서 상방향에 0.5~0.8寸 사자하고, 침감을 비근 또는 비강에 방산시키고, 평보평사법을 시술한다. 이어서 그 외의 치료혈에 1寸 직자하고, 보법을 시술하고, 10~20분간 유침한다. 足三里는 구두침(灸頭鍼)을 시술해도 좋다.

2 해혈

【 1 】 열사에 의한 해혈

치　　법 : 청열윤폐(淸熱潤肺), 화락지혈(和絡止血)

처 방 례 : 肺兪, 孔最, 魚際

①외감(外感)에는 風門을 추가한다.

②간화(肝火)에는 太衝을 추가한다.

③혈탈(血脫)에는 涌泉을 추가한다.

방　　해 : 肺兪는 족태양방광경혈이고, 肺의 경기(經氣)가 흘러들어가는 곳이다. 太陽은 一身의 表를 主하고, 여기에서는 거사윤폐(祛邪潤肺)를 도모할 목적으로 肺兪를 이용한다. 孔最는 수태음폐경의 극혈이고, 폐기를 내리는 작용과 청열지혈(淸熱止血)의 작용에 뛰어나다. 또 해혈(咳血)을 지혈하는 요혈이다. 그 위에 형혈인 魚際를 加하여 폐열의 청열을 증강한다.

외감풍사(外感風邪)가 肺를 범한 것에는 風門을 취혈해서 거사를 도모하면 좋다. 또 간기화화(肝氣化火)한 것이 肺에 上逆하는 경우에는 족궐음간경의 원혈인 太衝

을 배혈해서 氣機를 조절하고, 肝火를 내리고, 청락화영(淸絡和英)을 도모하면 좋다. 출혈이 심하고, 그 때문에 양족(兩足)이 궐랭하는 것에는 빨리 湧泉에 자침하고 도혈하행(導血下行)을 도모하면 좋다.

조 작 : 肺兪는 척주(脊柱)를 향해 사자하고, 침감을 전흉부에 방산시키고, 먼저 사법을 많이 시술하고 나서 보법을 조금 시술하고, 20분간 유침한다. 孔最는 가볍게 침자하고 조금 출혈시킨다. 그 외의 치료혈은 모두 사법을 시술하고, 20~30분간 유침하고, 유침 중에 수회 행침한다.

【 2 】음허에 의한 해혈

치 법 : 자음강화(滋陰降火), 지혈(止血)

처방례 : 肺兪, 中府, 太谿, 大椎

방 해 : 肺兪와 中府의 배혈은 수모배혈법이고, 이것에 의해 肺陰을 자양하고 肺火의 청열을 도모한다. 太谿는 족소음신경의 원혈이고, 이것에 의해 腎陰을 자양해서 肺火의 강화를 도모하고, 폐조(肺燥)를 적신다. 이것이 본치법이다. 또 大椎에 의해 골증조열(骨蒸潮熱)한 상태의 개선을 도모한다. 肺陰이 습기를 띠고 虛火가 내리면 해혈은 저절로 멎는다.

조 작 : 肺兪, 中府는 직자로 0.5분 자입하고, 보법을 주로 선보후사를 시술한다. 또 大椎는 사법을 주로 하여 선사후보를 시술한다. 太谿는 보법을 시술하고, 10~20분간 유침한다.

3 구혈

치 법 : 사간청위(瀉肝淸胃), 영혈(寧血)

처방례 : 膈兪, 公孫, 內關

①위열(胃熱)에는 內庭을 추가한다.

②간화(肝火)에는 行間을 추가한다.

방 해 : 膈兪는 혈회이고, 이혈영혈(理血寧血)의 작용이 있다. 公孫은 족태음비경의 낙혈이고, 衛脈에 통하며 팔맥교회혈의 하나다. '衛는 血海를 行한다'고 말하며, 이 公孫에는 통혈섭혈지혈(統血攝血止血)의 작용이 있다고 되어 있다. 內關에는 화위지구(和胃止嘔)의 작용이 있고, 公孫과 배혈하면 그 효과가 뚜렷하다.

위열이 있는 것에는 족양명위경의 형혈인 內庭을 배혈해서 청열양혈(淸熱凉血)을 도모하면 좋다. 또 간화범위(肝火犯胃)에 의한 것에는 족궐음간경의 형혈인 行間을 배혈해서 청화지혈(淸火止血)을 도모하면 좋다.

조 작 : 公孫은 보법을 시술하고, 그 외의 치료혈은 양사법(凉瀉法)을 시술하고, 10~20분간 유침한다. 유침 중에 수회 행침한다. 구혈이 멈추지 않는 경우는 그 외의 요법을 병용해야 한다.

4 혈뇨

【1】심화에 의한 혈뇨

치 법 : 청심사화(淸心瀉火), 지혈(止血)

처 방 례 : 大陵, 小腸兪, 關元, 大敦

방 해 : 大陵은 수궐음심포경의 원혈이다. 심포는 心의 궁성이라 불리고, 大陵을 사하여 독항(獨亢)하는 心火를 내린다. 小腸兪와 關元의 배혈은 수모배혈법이고, 이것으로 소장의 熱을 하행시키고, 양혈지혈을 도모한다. 大敦은 족궐음간경의 정혈이다. 大敦은 칠정과극(七情過極)하여 肝火가 생기고, 그것이 방광의 음락을 손상해서 일어나는 혈뇨에 뚜렷한 효과가 있다.

조 작 : 大敦은 삼릉침으로 점자출혈을 행한다. 그 외의 치료혈은 0.5~1寸 직자해서 사법을 시술하고, 10~20분간 유침한다. 關元의 침자는 침감이 前陰에 방산하도록 행하면 좋다.

【2】비신양허에 의한 혈뇨

치　　법 : 건비익신(健脾益腎), 보기섭혈(補氣攝血)

처 방 례 : 脾兪, 腎兪, 氣海, 三陰交

방　　해 : 脾兪에 침자해서 中氣를 고무하고, 통혈작용의 회복을 촉진한다. 또 腎兪에 침자해서 下元을 보익하고, 고섭(固攝)의 작용을 증강한다. 통혈 · 고섭작용이 회복되면 출혈은 멈춘다. 氣海는 '元氣의 海'이고, 이것에 침자해서 원기의 회복을 도모한다. 三陰交는 족삼음경의 교회혈이고, 이것에 의해 脾腎을 보하고, 통섭작용의 회복을 돕는다.

조　　작 : 氣海에 자입하는 경우에는 침첨(鍼尖)을 아래 방향을 향해서 사자(斜刺)하고, 침감이 前陰에 도달하도록 한다. 보법을 시술하고, 그 위에 구두침(灸頭鍼)을 행한다. 脾兪, 腎兪는 직자로 1寸 자입하고, 보법을 시술한다. 三陰交는 평보평사법을 시술한다. 10~20분간 유침한다.

5 혈변

【1】습열에 의한 혈변

치　　법 : 청열화습(淸熱化濕), 양혈지혈(涼血止血)

처 방 례 : 承山, 隱白, 長强

방　　해 : 承山은 족태양방광경에 있고, 족태양경별의 1支는 항문으로 나뉘어 들어간다. 承山에는 장부(腸腑)의 습열을 청화하는 작용이 있다. 長强은 독맥의 낙혈이고 임맥에 通하며 부기(腑氣)를 조절하는 작용이 있다. 이 2穴은 下血에 효과가 있다. 《백증부(百症賦)》에서는 '長强, 承山에 刺하면, 장풍신하혈(腸風新下血)을 곧잘 主한다'고 서술하고 있다. 또 隱白은 족태음비경의 정혈이고, 비위습열(脾胃濕熱)을 淸하는 작용에 뛰어나다. 古人은 혈변의 치료에 隱白을 자주 이용했다. 병상이 급한 경우에는 표치를 주로 행한다.

조　　작 : 3穴 모두 사법을 시술한다. 長强은 깊게 침자하고, 침감이 항문에서 주위로 확산되도록 수기(手技)를 행한다. 承山에는 手技를 그다지 강하게 시술하지 않도록 한다. 隱白은 발침(拔鍼) 후에 血을 짜면 좋다.

【 2 】비위허한에 의한 혈변

치　　법 : 온중건비(溫中健脾), 양혈지혈(養血止血)

처 방 례 : 太白, 脾兪, 中脘, 氣海

방　　해 : 太白은 족태음비경의 원혈이고, 脾兪는 脾의 배수혈이다. 이 2穴의 배혈로 건비통혈(健脾統血)을 도모한다. 中脘은 胃의 모혈이고, 온중지통지혈(溫中止痛止血)의 작용이 있다. 그 위에 氣海로 원기를 돕고, 통섭작용(統攝作用)의 증강을 촉진한다. 이 처방의 요점은 본치에 있다. 中州가 건강하게 되고 기혈의 生化가 순조로워지면 양혈지혈이란 목적을 달성할 수 있다.

조　　작 : 氣海는 작탁구법(雀啄灸法)을 시술한다. 그 외의 치료혈은 0.5~1寸 직자한다. 中脘은 선사후보를 행하지만, 補를 주로 한다. 그 외의 치료혈은 보법을 시술한다. 20~30분간 유침한다.

출혈증의 치법과 선혈

증 후	병인병기	치 법	선 혈
실증의 출혈	熱邪犯肺에 의한 肺絡損傷(衄) 風熱燥邪에 의한 肺絡損傷(咳) 胃中化火에 의한 胃絡損傷(嘔) 心火亢盛에 의한 小腸移熱(尿) 濕熱內蘊에 의한 大腸移熱(便)	청열지혈	上星, 隱白, 膈兪, 禾髎, 大杼 肺兪, 孔最, 魚際, 風門 膈兪, 公孫, 內關 大陵, 小腸兪, 關元, 大敦 承山, 隱白, 長强
허증의 출혈	氣不攝血에 의한 肺絡損傷(衄) 肺陰虛損에 의한 陰虛火旺(咳) 脾腎兩虛에 의한 統攝低下(尿) 脾胃虛寒에 의한 統攝低下(便)	보허영혈	素髎, 脾兪, 膈兪, 足三里 肺兪, 中府, 太谿, 大椎 脾兪, 腎兪, 氣海, 三陰交 太白, 脾兪, 中脘, 氣海

고금처방례(古今處方例)

①《천금익방(千金翼方)》

• 비뉵이 멈추지 않는 것은 涌泉二穴에 100壯을 灸, 허로토혈(虛勞吐血)하는 것은 胃營에 300壯을 灸, 구비출혈(口鼻出血)하는 것은 上星에 50壯을 灸. 토혈(吐血), 타혈(唾血)하는 것은 胸堂에 100壯을 灸, 침은 금한다. 토혈, 복통, 뇌명(雷鳴)하는 것은 天樞에 100壯을 灸. 토혈, 타혈, 상기해역하는 것은 腨兪에 나이 수만큼 灸한다. 요혈(尿血)하는 것은 第7椎 양방 각 5寸, 또 大敦에 灸한다. 壯수는 각각 나이 수만큼 한다.

②《잡병혈법가(雜病穴法歌)》

• 토혈에는 尺澤, 육혈에는 上星과 禾髎

③《침구취영(鍼灸聚英)》 卷二

• 토뉵혈(吐衄血), 신열(身熱)은 이것 혈허, 혈온으로 신열하는 것은 死하고 치료되지 않는다. 隱白, 脾兪, 上脘, 肝兪에 침자한다. 하혈, 장혈은 많은 것은 대장에 있다, 隱白에 침자하고, 足三里에 灸한다.

④《침구학강의(鍼灸學講義)》

• 혈변을 치료하는 것은 허증에는 脾兪, 小腸兪, 關元, 足三里, 太白을 取한다. 실증에는 大腸兪, 天樞, 承山, 上巨虛를 取한다.

⑤《실용침구대전(實用鍼灸大全)》

• 토혈 치료

한성(寒性): 中脘, 脾兪, 膈兪, 足三里를 取하고 天樞, 神闕을 배혈

열성(熱性): 內庭, 曲池, 內關, 血海를 取하고 上巨虛, 郄門을 배혈

허성(虛性): 脾兪, 內關, 下脘, 陽陵泉을 取하고 建里, 公孫, 足三里, 氣海를 배혈

실성(實性): 太衝, 行間, 期門, 中脘을 取하고 內關, 大陵, 肝兪, 膈兪를 배혈

외상토혈(外傷吐血): 中脘, 足三里, 梁丘를 取하고 膈兪, 章門, 內關을 배혈

• 혈변의 치료

장풍(腸風): 曲池, 上巨虛, 承山을 取하고 合谷, 長强을 배혈

장독(臟毒): 大腸兪, 天樞, 上巨虛, 承山을 取하고 血海, 陰陵泉을 배혈

비허변혈(脾虛便血): 脾兪, 太白, 足三里를 取하고 氣海, 百會를 배혈

그 외의 요법

【한방약】

①풍열범폐(風熱犯肺)에 의한 비뉵(鼻衄): 상국음(桑菊飮)

②위열치성(胃熱熾盛)에 의한 비뉵: 옥녀전(玉女煎)

③간화상염(肝火上炎)에 의한 비뉵: 용담사간환(龍膽瀉肝丸)

④기혈허손(氣血虛損)에 의한 비뉵: 귀비환(歸脾丸)

⑤조사상폐(燥邪傷肺)에 의한 비뉵: 상행탕(桑杏湯)

⑥음허폐열(陰虛肺熱)에 의한 비뉵: 백합고금환(百合固金丸)

⑦위열(胃熱)에 의한 토혈(吐血): 사심탕합십회산(瀉心湯合十灰散)

⑧간화범위(肝火犯胃)에 의한 토혈: 용담사간환(龍膽瀉肝丸)

⑨기허(氣虛)에 의한 토혈: 귀비환(歸脾丸)

⑩장도습열(腸道濕熱)에 의한 혈변(血便): 괴각환(槐角丸)

⑪비위허한(脾胃虛寒)에 의한 혈변: 황토탕(黃土湯)

⑫하초습열(下焦濕熱)에 의한 혈뇨(血尿): 소계음자(小薊飮子)

⑬신허화왕(腎虛火旺)에 의한 혈뇨: 지백지황환(知柏地黃丸)

⑭비불통혈(脾不統血)에 의한 혈뇨: 귀비환(歸脾丸)

⑮신허불고(腎虛不固)에 의한 혈뇨: 맥미지황환(麥味地黃丸)

참고사항

출혈의 원인은 풍열조사(風熱燥邪), 과도한 음주, 맵고 뜨거운 것의 과식, 칠정실조(七情失調), 울노상간(鬱怒傷肝) 등 다양하다. 따라서 이 병의 예방에서는 그 부위나 원인의 차이에 따라서 대처할 필요가 있다. 중증의 출혈에는 한의학, 양의학에 의한 종합치료를 행할 필요가 있다.

요약

출혈증에는 육혈, 해혈, 구혈, 혈뇨, 혈변 5가지가 있다. 각각 특징이 있지만, 이들은 血이 순행하지 않고 망행해서 일어나는 것이다. 양락을 손상하면 血은 외일하고, 음락을 손상하면 血은 내일한다. 급성인 것은 혈열, 실증인 것이 많고, 만성인 것은 기혈허증인 것이 많다.

치료원칙은 지혈, 청열, 영혈, 보허다. 급성기에는 우선 지혈을 주로 행하고, 이어서 청열, 영혈하여 효과의 안정을 도모하고, 마지막으로 본치로서 보허, 음양의 조절을 도모하면 좋다.

6. 발진

발진(發疹)은 대부분의 급성, 만성질환에 나타난다. 예를 들면 전염병, 감염성질환에 자주 보이고, 또 내과질환, 피부과질환에도 보인다.

한의학에서는 발진이 肺나 위기(衛氣)와 밀접한 관계가 있다고 생각한다. 肺는 피모(皮毛)에 합해 있고, 위기는 체표를 둘러싸고 있기 때문이다.

병인병기

발진(發疹)은 주로 風·寒·濕·熱의 사기가 기부(肌膚)에 침입하여 일어난다고 생각된다. 더욱이 이것은 稟賦不足(체질)이나 이물과의 접촉과도 관계가 있다.

【 1 】풍열에 의한 발진(風熱客表)

체질이 폐비조열(肺脾燥熱)타입이고 주리(腠理)의 상태가 나쁜 사람이 풍열의 침습을 받고, 그것이 피부에 울체해서 영기불화(營氣不和)가 되면 발진이 일어난다.

【 2 】풍한에 의한 발진(風寒束表)

영위실조(營衛失調) 때문에 위양(衛陽)이 체표에 잘 작용하지 않으면 주리의 상태는 나빠진다. 이 주리가 虛한 상태를 이용해서 풍한의 邪가 침입해서 肌膚에 외속(外束)하고, 모공이 폐색하고 울체하면 발진이 일어난다.

【 3 】음식부절에 의한 발진

기름기가 많고 맛이 진한 음식물을 과식하거나 魚, 蝦, 蟹, 卵 등 비린내가 나서 동풍(動風)시키기 쉬운 음식물을 과식하고, 그것이 식체하면 습열내온이 된다. 이와 같은 상태로 그 위에 풍사의 침습을 받고 내외가 동시에 잘 소설, 통달하지 못하고 피모나 기주(肌腠)에 울체하면 발진이 일어난다.

【 4 】접촉에 의한 발진

피부나 호흡도(呼吸道), 소화도(消化道)가 우모(羽毛), 화분(花粉), 화학약품, 진드기, 기생충 또는 감염병소(感染病巢)에서 나오는 독소 등의 자극을 받으면 발진이 일어난다.

【 5 】기혈허손에 의한 발진

허약체질, 비위허약에 의한 기혈의 생화불량 또는 대량출혈이나 병후의 기혈부족으로 기부에 영양이 잘 공급되지 못하고 그 때문에 衛表不固(체표의 방위기능저하)가 되고, 그 위에 풍사를 받고 그것이 주리에 울체해서 투달할 수 없으면 발진이 일어난다.

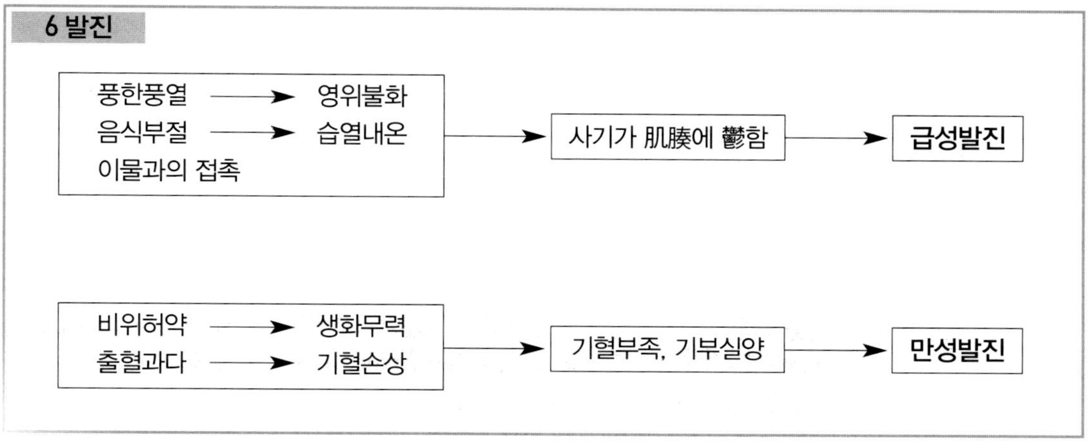

증분류

【 1 】풍열에 의한 발진

주 증: 갑자기 발진이 일어남, 색은 선홍색(鮮紅色)

수 반 증: 발열, 인후종통, 구갈, 심번, 발진은 소양(瘙痒)을 수반하는 경우도 있음

설 맥 상: 설질홍(舌質紅), 설태박황(舌苔薄黃), 맥부삭(脈浮數)

증후분석: ①갑자기 발진이 일어남, 맥부삭 – 熱의 침습을 받고, 그것이 기부에 鬱해서 영위불화가 되면 일어난다.

②발열, 발진의 색은 선홍색, 인후종통, 구갈, 설질홍, 설태박황 – 풍열의 邪에 의해 일어난다.

【 2 】풍한에 의한 발진

主 症: 갑자기 발진이 일어남, 색은 담홍색(淡紅色)

隨 伴 症: 오한(惡寒), 발열(發熱), 비폐(鼻閉), 콧물

舌 脈 象: 설질담, 설태박백, 맥부긴 또는 부완

證候分析: ①갑자기 발진이 일어남, 맥부긴 – 풍한의 邪가 기부에 외속하고, 모공이 폐색하고 울체하면 일어난다.

②발진의 색은 담홍색, 오한, 콧물, 설질담(舌質淡), 설태박백(舌質薄白) – 풍한의 邪에 의해 일어난다.

【 3 】위열(훈증)에 의한 발진

주　　증 : 갑자기 발진이 일어남, 색은 홍색, 편상(片狀)을 이룬다.

수 반 증 : 복통, 오심(惡心), 구토 또는 복명, 설사, 소변단적(小便短赤)

설 맥 상 : 설질홍(舌質紅), 설태황니(舌苔黃膩), 맥활삭(脈滑數)

증후분석 : ①갑자기 발진이 일어남, 색은 홍색 – 위장에 적열이 있고 더욱이 풍사를 감수해서 풍열이 기부에 훈증(薰蒸)해서, 낙맥이 조체하면 일어난다.

②복통, 오심, 구토, 설사, 복명 – 위장의 氣機가 나빠지면 일어난다.

③소변단적 – 내열에 의해 진액을 손상하면 일어난다.

④설질홍, 설태황니, 맥활삭 – 胃熱의 象이다.

【 4 】기혈허손에 의한 발진

주　　증 : 발진이 반복해서 일어나고 좀처럼 낫지 않음, 색은 淡

수 반 증 : 안색이 흐림, 정신피로, 핍력, 식욕부진, 불면, 심계, 숨이 참

설 맥 상 : 설질담반(舌質淡胖), 맥세약(脈細弱)

증후분석 : ①발진이 반복함 – 기혈양허(氣血兩虛)로 위외불고(衛外不固)가 되면 풍사를 감수(感受)하기 쉽기 때문에 일어난다.

②발진의 色은 淡, 顔色이 흐림, 정신피로, 식욕부진, 불면, 심계, 숨이 참 – 혈허 때문에 발진의 색이 淡하게 된다. 그 외의 증상은 기혈양허(氣血兩虛)에 의해 일어난다.

③설질담반, 맥세약 – 기혈양허의 象이다.

치료

【 1 】풍열에 의한 발진

치 법 : 거풍청열(祛風淸熱), 양혈소진(凉血消疹)

처 방 례 : 風池, 風門, 曲池, 風市, 膈兪, 血海

방 해 : 風池, 風門으로 거풍투표(祛風透表)를 도모하고 曲池, 風市로 청열소풍(淸熱消風)을 도모한다. 또 膈兪, 血海로 양혈화어(凉血化瘀)를 도모한다. 이것에 의해 血이 둘러싸이면 風은 소멸하고, 청열이 되면 발진은 소실하며, 風이 없어지면 가려움이 멈춘다.

조 작 : 침으로 사법을 시술하고, 강한 자극을 준다. 수회 염전제삽(捻轉提揷)을 행하고, 30분간 유침한다. 1일에 1～2회 치료하면 좋다.

【 2 】풍한에 의한 발진

治 法 : 소풍산한(疏風散寒), 영위조화(營衛調和)

處 方 例 : 大椎, 風池, 風門, 曲池, 血海

方 解 : 大椎로 소풍산한을 도모하고, 風池, 風門으로 거풍달사(祛風達邪)를 도모한다. 또 曲池, 血海로 선기행혈(宣氣行血)을 도모한다. 風이 없어지고 寒이 사라지면 가려움이 멈추고, 기혈이 조화되면 발진이 소실한다.

操 作 : 침으로 사법을 시술하고 강한 자극을 준다. 30분간 유침한다. 또 大椎, 風池, 風門은 유침 중 구두침(灸頭鍼)을 시술하든가, 발침(拔鍼) 후에 격강구(隔薑灸)를 시술하면 좋다. 1일 1회 치료한다.

【 3 】위열(습열)에 의한 발진

치 법 : 청장설열(淸腸泄熱), 거풍이습(祛風利濕)

처 방 례 : 曲池, 合谷, 內關, 天樞, 足三里, 三陰交

방 해 : 合谷, 曲池, 天樞로 소풍투표(疏風透表), 해울달사(解鬱達邪)를 도모하고, 그 위에

습열의 청설(淸泄), 위장의 조리를 도모한다. 또 內關, 足三里를 배혈해서 이기창중(理氣暢中), 승강의 조절을 도모하고, 三陰交로 소간운비(疏肝運脾)를 도모한다. 이 처방에는 '내청외투(內淸外透)', '裏로 淸熱, 表로 透邪를 도모하는 것', 표리쌍해(表裏雙解)의 작용이 있다.

조 작 : 침으로 사법을 시술하고, 염전제삽(捻轉提揷)하여 침감을 증강하고, 30분간 유침한다. 1일 1～2회 치료한다.

【 4 】기혈허손에 의한 발진

치 법 : 익기고표(益氣固表), 양혈거풍(養血祛風)

처 방 례 : 風門, 膈兪, 脾兪, 氣海, 血海, 足三里

방 해 : 脾兪, 氣海, 足三里로 보비익기(補脾益氣)를 도모하고, 화원(化源)의 개선을 도모한다. 또 膈兪, 血海로 양혈을 도모한다. 이것에 의해 본치법으로 익기양혈을 도모한다. 그 위에 표치법으로 風門을 가볍게 瀉하고, 거풍달사(祛風達邪)를 도모한다.

조 작 : 風門은 사법을 시술하고, 가벼운 자극을 준다. 그 외의 치료혈은 보법을 시술하고, 그 위에 구두침을 시술한다. 20～30분간 유침한다. 足三里는 보리쌀 크기의 직접구(直接灸)를 매회 3장 시술해도 좋다. 단 1일 1회, 2주간 행한 후에 2주간 쉬는 것으로 한다. 이와 같은 구치(灸治)를 장기간 행하면 좋다.

고금처방례(古今處方例)

①《침구자생경(鍼灸資生經)》

• 曲澤은 풍진을 치료하고, 肩髃는 열풍은진(熱風癮疹)을 치료하고, 曲池는 자풍은진(刺風癮疹)을 치료한다. 涌泉, 環跳는 풍진을 치료하고, 伏兎는 은진을 치료하고, 合谷, 曲池는 大人, 小人의 편신풍진(遍身風疹)을 치료한다.

②《증정중국침구치료학(增訂中國鍼灸治療學)》

• 열풍은진: 曲池, 曲澤, 合谷, 列缺, 肺兪, 魚際, 神門, 內關에 鍼을 시술한다.

• 피내양창: 曲池에 灸 200壯, 神門, 合谷에 灸三七壯

발진의 치법과 선혈

증 후	병인병기	치 법	선 혈
發疹	풍 열	거풍청열	風池, 風門, 曲池, 風市, 膈兪, 血海
		양혈소진	
	풍 한	소풍산한	大椎, 風池, 風門, 曲池, 血海
		영위조화	
	위 열	청장설열	曲池, 合谷, 內關, 天樞, 足三里, 三陰交
		거풍이습	
	기혈양허	익기고표	風門, 膈兪, 脾兪, 氣海, 血海, 足三里
		양혈거풍	

그 외의 요법

【이침(耳鍼)】

선혈: 肺, 肝, 脾, 腎上腺, 神門, 내분비, 담마진구(蕁麻疹區) 매회 2～3穴을 취혈

조작: 호침(毫鍼)으로 강한 자극을 주고, 30～60분간 유침한다. 만성발진에는 흡침(揿鍼)을 2～3일 매침(埋鍼)한다.

【한방약】

①풍열에 의한 발진: 은교산(銀翹散), 청영탕가감(淸營湯加減)

②풍한에 의한 발진: 형방패독산가감(荊防敗毒散加減)

③위열에 의한 발진: 황련해독탕(黃連解毒湯), 또는 화반탕가감(化斑湯加減)

④기혈허손에 의한 발진: 귀비탕가감(歸脾湯加減)

참고사항

①발진의 병인은 복잡하기 때문에 임상에서는 상세하게 그 병인을 규명하고, 각각 치료할 필요가 있다. 특히 만성의 병소(病巢), 기생충의 존재, 위장장유애 및 내분비장애 등에 주의할 필요가 있다.

②음식에 의해 일어나는 발진이나 접촉에 의한 발진에 대해서는 이들의 섭취나 접촉을 가능한 한 피하도록 할 필요가 있다. 또 대변의 통창을 유지하는 것이 중요하다.

7. 감모

감모(感冒)는 풍사가 인체에 침습해서 일어나는 외감병으로 주증은 오한, 발열, 두통, 비폐 등이다. 1년 중 어느 시기에도 발증하지만, 특히 겨울과 봄에 다발한다. 이 병은 외사가 폐위(肺衛)에 침범하여 일어나는데, 사계 기후의 변화와 병사의 차이 또는 체질의 강약에 따른 차이가 있고, 증후로서는 풍한, 풍열, 서습, 기허에 의한 감모가 있다.

상기도감염(上氣道感染), 유행성감모(流行性感冒)는 이 병의 변증시치(辨證施治)를 참고하여 치료하면 좋다.

병인병기

이 병은 주로 불규칙적인 생활, 한난(寒暖)의 부주의, 또 과도한 피로 등에 의해 주리(腠理)가 느슨해져서 위기불고(衛氣不固)가 되거나 또는 체질이 허약하여 위외기능(衛外機能)이 저하된 상태에서 사기가 피모(皮毛)나 구비(口鼻)로 침입해서 일어난다. 폐위(肺衛)를 손상하기 때문에 일련의 폐경(肺經) 증상이 나타난다. 외사의 성질이 寒에 치우친 것, 熱에 치우친 것, 濕에 치우친 것이 있다. 또 사기에 대한 반응의 개체차도 있다. 일반적으로 풍한(風寒), 풍열

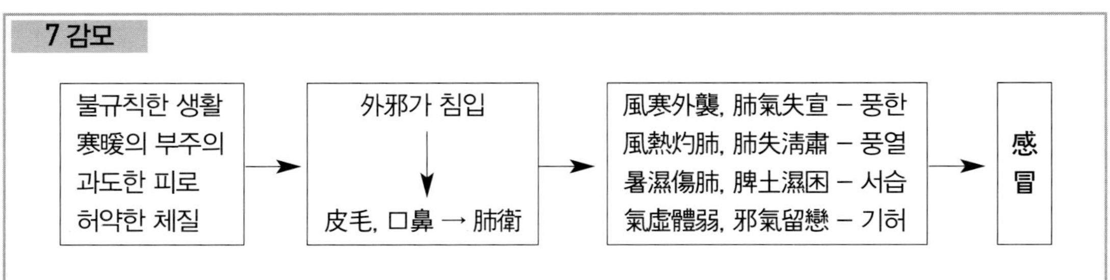

(風熱), 서습(暑濕), 기허(氣虛)에 의한 감모로 분류한다.

증분류

【 1 】풍한에 의한 감모

주　　증 : 오한(惡寒), 발열(發熱), 두통(頭痛), 무한(無汗)

수 반 증 : 비폐(鼻閉), 비성(鼻聲), 콧물, 喉의 소양감(瘙痒感), 해수(咳嗽), 痰은 많고 수상(水狀), 사지가 나른함

설 맥 상 : 설태박백(舌苔薄白), 맥부긴(脈浮緊)

증후분석 : ①오한, 발열, 무한 – 풍한의 邪가 기표를 외속해서, 위양이 울체하면 일어난다.

②두통, 사지가 나른함 – 청양이 잘 전개되지 않고, 낙맥불화(絡脈不和)의 상태가 되면 일어난다.

③비폐, 비성, 콧물, 喉의 소양감, 해수, 痰이 있다. – 풍한의 邪에 의해 폐기불선(肺氣不宣)이 되면 일어난다.

④설태박백, 맥부긴 – 표한증의 象이다.

【 2 】풍열에 의한 감모

主　　症 : 발열, 자한, 두통, 구건, 인두통

隨 伴 症 : 가벼움 오풍, 오한, 해수, 痰은 끈적끈적함, 비폐, 끈적끈적한 콧물, 구갈

舌 脈 象 : 설태박황(舌苔薄黃), 맥부삭(脈浮數)

證候分析 : ①발열, 가벼운 오풍, 자한 – 풍열의 邪가 表에 침습하고, 熱이 기주에 울체해서 위표불화(衛表不和)가 되면 일어난다.

②두통, 인두통, 구건 – 풍열의 邪가 상요하면 일어난다.

③해수, 痰은 끈적끈적함, 비폐, 끈적끈적한 콧물 – 풍열이 肺에 침습하고, 肺의 청숙이 실조해서 일어난다.

④구갈 – 熱에 의해 진액이 손상되면 일어난다.

⑤설태박황, 맥부삭 – 풍열이 表에 있는 象이다.

【 3 】서습에 의한 감모

주　　증 : 신열불양(身熱不揚), 두중감(頭重感), 흉민(胸悶), 위완부(胃脘部)의 막힘

수 반 증 : 사지관절이 무겁고 나른함, 痰은 끈적끈적하고 많음, 소변단적, 구갈

설 맥 상 : 설태황니(舌苔黃膩), 맥유삭(脈濡數)

증후분석 : 여름의 감모는 서사를 감수해서 일어나는 것이 많다. 서사는 습사를 수반하기 쉽고, 서습과 함께 강한 것이 많다.

①신열불양, 사지관절이 무겁고 나른함 – 서습이 表에 침습하고, 표위불화(表衛不和)가 되면 일어난다.

②두중감 – 풍서에 濕을 수반하는 청규에 상범하면 일어난다.

③흉민, 위완부의 막힘 – 습열이 중초에 조체하고 氣機가 나빠지면 일어난다.

④痰은 끈적끈적하고 많음 – 서열이 肺에 영향을 주고, 폐기의 청숙(淸肅)이 나빠지면 일어난다.

⑤구갈, 소변단적 – 서열에 의해 진액이 손상되면 일어난다.

⑥설태황니, 맥유삭 – 서열에 濕이 얽힌 象이다.

【 4 】기허에 의한 감모

주　　증 : 오한, 발열, 숨이 참, 나언(懶言), 두통, 권태

수 반 증 : 비폐, 해수, 痰은 흰색, 자한이 많음, 식욕부진

설 맥 상 : 설질담(舌質淡), 설태백(舌苔白), 맥부무력(脈浮無力)

증후분석 : ①오한, 발열, 두통, 자한이 많음 – 평소에 氣虛로 위외불고(衛外不固)이면 외사를 감수하기 쉽기 때문에 일어난다.

②비폐, 해수, 痰은 흰색 – 외사의 침습에 의해 폐기불선이 되면 일어난다.

③숨이 참, 나언, 권태, 식욕부진 – 기허의 象이다.

④설질담, 설태백, 맥부무력 – 기허의 象이다.

치료

【 1 】풍한에 의한 감모

치　　법 : 소풍(疏風), 산한(散寒), 해표(解表)

처 방 례 : 列缺, 風門, 風池, 合谷, 肺兪

방　　해 : 수태음폐경의 낙혈인 列缺로 肺氣의 선발(宣發)을 촉진하고, 해수(咳嗽)를 멈춘다. 太陽은 전신의 表를 主하기 때문에 이 관계에 의해 風門을 이용하고, 太陽의 經氣를 조절하고 산풍해표(散風解表)를 도모한다. 또 양유맥은 陽을 主하고, 表를 主하기 때문에 족소양담경과 양유맥과의 교회혈인 風池로 表邪의 제거를 도모한다. 또 태음과 양명은 표리의 관계에 있기 때문에 수양명대장경의 원혈인 合谷로 祛邪를 도모한다. 肺兪는 肺衛의 氣의 선발을 촉진하기 위해 이용한다.

조　　작 : 列缺은 상방으로 향해서 0.4寸 사자한다. 그 외 치료혈에는 0.6寸 전후로 천자(淺刺)한다. 모두 사법을 시술하고, 10분간 유침(留鍼)한다. 발침 후 肺兪, 風門에는 부항을 시술해도 좋다.

【 2 】풍열에 의한 감모

治　　法 : 소풍산열(疏風散熱), 청숙폐기(淸肅肺氣)

處 方 例 : 大椎, 曲池, 合谷, 魚際, 外關, 尺澤

方　　解 : 大椎는 제양의 會이고, 表에 있는 陽邪를 없애고 해열하는 작용이 있다. 또 合谷과 曲池는 각각 수양명대장경의 원혈과 합혈이고, 수양명대장경과 수태음폐경은 표리의 관계에 있기 때문에, 이 2穴을 배혈해서 청폐해열(淸肺解熱)을 도모한다. 더욱이 魚際는 수태음폐경의 형혈이고, 尺澤은 수태음폐경의 합혈이고, 이 2穴을 배혈해서 肺氣의 청숙, 풍열의 선산을 도모하고 해수를 개선한다. 外關은 수소양삼초경

의 낙혈이고, 또 양유맥에 통한다. 外關으로 表의 陽邪를 없애고, 풍열을 없앤다.

操　作: 大椎는 上向으로 0.5寸 사자하고, 그 외의 치료혈은 1寸 직자하고, 사법을 시술한다. 大椎에는 유침하지 않고, 그 외의 치료혈에는 10분간 유침한다.

【 3 】서습에 의한 감모

치　법: 청열(淸熱), 이습(利濕), 해표(解表)

처방례: 合谷, 肺兪, 風門, 中脘, 足三里, 支溝

방　해: 合谷은 수양명대장경의 원혈이고, 청열해표(淸熱解表)의 작용이 뛰어나다. 肺兪, 風門으로 선폐, 소풍, 해표를 도모한다. 또 中脘은 胃의 모혈이고, 足三里는 족양명위경의 합혈이다. 이 2穴을 배혈해서 건비익위, 화중화습을 도모한다. 그 위에 支溝로 삼초의 氣化를 통조해서 이습을 도모한다.

조　작: 足三里는 1寸 직자하고, 보법을 시술하고, 20분간 유침한다. 그 외의 치료혈은 0.5寸 직자하고, 사법을 시술하고, 20분간 유침한다.

【 4 】기허에 의한 감모

치　법: 익기(益氣), 해표(解表)

처방례: ①: 風池, 風門, 肺兪

②: 足三里, 氣海, 關元

방　해: 위 처방은 2처방부터 이루어진다. ①은 해표작용을 하는 치료혈로 구성되어 있고, 風池, 風門, 肺兪로 산풍선폐를 도모하고, 表邪를 없앤다. ②는 부정작용을 하는 치료혈로 구성되어 있고, 足三里, 氣海, 關元으로 익기부정을 도모한다. 正氣가 충족되면 表邪를 해표시키기 쉽다.

조　작: 風池, 風門, 肺兪는 0.5寸 직자하고, 사법을 시술하고, 10~20분간 유침한다. 단 기허가 심한 것에는 가벼운 수기를 행하고, 유침은 하지 않는다. 足三里, 氣海, 關元은 구법 또는 구두침(灸頭鍼)을 시술한다. 평상시에 足三里에 뜸을 시술하고 있으면, 감모를 예방할 수 있다.

감모의 치법과 선혈

증 후	병인병기	치 법		주 혈
感冒	풍 한	선폐해표	소표거사	合谷, 風門, 肺兪
	풍 열			
	서 습			
	기 허	부정거사		足三里, 氣海, 關元

고금처방례(古今處方例)

①《백증부(百症賦)》

•발열시행(發熱時行): 陶道, 肺兪

②《상한론(傷寒論)》

•태양병(太陽病), 처음에 계지탕을 복용하고, 반대로 번거롭고 해결되지 않는 것은 우선 風池, 風府를 침자한다.

③《침구적영집(鍼灸摘英集)》

•발열이 오한하고, 두항(頭項)의 통증, 요척(腰脊)이 强해지고, 무한(無汗), 맥부(脈浮)인 것은 合谷을 침자한다.

그 외의 요법

【이침(耳鍼)】

선혈: 肺, 氣管, 內鼻, 耳尖, 胃, 脾, 三焦

조작: 매회 2~3穴 선혈(양측)하고, 강한 자극을 주고, 10~20분간 유침한다.

【한방약】

①풍한에 의한 감모(경증): 총고탕(葱鼓湯)

②풍한에 의한 감모(중증): 형방패독탕(荊防敗毒湯)

③풍열에 의한 감모: 은교산가감(銀翹散加減)

④서습에 의한 감모: 신가향유음가감(新加香薷飮加減)

⑤기허에 의한 감모: 삼소음(蔘蘇飮)

참고사항

감모는 임상에서 자주 보이는 질환이고, 발병률이 높다. 따라서 규칙적으로 기거하고, 한난(寒暖)을 조절하며, 과로하지 않도록 생활면에서 주의를 기울일 필요가 있다. 허약체질인 사람은 평소에 足三里에 뜸을 시술하여 저항력 향상을 도모해서 감모를 예방하면 좋다.

침구치료는 감모에 효과가 있고, 증상을 뚜렷하게 개선하는 작용이 있다. 필요에 따라서 한약치료를 병용하면 좋다.

요약

감모의 변증에서는 주로 오한발열의 정도, 구갈의 유무, 脈이 數한 정도, 설태의 황백 정도 등을 보아 풍한에 의한 것인지 풍열에 의한 것인지를 감별하면 좋다. 더욱이 발병의 계절 및 습사에 의한 증상의 유무를 보아 서습과의 감별을 행하면 좋다. 평소에 허약해서 감모를 앓기 쉬운 사람은 대부분의 경우에 숨이 차는 등 기허에 의한 증상을 수반한다.

이 병의 치료원칙은 선폐해표(宣肺解表)가 주가 된다. 단 실증에 대해서는 祛邪가 주가 되지만, 허증에 대해서는 부정(扶正)과 거사(祛邪)를 동시에 고려할 필요가 있다.

8. 중서

중서(中暑)는 여름의 더위가 한창일 때 두훈, 두통, 오심(惡心), 구토, 또는 돌연한 혼도가 주증인 급성외감열병이다. 갑자기 발증하고 진전이 빠르며 후유증을 남기지 않는 등의 특징이 있다. 이것은 외감의 서사를 감수하고, 그 열이 울체해서 氣逆하고, 氣機가 조체해서 청규가 폐색하기 때문에 일어난다.

열사병(熱射病), 열경련(熱痙攣), 중서(中暑)는 이 병의 변증시치(辨證施治)를 참고하여 치료하면 좋다.

병인병기

이 병은 서열 또는 서습의 예탁(穢濁)한 氣가 虛를 이용해서 침습하는 것에 의해 일어난다. 임상에서는 경증과 중증으로 분류한다.

1. 서열이 기표에 鬱하기 때문에 땀이 상쾌하게 나오지 않고, 그 때문에 사열이 체외로 외설할 수 없고, 서열의 邪에 濕이 얽혀서 비위(脾胃)를 조체시키고, 더욱이 청규에 상요하면 경증 중서가 일어난다.
2. 서열의 邪가 表에서 裏로 들어가고, 심포를 범해서 심규를 몽폐하면 중증 중서가 일어난다. 이 경우에는 장열, 의식장애 또는 열극생풍에 의한 경련, 열성에 의한 기음양상(氣陰兩傷)이 나타나는 수가 있다.

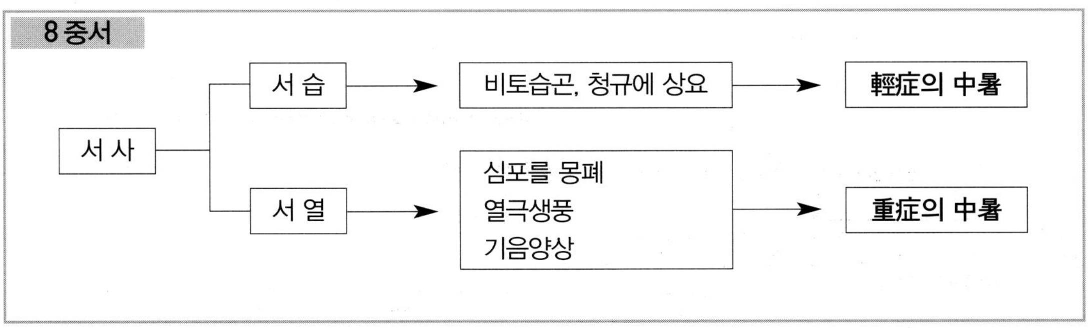

증분류

【 1 】경증인 중서

주　　증 : 신열, 소한, 두훈, 두통, 번갈, 호흡이 거칠다

수 반 증 : 흉민, 오심, 구건, 설조, 권태, 경면

설 맥 상 : 설태백니(舌苔白膩), 맥유삭(脈濡數)

증후분석 : ①신열, 소한 – 서열의 邪가 기표에 鬱하면 일어난다.

②두훈, 두통 – 서열이 두부에 상증(上烝)하면 일어난다.

③흉민, 오심 – 서열, 예탁의 氣가 위장을 손상하면 일어난다.

④권태, 경면, 구건, 설조, 번갈, 호흡이 거칠다 – 사열이 울증해서 기음을 손상하면 일어난다.

⑤설태백니, 맥유삭 – 서열에 濕이 얽힌 상이다.

【 2 】중증인 중서

主　　症 : 장열, 구갈냉음, 입술의 심한 건조, 번조, 인사불성

隨 伴 症 : 경련(痙攣), 전근(轉筋)

舌 脈 象 : 설질홍(舌質紅), 설태황(舌苔黃), 맥홍삭(脈洪數)

※열성(熱盛)에 의해 기음양상이 되면 구슬과 같은 땀이 나오고, 안면창백, 빈호흡(頻呼吸), 사지궐랭, 혼수, 설질강(舌質絳), 설태소(舌苔少), 맥세삭무력(脈細數無力) 등의 증상 · 소견이 나타난다. 이것은 위중한 상태이다.

證候分析 : 이 證은 여름의 혹서기에 일어난다. 고온에서 땀을 많이 흘리면 氣陰을 손상하고, 그 위에 暑邪를 感受하면 일어난다.

①장열(壯熱), 구갈냉음(口渴冷飮), 입술[口脣]의 심한 건조 – 사정항쟁(邪正抗爭), 진기손상(津氣損傷)의 象이다.

②번조(煩躁), 인사불성(人事不省) – 서사(暑邪)는 양사(陽邪)이고 갑자기 신체에 침습하고, 전변(轉變)도 빠르다. 서사(暑邪)가 영혈(營血)에 전입하거나 또는 심

포에 내함(內陷)해서 심규(心竅)를 몽폐(蒙閉)하면 일어난다.

③경련(痙攣), 전근(轉筋) – 이것은 열극생풍(熱極生風)의 象이다.

④설질홍, 설태황, 맥홍삭 – 熱이 강한 象이다.

치료

【 1 】경증인 중서

치 법 : 청서해표(淸暑海表), 화습화중(化濕和中)

처 방 례 : 大椎, 曲池, 合谷, 內關

방 해 : 大椎는 독맥과 제양경의 교회혈이고, 曲池는 수양명대장경의 합혈, 合谷은 수양명대장경의 원혈이다. 이 3穴을 배혈해서 서열의 청설을 도모한다. 또 內關은 수궐음심포경의 낙혈이고 음유맥에 통하며, 음유맥은 복중을 순환한다. 따라서 內關으로 안신영심(진정)을 도모하고, 그 위에 화위강역, 제번지구를 도모한다.

조 작 : 大椎는 상향으로 0.5寸 사자하고, 사법을 시술하고, 유침은 행하지 않는다. 그 외의 치료혈은 0.5~1寸 직자하고, 사법을 시술하고, 10~30분간 유침한다.

【 2 】중증인 중서

治 法 : 개규(開竅), 성신(醒神), 소궐(蘇厥)

處 方 例 : 百會, 人中, 十宣, 曲澤, 委中
陽陵泉, 承山, 神闕, 關元

方 解 : 百會, 人中으로 개규성뇌(開竅醒腦)를 도모한다. 十宣은 음양이 교접하는 곳이기 때문에 十宣으로 음양의 조절 및 개규소궐(開竅蘇厥)을 도모한다. 또 曲澤은 수궐음심포경의 합혈이고, 委中은 족태양방광경의 합혈이다. 이 2穴의 부락을 사혈하여 혈분의 열을 설열(泄熱)한다.

경련하는 것에는 筋會인 陽陵泉과 국소의 承山을 배혈해서 서근해경(舒筋解痙)을 도모한다. 또 기음양상(氣陰兩傷)에 의한 虛脫에는 神闕과 關元에 빨리 뜸을 시술하고, 회양구역(回陽救逆)을 도모한다. 그 위에 人中, 十宣으로 개규소궐(開竅蘇厥)을 도모하면 좋다.

操　作: 百會는 전향으로 0.5寸 사자하고, 人中은 상향으로 0.3寸 사자하고, 사법을 시술하고, 10~20분간 유침한다. 承山, 陽陵泉은 직자로 1寸 刺入해서 사법을 시술하고, 강한 자극을 주고 유침은 행하지 않는다. 十宣, 曲澤, 委中은 점자출혈을 시술한다. 또 神闕, 關元은 봉구 또는 격염구를 시술한다. 이것에는 뜸을 많이 시술하면 좋다.

중서의 치법과 선혈

증 후	병인병기		선 혈
中暑	輕　症		大椎, 曲池, 合谷, 內關
	重症	暑熱에 의한 心包蒙閉	百會, 人中, 十宣, 曲澤, 委中
		熱極生風에 의한 痙攣	陽陵泉, 承山
		氣陰兩傷에 의한 虛脫	神闕, 關元(多灸)

고금처방례(古今處方例)

①《침구대전(鍼灸大全)》

• 중서인사불성(中暑人事不省): 百會, 人中, 承漿, 氣海, 中脘, 風門, 脾兪, 合谷, 中衝, 少衝, 足三里, 內庭, 陰交, 陰谷, 三陰交

②《침구봉원(鍼灸逢源)》

• 중서(中暑): 人中, 中脘, 氣海, 曲池, 合谷, 中衝, 足三里, 內庭

그 외의 요법

【이침(耳鍼)】

선혈: 耳尖, 神門, 腎上線, 心

조작: 강한 자극을 주고, 5분간 행침하고, 30분간 유침한다. 耳尖은 사혈해도 좋다.

【한방약】

①경증(輕症)의 중서(中暑): 청락음(清洛飮)

②중서(中暑)에서 壯熱, 汗이 나옴, 煩渴하는 것: 석고지모탕(石膏知母湯)

③열극생풍(熱極生風): 대정풍주(大定風珠)

④의식장애: 자설산(紫雪散)

⑤기음양상에 의한 허탈(虛脫): 독삼탕합생맥산(獨蔘湯合生脈散)

참고사항

중서의 발증 후에는 빨리 바람이 잘 통하는 곳으로 옮겨서 냉습포(冷濕布), 냉음(冷飮) 등의 조치를 시술하면 좋다. 경증의 중서에는 침구치료만으로도 효과가 있다. 단 중증의 중서에 대해서는 침구치료는 구급조치로서 행하고, 순환부전(循環不全)이나 탈수, 의식장애 등 위중한 경우에는 빨리 한의학과 양의학의 종합 치료로 구급을 도모할 필요가 있다.

9. 해수

해수(咳嗽)는 폐질환의 주요한 증후의 하나다. 咳는 폐기상역(肺氣上逆)에 의한 音을 말하고, 嗽는 담액을 객출(喀出)하는 것을 말한다. 따라서 유성유담(有聲有痰)인 것을 해수라고 말하고, 유성무담(有聲無痰)인 것을 해역(咳逆)이라고 말한다. 이 병증에는 급성인 것과 만성인 것이 있고, 전자는 외감에 의해 일어나고, 후자는 내상에 의해 일어난다. 외감신병(外感新病)은 실증인 것이 많고, 내상구병(內傷久病)은 허증인 것이 많다. 그러나 허실협잡(虛實挾雜)인 것도 있고, 표본완급(標本緩急)으로 주의해서 치료할 필요가 있다.

상기도감염(上氣道感染), 기관지염(氣管支炎), 기관지확장증(氣管支擴張症), 폐렴(肺炎) 등으로 해수가 주증인 경우에는 이 병증의 변증시치(辨證施治)를 참고하여 치료하면 좋다.

병인병기

1 외감해수

인체의 위외기능(衛外機能)이 저하했을 때에 기후의 급격한 변화의 영향을 받고, 풍한이나 풍열의 邪가 그 虛를 이용해서 폐위(肺衛)에 침습하면 肺氣의 선발(宣發), 숙강(肅降)의 기능이 실조해서 해수가 일어난다.

2 내상해수

해수를 장기간 앓으면 폐기가 손상되는 경우가 있다. 그 폐기의 손상이 모자관계에 있는 脾에 영향을 주어서 脾虛가 되면, 그 때문에 濕이 쉽게 생기게 된다. 그래서 濕이 왕성하게 되면 痰을 형성하게 되고, 그 담습이 肺에 영향을 주고 폐의 숙강작용이 나빠지면 해수가 일어난다. 또 정지에 자극을 받으면 肝鬱이 되고, 그것이 化火해서 肺에 상역하면 해수가 일어난다.

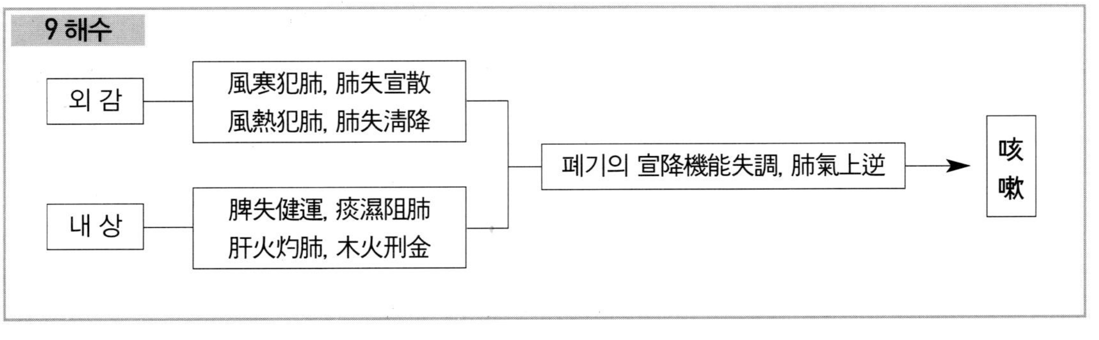

증분류

1 외감해수

【 1 】풍한에 의한 해수

주　　증 : 해수, 해성유력, 痰은 수상(水狀)으로 白

수 반 증 : 오한, 발열, 무한, 喉의 가려움, 콧물은 수상

설 맥 상 : 설태박백(舌苔薄白), 맥부긴(脈浮緊)

증후분석 : ①해수, 해성유력(咳聲有力) – 풍한의 邪가 肺에 침습하고, 폐기가 폐색해서 선통하지 않으면 일어난다.

②痰은 수상(水狀)으로 白―한사가 肺에 鬱해서 진액을 수포할 수 없으면 진액이 모여서 痰이 된다. 白은 寒에 의한 것이고, 열화하지 않는 것을 의미한다.

③오한, 발열, 무한, 喉의 가려움, 콧물은 수상 – 풍한이 기주에 외속해서 폐규불리(肺竅不利)가 되면 일어난다.

④설태박백, 맥부긴 – 풍한의 邪가 表에 있는 象이다.

【 2 】풍열에 의한 해수

主　　症 : 빈번하게 해수, 호흡이 거칠다, 痰은 끈적끈적함

隨 伴 症 : 구건, 구갈, 喉의 가려움, 인두통, 신열, 오풍

舌 脈 象 : 설태박황(舌苔薄黃), 맥부삭(脈浮數)

證候分析 : ①빈번하게 해수, 호흡이 거칠다. – 풍열의 邪가 肺에 침습하고, 肺의 청숙기능(淸肅機能)이 실조하면 일어난다. 熱이 작용하면 호흡은 거칠게 된다.

②痰은 끈적끈적함 – 肺熱이 內鬱해서 液에 작용하면 끈적끈적한 痰을 형성한다.

③구건, 구갈, 喉의 가려움, 인두통 – 肺熱에 의해 진액을 손상하면 일어난다.

④신열(身熱), 오풍(惡風) – 풍열의 邪가 表에 침습하기 때문에 위표불화(衛表不和)가 되면 일어난다.

⑤설태박황, 맥부삭 – 풍열의 邪가 表에 있는 象이다.

2 내상해수

【 1 】담습에 의한 해수

주 증 : 해수, 痰이 끈적끈적하고 많음, 해성(咳聲)이 심함

수 반 증 : 흉민(胸悶), 위완부(胃脘部)의 막힘, 식욕부진, 정신피로, 대변당박(大便溏薄)

설 맥 상 : 설태백니(舌苔白膩), 맥유(脈濡) 또는 활(滑)

증후분석 : ①해수, 痰은 많음, 해성(咳聲)이 심함 – 비허(脾虛)에 의해 담습이 생기고, 그것이 폐기를 폐색(閉塞)시키면 일어난다. 담습에 의해 해성이 심하다.

②흉민, 위완부의 막힘 – 담습이 중초에 조체하면 일어난다.

③식욕부진, 정신피로, 대변당박—비기허약에 의해 일어난다.

④설태박니, 맥유—담습내성(痰濕內盛)의 象이다.

【 2 】간화에 의한 해수

주 증 : 해수, 痰은 적고 끈적끈적함, 기침을 하면 흉협부가 아픔

수 반 증 : 구고, 인후가 마르고 가려움, 협부가 약간 붉음

설 맥 상 : 설태박황(舌苔薄黃), 소진(少津), 맥현삭(脈弦數)

증후분석 : ①해수, 기침을 하면 흉협부가 아픔 – 족궐음간경맥은 양협부(兩脇部)에 분포하고 肺에 상주해 있다. 간기울결(肝氣鬱結)해서 化火하고, 그것이 肺에 전해지고 肺의 청숙기능(淸肅機能)이 실조하면 일어난다.

②구고(口苦), 인후가 마르고 가려움, 협부가 약간 붉음 – 간화상염(肝火上炎)에 의해 일어난다.

③痰은 적고 끈적끈적함 – 목화형금(木火刑金)하여 液이 소작(燒灼)되면 이와 같이 痰이 된다.

④설태박황, 소진, 맥현삭 – 간화(肝火), 폐열(肺熱)에 의한 象이다.

치료

1 외감해수

【1】풍한에 의한 해수

치 법: 소풍산한(疎風散寒), 선폐지해(宣肺止咳)

처방례: 肺兪, 合谷, 列缺, 風府, 外關

방 해: 列缺은 수태음폐경의 낙혈이고, 合谷은 수양명대장경의 원혈이다. 이 원락배혈에 의해 수태음폐경의 경기를 선통시킨다. 또 肺兪로 선폐소풍(宣肺疎風)을 도모한다. 風府는 독맥경혈이고, 陽氣의 선통, 거풍해표(祛風海表)의 작용이 있다. 外關은 수소양삼초경의 낙혈이고, 또 팔맥교회혈의 하나이다. 外關에는 해표발한(解表發汗)의 작용이 있다.

조 작: 모든 치료혈에 사법을 시술하고, 10~20분간 유침한다. 1일에 1~2회 치료한다.

【2】풍열에 의한 해수

治 法: 소풍청열(疎風淸熱), 선폐화담(宣肺化痰)

處方例: 肺兪, 尺澤, 大椎, 曲池

方 解: 尺澤은 수태음폐경의 합혈이고, 肺兪를 배혈해서 청폐화담(淸肺化痰)을 도모한다. 大椎는 독맥의 경혈이고, 육양경이 교회하는 곳이며, 통양해표(通陽解表)의 작용이 있다. 또 曲池는 수양명대장경의 합혈이지만, 이 2穴을 배혈해서 청열소풍(淸熱疎風)을 도모한다.

操 作: 모든 치료혈에 사법을 시술하고, 10~20분간 유침한다. 1일에 1~2회 치료한다.

2 내상해수

【 1 】담습에 의한 해수

치 법 : 건비화습(健脾化濕), 거담지해(祛痰止咳)

처 방 례 : 肺兪, 太淵, 脾兪, 章門, 豐隆

방 해 : 수태음폐경의 원혈인 太淵에 肺兪를 배혈해서 이폐거담(利肺祛痰)을 도모한다. 또 脾兪에 章門을 배혈(수모배혈)해서 건비화습(健脾化濕)을 도모한다. 이 4穴에 의해 肺脾의 표본동치를 시술한다. 그 위에 족양명위경의 낙혈인 豐隆을 배혈하고, 중초의 운화기능(運化機能) 증강을 촉진해서 化痰을 도모한다.

조 작 : 肺兪, 太淵, 脾兪, 章門은 보법을 시술하고, 豐隆은 사법을 시술한다. 10～20분간 유침한다.

【 2 】간화에 의한 해수

치 법 : 평간강화(平肝降火), 청폐지수(淸肺止嗽)

처 방 례 : 肺兪, 尺澤, 陽陵泉, 太衝

방 해 : 수태음폐경의 합혈인 尺澤에 肺兪를 배혈해서 청폐화담지수(淸肺化痰止嗽)를 도모하고, 표치를 시행한다. 또 족소양담경의 합혈인 陽陵泉에 족궐음간경의 원혈인 太衝을 배혈해서 간화(肝火)를 청설(淸泄)하고, 본치를 시행한다.

조 작 : 모든 치료혈에 사법을 시술하고, 20～30분간 유침한다. 1일에 1～2회 치료한다.

해수의 치법과 선혈

증 후		병인병기	선 혈
咳嗽	외감해수	풍 한	肺兪, 合谷, 列缺, 風府, 外關
		풍 열	肺兪, 尺澤, 大椎, 曲池
	내상해수	담 습	肺兪, 太淵, 脾兪, 章門, 豐隆
		간 화	肺兪, 尺澤, 陽陵泉, 太衝

고금처방례(古今處方例)

①《유경도익(類經圖翼)》

• 해수(咳嗽)하면서 얼굴이 붉고 열이 나는 경우에는 支溝를 取한다. 열담에는 脾兪, 膻中, 尺澤, 太谿를 取한다.

②《중국침구학(中國鍼灸學)》

• 해수(咳嗽): 大杼, 脾兪, 天突, 尺澤, 外關, 經渠, 三陰交

그 외의 요법

【이침(耳鍼)】

선혈: 神門, 肺, 氣管

조작: 양쪽에 자침하고, 10~20분간 유침한다.

【한방약】

①풍한(風寒)에 의한 해수: 행소산(杏蘇散)

②풍열(風熱)에 의한 해수: 상국음(桑菊飮)

③담습(痰濕)에 의한 해수: 이진탕(二陳湯)

④간화(肝火)에 의한 해수: 대합산합청금화담탕(黛蛤散合淸金化痰湯)

참고사항

①해수는 각종 호흡기계 질환에 나타나지만, 우선 확실하게 진단할 필요가 있다. 침구치료는 폐결핵, 폐암 등을 없애고, 일반적인 상기도감염에 의한 해수에 효과가 좋다.

②한난의 조절에 주의하고, 금연에 힘쓰고, 또 정지의 안정을 도모하면 좋다.

10. 한증

한증(汗證)이라는 것은 주리(腠理)의 관계기능이 실조해서 땀이 이상하게 외설(外泄)하는 병증이다. 이것에는 자한(自汗), 도한(盜汗) 및 반신한(半身汗)이 있다. 가끔 땀이 나오고, 움직이면 심하게 나오는 것을 자한(自汗)이라고 하고, 수면 중에 땀이 나오고 잠에서 깨면 땀이 그치는 것을 도한(盜汗)이라고 한다. 또 대한(大汗)이 멈추지 않고, 기름과 같은 땀이 나오는 것을 탈한(脫汗)이라고 한다. 한증(汗證)은 주로 음양실조(陰陽失調), 영위불화(營衛不和)에 의해 일어난다.

병인병기

1 자한

【 1 】 영위불화에 의한 자한

肺는 氣를 主하고, 주리의 개폐(開閉)를 조절하고, 위기(衛氣)는 체표를 보호하고 땀을 고섭(固攝)한다. 풍사가 表에 침습해서 폐기가 잘 선발(宣發)되지 않고, 그 때문에 영위불화(營衛不和)가 되면 기표(肌表)가 느슨해지고, 땀을 잘 고섭(固攝)할 수 없게 되고, 땀이 외설하면 자한(自汗)이 된다.

【 2 】 폐기허약에 의한 자한

폐기는 위기를 체표로 선발해서 위외를 조절한다. 폐기가 虛해서 위기를 잘 선발할 수 없게 되면 주리를 개폐하는 기능이 실조해서 정상적인 진액이 외설해서 자한(自汗)이 된다.

2 도한

【 1 】심혈부족에 의한 도한

심신의 피로나 출혈에 의해 심혈(心血)이 소모되어 심혈이 부족하면, 심기(心氣)가 부월(浮越)해서 심액(心液)인 땀을 수장(收藏)할 수 없게 되고, 외설(外泄)해서 도한(盜汗)이 된다.

【 2 】음허화왕에 의한 도한

망혈(亡血), 실정(失精)에 의해 음혈(陰血)이 소모돼서 음액이 부족하면, 그 때문에 허화(虛火)가 발생해서 진액을 수장할 수 없게 되고, 외설해서 도한(盜汗)이 된다.

10 한증

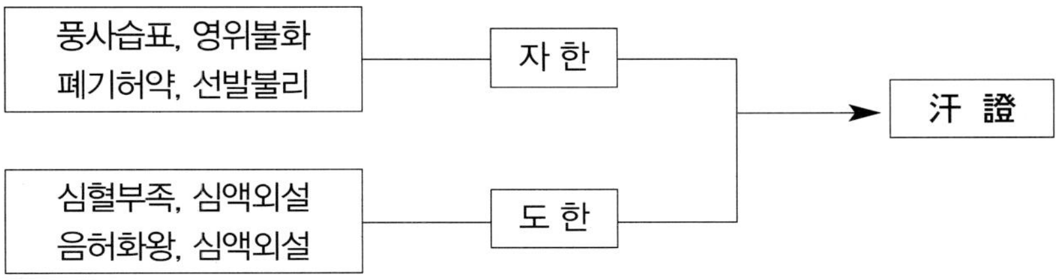

증분류

1 자한

【 1 】영위불화에 의한 자한

주 증 : 자한, 오풍, 바람을 받거나 정서의 변동에 의해 심해짐

수 반 증 : 신체가 무겁고 나른함, 핍력(乏力), 가끔 오한(惡寒)이나 발열(發熱)이 일어남, 불면, 두중감(頭重感)

설 맥 상 : 설태박백(舌苔薄白), 맥부완(脈浮緩)

증후분석 : ①자한, 오풍, 가끔 오한이나 발열이 일어남 – 영위불화(營衛不和) 때문에 주리가 느슨해지면 일어난다.

②신체가 무겁고 나른함, 핍력, 불면, 두중감 – 이것은 진기양상(津氣兩傷)에 의해 일어난다.

③설태박백, 맥부완 – 영위불화의 象이다.

【 2 】폐기허약에 의한 자한

主　　症 : 자한, 움직이면 자한이 심해짐, 몹시 추위를 탐.

隨 伴 症 : 오풍, 숨이 참, 나언, 안색창백

舌 脈 象 : 설태박백(舌苔薄白), 맥세약(脈細弱)

證候分析 : ①자한, 오풍, 몹시 추위를 탐 – 폐기허약(肺氣虛弱) 때문에 기표(肌表)가 느슨해지고, 위표불고(衛表不固)가 되면 일어난다.

②움직이면 自汗이 심해짐 – 움직이면 氣를 소모하기 때문에 고섭기능(固攝機能)이 더욱 저하해서 일어난다.

③숨이 참, 나언(懶言), 안색창백(顔色蒼白) – 폐기허약(기허)에 의해 일어난다.

④설태박백, 맥세약—기허의 象이다.

2 도한

【 1 】심혈부족에 의한 도한

주　　증 : 도한(盜汗), 심계(心悸), 숨이 차다.

수 반 증 : 불면, 다몽(多夢), 안색(顔色)이 흐리다, 정신피로, 핍력(乏力)

설 맥 상 : 설태박백(舌苔薄白), 맥세(脈細)

증후분석 : ①도한, 심계, 숨이 차다, 불면, 다몽, 안색이 흐리다, 정신피로, 핍력 – 심로(心勞)

등에 의해 심혈(心血)을 소모하면 心에 영양을 잘 공급할 수 없게 된다. 땀은 心의 液이고, 심혈이 부족하면 심신(心神)이 부월(浮越)하고, 또 땀도 이것과 함께 외설(外泄)해서 이런 증상이 일어난다.

②설태박백, 맥세—심혈부족(心血不足)의 象이다.

【 2 】음허화왕에 의한 도한

주　증 : 도한(盜汗), 조열(潮熱)

수 반 증 : 오심번열(五心煩熱), 몽정(夢精–남성), 월경불순(여성), 소수(消瘦)

설 맥 상 : 설질홍(舌質紅), 설태소(舌苔少), 맥세삭(脈細數)

증후분석 : ①조열, 도한, 오심번열 – 陰血, 陰精이 부족해서 虛火가 생기면 일어난다.

②몽정(남성), 월경불순(여성) – 허화(虛火)가 정실(精室)이나 위임맥(衛任脈)에 영향을 주면 일어난다.

③소수 – 음정(陰精)이 부족하면 일어난다.

④설질홍, 설태소, 맥세삭 – 음허유열(陰虛有熱)의 象이다.

치료

1 자한

【 1 】영위불화에 의한 자한

치　법 : 영위조화(營衛調和)

처 방 례 : 合谷, 列缺, 風門, 風池

방　해 : 合谷은 수양명대장경의 원혈이고, 列缺은 수태음폐경의 낙혈이다. 이 2穴을 원락배혈해서 이용하고, 표리의 소통과 영위의 조화를 도모한다. 風門, 風池는 산풍(散風)의 작용을 하는 요혈이고, 이 2穴을 배혈해서 풍사를 없애고, 영위의 조화를 도모한다. 이것에 의해 주리의 개폐기능이 회복되면, 자한은 멈춘다.

조　작: 列缺은 0.5寸 사자하고, 그 외의 치료혈은 0.5～1寸 직자한다. 평보평사법을 시술하고, 10～20분간 유침한다.

【 2 】폐기허약에 의한 자한

治　法: 폐기조보(肺氣調補)

處方例: 中府, 肺兪, 太淵, 足三里

方　解: 수모배혈에 의해 中府와 肺兪를 배혈하고 肺氣의 조보를 도모한다. 太淵은 맥회이고, 이것으로 肺氣를 조절한다. 그 위에 足三里를 배혈하고, 後天의 本을 補하여 폐기를 보익한다. 이 치료로 폐기가 충족하고, 그 고섭기능(固攝機能)이 유력하게 되면 자한은 멈춘다.

操　作: 足三里는 1.5寸 직자하고, 그 외의 치료혈은 0.5촌～1寸 직자한다. 보법을 시술하고, 10～20분간 유침한다.

2 도한

【 1 】심혈부족에 의한 도한

치　법: 양심(養心), 보혈(補血), 염한(斂汗)

처방례: 神門, 內關, 膈兪, 合谷

방　해: 神門, 內關으로 양심조신을 도모하고, 심기를 보양한다. 膈兪는 혈회이고, 양혈활혈의 작용이 있다. 더욱이 合谷을 배혈해서 염한고표(斂汗固表)를 도모하고, 표치를 시행한다. 心氣가 충족하고 血이 內守하게 되면, 한액(汗液)은 저절로 고섭한다.

조　작: 각 치료혈에 0.5寸 직자한다. 合谷은 사법을 시술하고 유침하지 않는다. 그 외의 치료혈은 보법을 시술하고, 10～20분간 유침한다.

【 2 】음허화왕에 의한 도한

치　법 : 자음강화(滋陰降火)

처방례 : 大陵, 太谿, 神門, 太衝

방　해 : 大陵으로 심화(心火)를 내리고, 太衝으로 간양(肝陽)을 억누른다. 또 太谿로 신음(腎陰)을 자양(滋養)하고 神門으로 심신(心神)의 안정을 도모한다. 이 치료로 허화(虛火)가 내려가면 도한은 멈춘다.

조　작 : 太谿, 神門은 0.5寸 직자(直刺)하고 보법(補法)을 시술한다. 大陵, 太衝은 0.5寸 직자(直刺)하고 사법(瀉法)을 시술한다. 10～20분간 유침한다.

한증의 치법과 선혈

증 후		병인병기	치 법	선 혈
汗證	自汗	영위불화	영위조화	合谷, 列缺, 風門, 風池
		폐기허약	폐기조보	中府, 肺兪, 太淵, 足三里
	盜汗	심혈부족	양심보혈렴한	神門, 內關, 膈兪, 合谷
		음허화왕	자음강화	大陵, 太谿, 神門, 太衝

고금처방례(古今處方例)

①《난강부(攔江賦)》

• 무한(無汗): 合谷(補), 復溜(瀉)

• 땀이 많고 계속 나오는 것은 合谷을 받아들여서 補하면 효과가 신통하다.

②《침구대성(鍼灸大成)》

• 다한(多汗)은 먼저 合谷을 瀉하고, 이어서 復溜를 補한다.

• 자한(自汗)은 曲池, 列缺, 少商, 崑崙, 衝陽, 然谷, 湧泉

③《백증부(百症賦)》

• 百勞는 허한(虛汗)을 멈춘다.

• 陰郄, 後谿는 도한(盜汗)이 많이 나오는 것을 치료한다.

그 외의 요법

【이침(耳鍼)】

선혈: 心, 神門, 內分泌, 交感, 皮質下

조작: 중간 정도의 자극을 준다. 매회 3穴 전후 선혈하고, 1시간 유침한다. 1일 1회 치료하고, 7회를 1치료단위로 한다.

【한방약】

①영위불화(營衛不和)에 의한 자한(自汗): 계지탕(桂枝湯)

②폐기허약(肺氣虛弱)에 의한 자한(自汗): 옥병풍산(玉屛風散)

③심혈부족(心血不足)에 의한 도한(盜汗): 귀비탕(歸脾湯)

④음허화왕(陰虛火旺)에 의한 도한(盜汗): 당귀육황탕(當歸六黃湯)

참고사항

자한(自汗)이나 도한(盜汗)은 외감병(外感病) 또는 내상잡병(內傷雜病)에 자주 보이는 증상이다. 치료에서는 우선 자한이나 도한을 일으키는 감모(感冒), 결핵병(結核病), 갑상선기능항진 등의 원인이 되는 질환을 확실하게 진단할 필요가 있다. 대부분의 경우 이들 질환이 치유되면 자한이나 도한은 그것과 동시에 소실한다. 또 침구는 원인불명의 자한, 도한에도 좋은 효과가 있다.

11. 흉비

흉비(胸痺)라는 것은 흉중(胸中)에 양기가 가득차서 일어나는 흉민(胸悶), 흉통(胸痛)과 관계가 있는 것이다. 경증인 경우 흉민이 일어나고, 중증인 경우 흉통이 일어난다. '비(痺)'는 막혀서 통하지 않게 된다는 의미이다.

관동맥죽상경화성심질환(冠動脈粥狀硬化性心疾患), 만성기관지염(慢性氣管支炎), 폐기종(肺氣腫) 등에 나타나는 흉통(胸痛)은 흉비(胸痺)의 변증시치(辨證施治)를 참고하여 치료(治療)할 수 있다.

병인병기

【 1 】허한에 의한 흉비

평소에 양기가 부족하고 심폐기허(心肺氣虛)의 상태가 되면, 흉양부진(胸陽不振)이 되고 기혈이 조체하기 쉽게 된다. 이 경우 외사의 침습을 받으면 寒의 응체성(凝滯性)에 의해 기체가 생기고, 맥락(脈絡)이 막히면 흉통(胸痛)이 일어난다.

【 2 】담탁에 의한 흉비

음식부절(飮食不節)이나 음주 등으로 비위(脾胃)를 손상하면, 담탁(痰濁)을 형성하기 쉽다. 이 담탁이 흉양(胸陽)을 조체시키면 흉통이 일어난다.

【 3 】혈어에 의한 흉비

정지(情志) 억울(抑鬱)에 의해 기기(氣機)가 조체하면 기체(氣滯)가 되고, 기체가 개선되지 않으면 血도 조체하고 어혈(瘀血)을 형성하게 된다. 이 어혈이 흉부의 맥락에 어체(瘀滯)하면 흉통이 일어난다.

11 흉비

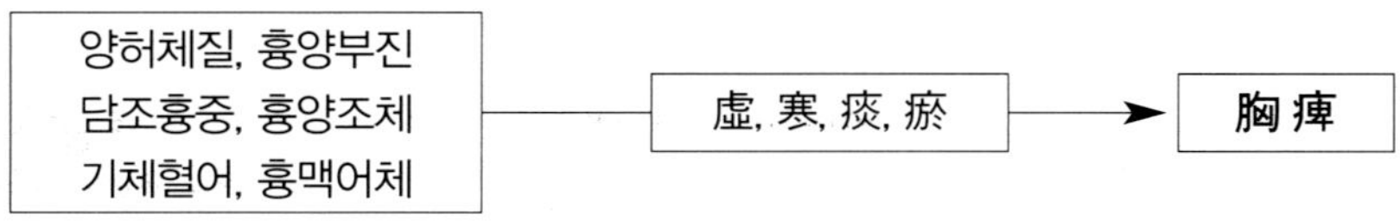

증분류

【 1 】허한에 의한 흉비

주　　증 : 흉통, 동통은 배부(背部)에 방산(放散), 한랭자격(寒冷刺激)에 의해 심해짐

수 반 증 : 흉민(胸悶), 숨이 차다, 심계, 안색광백, 자한, 사지(四肢)의 냉기(冷氣)

설 맥 상 : 설태백활(舌苔白滑), 맥침지(脈沈遲)

증후분석 : ①흉민, 숨이 차다, 흉통(背部에 방산) – 양기부족(陽氣不足) 때문에 흉양부진(胸陽不振)이 되고, 氣機가 조체해서 혈행이 나빠지면 일어난다.

②한랭자격에 의한 疼痛이 심해짐 – 한랭자격(寒冷刺激)을 받으면 寒의 응체성(凝滯性)에 의해 혈행이 더욱 나빠지기 때문에 일어난다.

③심계(心悸), 자한(自汗), 안색창백(顏色蒼白), 사지의 냉기 – 心陽不振에 의해 일어난다.

④설태백활(舌苔白滑), 맥침지(脈沈遲) – 양기부족(陽氣不足)의 象이다.

【 2 】담탁에 의한 흉비

主　　症 : 흉통(胸痛), 해천(咳喘), 痰은 노랗고 끈적끈적함

隨 伴 症 : 흉민(胸悶), 두훈(頭暈), 두창감(頭脹感), 오심(惡心), 염식(厭食)

舌 脈 象 : 설태백니(舌苔白膩), 맥유완(脈濡緩)

證候分析 : ①흉통, 흉민, 해천, 객혈 – 담탁(痰濁)이 흉양(胸陽)을 조체시키면 일어난다.

②두훈(頭暈), 두창감(頭脹感) – 담탁이 두부(頭部)에 상요(上擾)하면 일어난다.

③오심, 염식 – 담탁이 脾에 영향을 주어서 脾의 운화기능이 나빠지면 일어난다.

④설태백니, 맥유완 – 담탁내조(痰濁內阻)의 象이다.

【 3 】혈어에 의한 흉비

주 증 : 고정성의 흉부자통(胸部刺痛), 동통은 견배부(肩背部)에 방산(放散)

수 반 증 : 흉민(胸悶), 숨이 참, 심계(心悸), 입술은 자색(紫色)

설 맥 상 : 설질자암(舌質紫暗), 맥세색(脈細澁) 또는 결대(結代)

증후분석 : ①고정성(固定性)의 흉부자통 – 어혈이 내정해서 흉부의 낙맥(絡脈)이 통하지 않게 되면 일어난다.

②흉민, 숨이 참, 심계 – 흉중(胸中)의 기기(氣機)가 조체(阻滯)하면 흉민(胸悶), 숨이 차는 증세가 일어나고, 어혈(瘀血)이 내정(內停)해서 心에 영양이 잘 공급되지 않으면 심계(心悸)가 일어난다.

③입술은 자색, 설질자암, 맥세색(脈細澁) 또는 결대(結代) – 어혈이 흉중에 정체하고 있는 象이다.

치료

【 1 】허한에 의한 흉비

치 법 : 온양산한(溫陽散寒)

처 방 례 : 心兪, 厥陰兪, 內關, 通里

방 해 : 심(心), 심포(心包)의 배수혈인 心兪, 厥陰兪로 심양(心陽)을 따뜻하게 하고, 한사

를 없앤다. 또 표치법으로서, 수궐음심포경의 낙혈인 內關과 수소음심경의 낙혈인 通里로 활혈통락(活血通絡)하여 지통(止痛)을 도모한다. 그 위에 뜸을 시술하면 온양산한(溫陽散寒)의 작용이 증강된다.

조 작 : 心兪, 厥陰兪는 0.5~1寸 직자(直刺), 內關은 1寸 직자, 通里는 0.5寸 직자한다. 모든 치료혈에 보법을 시술하고, 20분간 유침(置鍼)한다.

【2】담탁에 의한 흉비

治 法 : 통양화탁(通陽化濁)

處方例 : 巨闕, 膻中, 郄門, 豐隆

方 解 : 巨闕은 心의 모혈이고, 郄門은 수궐음심포경의 극혈이다. 이 2穴로 心陽을 고무시키고, 선비지통(宣痺止痛)을 도모한다. 그 위에 기회혈인 膻中을 배혈해서 조기지통(調氣止痛)을 도모한다. 豐隆은 화탁(化濁)을 도모할 목적으로 이용한다.

操 作 : 巨闕은 0.5寸 사자(斜刺), 郄門은 0.5~1寸 직자(直刺), 膻中은 0.5寸 횡자(橫刺)해서 보법(補法)을 시술한다. 豐隆은 1寸 직자해서 보법을 시술한다. 유침은 20분간 행한다.

【3】혈어에 의한 흉비

치 법 : 활혈화어(活血化瘀)

처방례 : 陰郄, 巨闕, 心兪, 膻中, 膈兪

방 해 : 郄穴에는 구급작용이 있다. 수소음심경의 극혈인 陰郄으로 완급지통(緩急止痛)을 도모한다. 또 수모배혈로서 巨闕, 心兪를 배혈해서 心痛의 완화(緩和)를 도모한다. 더욱이 기회혈(氣會穴)인 膻中과 혈회혈(血會穴)인 膈兪를 배혈해서 행기활혈(行氣活血), 산결지통(散結止痛)을 도모한다. 이것은 본치법이다. 氣가 순환하면 血이 순환하고, 血이 순환하면 瘀가 化하고, 瘀가 化하면 경맥의 통행이 잘 된다. 그리고 경맥의 통행이 잘 되면, 동통은 소실한다.

조 작 : 陰郄은 0.5寸 직자, 巨闕은 上向으로 0.5~1寸 사자, 心兪와 膈兪는 0.5~1寸 직

자, 膻中은 1寸 횡자한다. 모두 사법을 시술하고, 20분간 유침한다.

흉비의 치법과 선혈

증 후	病因病機	治 法	選 穴
胸痺	허 한	溫陽散寒	心兪, 厥陰兪, 內關, 通里
	담 탁	通陽化濁	巨闕, 膻中, 郄門, 豐隆
	혈 어	活血化瘀	陰郄, 巨闕, 心兪, 膻中, 膈兪

고금처방례(古今處方例)

①《신응경(神應經)》

•흉비(胸痺)는 太淵을 취한다.

②《침구전서(鍼灸全書)》

•흉격동통(胸膈疼痛)이 있는 것은 期門, 內關, 太衝을 취한다.

③《침구대성(鍼灸大成)》

•氣, 胸에 공격해서 아픈 것은 照海, 通里, 大陵을 취한다.

④《침구경험방(鍼灸經驗方)》

•흉중, 협(脇)에 끌려서 아픈 것은 巨闕, 肝兪, 內關, 魚際, 絶骨에 침자한다.

그 외의 요법

【이침(耳鍼)】

선 혈: 심(心), 소장(小腸), 교감(交感), 피질하(皮質下)

보조혈: 뇌점(腦點), 폐(肺), 간(肝), 흉(胸), 강압(降壓), 침(枕)

조 작: 매회 3~5穴을 선혈하여 강한 자극을 주고, 1시간 유침(留鍼)한다. 격일치료하고, 2주를 1치료단위로 한다.

【한방약】

①허한(虛寒)에 의한 흉비(胸痺): 괄루해백반하탕가미(栝樓薤白半夏湯加味)

②담탁(痰濁)에 의한 흉비: 소함흉탕가미(小陷胸湯加味)

③어혈(瘀血)에 의한 흉비: 혈부축어탕(血府逐瘀湯)

참고사항

①흉비(胸痺)는 정서, 음식부절(飮食不節), 피로 등으로 유발되는 경우가 많다. 따라서 정서안정을 도모하고, 자극적인 음식물은 줄이는 것이 좋다. 또 지나치게 먹거나 과로하지 않도록 주의할 필요가 있다.

②침치료는 흉비(胸痺)에 효과가 좋다. 특히 內關穴은 심근(心筋)의 허혈(虛血) 상태를 개선하고 심근의 산소소비량을 감소시키기 때문에 협심통(狹心痛)의 완화(緩和)에 좋은 효과가 있다.

요약

흉비(胸痺)는 심폐기허(心肺氣虛)가 그 '본(本)', 혈어(血瘀), 음한(陰寒), 담열(痰熱)이 그 '표(標)'인 것이 많다. 그 병증은 본허표실증(本虛標實證)으로 나타나는 것이 많다. 따라서 치료에서는 '급하면 바로 標를 치료한다는' 원칙을 따라 우선 거사(祛邪)하여 지통(止痛)을 도모하면 좋다. 아울러 동통(疼痛)이 경감(輕減)한 후 본치로 정기를 補하면 좋다.

12. 심계

심계(心悸)는 경계(驚悸), 정충(怔忡)이라고도 부르는데, 심장의 박동을 자각해서 불안한 것이다. 이 병증은 불면, 건망, 현훈, 이명 등의 병증과 동시에 나타나는 경우가 많다.

류머티즘성심질환(心疾患), 관성심질환(冠性心疾患), 폐성심(肺性心) 및 신경증(神經症) 등에 나타나는 심계는 이 병증의 변증시치(辨證施治)를 참고하여 치료할 수 있다.

병인병기

【 1 】기허에 의한 심계

평소에 심기허(心氣虛)인 사람은 쉽게 놀라고, 쉽게 두려워하는 특징이 있다. 이 때문에 갑자가 놀라면 '心은 依(據)할 곳이 없고, 神은 돌아갈 곳이 없게' 되며 심신불녕(心神不寧)이 되어 심계가 일어난다. 또 기허 때문에 혈맥의 고동이 약해져서 心에 영양을 잘 공급할 수 없기 때문에 심계가 되는 경우도 있다.

【 2 】혈허에 의한 심계

과도한 출혈이나 구병(久病)에 의한 혈허(血虛), 또는 사려과도(思慮過度)에 의해 심비(心脾)를 손상해서 心에 영양을 잘 공급할 수 없게 되고, 신지불안(神志不安)이 되면 심계(心悸)가 일어난다.

【 3 】담화에 의한 심계

음식부절(飮食不節) 등의 원인으로 脾를 손상하고, 濕이 정체하면 痰을 형성한다. 이 습담이 장기간 鬱하면 화열(化熱) 또는 화화(化火)한다. 그것이 담화(痰火)가 되어 심신(心神)에 영향을 주면 심계가 일어난다.

【 4 】혈어에 의한 심계

장기간 비증(痺證)을 앓고, 음사(陰邪)가 상승해서 심양(心陽)을 조체시키면 심계가 일어난다. 또 원래 심양이 虛해서 혈액의 운행이 무력하게 되고, 그 때문에 심맥이 조체하면 심계가 일어난다.

12 심계

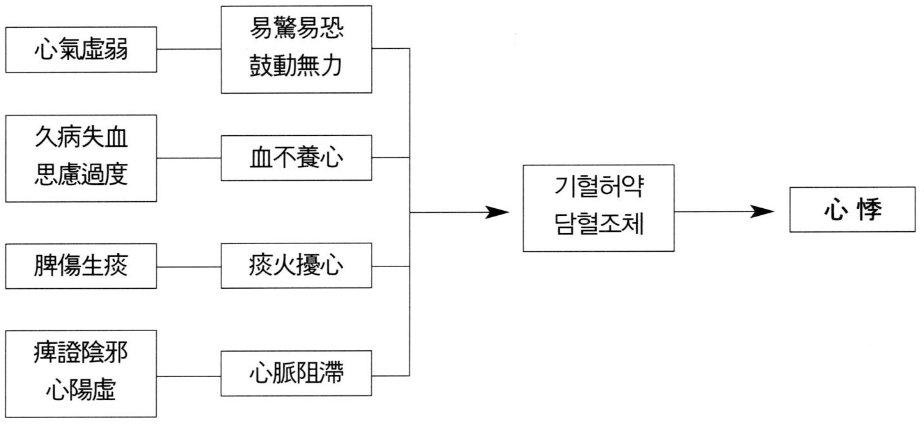

증분류

【 1 】기허에 의한 심계

주　　증 : 심계(心悸), 숨이 참

수 반 증 : 쉽게 놀람, 쉽게 두려워함, 손바닥에 자주 땀이 나옴, 권태(倦怠)

설 맥 상 : 설태박백(舌苔薄白), 맥허삭(脈虛數) 또는 결대(結代)

증후분석 : ①심계, 숨이 참 – 심기허 때문에 심신이 견고하게 하지 않으면 일어난다.

②쉽게 놀람, 쉽게 두려워함 – 心이 神을 견고하게 하면 主가 되게 되어 일어난다.

③다한(多汗) – 심기허(心氣虛) 때문에 심액(心液)이 외설(外泄)하면 일어난다.

④설태박백, 맥허삭 또는 결대 – 심기허의 象이고, 고동무력(鼓動無力)의 象이다.

【 2 】혈허에 의한 심계

主　　症 : 심계(心悸), 두훈(頭暈), 목현(目眩)

隨 伴 症 : 안색이 흐림, 흉부의 번열(煩熱), 불면, 다몽(多夢)

舌 脈 象 : 설질담(舌質淡) 또는 설첨홍(舌尖紅), 맥세삭(脈細數)

證候分析 : ①심계, 두훈, 목현 – 심혈(心血)이 부족해서 양심(養心)할 수 없으면 심계가 일어난다. 또 심혈이 부족해서 두목(頭目)에 영양을 잘 공급할 수 없으면 두훈, 목현이 일어난다.

②안색이 흐림 – 心은 혈맥(血脈)을 主하고, 그 華는 頭(面)에 나타난다. 안색이 흐린 것은 심혈허(心血虛)의 象이다.

③흉부의 번열, 불면, 다몽 – 心은 신지(神志)를 主하는데, 심혈허(心血虛) 때문에 심신(心神)이 안정되지 않으면 일어난다.

④설질담 또는 설첨홍, 맥세삭 – 舌은 心의 묘(苗)이고, 心은 血脈을 主한다. 따라서 心血虛에서는 설질담, 맥세가 된다. 또 혈허(血虛) 때문에 열이 생기면 설첨은 紅이 되고, 脈은 삭(數)을 수반한다.

【 3 】담화에 의한 심계

주 증 : 심계(心悸)가 가끔 일어남, 흉민(胸悶)

수 반 증 : 번조(煩躁), 두훈, 구고(口苦), 해수(咳嗽), 痰은 노랗고 끈적끈적함, 소변단적(小便短赤), 대변이 상쾌하게 나오지 않음

설 맥 상 : 설태황니(舌苔黃膩), 맥활삭(脈滑數)

증후분석 : ①심계, 번조(煩躁) – 담화(痰火)가 심신(心神)에 영향을 주면 일어난다.

②흉민, 해수 – 痰이 흉중(胸中)에 조체해서 기기(氣機)가 나빠지면 일어난다.

③구고(口苦) – 담화상요(痰火上擾)에 의해 일어난다.

④소변단적, 대변이 상쾌하게 나오지 않음 – 담화(痰火)에 의해 진액이 손상되면 일어난다.

⑤설태황니, 맥활삭 – 담화(痰火)의 象이다.

【 4 】혈어에 의한 심계

주 증 : 심계불안(心悸不安), 가끔 심통(心痛)이 일어남

수 반 증 : 흉민(胸悶), 입술이나 조갑(爪甲)의 색은 청자(靑紫)

설 맥 상 : 설질자암(舌質紫暗) 또는 어반(瘀斑)이 있음, 맥색(脈澁) 또는 結代

증후분석 : ①심계불안, 가끔 심통이 일어남 – 심맥(心脈)이 조체해서 잘 양심(養心)할 수 없으면 일어난다.

②흉민 – 혈어기체(血瘀氣滯)가 되어 심양(心陽)이 억지되면 일어난다.

③입술이나 손톱의 색은 청자 – 맥락(脈絡)이 조체해서 혈행이 나빠지면 일어난다.

④설질자암(舌質紫暗) 또는 어반(瘀斑)이 있음, 맥색 또는 結代 – 어혈정체에 의한 심양부진(心陽不振)의 象이다.

치료

【 1 】 기허에 의한 심계

치　　법 : 익기안신(益氣安神)

처 방 례 : 間使, 神門, 心兪, 巨闕

방　　해 : 間使와 神門을 배혈해서 영심안신(寧心安神)을 도모한다. 이 2穴은 심계, 심통 치료의 요혈이다. 아울러 수모배혈(兪募配穴)로 心兪와 巨闕을 배혈하여 심기(心氣)를 補한다. 이와 같이 조기(調氣), 익기(益氣)하여 정계(定悸)를 도모한다.

조　　작 : 모든 치료혈에 0.5～1寸 직자(直刺)하고 보법을 시술하고, 20분간 유침(留鍼)한다. 또 유침 중 3분 간격으로 1분간 행침(行鍼)한다.

【 2 】 혈허에 의한 심계

治　　法 : 양혈정계(養血定悸)

處 方 例 : 膈兪, 通里, 脾兪, 足三里

方　　解 : 膈兪는 혈회이고, 단독으로 이용하면 양혈보혈(養血補血)의 작용이 있다. 이것에 通里를 배혈하면 안신정계를 도모할 수 있다. 혈허인 경우, 後天의 本인 비위(脾胃)의 기능이 저하하기 때문에 後天을 補하고 건비(健脾)를 도모하기 위해서 脾兪, 足

三里를 취혈한다.

操　作: 通里는 0.3寸 직자하고, 그 외의 치료혈은 0.5촌~1촌 직자하고, 모두 보법을 시술한다. 20분간 유침하고, 적당한 간격으로 행침한다.

【3】담화에 의한 심계

치　법: 청열화담(清熱化痰), 정계(定悸)

처방례: 尺澤, 魚際, 豐隆, 靈道, 郄門

방　해: 수태음폐경의 합혈인 尺澤에 魚際를 배혈해서 폐화(肺火)의 청사(清瀉)를 도모하고, 豐隆으로 화담(化痰)을 도모한다. 이 3穴로 청폐화담(清肺化痰)을 도모하고 본치로 삼는다. 또 靈道로 지계(止悸), 郄門으로 정계(定悸)를 도모하고, 영심안신을 행하여 표치로 삼는다. 이 처방에는 담화를 청사하는 작용과 평천정계(平喘定悸)의 작용이 있다.

조　작: 靈道는 0.5寸 직자하고, 그 외의 치료혈은 1寸 직자한다. 모두 사법을 시술하고, 20분간 유침한다.

【4】혈어에 의한 심계

치　법: 활혈강심(活血强心)

처방례: 曲澤, 少海, 氣海, 血海

방　해: 심포는 心의 궁성이라 불린다. 이 2經의 합혈인 曲澤과 少海로 강심정계지통(强心定悸止痛)을 도모하고, 표치로 삼는다. 심기허약(心氣虛弱) 때문에 혈행이 나빠지고, 심맥(心脈)이 조체(阻滯)해서 심양부진(心陽不振)이 된 것에는 氣海에 뜸을 시술하고 조양익기(助陽益氣)를 도모한다. 또 血海로 활혈화담(活血化痰)을 도모하고, 이들을 본치로 삼는다.

조　작: 氣海는 뜸을 시술한다. 그 외의 치료혈은 1촌 직자하고, 曲澤, 少海는 보법을 시술하고, 血海는 사법을 시술한다. 20분간 유침한다.

심계의 치법과 선혈

症候	病因病機	治法	選穴
心悸	기 허	익기안신	間使, 神門, 心兪, 巨闕
	혈 허	양혈정계	膈兪, 通里, 脾兪, 足三里
	담 화	청열화담, 정계	尺澤, 魚際, 豐隆, 靈道, 郄門
	혈 어	활혈강심	曲澤, 少海, 氣海, 血海

고금처방례(古今處方例)

①《신응경(神應經)》

•心이 놀라고 두려워하는 것은 曲澤, 天井, 靈道, 神門, 大陵, 魚際, 二間, 液門, 少衝, 百會, 厲兌, 通谷, 巨闕, 章門을 취한다.

②《침구대전(鍼灸大全)》

•심중허척(心中虛惕)하고 신사불안(神思不安)인 것은 內關, 百會, 神門을 취한다. 심장제허(心臟諸虛), 정충경계(怔忡驚悸)하는 것은 內關, 陰郄, 心兪, 通里를 취한다.

그 외의 요법

【이침(耳鍼)】

선혈: 心, 교감(交感), 神門, 피질하(皮質下), 小腸

조작: 가벼운 자극을 주고, 유침 중에 2~3회 염침을 행한다. 1일 1회 치료하고, 10회를 1치료단위로 한다.

【한방약】

①심기허약(心氣虛弱): 안신정지환(安神定志丸), 계지감초용골모려탕(桂枝甘草龍骨牡蠣湯)

②심허(血虛): 귀비탕(歸脾湯)

③담화(痰火): 온담탕(溫膽湯)

④혈어(血瘀): 도인홍화전(桃仁紅花煎)

참고사항

①치유와 동시에 휴식, 영양에 주의를 기울이고, 과격한 운동은 삼가도록 한다. 또 각종 강한 정신적 자극을 피하도록 한다.

②심계에 대해서 침구는 뚜렷한 효과가 있고, 대부분의 경우 즉효가 있다. 더욱이 양혈보심(養血補心)의 작용을 가진 한방약을 복용하면 한층 좋은 효과를 얻는다.

13. 애역

애역(呃逆)은 옛날에는 '얼(噦)'이라 했고, '딸꾹질'에 상당한다. 인후에서 힉힉하는 음이 연속해서 일어나고, 우연히 일어나는 발작은 대부분의 경우 저절로 멈춘다. 그러나 연속해서 좀처럼 멎지 않는 것은 치료할 필요가 있다. 음식부절(飮食不節), 간기울결(肝氣鬱結), 위한(胃寒)에 의해 위기(胃氣)가 상역(上逆)하면 일어난다.

횡격막경련은 이 병증의 변증시치를 참고하여 치유할 수 있다.

병인병기

1. 폭음폭식에 의해 중초의 氣機가 조체(식적)하고, 그 때문에 胃氣가 하강할 수 없고 上逆하면 애역이 일어난다.
2. 정지(情志)의 변화에 의해 소설(疎泄)이 나빠져서 기체(氣滯)가 되고, 그 때문에 위격(胃膈)의 기가 화강(和降)할 수 없고 上逆하면 애역이 일어난다.

3. 胃가 한사(寒邪)를 받거나, 날것이나 찬 것을 지나치게 먹거나, 한성(寒性)의 약물을 지나치게 복용하고 寒이 중초에 조체해서, 그 때문에 위양부진(胃陽不振)이 되어 기가 순행하지 않고 上逆하면 애역이 일어난다.

증분류

【 1 】음식부절(식적)에 의한 애역

주　증 : 크고 확실한 애역(呃逆), 복부창만(腹部脹滿)

수 반 증 : 구취(口臭), 염식(厭食)

설 맥 상 : 설태후니(舌苔厚膩), 맥활실(脈滑實)

증후분석 : ①애역 – 위장(胃腸)의 온열(蘊熱)이 上逆하면 일어난다.

②복부창만, 구취, 염식 – 위장에 실열이 조체하고, 氣機가 나빠지면 일어난다.

③설태후니, 맥활실 – 위열내성(胃熱內盛)의 象이다.

13 애역

폭음폭식, 기기조체
정지실조, 소설불리
한사상위, 위양부진
→ 胃腸의 氣가 화강하지 않고 상역 → **呃逆**

【 2 】간울에 의한 애역

主　症 : 연속해서 애역이 일어난다, 복부창통(腹部脹痛), 번민(煩悶)

隨 伴 症 : 정신적 자극을 받은 적이 있다, 애기(噯氣)에 의해 경감(輕減)

舌 脈 象 : 설태박(舌苔薄), 맥현유력(脈弦有力)

證候分析 : ①애역 – 정지의 억울(抑鬱)에 의해 간기(肝氣)가 폐위(肺胃)에 상승하고, 위기(胃

氣)가 상충(上衝)하면 일어난다.

②흉협창통(胸脇脹痛), 번민(煩悶) – 족궐음간경맥(足厥陰肝經脈)은 흉협부(胸脇部)에 분포해 있고, 간(肝)은 소설(疎泄)을 主한다. 간(肝氣)기가 잘 조달(條達)되지 않으면 이들 증상이 일어난다.

③애기(噯氣)에 의해 증상은 경감 – 애기에 의해 氣機가 조금이라도 움직이면, 증상은 경감(輕減)된다.

④설태박, 맥현유력 – 정지억울(情志抑鬱)의 象이다.

【 3 】위한에 의한 애역

주 증 : 무겁고 완만해서 힘이 있는 애역, 따뜻하게 하면 경감되고, 차게 하면 심해짐

수 반 증 : 위부(胃部)의 불쾌감, 구중화(口中和)

설 맥 상 : 설태백윤(舌苔白潤), 맥지완(脈遲緩)

증후분석 : ①위부의 불쾌감, 애역 – 한사(寒邪)가 중초에 조체해서 폐위(肺胃)의 기가 내려가지 않으면 胃部의 불쾌감이 일어나고, 胃氣가 上衝하면 애역이 일어난다.

②따뜻하게 하면 경감하고, 차게 하면 심해짐 – 한기는 따뜻하게 하면 약해지고, 차게 하면 열이 많아지기 때문이다.

③구중화, 설태백윤, 맥지완 – 위중(胃中)에 한(寒)이 있는 象이다.

치료

치 법 : 화위강기평애(和胃降氣平呃)

처 방 례 : 膈兪, 中脘, 內關, 足三里

①식적(食積)에는 巨闕, 裏內庭을 추가한다.

②간울(肝鬱)에는 膻中, 太衝을 추가한다.

③위한(胃寒)에는 上脘을 추가한다.

방 해 : 中脘, 內關, 足三里로 화위강역(和胃降逆), 관흉이기(寬胸利氣)를 도모하고, 膈兪로 진역평애(鎭逆平呃)를 도모한다. 식적에는 巨闕, 裏內庭으로 화위소체(和胃消滯)를 도모한다. 간울에는 膻中으로 관흉(寬胸)을 도모해서 애역을 멈추고, 太衝으로 간기(肝氣)의 횡역(橫逆)을 조절한다. 위한(胃寒)에는 上脘에 뜸을 시술하고, 온중산한(溫中散寒), 통양평애(通陽平呃)를 도모한다.

조 작 : 주혈 4穴은 0.5~1寸 직자한다. 식적, 간울의 치료혈은 0.3~0.5寸 직자하고 사법을 시술한다. 단 膻中은 0.3寸 횡자한다. 위한에는 보법을 시술하고, 아울러 上脘에 뜸을 시술한다.

애역의 치법과 선혈

증 후	병인병기	치 법	선 혈	
呃逆	胃膈의 氣의 和降失調	화위강기평애	膈兪, 中脘 內關, 足三里	식적: 巨闕, 裏內庭
				간울: 膻中, 太衝
				위한: 上脘

고금처방례(古今處方例)

①《의학강목(醫學綱目)》

- 애역(呃逆)이 멈추지 않는 것은 中脘, 膻中을 취한다.
- 애역(呃逆)을 하는 것은 期門, 膻中, 中脘, 뜸을 이용한다.

②《침구학간편(鍼灸學簡編)》

- 애역(呃逆): ❶한증(寒證) – 上脘, 章門, 脾兪, 內關
  ❷열증(熱證) – 內關, 合谷, 列缺, 膈兪, 足三里
  ❸허증(虛證) – 中脘, 期門, 氣海, 脾兪, 胃兪
  ❹실증(實證) – 上脘, 足三里

그 외의 요법

【이침(耳鍼)】

선혈: 膈, 交感, 胃, 肝, 脾

조작: 위 처방의 경혈 주위에서 압통점을 찾고, 강한 자극을 주고, 30분간 유침한다. 완고한 애역에는 피내침법(皮內鍼法)을 이용해도 좋다.

【한방약】

①식적(食積): 월국보화환(越菊保和丸)

②간울(肝鬱): 선복대자석탕(旋覆代赭石湯)

③위한(胃寒): 정향산(丁香散)

참고사항

①본병의 예방, 예후

평소에 해로운 정신적 자극을 피하고, 음식도 천천히 섭취하고, 한온(寒溫)의 조절에 주의하면 일반적으로 예후(豫後)는 양호하다. 그러나 중병으로 정기(正氣)가 쇠퇴하고, 그 때문에 애역(呃逆)이 멈추지 않고 음식도 먹지 않는 사람은 허탈(虛脫) 경향이 있고, 예후가 불량하다.

②침구는 경과가 짧은 실증의 애역에는 효과가 뛰어나지만, 경과가 긴 허증의 애역에 대해서는 효과가 그다지 좋지 않다. 중병 말기에 애역이 멈추지 않는 것에 대해서는 일반적으로 침구 치료를 행하지 않는다.

요약

애역(呃逆)은 그 허실한열(虛實寒熱)을 불문하고 위격(胃膈)의 기가 화강(和降)하지 않고 상역(上逆)해서 일어난다. 크고 확실한, 힘이 있는 애역은 실증으로, 경과도 짧고, 침구에 의한 효과도 좋다. 한편 지속적이고 미약한 애역으로 경과가 긴 것은 허증의 애역이고, 효과는 그다지 좋지 않다.

14. 탄산

탄산(呑酸)이라고 하는 것은 구중(口中)에 신 액체가 안으로 들어가고, 인후(咽喉)에 머물러서 토해내지 않고 삼키면 산미(酸味)가 心을 刺하고, 酸을 마신 것 같은 상태가 되는 것을 말한다. 이것에 대해 삼키지 않고 토해내는 것을 토산(吐酸)이라고 한다.

병인병기

탄산은 간화내울(肝火內鬱)에 의한 위기불화(胃氣不和) 또는 비위허한(脾胃虛寒)에 의한 운화기능(運化機能)의 저하에 의해서 일어나는 경우가 많다. 〈구토〉를 참고하면 좋다.

증분류

【 1 】 간화내울에 의한 탄산

주 증 : 탄산(呑酸)

수 반 증 : 심번(心煩), 구건(口乾), 구고(口苦) 또는 구취(口臭)

설 맥 상 : 설첨홍(舌尖紅), 설태박황(舌苔薄黃), 맥현(脈弦) 또는 삭(數)

증후분석 : ①탄산(呑酸) 또는 구취(口臭) – 간화(肝火)가 내울(內鬱)해서 간위불화(肝胃不和)가 되면 일어난다.

②심번, 구건 – 간화(肝火)가 내요(內擾)하면 일어난다.

③구고 – 간화(肝火)가 상요(上擾)하면 일어난다.

④설첨홍, 설태박황, 맥현 또는 삭(數) – 간화내울(肝火內鬱)의 象이다.

【 2 】 비위허한에 의한 탄산

主　　症 : 탄산(呑酸)

隨 伴 症 : 흉완창민(胸脘脹悶), 희온희안(喜溫喜按), 애기(噯氣)

舌 脈 象 : 설태백(舌苔白), 맥현세(脈弦細)

證候分析 : ①탄산, 애기, 흉완창민 – 비위허한(脾胃虛寒) 때문에 운화가 나빠져서 위기불화(胃氣不和)가 되면 일어난다.

②희온희안(喜溫喜按) – 허한(虛寒)에 의한 것은 따뜻하게 하거나 만지면 증상이 경감(輕減)된다.

③설태백, 맥현세 – 허한(虛寒)의 象이다.

치료

【 1 】 간화내울에 의한 탄산

치　　법 : 청간설화(淸肝泄火)

처 방 례 : 陽陵泉, 太衝, 中脘, 內關, 足三里

방　　해 : 太衝으로 간화(肝火)를 내리고, 陽陵泉을 배혈해서 간담(肝膽)의 경기를 소설(疎泄)시키고, 간목(肝木)의 횡역(橫逆)을 개선한다. 中脘은 胃의 모혈이고, 足三里는 족양명위경의 합혈이다. 또 內關은 上·中焦의 氣機를 선통시키는 작용이 있다. 이 3穴을 배혈하여 위기의 통강, 진역지산(鎭逆止酸)을 도모한다.

조　　작 : 0.5～1寸 直刺하고, 瀉法을 시술하고, 10～20분간 유침한다.

【 2 】 비위허한에 의한 탄산

治　　法 : 온양비위(溫陽脾胃)

處 方 例: 脾兪, 胃兪, 中脘, 內關, 足三里

方　　解: 이 證은 중양부족(中陽不足)에 의한 비위허한증(脾胃虛寒證)이다. 脾兪, 胃兪에 침을 刺하고, 조위화중(調胃和中)을 도모한다. 침자 후에 뜸을 시술하고 온중산한(溫中散寒)을 도모하면 좋다. 또 中脘, 內關, 足三里는 위기(胃氣)의 통강(通降), 관흉지산(寬胸止酸)을 도모할 목적으로 이용한다.

操　　作: 0.5～1寸 직자(直刺)하고, 보법(補法)을 시술하고, 10～20분간 유침(留鍼)한다. 자침(刺鍼) 후에 뜸 또는 구두침(灸頭鍼)을 시술하면 좋다.

탄산의 치법과 선혈

증 후	병인병기	치 법	선　혈	
呑酸	肝火內鬱	淸肝泄火	中脘, 內關, 足三里	陽陵泉, 太衝
	脾胃虛寒	溫陽脾胃		脾兪, 胃兪

고금처방례(古今處方例)

①《유경도익(類經圖翼)》

•탄산, 구토, 식불하(食不下): 日月, 中脘, 脾兪, 胃兪에 灸한다.

②《침구대전(鍼灸大全)》

•비위허한(脾胃虛寒): 內庭, 中脘, 氣海, 公孫

그 외의 요법

【한방약】

①간화내울(肝火內鬱): 좌금환(左金丸)

②비위허한(脾胃虛寒): 향사육군자탕(香砂六君子湯)

참고사항

탄산(呑酸)은 기타 병증의 다른 증상으로 나타나는 경우가 많다. 그러나 탄산이 주요증상인 경우도 있다. 환자는 평소에 감정이 흥분되지 않도록 주의하고, 규칙적인 식생활을 하도록 항상 주의하면 좋다. 비위허한증(脾胃虛寒證)의 환자는 식후에 차가워지지 않도록 주의할 필요가 있다.

요약

탄산은 간화(肝火)와 비위허한(脾胃虛寒)에 의해 일어나는 경우가 많다. 간화(肝火)에 의한 것은 陽陵泉, 太衝을 主穴로 하고 청간설화(淸肝泄火)를 도모하면 좋다. 또 비위허한에 의한 것은 관련하는 배수혈을 주로 취혈하고 脾胃의 온양을 도모하면 좋다.

15. 구토

유성무물(有聲無物-토하려고 하지만 물질이 나오지 않는 것)을 구(嘔)라 하고, 유물무성(有物無聲)을 토(吐)라 한다. 양자는 동시에 출현하는 경우가 많기 때문에 구토(嘔吐)라고 한다. 여러 가지 질병으로 胃를 손상하면 구토가 일어난다. 임상에서는 음식정체(飮食停滯), 간기범위(肝氣犯胃), 비위허약(脾胃虛弱)에 의한 것이 많이 보인다.

급만성위염, 위확장증, 유문경련(幽門痙攣), 위신경증(胃神經證)에 나타나는 구토는 이 병증의 변증시치를 참고하여 치료할 수 있다.

병인병기

1. 음식과다에 의해 날것, 찬 것, 기름기가 많은 것이 정체하고, 위기(胃氣)가 화강(和降)할 수 없게 되어 上逆하면 구토가 일어난다.
2. 정지실조(情志失調)에 의해 간울(肝鬱)이 되어 그것이 횡역(橫逆)해서 胃를 범하고 위기가 화강할 수 없게 되어 상역하면 구토가 일어난다.
3. 평소에 비위허약(脾胃虛弱)이 있거나 또는 노권(勞倦)에 의해 脾를 손상하고, 운화기능이 저하하고, 수곡(水穀)이 정체해서 胃氣가 上逆하면 구토가 일어난다.

15 구토

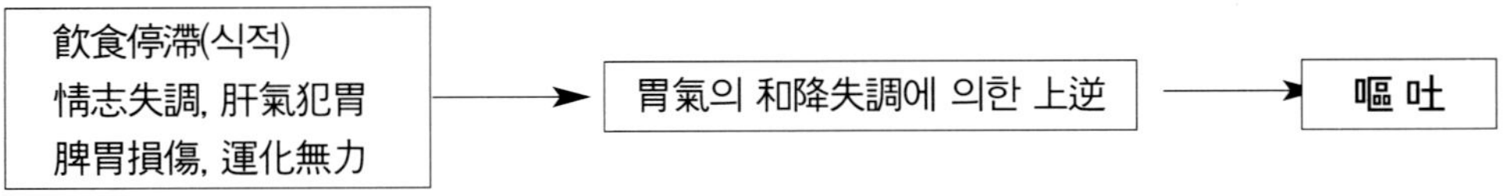

증분류

【 1 】 음식정체에 의한 구토

주　　증 : 산부취물(酸腐臭物)을 구토, 악취가 나는 애기(噯氣)

수 반 증 : 염식(厭食), 복부창만, 대변당박(大便溏薄) 또는 대변비결(大便秘結), 구취

설 맥 상 : 설태부후(舌苔腐厚), 맥활실(脈滑實)

증후분석 : ①산부취물을 구토, 악취가 나는 애기 – 음식부절(飮食不節)에 의해 식체가 생기고, 그 독기(濁氣)가 上逆하면 일어난다.

②염식, 복부창만 – 중초에 식체가 생겨서 기기불리(氣機不利)가 되면 일어난다.

③대변당박(大便溏薄) 또는 대변비결(大便秘結) – 승강(昇降)의 실조와 전도(傳導)

의 실조에 의해 일어난다.

④설태부후, 맥활실 – 식체내정(食滯內停), 독기상범(濁氣上犯)의 象이다.

【 2 】 간기범위에 의한 구토

主　症 : 구토(嘔吐), 탄산(呑酸), 빈번하게 애기(噯氣)가 일어남

隨 伴 症 : 흉협창통, 번민, 정서변동에 의해 구토가 발작하거나 심해짐

舌 脈 象 : 설태박니(舌苔薄膩), 맥현(脈弦)

證候分析 : ①구토, 탄산, 빈번하게 애기가 일어남 – 간울(肝鬱)이 되어 胃에 횡역(橫逆)해서 胃氣가 내려가지 않으면 일어난다.

②흉협창통, 번민 – 간기(肝氣)가 편안하게 움직이지 않고 鬱하면 일어난다.

③설태박니, 맥현 – 기체간왕(氣滯肝旺)의 象이다.

【 3 】 비위허약에 의한 구토

주　증 : 조금 많이 먹으면 구토

수 반 증 : 안색위황(顔色萎黃), 사지권태, 핍력, 식욕감퇴, 복창, 대변당박(大便溏薄)

설 맥 상 : 설질담(舌質淡), 설태박백(舌苔薄白), 맥유약(脈濡弱)

증후분석 : ①조금 많이 먹으면 구토 – 비위허약(脾胃虛弱), 중양부진(中陽不振)이면 수곡(水穀)을 부숙(腐熟), 운화(運化)하는 힘이 약하기 때문에 일어난다.

②식욕감퇴, 복창, 대변당박 – 비허(脾虛) 때문에 운화기능이 저하해서 일어난다.

③사지권태, 핍력 – 脾는 四肢를 主하고, 비허(脾虛)가 되면 일어난다.

④안색위황, 설질담, 설태박백, 맥유약 – 비위허약(脾胃虛弱)의 象이다.

치료

치　법 : 강역(降逆), 화위(和胃), 지구(止嘔)

처 방 례 : 中脘, 足三里, 內關, 公孫

①음식정체(飮食停滯)에는 下脘을 추가한다.

②간기범위(肝氣犯胃)에는 太衝을 추가한다.

③비위허약(脾胃虛弱)에는 脾兪를 추가한다.

④구토부지(嘔吐不止)에는 金津, 玉液을 추가한다.

방 해 : 中脘은 胃의 모혈이고, 足三里는 족양명위경의 합혈이다. 이 2穴을 배혈해서 이용하면 화위지구(和胃止嘔)의 작용이 있다. 內關, 公孫은 팔맥교회혈이고, 배혈해서 이용하면 화위관흉(和胃寬胸)의 작용이 있다. 또 下脘의 위치는 위완부이고, 이것에 사법을 시술하면 胃氣를 통하는 작용과 행기화체(行氣化滯)의 작용이 있다.

太衝은 족궐음간경의 원혈이고, 소간이기(疎肝理氣)의 작용이 있다. 脾兪는 脾氣가 모여 있는 곳이고, 이것에 足三里, 公孫을 배혈해서 脾氣를 보하고, 中氣를 고무한다. 운화기능이 회복되면 수곡이 소화되고, 승강은 정상이 된다. 金津, 玉液(점자출혈)은 구토부지(嘔吐不止)를 치료하는 경험혈이다.

조 작 : 主穴에는 0.5~1寸 직자하고, 실증에는 사법을 시술하고, 허증에는 보법을 시술한다. 또 10~20분간 유침한다. 음식정체에는 下脘에 0.5~1寸 직자해서 사법을 시술하고, 소식도체를 도모한다. 간기범위에는 太衝에 0.5寸 직자해서 평보평사법을 시술하고, 소간이기를 도모한다. 또 비위허약에는 脾兪에 1寸 직자해서 보법을 시술하고, 건비온중을 도모한다. 脾兪에는 구두침을 이용해도 좋다.

구토의 치법과 선혈

症候	病因病機	治法	選穴	
嘔 吐	위기상역	강역화위지구	中脘, 內關 足三里, 公孫	음식정체: 下脘
				간기범위: 太衝
				비위허약: 脾兪

고금처방례(古今處方例)

①《침구대전(鍼灸大全)》

•담연(痰涎)을 구토하고 현훈(眩暈)하는 것은 公孫, 豐隆, 中魁, 膻中을 취한다. 胃脘에 痰이 멈추고 口에서 청수(淸水)를 토하는 것은 公孫, 巨闕, 厲兌, 中脘을 취한다.

②《신응경(神應經)》

•복중뢰명(腹中雷鳴)하고, 식화(食化)되지 않고, 역기(逆氣)해서 토하는 것은 章門, 下脘, 足三里를 취하고, 中脘에 灸한다.

그 외의 요법

【이침(耳鍼)】

선혈: 胃, 肝, 交感, 皮質下, 神門

조작: 매회 2～3穴을 선혈하고, 20～30분간 유침한다. 1일 1회 치료한다.

【한방약】

①음식정체(飮食停滯): 월국보화환(越菊保和丸)

②간기범위(肝氣犯胃): 반하후박탕합좌금환(半夏厚朴湯合左金丸)

③비위허약(脾胃虛弱): 인삼건비환(人蔘健脾丸)

참고사항

①구토 환자는 우선 규칙적인 식생활을 행하고, 먹는 양을 적게 해서 식사의 횟수를 늘리면 좋다. 자극성이 있는 음식물이나 날것, 찬 것, 비린내 나는 것, 기름기가 많은 것의 섭취는 삼가는 것이 좋다. 또 정서의 안정을 도모하면 좋다.

②침구치료는 구토에 대해서 일정의 좋은 효과가 있다. 그러나 상소화도(上消化道)의 중한 폐색(閉塞)이나 癌에 의해 일어나는 구토에 대해서는 대증요법으로 대처할 수밖에 없다.

16. 위통

위통(胃痛)은 위완통(胃脘痛)이라고도 부르는데, 심와부(心窩部) 부근의 동통이 주증인 병증이다. 이 병증의 병위는 胃이고, 한사범위(寒邪犯胃), 음식부절(飮食不節) 또는 간기범위(肝氣犯胃) 등의 원인에 의해 胃가 잘 화강(和降)할 수 없게 되어 氣機(승강출입)가 조체하면 위통이 일어난다.

급만성위염, 위십이지장궤양, 위신경증, 또는 간 · 담 · 췌장질환에 나타나는 위통은 이 병증의 변증시치를 참고하여 치료할 수 있다.

병인병기

【 1 】 한사에 의한 위통

외감한사(外感寒邪)의 침습을 받거나 찬 것, 날것 등을 먹고 寒이 중초에 조체해서 중초의 양기가 한사에 의해 억지되면 위통이 일어난다.

【 2 】 식적에 의한 위통

위완부에 식적이 조체해서 기기불리(氣機不利)가 되면 위통이 일어난다.

【 3 】 간기범위에 의한 위통

정지실조(情志失調)하여 간기가 울결해서 소설(疎泄)이 잘 될 수 없고, 횡역(橫逆)해서 胃를 범하고 胃가 잘 화강(和降)할 수 없게 되면 위통이 일어난다.

【 4 】 비위허한에 의한 위통

비위양허(脾胃陽虛) 때문에 위락(胃絡)이 잘 온양(溫陽)되지 않고, 또 운화기능이 저하해서 수음(水飮)이 정체하면 위통이 일어난다.

【 5 】 위음부족에 의한 위통

간울화화(肝鬱化火)에 의해 위음(胃陰)을 손상하거나 구병(久病)이 파급해서 胃陰을 손상해서 胃絡을 자양할 수 없게 되면 위통이 일어난다.

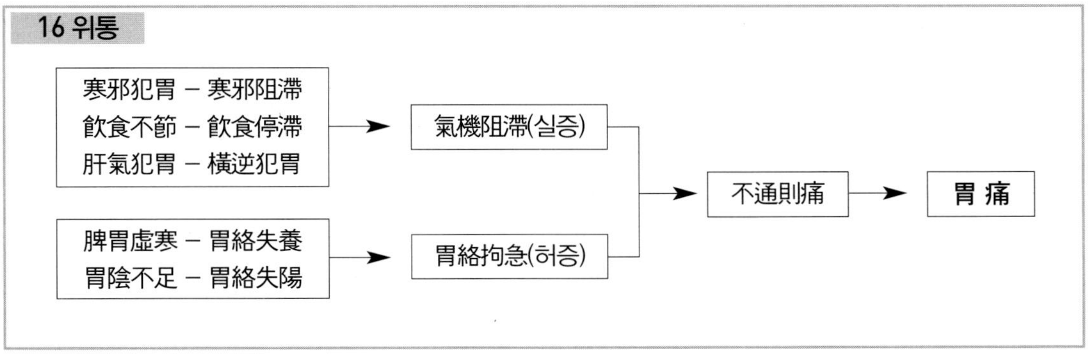

증분류

1 실증

【 1 】 한사에 의한 위통

주 증 : 강한 위완부통(胃脘部痛), 거안(拒按), 희온(喜溫)

수 반 증 : 통증은 차게 하면 심해지고 따뜻하게 하면 경감(輕減), 구갈(口渴)은 없음 또는 뜨거운 음료를 좋아함

설 맥 상 : 설태박백(舌苔薄白), 맥현긴(脈弦緊)

증후분석 : ①강한 위완부통, 거안, 희온 – 중초(中焦)의 양기가 한사의 응체성, 수인성에 의

해 억지되면 위완부통이 일어난다. 차게 하면 양기가 더욱 억지되기 때문에 통증이 증강하고, 따뜻하게 하면 한사의 응체성, 수인성이 감약(減弱)하기 때문에 통증이 경감된다.

②구갈은 없음, 뜨거운 음료를 좋아함 – 한사는 진액을 손상하지 않기 때문에 구갈은 일어나지 않는다. 따뜻한 물을 마시면 한상(寒象)이 약해지기 때문에 熱飮을 좋아한다.

③설태박백, 맥현긴 – 舌苔白, 脈緊은 寒象이고, 현맥은 痛을 主로 한다. 강한 위완부통에는 현긴(弦緊)의 맥이 보이는 경우가 있다.

【 2 】 식적에 의한 위통

主　　症 : 위완부(胃脘部)의 창통(脹痛), 거안(拒按)

隨 伴 症 : 부산취(腐酸臭)가 있는 애기, 탄산, 염식, 오심, 구토, 토하면 동통은 경감, 상쾌한 배변을 할 수 없음

舌 脈 象 : 설태후니(舌苔厚膩), 맥현활(脈弦滑)

證候分析 : ①위완부의 창통, 거안(拒按), 염식(厭食), 토하면 동통은 경감 – 中脘에 식적이 정체하면 氣機가 나빠져서 이들 증상이 일어난다. 토하면 氣機가 개선되기 때문에 동통이 경감된다.

②부산취(腐酸臭)가 있는 애기, 탄산 – 독기(濁氣)가 상역(上逆)하면 일어난다.

③상쾌한 배변을 할 수 없음 – 승강실조(昇降失調), 전도실조(傳導失調)에 의해 일어난다.

④설태후니, 맥현활 – 식체내정(食滯內停)의 象이다.

【 3 】 간기범위에 의한 위통

주　　증 : 위완부의 창통, 동통이 양협부(兩脇部)에 방산(放散), 애기(噯氣)나 시기(矢氣)에 의해 경감(輕減), 화를 내면 위통이 일어나거나 심해짐

수 반 증 : 가슴이 답답하고 비색감(痞塞感)이 있음, 식욕부진, 탄산, 구토, 한숨이 많음, 상쾌

한 배변을 할 수 없음

설 맥 상 : 설태박백(舌苔薄白), 맥현(脈弦)

증후분석 : ①위완부의 창통, 흉협부에 방산 – 간울(肝鬱)로 소설(疎泄)이 나빠지고, 胃에 횡역해서 胃에 기체가 생기면 위완부의 창통이 일어난다. 협부(脇部)는 肝과 관계가 있고, 동통은 흉협부(胸脇部)에 방산(放散)한다.

②애기가 시기(矢氣)에 의해 동통이 경감, 화를 내면 위통이 일어나거나 심해짐 – 애기나 시기(矢氣)에 의해 氣機가 일시적이라 해도 개선되면 동통은 경감된다. 화를 내서 氣機가 鬱結하면 위통을 유발 또는 증강한다.

③가슴이 답답하고 비색감이 있음, 식욕부진, 상쾌한 배변을 할 수 없음 – 기기불리(氣機不利), 화강실조(和降失調)에 의해 일어난다.

④구토, 탄산 – 위기(胃氣)가 상역(上逆)하면 일어난다. 간울(肝鬱)에 의해 화열(化熱)하면 탄산(呑酸)이 일어난다.

⑤맥현 – 현맥(弦脈)은 간병(肝病), 동통을 主로 하고 있다.

2 허증

【 1 】 비위허한에 의한 위통

주　　증 : 위완부의 은통(隱痛), 희온희안(喜溫喜按), 차게 하면 위통이 일어나거나 심해짐, 공복시에 동통이 심해지고 식후에 경감, 식후의 복창

수 반 증 : 권태, 핍력, 정신부진, 나언, 몹시 추위를 탐, 四肢의 냉기, 대변당박 또는 처음에는 단단하고 나중에는 당박(溏薄), 식욕부진 또는 섭식량 감소

설 맥 상 : 설질담눈(舌質淡嫩), 설변(舌邊)의 치흔(齒痕), 설태박백, 맥침세 또는 지(遲)

증후분석 : ①위완부의 은통, 식욕부진 – 비위양허(脾胃陽虛) 때문에 胃의 맥락이 온양되지 않고, 운화기능이 저하해서 수음이 胃에 정체하면 일어난다.

②희온희안 – 허증에서는 희안이 되고, 한증에서는 희온이 된다.

③권태, 핍력, 정신부진, 나언, 대변당박(大便溏薄) – 비허(脾虛)에 의한 기혈생성의 부족, 운화기능의 저하에 의해 일어난다.

④몹시 추위를 탐, 사지의 냉기 – 脾는 사지를 主하고, 중초(中焦)가 양허(陽虛)하게 되면 일어난다.

⑤설질담눈, 설변의 치흔, 脈沈細 또는 遲 – 이것은 비양부진(脾陽不振)의 象이다.

【2】위음부족에 의한 위통

주　　증 : 위완부(胃脘部)의 은통(隱痛), 작열감(灼熱感)이 있음

수 반 증 : 구고(口苦), 구건(口乾), 기아감(飢餓感), 공복감은 있지만 먹고 싶지 않음, 구갈(口渴)이 있지만 다음(多飮)하지 않음

설 맥 상 : 설질홍, 설태소, 설질에 열문(裂紋)이 있다, 맥세삭(脈細數)

증후분석 : ①위완부의 은통, 작열감(灼熱感)이 있음 – 위음(胃陰)을 손상하고 위락(胃絡)을 자양할 수 없게 되면 일어난다.

②구고, 구건 – 허열(虛熱)이 상요(上擾)하면 일어난다.

③구갈은 있지만 多飮하지 않음, 舌質紅, 裂紋이 있음, 脈細數 – 음허의 象이다.

치료

1 실증

치　　법 : 이기화위지통(理氣和胃止痛)

처 방 례 : 中脘, 內關, 足三里

①위통(胃痛)이 심한 경우에는 梁丘를 추가한다.

②한사(寒邪)에 의한 위통에는 氣海를 추가한다.

③식적(食積)에 의한 위통에는 裏內庭을 추가한다.

④간기범위(肝氣犯胃)에 의한 위통에는 太衝을 추가한다.

방 해: 中脘은 胃의 모혈이고, 足三里는 胃의 합혈이다. '腑에 병이 있는 것은 모혈에 취한다', '腑에 병이 있는 것은 합혈에 취한다'는 치료원칙을 근거로 모합배열법(募合配穴法)에 의해 中脘과 足三里를 배혈한다. 이것은 胃腑의 병증을 치료하는 기본처방이라고 되어 있다. 여기에서는 이 기본처방으로 胃氣를 소통시키고, 도체지통(導滯止痛)을 도모한다. 內關은 수궐음심포경의 낙혈이고 삼초에 통해 있으며, 또 음유맥에 통해 있다. 內關에는 관흉이기(寬胸理氣)의 작용이 있고, 특히 흉부, 胃의 동통에 뛰어난 효과가 있다.

위통이 심한 것에는 족양명위경의 극혈인 梁丘를 배혈해서 지통을 도모하면 좋다. 한사에 의한 위통에는 氣海를 배혈해서 침구를 병용하고, 온중산한(溫中散寒), 화위지통(和胃止痛)을 도모한다. 식적에 의한 위통에는 이 처방에 裏內庭을 배혈해서, 소식도체지통을 도모한다. 또 간기범위에 의한 위통에는 太衝을 배혈해서 소간화위지통(疎肝和胃止痛)을 도모한다.

조 작: 中脘은 1~1.5寸 직자, 內關은 0.5~1寸 직자, 足三里는 1~2寸 직자해서 사법을 시술하고, 20분간 유침한다. 梁丘는 1~1.5寸 직자하고, 사법을 시술한다. 한사에 의한 위통에는 中脘, 足三里, 氣海에 또 한 번 뜸을 시술한다. 氣海는 0.5~1寸 직자한다. 裏內庭은 0.3~0.5村 직자하고, 사법을 시술한다. 太衝은 0.5~1寸 직자 또는 足心을 향해서 사자하고, 사법을 시술한다.

2 허증

治 法: 건비익위, 陽虛에는 온중산한, 陰虛에는 익위양음

處方例: 中脘, 足三里, 內關

①비위허한(脾胃虛寒)에 의한 위통에는 脾兪, 胃兪, 章門을 추가한다.

②위음부족(胃陰不足)에 의한 위통에는 太谿, 三陰交를 추가한다.

方　解: 비위허한에 의한 위통(胃痛)에는 수모배혈법에 의해 脾兪에 章門을 배혈하고, 또 胃兪에 中脘을 배혈하고, 그 위에 뜸을 시술하여 건비익위(健脾益胃), 온중산한(溫中散寒)을 도모한다. 위음부족(胃陰不足)에 의한 위통(胃痛)에는 족소음신경의 원혈인 太谿에 족삼음경의 교회혈인 三陰交를 배혈하고, 보수(補水)를 도모하여 위음(胃陰)을 자양한다.

操　作: 脾兪, 胃兪는 0.5~1寸 사자(斜刺)하고, 보법(補法)을 시술하고, 그 위에 뜸을 시술한다. 章門은 0.8~1촌 직자(直刺) 또는 사자(斜刺)하고, 보법(補法)을 시술한다. 太谿는 0.5~1寸 직자(直刺), 三陰交는 1~1.5寸 직자(直刺)하고, 보법(補法)을 시술한다.

위통의 치법과 선혈

증후	병인병기	치 법	선 혈	
胃痛	胃失和降	理氣和胃止痛	中脘 內關 足三里	寒邪犯胃: 氣海
				음식정체: 裏內庭
				肝氣犯胃: 太谿
				비위허한: 脾兪, 胃兪, 章門
	胃絡失陽	건비익위		위음부족: 太谿, 三陰交

고금처방례(古今處方例)

①《신구경륜(神灸經綸)》

• 위통(胃痛): 膈兪, 脾兪, 胃兪, 內關, 陽輔, 商丘 모두 시술한다.

②《신응경(神應經)》

• 위완통(胃脘痛): 太淵, 魚際, 三里, 兩乳下 1寸, 각각 뜸 30壯: 膈兪, 胃兪, 腎兪 壯은 年에 따른다.

③《침구대성(鍼灸大成)》

• 위완냉적(胃脘冷積)에 의한 동통: 中脘, 上腕, 足三里

그 외의 요법

【이침(耳鍼)】

선혈: 胃, 肝, 下脚端, 神門, 腦

조작: 매회 2~3穴 취혈하고, 강한 염전자극을 주고, 20~30분간 유침한다.

【한방약】

①위한(胃寒)에 의한 위통: 양부환(良附丸)

②식적(食積)에 의한 위통: 보화환(保和丸)

③간기범위(肝氣犯胃)에 의한 위통: 시호소간산(柴胡疎肝散)

④비위허한(脾胃虛寒)에 의한 위통: 황기건중탕(黃芪建中湯) 또는
부자이중환(附子理中丸)

⑤위음부족(胃陰不足)에 의한 위통: 맥문동탕합일관전(麥門冬湯合一貫煎)

참고사항

①정서의 안정을 도모하고, 휴식을 충분히 취하고, 규칙적인 식생활을 하도록 노력할 필요가 있다. 또 소화하기 쉬운 부드러운 식사를 하도록 하고, 매운 것, 기름기가 많은 것, 날 것, 찬 것은 가능한 한 먹지 않도록 한다.

②침구(鍼灸)는 위통(胃痛)에 뚜렷한 지통효과가 있다. 일정기간 침구치료를 계속하면 효과도 지속된다.

17. 복통

복통(腹痛)은 위완부(胃脘部)와 소복부(小腹部)의 동통을 가리키고, 임상에서 자주 보이는 증상의 하나이다. 많은 장부질환에 보이지만, 그 중 위완통(胃脘痛), 이질(痢疾), 장옹(腸癰)및 부인과의 월경병(月經病), 대하병(帶下病)에 일어나는 복통에 대해서는 각각의 편에 서술한다.

이 편에서는 한사(寒邪), 비양부진(脾陽不振), 음식정체(飮食停滯) 등의 원인에 의해 일어나는 복통에 대해 서술한다. 급만성장염(急慢性腸炎), 장경련(腸痙攣), 장신경증(腸神經症) 등에 나타나는 복통은 이 병증의 변증시치를 참고하여 치료할 수 있다.

병인병기

【 1 】 한사에 의한 복통

한사(寒邪)의 침습, 또는 날것이나 찬 것을 과식해서 중양(中陽-중초의 양기)을 손상하고 그 때문에 운화기능이 실조해서 寒의 수인작용(收引作用)의 영향을 받으면 복통이 일어난다.

【 2 】 비양허에 의한 복통

평소에 양기부족(陽氣不足)이거나 비양부진(脾陽不振) 때문에 운화기능이 실조해서 한습이 정체하면, '통하지 않게 되면 바로 아프게' 되고 복통이 일어난다.

【 3 】 음식정체에 의한 복통

폭음폭식(暴飮暴食)하여 음식정체가 되거나, 味가 진한 것이나 매운 것을 먹기 때문에 위장의 소화 · 전도기능(傳導機能)이 실조해서 복부의 氣機가 조체하면 복통이 일어난다.

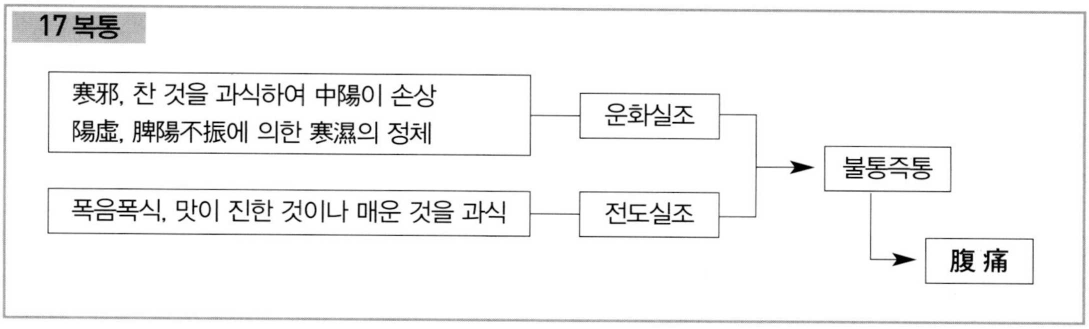

증분류

【1】한사에 의한 복통

주　　증 : 복부냉통(腹部冷痛), 갑자기 발병, 복부희온(腹部喜溫)

수 반 증 : 四肢不溫, 口渴은 없음, 복명, 복창, 대변당박(大便溏薄), 소변청리(小便清利)

설 맥 상 : 설태백니(舌苔白膩), 맥침긴(脈沈緊) 또는 침지(沈遲)

증후분석 : ①복부냉통, 갑자기 발병, 복부희온 – 寒은 음사이고 응체성, 수인성이 있다. 한사가 中陽을 손상시켜 운화기능이 막히면 일어난다.

②대변당박, 복명, 복창 – 대장의 氣機, 전도기능(傳導機能)이 실조하면 일어난다.

③구갈은 없음, 소변청리, 설태백니, 맥침긴 또는 침지 – 이한(裏寒)의 象이다.

【2】비양허에 의한 복통

主　　症 : 복부의 둔통(鈍痛), 복부희온오랭(腹部喜溫惡冷)

隨 伴 症 : 공복시나 피로시에 심해짐, 희안, 정신피로, 권태, 몹시 추위를 탐.

舌 脈 象 : 설태박백(舌苔薄白), 맥침세(脈沈細)

證候分析 : ①복부의 둔통, 희온오랭 – 양허(陽虛) 때문에 복부를 온양(溫陽)할 수 없으면 복부의 둔통이 일어난다. 따뜻하게 하면 국소가 온양되기 때문에 증상이 경감되고, 차게 하면 점점 온양되지 않기 때문에 증상이 심해진다.

②공복시나 피로시에 심해짐 – 공복시나 피로시에는 비양(脾陽)이 더욱 허하기 때

문에 증상이 강해진다.

③정신피로, 권태, 몹시 추위를 탐 – 비양부족(脾陽不足)에 의해 일어난다.

④설태박백, 맥침세 – 허한(虛寒)의 象이다.

【3】음식정체에 의한 복통

주 증 : 위완부(胃脘部)의 창통(脹痛), 거안(拒按)

수 반 증 : 애부(噯腐), 탄산(呑酸), 구토(嘔吐), 복통에 의해 하리(下痢)가 촉진되고, 하리 후에 복통이 경감(輕減)

설 맥 상 : 설백백니(舌苔白膩) 또는 황니(黃膩), 맥활(脈滑)

증후분석 : ①위완부의 창통(脹痛), 거안(拒按) – 음식물이나 숙식이 위장에 정체해서 氣機가 조체하면 일어난다.

②애부, 탄산, 구토 – 숙식이 소화되지 않고 탁기가 상역하면 일어난다.

③복통에 의해 하리를 촉진하고, 하리 후에 복통이 경감 – 식체가 중초에 일어나고 승강실조, 운화실조가 되면 일어난다. 하리를 하면 식적이 감소하기 때문에 복통이 경감한다.

④설태백니 또는 황니, 맥활 – 설태니, 맥활은 식적의 象이다. 식적이 熱化하지 않으면 설태는 白이 되고, 熱化하면 설태는 황이 된다.

치료

치 법 : 온중산한(溫中散寒), 비위조화(脾胃調和)

처 방 례 : 中脘, 足三里

①한사(寒邪)에 의한 복통에는 公孫, 神闕(生薑灸)을 추가한다.

②비양허(脾陽虛)에 의한 복통에는 脾兪, 胃兪, 氣海, 章門을 추가한다.

③음식정체(飮食停滯)에 의한 복통에는 天樞, 氣海, 裏內庭을 추가한다.

방　해 : 中脘은 胃의 모혈(募穴)이고, 足三里는 胃의 하합혈이다. 이 2穴을 배혈(配穴)해서 비위(脾胃)의 조화, 도체지통(導滯止痛)을 도모한다. 그 위에 公孫을 배혈해서 비위의 운화기능을 개선해서, 위장의 腑氣를 온통시킨다. 또 神闕에 생강구(生薑灸)를 시술하고, 온중산한을 도모한다. 이 4穴을 배혈해서 이용하면 온중산한지통(溫中散寒止痛)의 효과가 있다.

脾兪, 胃兪, 氣海, 章門은 보중익기(補中益氣)를 도모하고, 비위의 운화기능를 개선하며 비위의 陽氣를 발분(發奮)시킬 목적으로 배혈한다. 中脘, 足三里에 이 4穴을 배혈해서 이용하면 건비온양(健脾溫陽)의 효과가 있다.

中脘, 足三里에 天樞, 氣海, 裏內庭을 배혈해서 이용하면 소식화체(消食化滯), 행기지통(行氣止痛)의 효과가 있다.

조　작 : 한사에 의한 복통에는 침으로 사법을 시술하고, 그 위에 神闕에 생강구를 시술한다. 비양허에 의한 복통에는 침으로 보법을 시술하고, 뜸을 병용한다. 음식정체(飮食停滯)에 의한 복통에는 침으로 사법을 시술하고, 뜸을 시술한다. 각 치료혈에는 0.5~1寸 직자하고, 10~20분간 유침한다. 비양허와 한사에 의한 복통에는 유침 시간을 조금 길게 하고, 그 위에 구두침을 병용하면 좋다.

복통의 치법과 선혈

症候	病因病機	治法	選穴	
腹痛	한 사	온중산한 비위조화	中脘 足三里	公孫, 神闕
	비양허			脾兪, 胃兪, 氣海, 章門
	음식정체			天樞, 氣海, 裏內庭

고금처방례(古今處方例)

①《침구학강의(鍼灸學講義)》

• 소복통(小腹痛), 中極, 府舍

②《유경도익(類經圖翼)》

• 요제통(繞臍痛), 水分, 天樞, 淫驕, 足三里에 灸한다.

③《신구경륜(神灸經綸)》

• 제하(臍下)에 열이 나고 아프고 소변이 황색인 것은 침으로 橫骨을 瀉한다. 제하가 차갑고 아픈 것은 氣海, 膀胱兪, 曲泉에 灸한다.

그 외의 요법

【이침(耳鍼)】

선혈: 대장, 소장, 위, 비, 神門, 交感

조작: 매회 2~3穴 취혈하고, 중간 정도의 자극을 주고 10~20분간 유침한다. 1일 1회 또는 격일 치료로 하고, 10회를 1치료단위로 한다.

【한방약】

①한사(寒邪)에 의한 복통(腹痛): 양부환(良附丸)

②비양허(脾陽虛)에 의한 복통: 부자이중환(附子理中丸)

③음식정체(飮食停滯)에 의한 복통: 보화환(保和丸)

참고사항

①복통(腹痛)의 원인은 많지만, 그 원인을 반드시 추구하지 않으면 안 된다. 특히 일반적인 복통과 급성腹症과의 감별은 중요하다. 일반적인 복통의 치료는 본편의 변증시치를 참고로 할 수 있다.

②급성腹症의 경우는 침구치료를 행하면서 신중하게 관찰할 필요가 있다. 또 수술적응이 되는 급성腹症은 바로 외과적 조치를 실시할 필요가 있다.

18. 설사

설사(泄瀉)는 하리(下痢)에 관한 것이고, 이상(泥狀) 또는 수상(水狀)의 변으로 배변의 횟수가 많고, 배변시에 테네스무스(이급후중)를 수반하지 않는 것을 가리킨다. 이 병증에는 급성설사와 만성설사가 있다. 전자는 외사(外邪), 음식부절(飮食不節)에 의해 일어나고, 실증인 것이 많다. 또 후자는 간비부조(肝脾不調), 비위허약(脾胃虛弱), 신양허(腎陽虛)에 의해 일어나고, 허증인 것이 많다.

급만성장염, 장결핵, 위장신경증, 과민결장(過敏結腸) 등은 이 병증의 변증시치를 참고하여 치료할 수 있다.

병인병기

【 1 】 외사에 의한 설사

설사를 일으키는 외사로는 寒 · 濕 · 暑 · 熱이 있지만, 습사에 의한 것이 특히 많다. 습사가 영향을 주면 脾에 가장 영향을 미치기 쉽고, 비양(脾陽)이 억지되어서 운화기능이 실조되면 물과 먹은 것이 섞여 내려와 설사가 된다. 濕에 寒이 얽힌 것은 한습설사(寒濕泄瀉)가 되고, 濕에 서열(暑熱)이 얽힌 것은 습열설사(濕熱泄瀉)가 된다.

【 2 】 음식부절에 의한 설사

과도한 음식, 기름기가 많은 것, 날것, 찬 것을 지나치게 먹거나 비위생적인 것을 먹으면, 비위(脾胃)가 손상되고, 그 때문에 전도기능(傳導機能)이나 비위의 승강기능(昇降機能)이 실조되어 설사가 일어난다.

【 3 】 정지실조에 의한 설사

평소에 비위가 虛한 경우, 정지(情志)의 변화나 정신긴장(精神緊張)에 의해서 간기울결(肝氣鬱結)이 되면 肝氣는 횡역해서 脾를 범하기 쉽고, 그 때문에 운화기능이 실조되면 설사가 일어난다.

【 4 】 비위허약에 의한 설사

음식부절(飮食不節), 노권내상(勞倦內傷) 또는 구병(久病) 때문에 비위의 기능이 쇠약해지고, 수곡의 수납과 정미의 운화가 잘 행해지지 않게 되면 수곡이 정체해서 청탁의 분별이 잘 되지 않고, 그것이 섞여 내려오면 설사가 일어난다.

【 5 】 신양허에 의한 설사

구병 또는 노화를 동반하는 腎氣, 腎陽이 虛해서 비양(脾陽)을 잘 온후(溫煦)할 수 없게 되면 운화기능이 실조되어서 설사가 일어난다.

18 설사

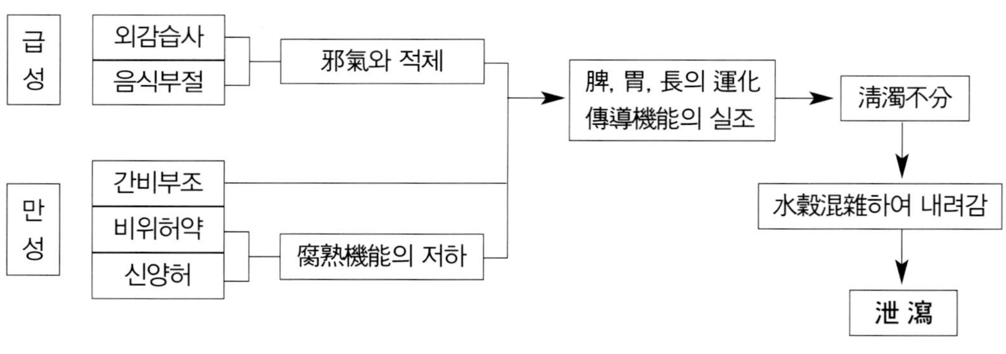

증분류

【1】한습에 의한 설사

주　　증 : 수상변(水狀便) 또는 미소화변(未消化便)으로 악취가 없음

수 반 증 : 복통, 복명, 복만감, 식욕부진 또는 오한, 발열, 비폐, 두통을 수반한다.

설 맥 상 : 설태백니(舌苔白膩), 맥유완(脈濡緩)

증후분석 : ①수상변(水狀便) 또는 미소화변(未消化便)으로 악취가 없음 – 외감(外感)의 한습(寒濕)이나 풍한의 邪가 위장에 침습하고 脾의 운화기능이 나빠져서 승강실조, 전도실조가 되면 일어난다.

②복통, 복명 – 한습내성(寒濕內盛)이 되어 위장의 기능이 조체하면 일어난다.

③복만감(腹滿感), 식욕부진 – 한습곤비(寒濕困脾)에 의해 일어난다.

④또는 오한, 발열, 비폐, 두통 – 풍한외속(風寒外束)이 있는 경우에 일어난다.

⑤설태백니, 맥유완 – 한습내성(寒濕內盛)의 象이다.

【2】습열에 의한 설사

主　　症 : 급박한 설사, 복통(腹痛)과 설사(泄瀉)가 교대함, 또는 상쾌한 배변(排便)을 할 수 없음, 악취를 수반함

隨 伴 症 : 항문의 작열감(灼熱感), 번열(煩熱), 구갈(口渴), 소변단소(小便短少)

舌 脈 象 : 설태황니(舌苔黃膩), 맥유삭(脈濡數)

證候分析 : ①급박한 설사 – 습열의 邪에 의해 위장의 전도기능이 실조되면 일어난다. 腸中에 熱이 있으면 하리가 급박하다.

②복통과 하리가 교대함, 또는 상쾌한 배변을 할 수 없음 – 습열호결(濕熱互結)에 의해 일어난다.

③항문의 작열감, 便의 악취 – 습열하주(濕熱下注)에 의해 일어난다.

④번열, 구갈, 소변단소 – 熱에 의해 진액을 손상하면 일어난다.

⑤설태황니, 맥유삭 – 습열내성(濕熱內盛)의 象이다.

【 3 】 식체에 의한 설사

주 증 : 배가 아파서 설사를 하고 설사 후에는 통증이 경감(輕減), 조금 있으면 또 반복됨, 대변은 점조(粘稠) 또는 미소화물(未消化物)이 섞임, 악취를 수반한다.

수 반 증 : 복창(腹脹), 식욕부진(食慾不振), 애부(噯腐), 탄산(呑酸)

설 맥 상 : 설태황후니(舌苔黃厚膩), 맥활(脈滑)

증후분석 : ①복통, 복명, 복창 – 숙식(宿食)이 위장에 조체해서 전도기능이 나빠지고, 氣機가 조체하면 일어난다.

②애부, 탄산, 악취를 수반하는 미소화변(未消化便) – 숙식이 소화되지 못하고 탁기가 상역하면 애부(噯腐), 탄산(呑酸)이 일어나고, 하주(下注)하면 악취를 수반하는 未消化便이 나온다.

③설사 후에는 복통이 경감 – 설사에 의해 탁기가 외설하면 복통은 경감한다.

④설태황후니, 맥활 – 숙식내정(宿食內停)의 象이다.

【 4 】 간비부조에 의한 설사

주 증 : 정신적인 자극이나 긴장에 의해 복통, 설사가 일어난다, 복통 후에 설사한다.

수 반 증 : 평소에 흉협부(胸脇部)의 팽만감이 있다, 애기, 식욕부진

설 맥 상 : 설질담홍(舌質淡紅), 맥현(脈弦)

증후분석 : ①복통, 설사 – 간울(肝鬱)이 되어 肝氣가 脾에 횡역(橫逆)해서 脾의 운화가 나빠지면 일어난다.

②흉협부의 팽만감, 애기, 식욕부진 – 평소에 肝氣가 조달되지 않는 경우에 일어난다.

③설질담홍, 맥현 – 간왕비허(肝旺脾虛)의 象이다.

【 5 】 비위허약에 의한 설사

주 증 : 연변(軟便) 또는 수상변, 날것 · 찬 것 · 기름기가 많은 것 · 소화하기 어려운 것을 먹으면 심해짐, 미소화물(未消化物)을 수반하는 경우도 있다, 배변 횟수 증가

수 반 증 : 식욕부진, 식후의 복만, 안색위황(顔色萎黃), 정신피로, 핍력(乏力)

설 맥 상 : 설질담(舌質淡), 설태백(舌苔白), 맥세약(脈細弱)

증후분석 : ①설사 – 비위허약 때문에 운화기능이 저하하고, 청탁의 분별이 나빠지면 일어난다. 조금 기름기가 많은 것을 먹으면 설사의 횟수는 늘어난다.

②식욕부진, 식후의 복만 – 운화기능이 저하하고 수곡이 化하지 않으면 일어난다.

③정신피로, 핍력, 안색위황 – 비위허약 때문에 氣血의 來源이 부족하면 일어난다.

④설질담, 설태백, 맥세약 – 비위허약(脾胃虛弱)의 象이다.

【 6 】 신양허에 의한 설사

주 증 : 오경설사(五更泄瀉)

수 반 증 : 요복부(腰腹部)의 냉기, 사지의 냉기, 腰나 슬(膝)의 나른함

설 맥 상 : 설질담, 설태백, 맥침세(脈沈細), 척맥(尺脈)이 특히 약하다.

증후분석 : ①오경설사 – 신양(腎陽)이 허해서 비위(脾胃)를 잘 온후(溫煦)할 수 없으면 운화기능은 저하한다. 새벽 전은 양기가 아직 적고 음한이 아직 강하기 때문에, 이 시각에 복통, 복명이 일어나고 하리한다.

②요복부의 냉기, 사지의 냉기, 腰나 膝의 나른함 – 비신(脾腎)의 양기가 부족하면 일어난다.

③설질담, 설태백, 맥침세 – 비신양허(脾腎陽虛)의 象이다.

치료

【 1 】 한습에 의한 설사

치 법 : 산한화습(散寒化濕)

처 방 례 : 中脘, 天樞, 上巨虛, 陰陵泉

방 해 : 中脘은 胃의 모혈이고, 天樞는 대장의 모혈이다. 이 2穴을 배혈해서 위장의 운화기능과 전도기능의 조절을 도모한다. 대장의 하합혈인 上巨虛로 위장의 氣機를 통조

하고, 陰陵泉으로 脾氣를 조절해서 化濕을 도모한다. 위장의 전도기능이 정상이 되고, 脾濕이 化濕(개선)되면, 설사는 저절로 멈춘다.

조　　작 : 각 치료혈에 1.5寸 직자하고 사법을 시술한다. 또는 구두침을 이용한다. 20분간 유침한다.

【 2 】 습열에 의한 설사

治　　法 : 청열화습(淸熱化濕)

處 方 例 : 同上. 그 위에 合谷, 曲池, 委中을 추가한다.

方　　解 : 同上. 合谷, 曲池로 淸熱을 도모하고, 委中에 점자출혈해서 청열해독을 도모한다.

操　　作 : 각 치료혈에 1~1.5寸 직자하고, 사법을 시술한다. 일반적으로는 유침하지 않는다. 또 구법도 이용하지 않는다.

【 3 】 식체에 의한 설사

치　　법 : 소식도체(消食導滯)

처 방 례 : 公孫, 中脘, 天樞, 足三里, 脾兪, 胃兪, 大腸兪

방　　해 : 앞에 기술한 각 치료혈에는 비위(脾胃)의 기능을 향상시키고, 운화기능을 돕는 작용이 있다. 또 中脘과 胃兪, 天樞와 大腸兪의 배혈은 수모배혈법에 의한 것이다.

조　　작 : 公孫은 0.5~1寸 직자하고, 사법을 시술한다. 中脘, 天樞는 1.5寸 직자하고, 사법을 시술한다. 그 외의 치료혈은 각각 1~1.5寸 직자하고, 보법을 시술한다. 10~20분간 유침한다.

【 4 】 간비부조에 의한 설사

치　　법 : 소간건비(疏肝健脾)

처 방 례 : 中脘, 天樞, 足三里, 太衝, 陽陵泉

방　　해 : 太衝, 陽陵泉으로 소간(疏肝)을 도모하고, 肝氣의 횡역을 개선한다. 그 외의 치료혈로 脾를 돕고, 腸 기능의 개선을 도모한다.

조　　작 : 太衝은 1寸 직자하고, 陽陵泉은 1.5寸 직자해서 사법을 시술한다. 中脘, 天樞, 足三里는 1.5寸 직자해서 보법을 시술한다. 20분간 유침한다.

【 5 】 비위허약에 의한 설사

치　　법 : 건비익기(健脾益氣)

처 방 례 : 脾兪, 章門, 中脘, 天樞, 足三里

방　　해 : 脾兪, 章門의 배혈은 수모배혈법이고, 이것에 의해 건비익기를 도모한다. 天樞는 대장의 모혈이고, 中脘은 胃의 모혈이다. 이것에 족양명위경의 합혈인 足三里를 배혈하여 脾陽을 따뜻하게 해서 운화기능의 개선을 돕는다.

조　　작 : 脾兪는 1寸 직자하고, 中脘, 足三里, 天樞는 1.5寸 직자하고, 모두 보법을 시술한다. 그 위에 구두침으로 한다.

【 6 】 신양허에 의한 설사

치　　법 : 온신건비(溫腎健脾)

처 방 례 : 건비익기방(健脾益氣方)에 命門, 關元을 가한다.

방　　해 : 건비익기방에 대해서는 同上. 命門, 關元으로 元陽의 溫補를 도모하고, 腎陽을 돕는다. 이 처방례에는 온신건비지사의 작용이 있다.

조　　작 : 건비익기방에 대해서는 同上. 命門, 關元에는 뜸을 시술한다.

설사의 치법과 선혈

증후	병인병기		치 법	선 혈	
泄瀉	급성	한 습	산한화습	中脘 天樞	上巨虛, 陰陵泉
		습 열	청열화습		上巨虛, 陰陵泉, 合谷, 曲池, 委中
		식 체	소식도체		公孫, 足三里, 脾兪, 胃兪, 大腸兪
	만성	간비부조	소간건비	中脘 天樞 足三里	太衝, 陽陵泉
		비위허약	건비익기		脾兪, 章門
		신 양 허	온신건비		脾兪, 章門, 命門, 關元

고금처방례(古今處方例)

①《신응경(神應經)》

• 당설(溏泄)하는 것은 太衝, 神闕, 三陰交를 취한다. 食泄하는 것은 上下廉을 취한다.

②《침구봉원(鍼灸逢源)》

• 동설(洞泄)이 멈추지 않는 것은 腎兪, 中脘을 취한다.

③《신구경륜(神灸經綸)》

• 허한(虛寒)에 의한 구사(久瀉)에는 關元, 中極, 天樞, 三陰交, 中脘, 梁門, 氣海에 灸한다. 노인의 허사(虛瀉)에는 神闕, 關元, 脾兪, 大腸兪에 灸한다.

그 외의 요법

【흡각(吸角)】

선혈: 天樞, 關元, 足三里, 上巨虛, 下巨虛, 大腸兪, 小腸兪

적응: 만성 허한성(虛寒性)의 설사

【한방약】

①한습(寒濕)에 의한 설사: 곽향정기탕(藿香正氣湯)

②습열(濕熱)에 의한 설사: 갈근금련탕(葛根芩連湯)

③식체(食滯)에 의한 설사: 보화환(保和丸)

④간비부조(肝脾不調)에 의한 설사: 통사요방(痛瀉要方)

⑤비위허약(脾胃虛弱)에 의한 설사: 향사육군자탕(香砂六君子湯)

⑥신양허(腎陽虛)에 의한 설사: 사신환(四神丸)

참고사항

①급성설사는 실증인 것이 많고, 치료의 요점은 조기이습(調氣利濕)에 있다. 또 만성설사는 허증인 것이 많고, 치료의 요점은 온양건비(溫陽健脾)에 있다.

②급성설사 기간 중에는 절식시키는 편이 좋다. 또 설사가 빈번하게 일어나서 탈수현상이 나타나면 수액(輸液) 등의 적절한 조치를 도모할 필요가 있다.

③평소에 음식, 위생에 주의할 필요가 있다.

19. 이질

이질(痢疾)은 여름 가을에 자주 보이고, 복통, 이급후중(裏急後重), 농혈변(膿血便)이 주증인, 腸의 급성전염병이다. 불결한 야채나 과일, 날 것을 먹거나, 서습역독(暑濕疫毒)의 氣를 감수해서 위장이 손상되면 일어난다. 일반적으로는 습열리(濕熱痢), 한습리(寒濕痢), 역독리(疫毒痢), 금구리(噤口痢), 휴식리(休息痢)의 5가지로 분류된다.

세균성적리(細菌性赤痢), 중독성세균성적리(中毒性細菌性赤痢), 아메바赤痢는 이 병의 변증시치를 참고하여 치료할 수 있다.

병인병기

이질(痢疾)은 기름기가 많은 것을 지나치게 먹거나, 불결한 야채나 날것을 먹거나, 서습역독(暑濕疫毒)의 氣를 감수해서 일어나는 경우가 많다. 외사와 식체가 腸에 섞여서 조체하고, 그 때문에 대장의 전도기능이 실조되어서 기혈이 응체하고, 그 낙맥이 손상되면 농혈성(적백)하리가 일어난다. 邪가 氣分을 손상한 경우 농혈변은 白이 많고 赤은 적다. 한편 邪가 血分을 손상한 경우 농혈변(膿血便)은 赤이 많고 白은 적다는 특징이 있다. 이질은 그 병기의 특징에 의해 다음과 같이 분류한다.

【 1 】 습열리

평소에 체질이 양성(陽盛)인 사람은 濕이 열화(熱化)하기 쉽고, 그 때문에 습열이 대장에 조체해서 기혈이 응체하고, 낙맥이 손상되면 농혈변이 된다.

【 2 】 한습리

평소에 체질이 양허(陽虛)인 사람은 濕이 한화(寒化)하기 쉽고, 이 한습이 대장의 氣機를 조체시켜서 기혈이 응체하고, 낙맥이 손상되면 농혈변이 된다.

【 3 】 역독리

역독(疫毒)이 왕성하면 邪가 대장에 침습해서 농혈변을 일으킬 뿐만 아니라, 그 위에 심영(心營)에도 영향을 주고 고열, 의식혼탁(意識混濁)을 수반한다.

【 4 】 금구리

습열의 독사(毒邪)에 의해 위장이 손상되거나 만성이질(구병) 때문에 비위가 허약하게 되면, 胃의 수납기능의 저하, 화강기능의 실조를 主로 하는 중증의 금구리가 일어난다. 대부분은 역독리, 습열리에서 진행한 것이다.

19 이질

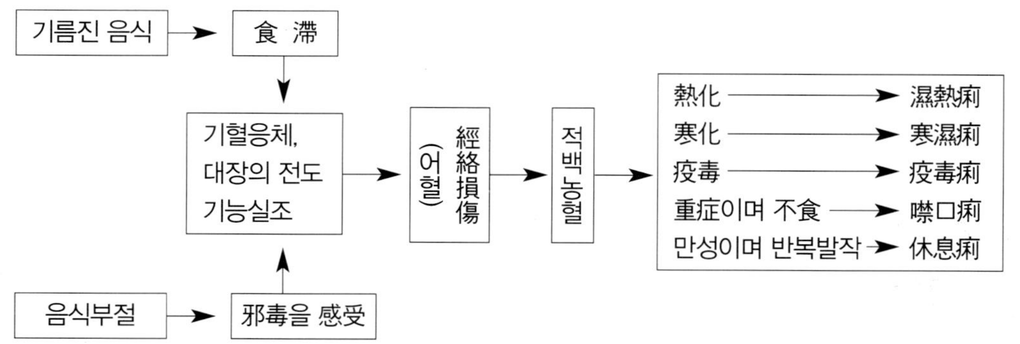

【5】휴식리

만성이질이 장기간 개선되지 않으면 정기가 虛해서 邪가 계속 머물러 있고, 하리가 일어나거나 멈추거나 한다.

증분류

【1】습열리

주　증 : 급성으로 발병, 잦은 하리, 끈적끈적한 농혈변으로 비린내가 남

수 반 증 : 복부의 팽만감과 하수감(下垂感), 이급후중(裏急後重), 항문의 작열감(灼熱感), 소변단적(小便短赤), 발열, 심번, 구갈을 수반하는 경우가 있다.

설 맥 상 : 설태황니(舌苔黃膩), 맥활삭(脈滑數)

증후분석 : ①잦은 하리, 복부의 팽만감과 하수감, 이급후중 – 습열의 邪가 대장에 조체해서 氣機와 전도가 실조되면 일어난다.

②끈적끈적한 농혈변으로 비린내가 남 – 습열이 腸道에 작용하고 낙맥을 손상하고, 기혈어체(氣血瘀滯)한 것이 변화하면 농혈변(膿血便)이 된다.

③항문의 작열감 – 습열이 下注하면 일어난다.

④소변단적, 발열, 심번, 구갈, 설태황니, 맥활삭 – 裏에 습열이 있는 象이다.

【2】한습리

主　症 : 점액이 많고 출혈이 적은 水狀의 하리(白多赤少) 또는 豆汁狀의 하리

隨 伴 症 : 복통, 이급후중, 식욕부진, 신체의 冷氣, 신체가 무겁고 나른함, 口不渴

舌 脈 象 : 설질담(舌質淡), 설태백니(舌苔白膩), 맥유완(脈濡緩)

證候分析 : ①하리, 복통, 이급후중(裏急後重) – 한습의 邪가 장중(腸中)에 유체(留滯)해서 기기조체(氣機阻滯)가 되어, 전도기능(傳導機能)이 실조되면 일어난다.

②하리는 백다적소(白多赤少) 또는 두즙상(豆汁狀) – 한습의 邪가 氣分을 손상하

고 아직 血分을 손상하지 않으면 일어난다.

③식욕부진(미각감퇴), 구불갈(口不渴) – 한습(寒濕)이 중초(中焦)에 있고 운화기능(運化機能)이 실조(失調)되면 일어난다.

④신체가 무겁고 나른함 – 脾는 사지(四肢)와 기육(肌肉)을 主하지만, 한습인비(寒濕因脾)가 되어 운화기능이 나빠지면 일어난다.

⑤설질담, 설태니, 맥유완 – 한습내성(寒濕內盛)의 象이다.

【 3 】 역독리

주 증 : 발병이 급격해서 병세가 심함, 자색의 농혈변 또는 수상(水狀)의 혈변

수 반 증 : 심한 복통, 이급후중, 고열, 심한 구갈, 두통, 번조 또는 의식혼탁이나 경련

설 맥 상 : 설질홍강(舌質紅絳), 설태황니(舌苔黃膩), 맥활삭(脈滑數)

증후분석 : ①발병이 급격해서 병세가 심함 – 이것은 역독(疫毒)의 邪의 특성이다.

②자색(紫色)의 농혈변(膿血便) 또는 수상(水狀)의 혈변 – 역독에 의해 장도(腸道)가 손상되거나, 기혈이 손모(損耗)되면 일어난다.

③심한 복통, 이급후중(裏急後重) – 역독의 氣는 습열(濕熱)의 邪보다도 강하기 때문에 증상도 강하게 나타난다.

④고열(高熱), 심한 구갈(口渴) – 毒이 裏에 왕성하게 되어, 熱을 조장해서 진액을 손상하면 일어난다.

⑤두통, 번조 – 독사(毒邪)가 청규(淸竅)로 上攻하면 두통이 일어나고, 심영(心營)에 영향을 주면 번조가 된다.

⑥의식혼탁, 경련 – 열독이 청규를 몽폐하면 의식혼탁이 되고, 열성동풍이 되면 경련이 일어난다.

⑦설질홍강, 설태황니, 맥활삭 – 습열, 역독의 邪가 내성(內盛)한 象이다.

【 4 】 금구리

주 증 : 농혈성하리(膿血性下痢), 식욕부진 또는 오심(惡心), 구토(嘔吐)

수 반 증 : 상복부(上腹部)가 메이고 답답함, 이수(羸瘦), 권태감(倦怠感)

설 맥 상 : 설태황니(舌苔黃膩), 맥유삭(脈濡數)

증후분석 : ①농혈성하리 – 습열, 역독의 邪가 腸中에 蘊結해서 腐血이 생기면 일어난다.

②상복부가 메이고 답답함, 식욕부진, 또는 오심, 구토 – 습열(濕熱), 역독(疫毒)의 邪가 없어지지 않고, 장중(腸中)에 온결(蘊結)해서 胃에 상공(上攻)하고 胃의 화강(和降)이 실조되면 일어난다.

③이수, 권태감 – 장기간 개선되지 않으면 기혈이 손상되어 일어난다.

④설태황니, 맥유삭 – 內에 습열(濕熱)이 있는 象이다.

【 5 】 휴식리

주 증 : 발병경과가 길다, 간헐적인 하리, 권태감, 발작시는 끈적끈적한 농혈변

수 반 증 : ①양허(陽虛) – 안색이 흐림, 대변은 당박(溏薄)으로 백색 젤리狀의 점액이 섞임, 복부둔통(腹部鈍痛), 식욕부진

②음허(陰虛) – 대변은 끈적끈적한 血이 섞임, 오후의 미열(微熱), 심번, 구건

설 맥 상 : ①양허(陽虛) – 설질담(舌質淡), 설태백(舌苔白), 맥유완(脈濡緩)

②음허(陰虛) – 설질홍(舌質紅), 맥세삭(脈細數)

증후분석 : ①간헐적인 하리 – 정기가 虛해서 사기가 유연하고, 한열협잡(寒熱挾雜)이 되어서 대장의 전도기능(傳導機能)이 실조되면 일어난다.

②안색이 흐림, 대변은 당박으로 백색젤리狀의 점액이 섞임, 복부둔통, 식욕부진 – 비양(脾陽)이 극도로 약해지면 일어난다.

③대변은 끈적끈적한 血이 섞임, 오후의 미열, 심번, 구건 – 음허내열의 象이다.

④설질담, 설태백, 맥유완 – 비양허(脾陽虛)의 象이다.

⑤설질홍, 맥세삭 – 음허내열(陰虛內熱)의 象이다.

치료

치　　법 : 청열화습(淸熱化濕), 조기화혈(調氣和血)

①열성(熱盛) – 청열(淸熱)

②한성(寒盛) – 온화(溫化)

③역독리(疫毒痢) – 청열해독(淸熱解毒)

④금구리(噤口痢) – 건비화위(健脾和胃)

⑤휴식리(休息痢) – 보익비신(補益脾腎)

처 방 례 : 合谷, 天樞, 上巨虛

①습열리(濕熱痢) – 曲池, 內庭을 추가한다.

②한습리(寒濕痢) – 中脘, 氣海를 추가한다.

③역독리(疫毒痢) – 十宣, 大椎를 추가한다.

④금구리(噤口痢) – 內關, 足三里를 추가한다.

⑤휴식리(休息痢) – 양허(陽虛)에는 脾兪, 腎兪를 추가한다.

음허(陰虛)에는 照海, 血海를 추가한다.

방　　해 : 合谷은 수양명대장경의 원혈이고, 天樞는 대장의 모혈이다. 또 上巨虛는 대장의 하합혈이다. 이 3穴을 배혈해서 이용하면 대장의 기혈을 통조시킬 수 있다. 이것은 '血이 순환하면 바로 농혈이 저절로 낫고, 氣를 조절하면 바로 후중이 저절로 없어진다'는 생각에 기인해서 배혈한 것이다.

曲池와 內庭을 배혈해서 위장의 습열 제거를 도모한다. 또 中脘과 氣海를 배혈하고 이것에 침구를 병용하여 익기화위, 산한거습을 도모한다. 十宣과 大椎에 사혈을 시술하면 독열을 泄할 수 있다. 또 內關과 足三里를 배혈해서 이용하면 관흉건비화위를 도모할 수 있다. 휴식리가 陽虛에 치우친 것에는 脾兪와 腎兪를 배혈해서 脾腎의 온보를 도모하면 좋다. 또 陰虛에 치우친 것에는 照海와 血海를 배혈해서 자음양혈을 도모하면 좋다.

조　　작 : 合谷, 天樞, 上巨虛는 1~1.5寸 직자하고 사법 또는 평보평사법을 시술한다. 曲池

는 1寸, 內庭은 0.5寸 직자해서 사법을 시술한다. 中脘과 氣海는 1~1.5寸 직자하고, 구두침을 시술하든지, 발침 후에 뜸을 시술하면 좋다. 十宣과 大椎는 사법을 시술하든지, 삼릉침으로 점자출혈을 시술하면 좋다. 內關은 1寸, 足三里는 1~1.5寸 직자하고, 보법 또는 평보평사법을 시술한다. 脾兪, 腎兪는 1~1.5寸 직자하고 보법을 시술하고, 뜸을 가한다. 照海는 0.5寸, 血海는 1寸 직자하고, 보법을 시술한다. 유침은 20분 행한다.

이질의 치법과 선혈

증후	병인병기	치법		선혈	
痢疾	습열리	清熱化濕 調氣和血	청열	合谷 天樞 上巨虛	曲池, 內庭
	한습리		온화		中脘, 氣海
	역독리		청열해독		十宣, 大椎
	금구리		건비화위		內關, 足三里
	휴식리		보익비신		脾兪, 腎兪, 照海, 血海

고금처방례(古今處方例)

①《침구대성(鍼灸大成)》

• 적리(赤痢): 內庭, 天樞, 隱白, 氣海, 照海, 內關. 백리(白痢): 外關, 隱白, 天樞, 申脈

②《신구경륜(神灸經綸)》

• 적백리(赤白痢): 長强, 命門. 이급후중(裏急後重): 下脘, 天樞, 照海. 구리(久痢): 脾兪, 天樞, 三焦兪, 大腸兪, 足三里, 三陰交, 모두 灸한다.

③《잡병혈법가(雜病穴法歌)》

• 이질(痢疾)에는 合谷, 足三里를 취하고, 심한 것에는 반드시 中膂兪를 가한다.

④《자생경(資生經)》

• 소아(小兒), 적백(赤白)을 하리(痢下)하는 것은 挾脊穴에 灸하는 것 1壯.

그 외의 요법

【이침(耳鍼)】

선혈: 대장, 소장, 胃, 직장하단(直腸下段), 神門, 脾, 腎

조작: 매회 3~5穴 취혈한다. 급성이질(急性痢疾)에는 강한 자극을 주고, 20~30분간 유침한다. 매일 1~2회 치료한다. 만성이질(慢性痢疾)에는 가벼운 자극을 주고, 5~10분간 유침한다. 격일 치료한다.

【한방약】

①습열리(濕熱痢): 작약탕(芍藥湯)

②한습리(寒濕痢): 위령탕(胃苓湯)

③역독리(疫毒痢): 백두옹탕(白頭翁湯)

④금구리(噤口痢): 개금산가감(開噤散加減)

⑤휴식리(休息痢): 연리탕(連理湯)

참고사항

①침구는 이질의 치료에 뚜렷한 효과가 있다. 일반적으로는 1주일 이내에 치유한다.

②환자는 충분하게 휴식을 취하고, 수분을 많이 취하도록 노력해야 하며, 더욱이 격리가 필요하다.

③급성세균성하리(急性細菌性下痢)로 중독증상이 나타난 경우에는 한의학과 양의학에 의한 종합치료가 필요하다.

20. 변비

변비(便秘)는 대변비결(大便秘結), 배변시간의 연장, 또는 변의(便意)는 있지만 배변곤란이거나 한 상태를 가리킨다. 이 병증은 급 · 만성질환의 한 증상으로서 나타나는 것과, 습관성변비로서 단순하게 나타나는 것이 있다. 이들은 이 병증의 변증시치(辨證施治)를 참고하여 치료할 수 있다.

병인병기

【1】열비

매운 음식을 편식하면 진액이 손상되기 쉽고, 그 때문에 위장이 조열(燥熱)한 상태가 되면 이 타입의 변비가 일어난다. 또 양성체질(陽盛體質)인 사람도 위장에 열이 모이기 쉽고, 이 타입의 변비가 일어나기 쉽다. 열병에 의해 진액이 손상된 경우도 변비가 일어난다.

【2】기비

정지(情志) 실조에 의해 氣機가 울체하고, 그 때문에 腸의 전도기능이 나빠지면 이 타입의 변비가 일어난다. 또 장시간 앉아 있고, 그다지 움직이지 않으면 마찬가지로 氣機가 울체해서 이 타입의 변비가 일어나기 쉽다.

【3】허비

병후 또는 산후에 기혈이 회복되지 않으면 기허 때문에 전도무력이 되고, 또 혈허 때문에 腸이 습기를 잃어서 이 타입의 변비가 일어난다. 노화에 의해 기혈이 부족한 경우도 마찬가지로 이 타입의 변비가 일어나기 쉽다.

【4】냉비

허약한 사람이나 노인이 하초의 양기가 허하면, 그 때문에 온후기능이 저하하고 음한이 응결해서 배변곤란이 된다.

증분류

【1】열비

주 증: 대변비결(大便秘結), 배변곤란

수 반 증: 복부팽만(거안), 안면홍조, 신열, 구취, 심번, 구갈

설 맥 상: 설태황조(舌苔黃燥), 맥활실(脈滑實)

증후분석: ①대변비결, 배변곤란 – 위장의 적열에 의해 진액이 손상되면 일어난다.

②복부팽만(거안)—위장에 熱이 모여서 부기(腑氣)가 통하지 않으면 일어난다.

③구갈(口渴), 구취(口臭) – 위장의 熱이 상염(上炎)하면 일어난다.

④안면홍조(顔色紅潮), 신열(身熱), 심번(心煩) – 양명의 熱에 의한 증후이다.

⑤설태황조, 맥활실 – 內에 실열(實熱)이 있는 象이다.

【2】기비

主 症: 대변비결(大便秘結), 변의(便意)는 있지만 배변(排便)을 할 수 없음

隨 伴 症: 복부 · 양협부팽만(兩脇部膨滿), 잦은 애기(噯氣), 구고(口苦)

舌 脈 象: 설질편홍(舌質偏紅), 설태박(舌苔薄), 맥현(脈弦)

證候分析: ①대변비결(大便秘結), 便意는 있지만 배변을 할 수 없음 – 정지 실조에 의해 간비(肝脾)의 氣가 울결하고, 전도기능이 실조되면 일어난다.

②복부 · 양협부팽만 – 족궐음간경맥은 胃를 사이에 두고 상행해서 흉협부에 분포

하기 때문에 간기울결하여 氣機가 조체하면 일어난다.

③구고, 애기 – 부기(腑氣)가 통하지 않고, 탁기(濁氣)가 상역(上逆)하면 일어난다.

④설질편홍(舌質偏紅), 설태박(舌苔薄), 맥현(脈弦) – 간비부조(肝脾不調)로 內에 적체(積滯)가 있는 象이다.

【3】허비

주 증 : 기허(氣虛) – 便意는 있지만 배변곤란, 대변은 경(硬) 또는 연(軟)

혈허(血虛) – 장기간의 변비, 배변곤란, 대변은 단단한 토분상(兎糞狀)

수 반 증 : 기허 – 배변시에 땀이 나오고 숨이 참, 안색은 하얗다, 권태감, 나언, 탈항

혈허 – 안색에 윤기가 없다, 현훈, 입술이나 손톱이 담백(淡白)

설 맥 상 : 기허 – 설질담눈(舌質淡嫩), 설태박(舌苔薄), 맥허(脈虛)

혈허 – 설질담(舌質淡), 맥세(脈細)

증후분석 : ①기허에 의한 변비 – 肺는 氣를 主하고, 脾는 운화를 主한다. 폐비기허(肺脾氣虛)가 되면 동시에 대장의 전도기능(傳導機能)이 무력해지기 때문에 이 타입의 변비가 일어난다. 폐기허(肺氣虛) 때문에 위외불고(衛外不固)가 되면 주리가 느슨해지기 때문에 배변시에 힘을 주면 땀이 나오고 숨이 차다. 비허(脾虛) 때문에 기혈(氣血)이 충족하지 않으면 안색이 하얗고, 권태감, 나언 등이 일어난다. 설질담, 맥허는 기허의 象이다.

②혈허에 의한 변비 – 혈허 때문에 腸이 습기를 잃으면, 이 타입의 변비가 일어난다. 혈허 때문에 두안면부(頭顏面部)에 영양을 잘 공급할 수 없으면 顏의 혈색이 나빠지고, 구순(口脣)의 색은 담백하게 되고, 현훈(眩暈)이 일어난다. 설질담(舌質淡), 맥세는 혈허의 象이다.

【4】냉비

주 증 : 배변곤란(排便困難)

수 반 증 : 복부의 냉기, 복통, 사지의 냉기, 요슬의 냉기, 小便淸長 또는 야간빈뇨

설 맥 상 : 설질담(舌質淡), 설태백(舌苔白), 맥침지(脈沈遲)

증후분석 : ①배변곤란 – 온후기능(溫煦機能)이 저하해서 寒이 內生하고, 腸의 전도기능(傳導機能)이 저하하면 일어난다.

②복부의 냉기, 복통 – 음한내성(陰寒內盛)이 되어 氣機가 조체하면 일어난다.

③사지의 냉기, 腰膝의 냉기 – 양허 때문에 온후기능이 저하하면 일어난다.

④小便淸長 또는 야간빈뇨, 설질담, 설태백, 맥침지 – 양허내한의 象이다.

20 변비

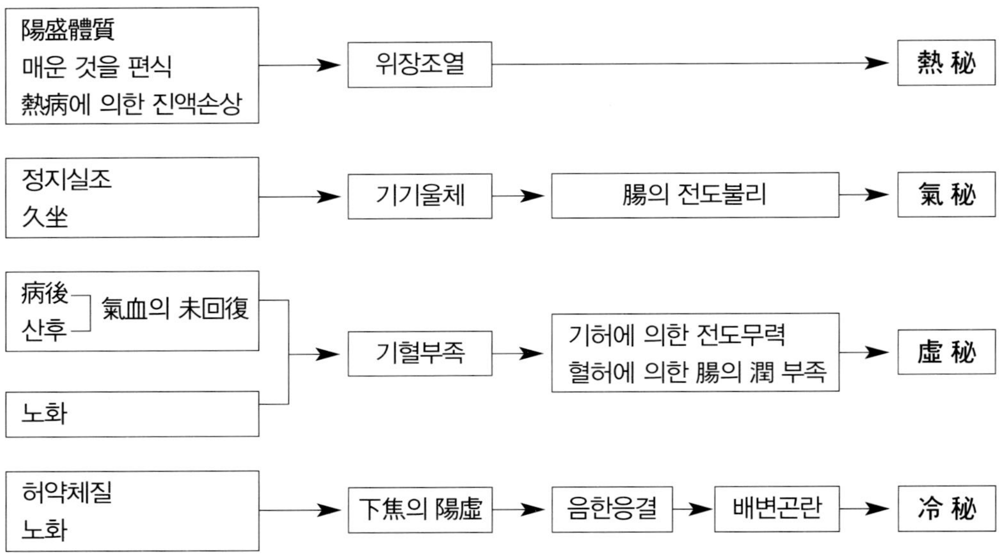

치료

치 법 : 관장통변(寬腸通便), 이기도체(理氣導滯)

①열비(熱秘) – 청열(淸熱)

②기비(氣秘) – 이기행기(理氣行氣)

③허비(虛秘) – 보기익음(補氣益陰)

④냉비(冷秘) – 온양산한(溫陽散寒)

처 방 례 : 天樞, 上巨虛, 足三里

①열비 – 曲池, 合谷, 內庭을 추가한다.

②기비 – 行間, 氣海, 陽陵泉을 추가한다.

③허비 – 脾兪, 胃兪, 大腸兪, 關元, 三陰交를 추가한다.

④냉비 – 氣海, 腎兪, 關元을 추가한다.

방　　해 : 天樞는 대장의 모혈이고, 대장의 腑氣를 통하게 하는 작용이 있으며, 변비 또는 이질을 치료하는 요혈이다. 上巨虛는 대장의 하합혈이고, 이기화체의 작용이 있다. 또 足三里는 족양명위경의 합혈이고, 위장병을 치료하는 상용혈이다.

열비에는 曲池, 合谷, 內庭을 배혈하고, 주로 위장의 열사의 청열을 도모한다. 기비에는 行間, 陽陵泉으로 소간이담을 도모하고, 그 위에 氣海를 배혈하고 3穴로 이기도체를 도모한다. 허비에는 脾兪, 胃兪, 大腸兪, 關元, 三陰交를 배혈해서 건비건위, 익기생혈을 도모한다. 또 냉비에는 氣海, 腎兪, 關元을 배혈해서 보신익기조양을 도모한다.

조　　작 : 內庭, 行間은 0.5寸 직자한다. 그 외의 치료혈은 1～1.5寸 직자한다. 열비, 기비에는 사법 또는 평보평사법을 시술한다. 脾兪, 胃兪, 關元은 보법을 시술한다. 氣海, 腎兪, 關元은 평보평사법을 시술하고, 뜸을 여러 壯 시술한다. 유침은 10～20분간 행한다.

변비의 치법과 선혈

症候		治法		選穴	
便秘	열비	寬腸通便 理氣導滯	청열	天樞 上巨虛 足三里	曲池, 合谷, 內庭
	기비		이기행기		行間, 氣海, 陽陵泉
	허비		보기익음		脾兪, 胃兪, 大腸兪, 關元, 三陰交
	냉비		온양산한		氣海, 腎兪, 關元

고금처방례(古今處方例)

①《옥룡가(玉龍歌)》

• 支溝, 照海는 대변폐결(大便閉結)을 치료한다.

②《침구학(鍼灸學)》

• 변비의 주혈은 大腸兪, 天樞, 支溝, 上巨虛. 열결(熱結)에는 合谷, 曲池를 추가하고, 氣海에는 中脘, 行間을 추가한다. 기혈허(氣血虛)에는 脾兪, 胃兪를 추가하고, 한사(寒邪)에 의한 비결(秘結)에는 灸神闕, 氣海를 추가한다.

③《침구대성(鍼灸大成)》

• 대변불통(大便不通): 承山, 太谿, 照海, 太衝, 小腸兪, 太白, 章門, 膀胱兪

그 외의 요법

【이침(耳鍼)】

선혈: 대장, 직장하단(直腸下段)

조작: 강한 자극을 주고, 1~2시간 유침한다. 유침 중에 2회 염침한다.

【한방약】

①열비(熱秘): 마자인환(麻子仁丸)

②기비(氣秘): 육마탕(六磨湯)

③허비(虛秘): 보중익기탕합윤장환(補中益氣湯合潤腸丸)

④냉비(冷秘): 제천전(濟川煎)

참고사항

①침구치료는 변비에 효과가 매우 좋다. 특히 열비, 기비에 좋은 효과가 있다. 허비, 냉비의 치료에는 한방약을 병용하면 좋다.

②매운 자극성이 있는 음식물을 줄이고 야채, 과일을 많이 먹도록 하면 좋다.

21. 탈항

탈항(脫肛)은 직장(直腸)이나 직장점막이 항문 밖으로 탈출하는 질환이다. 이것에는 보통 탈출해 있는 경우와 배변 · 咳 · 힘을 주어 탈출하는 경우가 있다. 노인, 소아, 다산한 부녀에 많이 보인다.

병인병기

【 1 】 허증의 탈항

허증의 탈항은 중기부족(中氣不足) 때문에 기허하함(氣虛下陷)이 되고, 고섭기능(固攝機能)이 저하해서 항문이 이완하고 승거(昇擧)할 수 없게 되면 일어난다.

【 2 】 실증의 탈항

변비나 치질환에 의해 습열이 직장에 울체하면, 국부의 종창 · 동통이 일어나고, 배변시 과도하게 힘을 주어 항문의 제어기능이 손상되면 탈항이 일어난다.

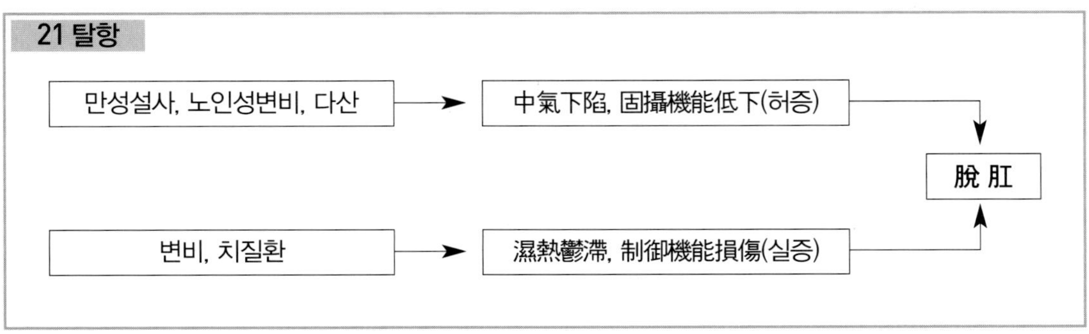

증분류

【 1 】 허증의 탈항

주 증 : 탈항, 피로에 의해 심해짐, 완만하게 심해짐

수 반 증 : 안색위황(顔色萎黃), 식욕감퇴, 정신피로, 핍력(乏力)

설 맥 상 : 설질담(舌質淡), 설태박백(舌苔薄白), 맥세약(脈細弱)

증후분석 : ①탈항, 피로에 의해 심해짐 – 중기하함하고 승거무력이 되면 일어난다. 피로하면 氣를 소모하고, 기허가 심해지기 때문에 탈항도 악화된다.

②안색위황, 식욕감퇴, 정신피로, 핍력 – 中氣가 부족해서 운화무력하게 되면 기혈생화의 源도 부족해져 일어난다.

③설질담, 설태박백, 맥세약 – 기허(氣虛)의 象이다.

【 2 】 실증의 탈항

主 症 : 배변시 과도하게 힘을 주어 탈항(脫肛), 항문의 추창감(墜脹感)

隨 伴 症 : 잦은 변의(便意), 급박(急迫), 항문부의 발적(發赤) · 종창 · 발열 · 동통 · 소양

舌 脈 象 : 설질홍(舌質紅), 설태황니(舌苔黃膩), 맥실삭(脈實數)

證候分析 : ①탈항, 항문의 추창감, 잦은 변의 – 습열(濕熱)이 직장에 울체해서 氣機가 나빠지면, 항문의 추창감, 잦은 변의가 일어난다. 또 배변시 과도하게 힘을 주어 항문의 제어기능이 손상되면 탈항이 일어난다.

②항문부의 발적(發赤) · 종창(腫脹) · 발열 · 동통 · 소양 – 습열하주(濕熱下注)에 의해 일어난다.

③설질홍, 설태황니, 맥실삭—습열의 象이다.

치료

【1】허증의 탈항

치 법 : 보기승양고탈(補氣昇陽固脫)

처 방 례 : 百會, 長强, 大腸兪, 承山

방 해 : 족태양방광경맥은 미저골부(尾骶骨部)를 순행하고, 여기에서는 承山에 大腸兪를 배혈해서 직장의 수납을 촉진한다. 또 長强은 독맥의 별락이고 항문에 가까우며, 이것으로 항문 괄약근을 조절한다. 百會는 독맥과 삼양경의 교회혈이고, 이것에 뜸을 시술하면 양기를 왕성하게 할 수 있고, 승제, 수납작용이 있다.

조 작 : 百會는 0.3~0.5寸 평자(平刺)하고, 大腸兪와 承山은 1寸 직자해서 보법(補法)을 시술하고, 20~30분간 유침한다. 百會는 그 위에 뜸을 시술하면 좋다. 長强은 직장(直腸)을 향해서 1寸 전후 자입(刺入)하고, 득기를 얻은 후 침감이 직장에 전도하도록 행침(行鍼)한다. 유침은 하지 않는다.

【2】실증의 탈항

治 法 : 청설습열(淸泄濕熱)

處 方 例 : 長强, 百會, 大腸兪, 承山, 曲池, 陰陵泉

方 解 : 長强으로 항문 괄약근을 조절하고, 承山을 배혈해서 그 작용의 증강을 도모한다. 그 위에 大腸兪를 배혈해서 직장의 수납을 촉진한다. 百會에는 뜸을 시술하여 양기를 왕성하게 한다. 또 曲池로 청열을 도모하고, 陰陵泉으로 利濕을 도모한다.

操 作 : 허증에 의한 탈항과 같다. 단 手技는 사법을 이용한다. 또 曲池, 陰陵泉은 1寸 직자하고, 10~20분간 유침한다.

탈항의 치법과 선혈

증후	치 법	선 혈
脫肛	허증: 보기승양고탈	百會, 長强, 大腸兪, 承山
	실증: 청설습열	長强, 百會, 大腸兪, 承山, 曲池, 陰陵泉

고금처방례(古今處方例)

①《침구대전(鍼灸大全)》

• 대장허랭(大腸虛冷)에 의한 탈항: 內關, 百會, 命門, 長强, 承山

②《침구대성(鍼灸大成)》

• 탈항구치(脫肛灸痔): 二白, 百會, 精宮, 長强

③《침구봉원(鍼灸縫源)》

• 탈항기혈허(脫肛氣血虛)에 의해서 하함(下陷)하는 것은, 제(臍)에 灸하되 壯을 年에 따른다. 長强에 3壯, 水分에 100壯

④《중화침구학(中華鍼灸學)》

• 탈항: 長强을 取하고 침을 시술하고, 겸해서 百會를 取하고 灸를 시술한다.

⑤《의학강목(醫學綱目)》

• 탈항: 大腸兪, 百會, 長强, 肩井, 合谷, 氣衝을 取한다.

그 외의 요법

【이침(耳鍼)】

선혈: 피질하(皮質下), 직장하단(直腸下段), 神門 등

조작: 양쪽에 刺하고, 중간 정도의 자극(刺戟) 또는 강한 자극을 주고, 30분간 유침(留鍼)한다. 매일 1회.

【한방약】

①허증(虛證)의 탈항: 보중익기탕(補中益氣湯)

②실증(實證)의 탈항: 용담사간탕가미(龍膽瀉肝湯加味)

참고사항

①탈항時에는 평와(平臥)로 휴식을 취한다. 또 평소에 신체 단련에 노력하면 좋다.

②습관성의 탈항에 대해서는 평소에 대변의 통조(通調)를 도모하고, 배변시에 그다지 힘을 주지 않도록 주의할 필요가 있다.

③탈항해서 수납할 수 없으면 감염을 방지할 필요가 있다.

④허약체질인 사람은 평소에 보중익기탕을 복용하면 좋다.

22. 황달

황달(黃疸)은 신체피부(身體皮膚), 안구강막(眼球强膜), 오줌이 황색을 나타내기 때문에 신황(身黃), 목황(目黃), 요황(尿黃)이라고도 한다. 그 중 안구강막의 황염(黃染)이 가장 주요한 특징이다. 황달의 원인에는 내인성인 것과 외인성인 것이 있다. 양황(陽黃)과 음황(陰黃)으로 분류한다.

급만성간염(急慢性肝炎), 췌염(膵炎), 담낭염(膽囊炎), 담석증에 나타나는 황달은 이 병의 변증시치를 참고하여 치료할 수 있다.

병인병기

【1】양황

외감습열(外感濕熱)의 瀉가 간담(肝膽)에 가득 차서 습울열증(濕鬱熱蒸)이 되고, 그 때문에 소설기능(疏泄機能)이 나빠져서 담즙이 횡일(橫溢)하면 양황(陽黃)이 일어난다. 역독(疫毒)을 감수한 경우에는 병세가 더욱 심해진다.

【 2 】 음황

음식부절(飮食不節), 술 또는 사려과도, 노권에 의해 비위(脾胃)가 손상되어 습울기체가 되고, 그 때문에 간담어적이 되어 담즙의 배설이 나빠져서 기부(肌膚)에 외일(外溢)하면 음황(陰黃)이 일어난다.

황달의 병기는 담즙의 배설이상이며 目에 상범(上泛)하면 목황(目黃)이 되고, 기부(肌膚)에 외일(外溢)하면 피부가 황염(黃染)해서 신황(身黃)이 되고, 방광에 침투하면 요황(尿黃)이 된다. 양황은 외감에 의한 것이 많고 경과가 짧으며, 음황은 내상에 의한 것이 많고 경과가 길다. 단 양황이 장기간 개선되지 않기 때문에 음황으로 바뀌는 것, 음황이 다시 외사를 감수해서 양황으로 바뀌는 것도 있다.

22 황달

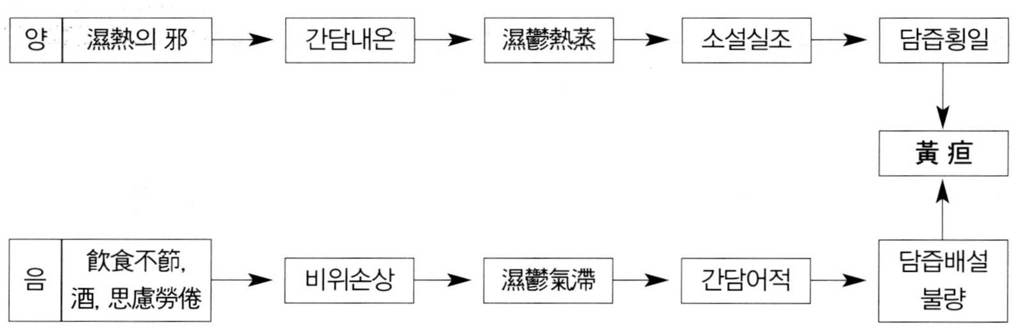

증분류

【 1 】 양황

주　　증 : 신황(身黃), 목황(目黃), 선명한 황달, 소변단황(小便短黃)

수 반 증 : 발열, 구건, 구고, 구갈해서 뜨거운 음료를 좋아함, 복부팽만(腹部膨滿), 가슴이 답답함, 오심(惡心), 대변비결(大便秘結)

①열독내함(熱毒內陷) – 의식장애, 발반(發斑), 출혈 등을 수반한다.

②濕>熱 – 황달은 선명하지 않음, 가벼운 발열 · 구갈, 胃部가 막힘, 대변당박

설 맥 상 : 설태황니(舌苔黃膩), 맥현삭(脈弦數)

濕>熱에서는 설태니(舌苔膩)로 미황(微黃), 맥유삭(脈濡數)

증후분석 : ①신황(身黃), 목황(目黃), 소변황(小便黃), 선명한 황달 – 습열(濕熱)에 의해 肝의 소설(疏泄)이 나빠지고 담즙이 피부나 방광에 외일하면 일어난다. 열사는 양사이기 때문에 열사를 主로 하는 황달은 선명하다.

②발열, 구건, 대변비결 – 양명의 熱이 왕성하기 때문에 일어난다.

③복부팽만 – 腑氣가 통하지 않으면 복부팽만이 된다.

④가슴이 답답함, 오심(惡心), 구고(口苦) – 습열이 훈증하고, 위탁(胃濁)이나 담즙이 上逆하면 일어난다.

⑤의식장애, 발반, 출혈 – 열독치성이 되어 心營에 내함하면 의식장애가 일어난다. 또 열독이 혈분에 영향을 주고, 박혈망행하면 발반이나 출혈이 일어난다.

⑥濕>熱의 증상 · 소견 – 濕은 음사이기 때문에 황달은 선명하지 않고, 발열이나 구갈은 가벼워진다. 또 습인비위(濕因脾胃)에 의한 胃部 막힘, 대변당박 등의 증상이 일어난다.

⑦설태황니, 맥현삭는 간담습열(肝膽濕熱)의 象이고, 濕>熱에서는 설태는 膩로 미황, 맥유삭로 된다.

【2】음황

主　症 : 신황(身黃), 목황(目黃), 암색을 띤 황달

隨 伴 症 : 정신피로, 몸시 추위를 탐, 식욕감퇴, 위완부의 막힘, 대변당박(大便溏薄) 또는 수상변(水狀便), 구담(口淡), 구갈(口渴)은 없음

舌 脈 象 : 설질담(舌質淡), 설태니(舌苔膩), 맥유완(脈濡緩) 또는 침지(沈遲)

證候分析 : ①신황, 목황, 암색을 띤 황달 – 한습이 비위에 조체해서 양기불선이 되어, 담즙이 외일하면 일어난다. 한습은 음사이기 때문에 암색을 띤 황달이 된다.

②식욕부진, 위완부의 막힘, 대변당박, 구담, 구갈은 없음 – 이들은 습인중초, 비양부진, 운화기능실조에 의해 일어나는 증상이다.

③정신피로, 몸시 추위를 탐 – 양기허, 기혈부족에 의해 일어난다.

④설질담, 설태니, 맥유완 또는 침지 – 양허(陽虛) 때문에 습탁(濕濁)이 化하지 않고, 한습(寒濕)이 陰分에 유체하고 있는 象이다.

치료

【1】양황

치 법 : 소간이담(疏肝利膽), 청열화습(淸熱化濕)

처 방 례 : 大椎, 至陽, 膽兪, 後谿, 勞宮, 合谷, 內關, 中脘, 足三里, 公孫, 中封

방 해 : 大椎, 合谷, 至陽으로 청열을 도모한다. 또 內關, 公孫, 足三里, 中脘로 건비이습을 도모한다. 勞宮은 수궐음심포경에 속하고, 그 경맥은 족궐음간경과 연접해 있다. 內關에 족궐음간경혈의 中封을 배혈하고, 그 위에 膽兪를 배혈해서 간담을 조절하고 황달의 개선을 도모한다. 또 소장에는 청탁을 분별하는 기능이 있고, 수태양소장경혈의 後谿에는 습열을 淸하여 황달을 개선하는 작용이 있다.

조 작 : 膽兪는 0.5~1寸 내사자하고, 그 외의 치료혈은 부위에 따라서 0.5寸, 1寸 또는 1.5寸 직자하고, 사법을 시술한다.

【2】음황

治 法 : 건비이담(健脾利膽), 온화한습(溫化寒濕)

處 方 例 : 脾兪, 胃兪, 中脘, 足三里, 天樞, 關元, 公孫, 腎兪, 三陰交

方 解 : 脾兪, 胃兪, 中脘으로 온중산한화습을 도모한다. 足三里로 비위를 조절하고, 중초의 운화기능 개선을 도모한다. 天樞는 대장의 모혈이고, 행기화습의 작용이 있다. 公孫, 三陰交로 건비화습을 도모한다. 특히 三陰交는 족삼음경의 교회혈이고, 건

비, 익신, 소간의 작용이 있다. 關元에는 원기를 보익하는 작용이 있고, 또 脾腎을 보익하여 수습을 개선하고 방광을 통리하는 작용이 있다.

操　作: 背兪穴은 0.5～1寸 내사자하고, 그 외의 치료혈은 부위에 따라서 0.5寸, 1寸, 또는 1.5寸 직자하고, 보법 또는 평보평사법을 시술한다. 腎兪, 關元은 뜸을 시술한다.

황달의 치법과 선혈

증후	치 법	선 혈
黃疸	양황: 疏肝利膽, 淸熱化濕	大椎, 至陽, 膽兪, 後谿, 勞宮, 合谷, 內關, 中脘, 足三里, 公孫, 中封
	음황: 健脾利膽, 溫化寒濕	脾兪, 胃兪, 中脘, 足三里, 天樞, 關元, 公孫, 脹兪, 三陰交

고금처방례(古今處方例)

①《침구집성(鍼灸集成)》

• 주달(酒疸), 신목(身目)이 모두 노랗다, 심통(心痛), 면적반(面赤斑), 소변불리(小便不利)인 것은 公孫, 膽兪, 至陽, 委中, 腕骨, 神門, 小腸兪를 取한다.

②《침구경험방(鍼灸經驗方)》

• 식달(食疸)은 下三里, 神門, 間使, 列缺을 取하고 中脘에 鍼한다.

③《침구대성(鍼灸大成)》

• 황달(黃疸)로 허부(虛浮)를 發하는 것은 腕骨, 百勞, 三里, 湧泉, 中脘, 膏肓, 丹田, 陰陵泉을 取한다.

④《침구대전(鍼灸大全)》

• 황달(黃疸)로 사지(四肢)가 모두 붓고, 땀이 나와서 옷을 물들이는 것은 公孫, 至陽, 百勞, 中脘, 三里를 取한다.

⑤《중국침구학계론(中國鍼灸學槪要)》

• 陰陵泉, 足三里, 日月, 膽兪, 陽綱. 陽黃에는 그 위에 太衝透湧泉, 陽陵泉을 配合하고, 陰黃에는 그 위에 脾兪, 章門을 配合한다.

그 외의 요법

【이침(耳鍼)】

선혈: 膽, 肝, 脾, 胃, 膈, 이미근(耳迷根)

조작: 매회 2~3穴을 취혈하고, 중간 정도의 자극을 준다. 매일 1회 치료하고, 10회를 1치료단위로 한다.

【한방약】

①熱〉濕에 의한 양황: 인진호탕(茵陳蒿湯)

②濕〉熱에 의한 양황: 인진오령산(茵陳五苓散)

③음황: 인진출부탕(茵陳朮附湯)

참고사항

①예방조치로 음식의 위생에 주의할 필요가 있다. 아울러 情志의 안정을 도모하면 좋다. 일반적으로 예후는 양호하다.

②양생을 잘 하려면 휴식과 활동을 잘 편성하고 식사는 주로 담백한 것을 취하며, 기름기가 많은 것, 끈적끈적한 것은 삼가는 것이 좋다.

③침구 단독 치료로도 충분하게 효과를 거둘 수 있다.

23. 고창

고창(鼓脹)은 복부만 북처럼 팽창한다고 하여 붙은 이름이다. 복부의 팽륭(膨隆), 피부의 창황(蒼黃), 맥락(정맥)노장이 특징이다. 이 병은 고대에는 수고(水蠱), 고창(蠱脹), 지주고(蜘蛛

蠱), 단복창(單腹脹) 등 많은 명칭으로 불렸다. 이 병의 成因에 대해서《내경》에서는 上部의 탁기와 관계가 있다고 했고, 또 고대의 의가는 수독(水毒), 정지억울(情志抑鬱), 음식부절, 과도한 음주 등과 관계가 있다고 했다. 그 병기는 肝 · 脾 · 腎 三臟이 아프고, 氣 · 血 · 水가 체내에 어적(瘀積)하여 복부가 점점 팽륭해서 고창이 되는 것이라고 생각된다.

간경변(肝硬變), 결핵성복막염, 주혈흡충증(住血吸蟲症)은 이 병의 변증시치(辨證施治)를 참고하여 치료할 수 있다.

병인병기

【 1 】 정지실조

정지억울(情志抑鬱)에 의해 肝의 조달이 나빠지고, 그것이 장기에 걸치면 기체혈어(氣滯血瘀)를 형성한다. 또 간울승비(肝鬱乘脾)에 의해 脾의 운화기능이 실조되면 수습이 내정하게 된다. 이 상태가 장기간 개선되지 않기 때문에 腎에 영향을 주면 개합불리(開合不利)가 되어, 三臟이 함께 병들어서 고창을 형성한다.

【 2 】 주식부절

과도한 음주, 음식부절은 비위를 손상한다. 그 때문에 운화기능이 실조되어서 주습탁기(酒濕濁氣)가 中焦에 모이고, 청탁(淸濁)이 서로 나쁘게 영향을 주면 氣機를 조체시켜서 기혈이 울체한다. 또 脾氣가 더욱 虛해서, 그것이 腎에 파급되어 개합불리가 되면, 수탁이 점점 많아져서 고창을 형성한다.

【 3 】 황달, 적취

황달(黃疸), 적취(積聚) 등의 병이 장기에 걸쳐서 개선되지 않기 때문에, 肝 · 脾 · 腎 三臟이 손상되고, 기혈담습(氣血痰濕)이 쌓여서 복부에 정체하면 고창이 일어난다.

고창은 다음과 같이 3가지로 분류되지만, 실제는 혼합형으로 나타난다.

23 고창

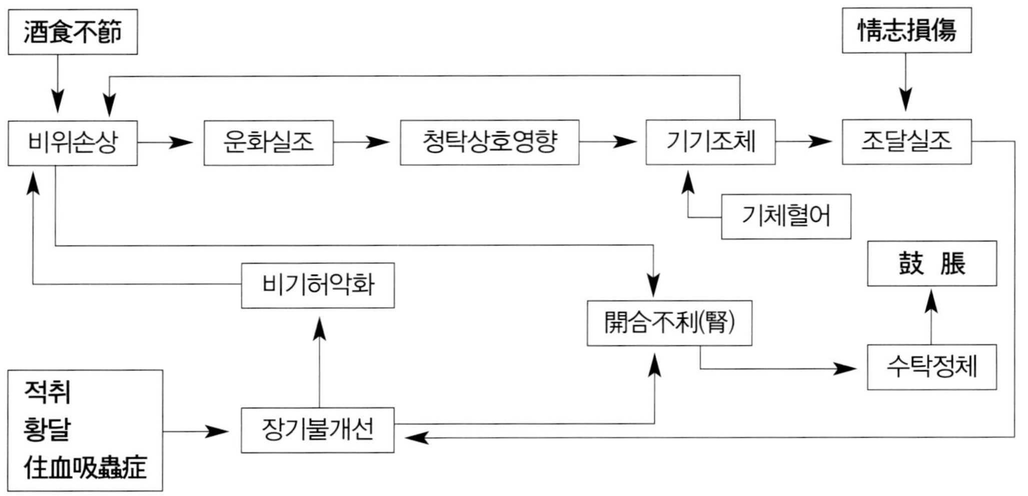

증분류

【1】 기고

주 증 : 복부가 북처럼 팽륭, 피부색은 불변, 누르면 함요(陷凹)하지만 바로 회복된다.

수 반 증 : 진창(膩脹), 화를 내면 팽륭이 심해짐, 애기(噯氣)·시기(矢氣)에 의해 경감, 복피 긴장, 위완부나 늑하(肋下)의 팽만, 상쾌하게 배변할 수 없음, 또는 대변비결

설 맥 상 : 설박백(舌薄白), 맥침세(脈沈細)

증후분석 : ①복부가 북처럼 팽륭, 피부색은 불변 – 간기울체로 비위의 승강이 실조되어서 중초가 조체하면 일어난다. 병이 氣分에 있기 때문에, 피부색에는 변화가 없다.

②화를 내면 팽륭이 심해짐, 噯나 矢氣에 의해 輕減 – 화를 내면 간기울체가 심해지기 때문에 팽륭이 심해진다. 또 애기(噯氣)나 시기(矢氣)에 의해 氣機가 개선되기 때문에 복창감(腹脹感)이 경감(輕減)된다.

③위완부나 협하(脇下)의 팽만, 상쾌하게 배변할 수 없음, 또는 大便秘結 – 간기울체로 脾의 운화기능이 나빠지면 일어난다.

④설태박백, 맥침현 – 간기울체(肝氣鬱滯)의 象이다.

【2】수고

主　症 : 복부가 북처럼 팽륭, 피부에 광택이 있음, 만지면 陷凹하고 조금 있으면 회복됨

隨伴症 : 하지의 부종, 䐜脹, 안색은 암황색, 추위를 느낌, 정신피로, 소변불리, 大便溏薄

舌脈象 : 설태백니(舌苔白膩) 또는 활(滑), 맥침완(脈沈緩)

證候分析 : ①복부가 북처럼 팽륭(膨隆), 피부에 광택이 있음 – 비신양허(脾腎陽虛)로 기화불리(氣化不利)가 되어 수습(水濕)이 내정(內停)하면 일어난다.

②하지의 부종 – 수습이 下注하면 일어난다.

③진창, 大便溏薄 – 비허 때문에 운화가 나빠지고 氣機가 조체하면 일어난다.

④안색은 암황색(暗黃色) – 화원부족(化源不足)에 의해 일어난다.

⑤정신피로, 추위를 느낌 – 양허(陽虛)에 의해 일어난다.

⑥소변불리 – 신양부족(腎陽不足)으로 방광의 기화기능이 나빠지면 일어난다.

⑦설태백니, 맥침완 – 비신양허(脾腎陽虛)에 의한 수습내정(水濕內停)의 象이다.

【3】혈고

주　증 : 복부가 딱딱하고 팽륭(膨隆), 제(臍) 주위 정맥(靜脈)의 노장(怒張), 협하(脇下)의 징결(癥結)과 찌르는 것 같은 동통

수반증 : 기부갑착(肌膚甲錯–거친 살갗), 안색암황색, 안면부 · 경부 · 흉부의 구름狀血管, 조열, 구갈불음, 대변이 黑色이 되는 경우가 있음

설맥상 : 설질자암(舌質紫暗) 또는 어반(瘀斑)을 수반한다, 맥세현색(脈細弦濇)

증후분석 : ①복부가 딱딱하고 팽륭, 배꼽 주위 정맥의 노장, 협하의 징결과 찌르는 것 같은 동통 – 고창이 장기에 걸치고 병이 혈분에 미쳐서 어혈이 정체하면 일어난다.

②기부갑착, 안색암황색 – 어혈이 내정해서 新血이 생기지 않으면 기부가 잘 유양

되지 않기 때문에 일어난다.

③조열 – 어혈이 내정하고, 그것이 화열하면 일어난다.

④大便黑色 – 어혈내정에 의해 血이 잘 귀경하지 않으면 일어난다.

⑤구름狀血管, 구갈불음, 설질자암, 어반, 맥세현색 – 어혈내정의 象이다.

치료

【1】기고

치　법 : 소간이기(疏肝理氣), 화중소창(和中消脹)

처방례 : 膻中, 中脘, 氣海, 足三里, 陽陵泉, 支溝, 太衝

방　해 : 기고(氣鼓)의 치료는 理氣를 주로 행한다. 膻中은 上氣海라고도 불리고, 상초의 氣를 잘 조절한다. 中脘에는 건비(胃)의 작용이 있고, 중초의 氣를 조절하는 것에 뛰어나다. 또 氣海는 하초의 氣를 조절하는 요혈이다. 이들로 삼초의 氣機를 조절하고, 氣를 조절하여 水가 잘 행하도록 해서 소창(消脹)을 도모한다. 그 위에 足三里를 배혈해서 승강을 조절하고 화중소창을 도모한다. 陽陵泉, 太衝을 배혈해서 소간이기를 도모하고, 건비소수를 촉진한다. 더욱이 支溝로 삼초를 통리시켜서 水의 정체를 개선한다.

조　작 : 실증에는 膻中, 中脘, 氣海에 접기법을 이용하고, 氣가 위에서 아래로 전달되도록 조절한다. 太衝, 陽陵泉, 支溝는 사법을 시술하고, 足三里는 보법을 시술한다.
허증에는 膻中, 中脘, 氣海, 足三里에 보법을 시술하고, 또는 격강구(隔薑灸)를 시술한다. 그 외의 치료혈은 사법을 시술한다.

【2】수고

治　法 : 건비익신(健脾益腎), 조기행수(調氣行水)

處方例 : 水分, 氣海, 復溜, 公孫, 腎兪, 脾兪, 三焦兪

方　解 : 水分은 임맥혈이지만, 그 내부에는 소장이 있고, 소장은 청탁의 분별을 主로 하고 있다. 水分은 이수작용에 뛰어나고, 복수치료의 요혈이다. 이것에 復溜, 公孫을 配穴해서 익신건비이수를 도모한다. 水는 따뜻하게 하면 化하고, 氣를 얻으면 순환한다. 따라서 여기에서는 氣海로 元陽을 항진시켜서 익기행수를 도모한다. 脾는 수습의 운화를 主로 하고, 腎은 수도의 개합을 主로 하고, 삼초는 水道의 通利를 主로 하고 있다. 여기에서는 이들의 배수혈을 取하여 水濕의 통리를 도모한다.

操　作 : 우선 腎兪, 脾兪, 三焦兪, 復溜에 침으로 보법을 시술한다. 水分, 氣海, 公孫은 실증에는 사법을 시술하고, 허증에는 보법을 시술한다. 水分, 氣海에는 격강구를 시술해도 좋다.

【3】혈고

치　법 : 소간조기(疏肝調氣), 활혈행어(活血行瘀)

처방례 : 膈兪, 期門, 血海, 中封, 肝兪, 章門

방　해 : 간울기체(肝鬱氣滯)에 의한 맥도(脈道)의 어체가 혈고(血鼓)의 원인이기 때문에 肝兪, 期門, 章門을 배혈하여 肝의 소설(疏泄)을 조절하고, 氣를 둘러싸서 어체의 제거를 도모한다. 또 血會膈兪에 血海를 배혈하여 활혈행어를 도모한다. 中封은 족궐음간경의 경혈이고, 이것으로 이간행혈(利肝行血)을 도모하고, 다른 치료혈의 작용을 증강한다.

조　작 : 실증에는 사법을 시술하고, 허증에는 보법을 시술한다. 膈兪, 肝兪, 章門에는 격강구를 시술해도 좋다.

고창의 치법과 선혈

증후	치　법	선　혈
기고	疏肝理氣, 和中消脹	膻中, 中脘, 氣海, 足三里, 陽陵泉, 支溝, 太衝
수고	健脾益腎, 調氣行水	水分, 氣海, 復溜, 公孫, 腎兪, 脾兪, 三焦兪
혈고	疏肝調氣, 活血行瘀	膈兪, 期門, 血海, 中封, 肝兪, 章門

고금처방례(古今處方例)

①《침구대성(鍼灸大成)》

• 단복창(單腹脹)에는 氣海, 行間, 三里, 內庭, 水分, 石關을 取한다.

②《옥룡경(玉龍經)》

• 수고(水鼓), 사지부종(四肢浮腫)에는, 支溝, 水分, 關元을 取한다.

③《구법비전(灸法秘傳)》

• 고창(鼓脹)이 上에 있는 것은 上脘에 灸하고, 中에 있는 것은 中脘에 灸하고, 下에 있는 것은 下脘 또는 氣海에 灸한다. 脹이 양협(兩脇)에 이르는 것은 期門에 灸하고, 脹이 요배(腰背)에 이르는 것은 腎兪에 灸하고, 양퇴(兩腿)에 이르는 것은 足三里에 灸하고, 양족(兩足)에 이르는 것은 行間에 灸한다.

④《승담안침구선집(承淡安鍼灸選集)》

• 수고(水鼓): 三陰交는 침을 1寸 넣고(부어 있기 때문에 침을 깊이 넣어도 좋다), 2~3분간 유념(留捻)한다. 陰陵泉은 침을 1寸 넣고, 2분간 유념한다. 絶骨은 침을 8分 넣고, 2분간 유념한다. 水分, 陰交는 각각 수십 장 灸한다. 照海는 5장 灸하고, 水溝는 침을 2分 넣고 조침(粗鍼)을 이용한다. 기고(氣鼓): 膻中, 氣海, 脾兪, 胃兪에 각각 수십 장 灸한다.

그 외의 요법

【이침(耳鍼)】

선혈: 肝, 腎, 膵, 대장

조작: 매회 2~3穴 取하고, 중간 정도의 자극을 주고, 10~20분간 유침한다. 격일 치료하고, 10회를 1치료단위로 한다.

【한방약】

①기고(氣鼓): 시호소간탕(柴胡疏肝湯)

②수고(水鼓): 실비음(實脾飮)

③혈고(血鼓): 조영산(調營散)

참고사항

①이 병은 많은 질환이 진행해서 일어나는 것이 많다. 따라서 그 예방이 중요하다.

②이 병이 발생한 후라도 변증시치에 의해 효과를 거둘 수 있다. 그러나 이 병은 심한 병증이고, 완전하게 치료하기는 힘들다.

③말기인 것은 예후가 불량하다. 일반적으로는 기체습조증으로 병기가 主로 肝脾에 있는 것, 또는 습사인비증, 비신양허증인 것은 예후가 양호하다.

④치료와 동시에 정신상, 생활상의 양생 및 일정한 식사제한이 필요하다.

⑤이 병은 침구 단독 치료보다는 다종의 치료법을 받아들인 종합요법이 적합하다.

24. 수종

수종(水腫)은 두안면부(頭顔面部), 안검(眼瞼), 사지, 복배부 또는 전신에 일어나는 부종에 관한 것이다. 《내경》에서는 이 病을 '水'라 칭하고 있다. 원나라의 朱丹溪는 前人의 이론과 경험을 근거로 수종을 양수(陽水)와 음수(陰水)로 분류하고 있다. 腰에서 上의 수종을 主로 하는 것은 양수라 하고, 腰에서 下의 수종을 主로 하는 것은 음수라 한다. 양수는 실증인 것이 많고, 음수는 허증인 것이 많다. 그 발병기전은 주로 삼초의 기화기능실조(氣化機能失調)에 있고, 病은 肺·脾·腎의 三臟과 밀접한 관계가 있다. 심성부종(心性浮腫), 신성부종(腎性浮腫), 영양성부종(營養性浮腫) 등은 이 병의 변증시치를 참고하여 치료할 수 있다.

병인병기

【 1 】 풍사에 의한 수종

풍사(風邪)가 침습해서 肺에 영향을 주고, 肺의 선산(宣散) · 숙강작용(肅降作用)이 실조되어서 水道의 통조가 나빠지고, 風水가 기부(肌膚)에 넘치면 수종이 일어난다.

【 2 】 수습에 의한 수종

脾는 운화를 主로 하고 있고, 燥를 좋아하고 濕을 싫어하는 특징이 있다. 습기가 많은 곳에 거주하거나 비에 젖어서 수습(水濕)의 氣가 침습하고, 脾가 그 영향을 받아서 수습을 잘 운화할 수 없게 되고 수습이 기부에 넘치면 수종이 일어난다. 또 음식부절이나 勞倦에 의해 脾가 손상되고, 그 때문에 脾氣虛가 되고 水濕이 정체해서 기부에 넘치면 수종이 일어난다.

【 3 】 신허에 의한 수종

신기허(腎氣虛) 때문에 腎의 개합기능(開合機能)이 나빠지고, 水를 氣化할 수 없게 되어서 수습이 기부에 넘치면 수종이 일어난다.

24 수종

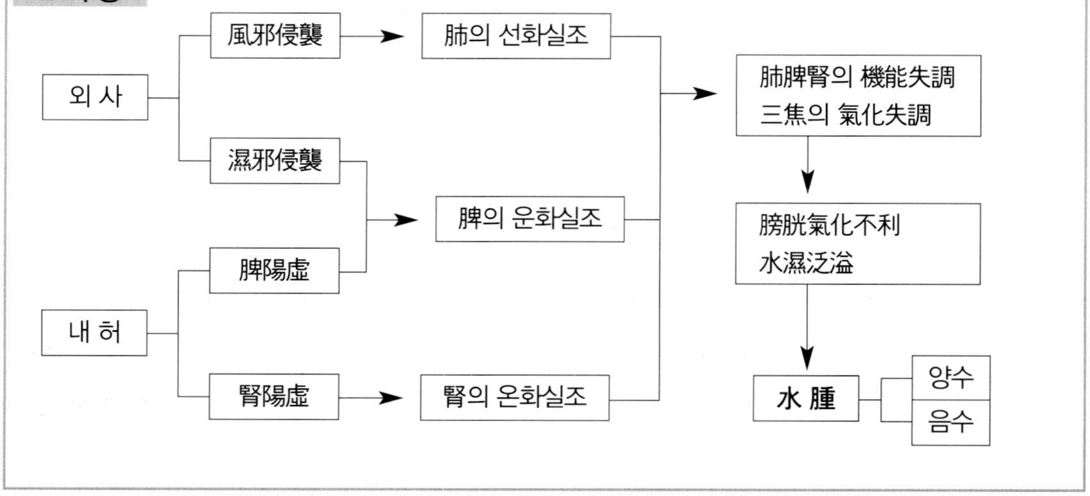

증분류

【1】양수

주　　증 : 초기는 안검(眼瞼), 두안면부의 부종, 점점 사지 · 전신에 파급, 허리부터 上部에 뚜렷하게 출현, 누르면 함요(陷凹)하지만 회복이 빠름, 피부광택, 小便短少

수 반 증 : 발열, 오한, 신체가 나른함, 해수

풍한성(風寒性) – 오한이 강함, 無汗

풍열성(風熱性) – 인후(咽喉)의 발적(發赤), 종통(腫痛)

설 맥 상 : 풍한성 – 설태백활(舌苔白滑), 맥부긴(脈浮緊)

풍열성 – 설태박황(舌苔薄黃), 맥부삭(脈浮數)

증후분석 : ①부종, 小便不利, 오한, 발열, 신체가 나른함, 해수 등 – 풍사가 表를 침습해서 肺의 선강이 실조되고, 通調水道나 방광에의 下輸가 나빠지면 일어난다.

②초기는 안검, 두안면부의 부종, 점점 四肢 · 전신에 파급 – 風은 陽邪이고, 경양성이 있다. 風과 水가 서로 얽혀서 발병하면 이 증상들이 일어난다.

③설태백활, 맥부긴—풍한의 邪가 表에 침습해서 일어나는 象이다.

설태박황, 맥부삭—풍열의 邪가 表에 침습해서 일어나는 象이다.

【2】음수

主　　症 : 초기는 족배부(足背部)의 부종, 점점 전신에 파급, 허리부터 下部에 뚜렷하게 출현, 누르면 함요해서 좀처럼 회복되지 않는다. 피부색은 暗, 小便短少

隨 伴 症 : 비허성(脾虛性) – 위완부가 막힘, 大便溏薄, 사지권태

신허성(腎虛性) – 요통, 足이 나른함, 사지의 냉기, 정신피로

舌 脈 象 : 비허성 – 설태백니(舌苔白膩), 맥유완(脈濡緩)

신허성 – 설질담(舌質淡), 설태백(舌苔白), 맥침세약(脈沈細弱)

證候分析 : ①부종, 하지에서 일어나고 전신에 파급, 허리부터 下部에 뚜렷하게 출현, 小便短

少 – 脾의 운화가 나빠지고 氣의 화수기능(化水機能)이 저하하면 下焦에 水邪가 범람해서 일어난다. 또는 신기허 때문에 陽의 화기기능(化氣機能)이 나빠져서 水濕이 정체하면 일어난다.

②피부색은 暗 – 음수의 정체에 의해 피부색은 暗이 된다.

③위완부가 막힘, 大便溏薄, 사지권태 – 비허에 의한 운화무력의 증상이다.

④요통, 足이 나른함, 사지의 냉기, 정신피로 – 신양허(腎陽虛)로 온후기능(溫煦機能)이 저하해서 일어난다.

⑤설태백니, 맥유완 – 비허의 象이다.

설질담, 설태백, 맥침세약 – 신허의 象이다.

치료

【1】양수

치 법 : 선폐이수(宣肺利水), 건비화습(健脾化濕)

처방례 : 列缺, 陰陵泉, 尺澤, 合谷, 肺兪, 三焦兪

방 해 : 上部의 부종이 뚜렷한 것에는 발산법(發散法)이 적합하다. 《영추》 종시편에서는 '腰에서 上의 것은 수태음양명 모두 이것을 主로 한다'고 서술하고 있다. 이 처방에서는 수태음폐경의 낙혈인 列缺로 宣肺를 도모하고, 水道를 통조한다. 이 證은 폐경의 사실증(邪實證)이고, 따라서 수태음폐경의 합혈인 尺澤(水穴)로 선폐이수를 도모한다. 이것은 '實인 것은 바로 그 子를 瀉한다'는 원칙에 기인한 것이다. 風은 陽邪이고, 따라서 수양명대장경의 원혈인 合谷으로 청열을 도모하고, 그 위에 肺兪를 배혈하면, 2穴로 肺氣를 선통시켜서 청열을 도모할 수 있다. 三焦兪로 氣化機能의 개선을 도모하고, 陰陵泉으로 건비이수를 도모한다. 이것에 의해 水邪가 방광에 下輸하면 소풍성비소종(疏風醒脾消腫)의 효과를 거둘 수 있다.

조 작 : 列缺은 사자로 3分~5分 자입하고 사법을 시술한다. 陰陵泉은 1.2~1.5寸 직자하

고 평보평사법(平補平瀉法)을 시술한다. 合谷은 1寸, 尺澤은 1~1.2寸 직자하고 사법을 시술한다. 肺兪, 三焦兪는 0.8~1寸 내사자(內斜刺)하고 평보평사법을 시술한다. 10분간 유침한다.

【2】음수

治　法: 건비온신(健脾溫腎), 조양이수(助陽利水)

處方例: 三陰交, 復溜, 水分, 足三里, 脾兪, 腎兪

방　해: 下部의 수종이 뚜렷한 것에는 분리법(分利法)이 적합하다. 《영추》 종시편에서는 '腰以下의 것에는 족태음양명, 모두 이것을 主로 한다'고 서술하고 있다. 이 처방에서는 三陰交, 足三里를 취혈하고, 거기에 脾兪를 배혈해서 비위의 운화기능의 개선을 도모한다. 水分은 청탁을 분리하는 작용이 있고, 治水의 요혈이다. 復溜는 족소음신경의 '經'穴이고, 오행에서는 金에 속한다. 이것을 補하는 폐기의 통조를 돕고, 수액을 방광에 下輸시킨다. 그 위에 腎兪를 배혈하고 온보하여 腎氣를 보익하고 조양이수를 도모한다.

操　作: 三陰交, 復溜는 1~1.2寸 직자하고 보법을 시술한다. 水分은 1.2~1.5寸 직자해서 평보평사법을 시술하고, 足三里는 1.5寸 직자해서 보법을 시술한다. 뜸을 시술해도 좋다. 또 脾兪, 腎兪는 보법을 시술하고 그 위에 뜸을 가한다.

수종의 치법과 선혈

증후	치　법	선　혈
水腫	양수: 宣肺利水, 健脾化濕	列缺, 陰陵泉, 尺澤, 合谷, 肺兪, 三焦兪
	음수: 健脾溫腎, 助陽利水	三陰交, 復溜, 水分, 足三里, 脾兪, 腎兪

고금처방례(古今處方例)

①《침구대전(鍼灸大全)》

• 사지면목부종(四肢面目浮腫), 大熱이 사라지지 않는 것은 照海, 人中, 合谷, 足三里, 臨

泣, 曲池, 三陰交에 取한다.

②《침구경험방(鍼灸經驗方)》

• 사지면목부종은 照海, 人中, 合谷, 下三里, 絶骨, 曲池, 腕骨, 脾兪, 胃兪, 三陰交, 中脘에 取한다.

③《침구자생경(鍼灸資生經)》

• 水腫, 水溝에 鍼하고, 水分에 灸한다.

④《침구취영(鍼灸聚英)》

• 水腫에는 水溝, 胃兪, 合谷, 石門, 足三里, 復溜, 曲泉, 四滿에 刺한다.

그 외의 요법

【이침(耳鍼)】

선혈: 肝, 脾, 腎, 皮質下, 膀胱, 腹

조작: 매회 2～3穴을 兩側에 취혈하고, 중간 정도의 자극을 주고, 격일 치료한다.

【한방약】

①양수(陽水): 월비가출탕(越婢加朮湯), 마황연교적소두탕(麻黃連翹赤小豆湯)

②음수(陰水): 실비산(實脾散), 제생신기환(濟生腎氣丸)

참고사항

①신병(新病) 또는 영양실조성浮腫은 적시에 적절히 치료하면 예후(豫後)가 양호하다. 수종이 장기간 반복되고, 正氣가 虛해서 사기가 멈추어 있기 때문에 부종이 더욱 심해지고, 심계(心悸), 脣의 치아노제, 호흡촉박, 천식, 평와(平臥)할 수 없는 등의 증상이 나타나는 것, 또는 血尿, 下血이 나타나는 것은 위중한 것이다. 심기쇠갈, 탁기상범, 간풍내동하는 것은 예후(豫後)가 대부분 불량하다.

②수종의 초기에는 무염 식물을 취하는 것이 좋다. 수종이 소실한 후 점점 저염 식생활로 하고, 회복 후에 보통식으로 한다. 또 매운 것, 담배, 술 등 자극물은 피하는 것이 좋다. 영양실조성水腫은 염분의 섭취는 상관없지만 담백한 식사를 취하도록 노력하는 것이 좋

다. 양생, 규칙적인 생활을 하도록 노력하고, 사기를 받지 않도록 주의할 필요가 있다.

③이 병은 침구 단독 치료로도 일정한 효과를 거둘 수 있지만, 약물치법을 병용하는 것이 효과가 더욱 좋다.

25. 소갈

소갈(消渴)은 다음(多飮), 다식(多食), 다뇨(多尿), 신체의 소수(消瘦) 또는 요탁(尿濁), 尿의 감미(甘味)를 主症으로 하는 병이다. 소갈이라는 명칭은《내경》에 처음 보이고, 아울러 소단(消癉), 폐소(肺消), 격소(膈消)란 명칭이 소개되어 있다. 주된 병인은 음식부절(飮食不節), 정지실조(情志失調), 방사과다(房事過多) 등이고, 주된 病機는 음허조열(陰虛燥熱)이다. 따라서 이 병의 치료원칙은 자음(滋陰)에 의해 그 '本'을 치료하고, 청열에 의해 '標'를 치료하는 것이다. 당뇨병(糖尿病), 요붕증(尿崩症), 신경성빈뇨(神經性頻尿) 등은 이 病의 변증시치를 참고하여 치료할 수 있다.

병인병기

【1】음식부절에 의한 소갈

장기간 지속적으로 단 것을 먹거나, 미식생활, 음주생활을 하면 비위를 손상하고, 熱이 내온하거나 화조해서 음분(陰分)을 손상하면 소갈이 일어난다.

【 2 】 정지실조에 의한 소갈

장기간에 걸친 사려과도(思慮過度), 정서불안 등에 의해서 오지과극(五志過極)이 되어서 化火하고, 그것에 의해 폐음(肺陰)을 소락(消濼)하면 소갈이 일어난다.

※소락: '濼'은 熱이 진액을 손상하는 것

【 3 】 음허에 의한 소갈

평소에 음허인 사람이 방사부절(房事不節) 등에 의해서 음정(陰精)이 손상되고, 그 때문에 음허화왕(陰虛火旺)이 되어 폐위(肺胃)에 영향을 주면 소갈이 일어난다.

소갈의 병기는 음허가 '本'이고 조열이 '標'이다. 또는 음양이 동시에 虛하고, 기음양허에 의해 일어나는 것도 있다. 또 소갈의 말기에는 어혈이 관여하는 것이 많다.

증분류

【 1 】 상소

주　　증 : 번갈(煩渴), 다음(多飮), 구건(口乾), 혀의 건조

수 반 증 : 빈뇨(頻尿), 다뇨(多尿), 다식(多食)

설 맥 상 : 설변홍(舌邊紅), 설첨홍(舌尖紅), 설태박황(舌苔薄黃), 맥홍삭(脈洪數)

증후분석 : ①번갈, 다음, 구건, 혀의 건조 – 상소(上消)는 폐열상진(肺熱傷津)에 의해 일어난다. 폐열(肺熱)이 왕성하게 되어 진액을 손상하면 이들 증상이 나타난다.

②빈뇨, 다뇨 – 肺는 치절을 主하는데 조열에 의해 肺를 손상하고, 肺의 치절이 나빠져서 水가 津으로 변화하지 않아서 下로 내려가면 일어난다.

③다식 – 내열에 의해 부숙기능(腐熟機能)이 항진하면 일어난다.

④설변홍, 설첨홍, 설태박황, 맥홍삭 – 내열치성(內熱熾盛)의 象이다.

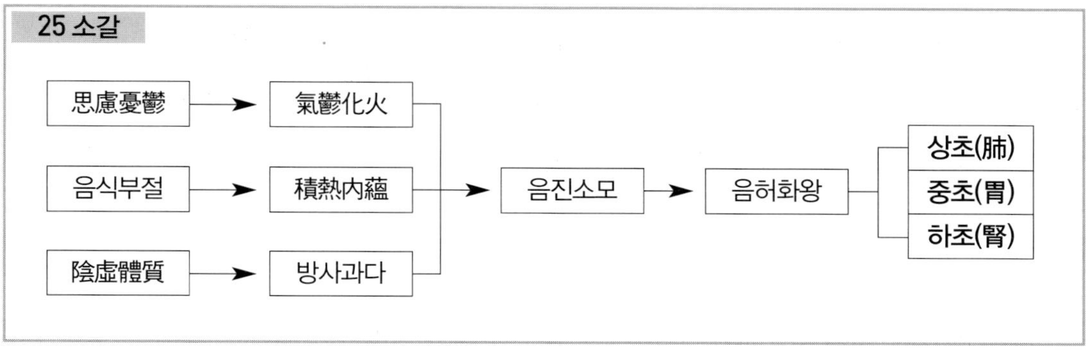

【2】중소

主　　症：다식선기(多食善飢)

隨 伴 症：조잡(嘈雜), 번열(煩熱), 다한(多汗), 신체소수(身體消瘦), 대변건(大便乾)

舌 脈 象：설태황(舌苔黃), 맥활실유력(脈滑實有力)

證候分析：①다식선기, 조잡 – 중소(中消)는 위열치성(胃熱熾盛)에 의해 일어난다. 위화치성(胃火熾盛)에 의해 胃의 부숙기능이 항진하면 이들 증상이 일어난다.

②번열, 다한 – 양명의 熱이 왕성하게 되어 일어난다.

③신체소수 – 熱에 의해 정혈(精血)이 손상되고, 기부(肌膚)에 영양을 잘 공급할 수 없으면 일어난다.

④대변건 – 胃의 진액이 부족하고 대장이 습기를 띠는 것이 나빠지면 일어난다.

⑤설태황, 맥활실유력 – 위열치성(胃熱熾盛)의 象이다.

【3】하소

주　　증：빈뇨(頻尿), 다뇨(多尿), 尿의 혼탁(混濁)

수 반 증：오줌이 달다, 구순건(口脣乾), 두훈(頭暈), 눈이 침침함, 양협부(兩頰部)의 홍조, 허번(虛煩), 선기(善飢)하는 것이 많은 것은 먹지 않음

음허급양(陰虛及陽) – 안색려흑(顏色黧黑), 몹시 추위를 탐, 사지의 냉기, 요량이 대단히 많음, 양위(陽萎), 폐경(閉經)

舌 脈 象：설질홍(舌質紅), 맥침세삭(脈沈細數)

음허급양(陰虛及陽) – 설질담(舌質淡), 설태백(舌苔白), 脈沈細無力

증후분석 : ①빈뇨, 다뇨, 尿의 혼탁, 오줌이 달다 – 하소(下消)는 신음부족(腎陰不足)에 의해 일어난다. 신음허(腎陰虛) 때문에 소변을 제어하는 기능이 저하하면 빈뇨, 다뇨가 된다. 또 腎의 고섭기능이 저하하고, 수곡의 정미가 下注하면 尿의 혼탁이 일어나고 尿가 달게 된다.

②구순건, 두훈, 눈이 침침함, 양협부의 홍조, 허번 – 신음허(腎陰虛)에 의해 허화(虛火)가 망동(妄動)하면 일어난다.

③선기하는 것이 많은 것은 먹지 않음 – 하소는 신음허를 主로 하고 있고, 위열이 뚜렷하지 않기 때문이다.

④안색려흑, 몹시 추위를 탐, 사지의 냉기, 요량이 대단히 많음 – 구병 때문에 음허급양(陰虛及陽)이 되고, 음양양허(陰陽兩虛)가 되면 일어난다.

⑤양위, 폐경 – 전신의 기능저하의 현상이다.

⑥설질홍, 맥침세무력(脈沈細無力) – 신음허(腎陰虛)의 象이다.

설질담, 설태백, 맥침세무력 – 음양양허의 象이다.

이 병증은 주증이 나타나는 방식에 의해 상소(上消), 중소(中消), 하소(下消)의 3가지로 분류하지만, 실제로는 이들이 동시에 출현하는 경우가 많다.

치료

【1】상소

치 법 : 청열윤폐(淸熱潤肺), 생진지갈(生津止渴)

처방례 : 肺兪, 魚際, 心兪, 少府, 合谷, 胰兪

방 해 : 肺兪, 魚際로 청폐자음(淸肺滋陰)을 도모하고, 合谷으로 상초의 熱을 청열해서 潤肺를 도모한다. 또 少府, 心兪로 心火를 瀉한다. 胰兪는 소갈치료의 경험혈이다.

조 작 : 背兪穴은 내사자로 0.5~0.8寸 자입하고, 그 외의 치료혈은 0.5~1寸 직자하고, 평

보평사법을 시술한다. 10~20분간 유침한다.

【2】중소

治　法: 청열조중(清熱調中), 자음윤조(滋陰潤燥)

處 方 例: 脾兪, 胃兪, 胰兪, 內庭, 曲池, 三陰交

方　解: 脾兪, 胃兪, 足三里로 비위를 補하여 생진을 도모한다. 內庭, 曲池로 중초의 火를 瀉하고, 三陰交로 자음을 도모한다. 胰兪는 소갈치료의 경험혈이다.

操　作: 背兪穴은 내사자로 0.5~0.8寸 자입하고, 그 외의 치료혈은 0.5~1.5寸 직자하고, 평보평사법을 시술한다. 10~20분간 유침한다.

【3】하소

치　법: 보신익음(補腎益陰)

처 방 례: 腎兪, 太谿, 復溜, 太衝, 三陰交, 胰兪, 肝兪

방　해: 腎兪, 太谿, 復溜로 보신익음납기(補腎益陰納氣)를 도모하고, 太衝, 肝兪로 평간강화(平肝降火)를 도모한다. 三陰交는 족삼음경의 교회혈이고, 肝腎을 補하고, 脾를 補해서 진액을 수포시키는 작용이 있다. 胰兪는 소갈치료의 경험혈이다.

조　작: 背兪穴은 내사자(內斜刺)로 0.5~0.8寸 자입하고, 그 외의 치료혈은 1寸 직자(直刺)한다. 太衝, 肝兪에는 사법을 시술하고, 그 외의 치료혈에는 보법을 시술한다. 10~20분간 유침한다.

소갈의 치법과 선혈

증후	치　법	선　혈
消渴	上消: 청열윤폐, 생진지갈	肺兪, 魚際, 心兪, 少府, 合谷, 胰兪
	中消: 청열조중, 자음윤조	脾兪, 胃兪, 胰兪, 內庭, 曲池, 三陰交
	下消: 보신익음	腎兪, 太谿, 復溜, 太衝, 三陰交, 胰兪, 肝兪

고금처방례(古今處方例)

①《보제방(普濟方)》

• 消渴, 承漿, 意舍, 關衝, 然谷

②《신응경(神應經)》

• 消渴, 水溝, 承漿, 金津, 玉液, 曲池, 勞宮, 太衝, 行間, 商丘, 然谷, 隱白

③《신구경륜(神灸經綸)》

• 消渴, 承漿, 太谿, 支正, 陽池, 照海, 腎兪, 小腸兪, 手小指尖頭, 灸法을 이용한다.

그 외의 요법

【이침(耳鍼)】

선혈: 胰, 내분비, 腎, 三焦, 耳迷根, 神門, 心, 肝

조작: 매회 3~5穴 취혈하고, 가벼운 자극을 주고, 20분간 유침한다. 격일 치료하고, 10회를 1치료단위로 한다.

【한방약】

①상소(上消): 소갈환(消渴丸)

②중소(中消): 옥녀전(玉女煎)

③하소(下消): 육미지황환(六味地黃丸), 금궤신기환(金匱腎氣丸)

참고사항

①초기, 중기 및 경증인 경우에는 일반적으로 효과도 좋고 예후도 양호하다. 경과가 긴 자, 중증인 자는 약물치료를 병용하는 것이 좋다.

②적시에 적절하게 치료하지 않거나 말기로 음양쇠갈(陰陽衰竭)이 되어 다른 病이 병발(倂發)하고 있는 경우는 난치이다.

③식사요법은 소갈치료의 열쇠이다. 담백한 식사를 취하도록 노력하고, 만복이 되지 않도록 주의할 필요가 있다. 자극성이 강한 음식물은 삼가는 것이 좋다.

④소갈(消渴) 환자는 감염을 병발(倂發)하기 쉽기 때문에, 침치료(鍼治療)를 행할 때에는 확

실히 소독할 필요가 있다.

⑤심신의 건강에 주의하고, 정서(情緖)의 안정에 힘쓰고, 또 적량의 운동을 행해서 체력의 증강을 도모하면 좋다.

26. 비만

비만(肥滿)에 대한 고전 기재는 적지만, 근년에 생활수준 향상에 의해 증가하고 있고, 비만이 다른 질병을 발생시키기 때문에 중시되고 있다. 일반적으로는 무력감, 현훈, 숨이 차는 등의 증상을 수반하는 경우가 많다. 《내경》에는 '비귀인(肥貴人)'이라고 기재되어 있다.

병인병기

비만은 체질, 유전, 연령, 음식, 노일(勞逸), 정서 등과 관계가 있지만, 장부에서는 脾 · 胃 · 腎 등 장부의 기능실조와 관계가 밀접하다. 그 병기는 허실의 구별이 있고, 실증에서는 비위항성(脾胃亢盛), 허증에서는 비위양허(脾胃兩虛)와 진원부족(眞元不足)이 있다.

【 1 】 비위항성에 의한 비만

이것은 단순성비만(單純性肥滿)에 많이 보인다. 선천적으로 비(脾胃)위의 기능이 활발하기 때문에 식욕도 왕성하게 되어 일어난다. 또는 미식이나 단 음식, 기름기가 많은 음식 등을 편식하여 담습이나 지고(脂膏)가 생겨서 일어나는 것도 있다. 이것은 '비인다담습(肥人多痰濕)'

이라고 부른다.

【 2 】 비위양허(습성), 진원부족에 의한 비만

비허 때문에 운화기능이 저하해서 수분이 정체하거나, 체질이나 갱년기의 문제로 신허 때문에 氣化가 나빠지는 경우가 있다. 이 경우 기허이면서 음성이 되고, 陰은 形을 이루는 것에서[陰成形] 비만이 일어난다. 이것은 '비인다기허(肥人多氣虛)'라고 부른다.

증분류

【 1 】 비위항성에 의한 비만

주 증 : 비만(肥滿), 상반신 · 하반신이 동시에 비만, 또는 상복부가 뚜렷, 만지면 기육(肌肉)에 당기는 힘이 있음

수 반 증 : 식욕항진, 다식, 안면홍조, 몹시 더위를 탐, 다한, 복창, 변비

설 맥 상 : 설질정상 또는 편홍(偏紅), 舌苔薄黃, 맥활유력(脈滑有力)

증후분석 : ①다식으로 비만 – 脾는 기육을 主하고, 운화를 主한다. 또 胃는 수납(受納), 부숙(腐熟)을 主한다. 비위의 기능이 동시에 활발하면, 소화 · 흡수도 함께 항진하기 때문에 일어난다.

②안면홍조, 몹시 더위를 탐, 다한 – 中陽이 활발해서 내열이 蒸騰하면 일어난다.

③변비, 복창 – 위장의 온열(蘊熱)에 의해 변비가 일어나기 쉽고, 다식 때문에 배설이 나쁘면 복창이 일어난다.

【 2 】 비허습성에 의한 비만

主 症 : 비만, 특히 안면 · 경부 · 대복부가 뚜렷, 기육이 느슨해짐

隨 伴 症 : 안색창백, 정신피로, 핍력, 사지권태, 몹시 더위를 탐, 경면(傾眠), 식욕부진, 복창, 변비, 움직이면 숨이 참, 또는 가벼운 부종

舌 脈 象 : 설질담(舌質淡), 설태박(舌苔薄), 맥침세지(脈沈細遲)

證候分析 : ①비만으로 기육이 느슨해짐 - 脾陽不足 때문에 담습내성이 되면 일어난다.

②안색창백, 정신피로, 핍력, 권태, 몹시 더위를 탐 - 한습(寒濕)에 의해 중양(中陽)이 억지(抑止)되면 일어난다.

③경면, 식욕부진, 복창, 숨이 참 - 비양부진(脾陽不振)에 의해 일어난다.

④부종 - 양허수범(陽虛水泛)에 의해 일어난다.

⑤변비 - 양허(陽虛) 때문에 기화(氣化)할 수 없으면 일어나는 경우가 있다.

【 3 】 진원부족에 의한 비만

주　증 : 비만, 전부(殿部)와 대퇴부(大腿部)가 뚜렷, 기육(肌肉)이 느슨해짐

수 반 증 : 정신부진(精神不振), 핍력(乏力), 움직이기 싫어함(喜靜惡動), 안색창백, 식욕은 정상 또는 소식, 움직이면 숨이 참, 몹시 더위를 탐, 尿少, 부종, 여성에게는 갱년기 전후에 많이 보이고, 남성에게는 양위(陽萎)나 조설(早泄)을 수반하는 경우가 있다.

설 맥 상 : 설질담(舌質淡), 치흔(齒痕)이 있다, 舌苔薄白, 맥침세지(脈沈細遲)

증후분석 : ①비만은 殿部와 大腿部가 뚜렷, 기육이 느슨해짐 - 원양부족(元陽不足), 하초허랭(下焦虛冷)에 의해 한습이 내정하면 일어난다.

②정신부진, 핍력, 喜靜惡動, 顔色蒼白, 식욕부진, 숨이 참, 몹시 더위를 탐 - 양기부진(陽氣不振)에 의해 일어난다.

③요소(尿少), 부종 - 신양부족(腎陽不足) 때문에 방광의 기화기능(氣化機能)이 저하해서 일어난다.

치료

우선 허실을 감별하고, 허증에는 건비익신(健脾益腎)을 주로 하고, 실증에는 도체화습(導滯化濕)을 주로 해서 치료한다.

【1】허증(비위양허, 진원부족에 의한 비만)

치　법 : 건비익신(健脾益腎), 조기화습(助氣化濕)

처방례 : 脾兪, 胃兪, 腎兪, 足三里, 氣海, 關元, 三陰交, 太谿, 陰陵泉

①복창(腹脹), 식욕부진(食慾不振)에는 中脘, 大橫을 추가한다.

②경면(傾眠)에는 百會, 人中을 추가한다.

방　해 : 脾兪, 胃兪, 足三里로 건위운비(健胃運脾)를 도모하고, 담습(痰濕)의 제거를 촉진한다. 腎兪, 氣海, 關元으로 온신장화(溫腎壯火)를 도모하고, 脾의 운화를 돕는다. 三陰交, 太谿, 陰陵泉으로 이수화습(利水化濕)을 도모한다.

조　작 : 脾兪, 胃兪, 腎兪는 1.5寸 사자(斜刺)하고, 足三里, 氣海, 陰陵泉은 1.5寸 직자(直刺)하고, 關元은 1寸 직자(直刺)한다. 모두 제삽염전보법(提揷捻轉補法)을 시술하고, 30분간 유침한다. 구두침(灸頭鍼)으로 하면 더욱 좋다.

【2】실증

治　法 : 도체공적(導滯攻積), 청위사화(淸胃瀉火)

處方例 : 合谷, 內庭, 曲池, 脾兪, 胃兪, 中脘, 天樞, 水道, 豐隆, 陰陵泉

①변비에는 支溝를 가한다.

②공복감이 일어나기 쉬운 경우에는 梁丘를 가한다.

方　解 : 合谷, 內庭, 曲池의 3穴로 양명의 火를 청열하고, 위장 기능항진의 억제를 도모한다. 脾兪, 胃兪, 中脘, 天樞로 위장 적체의 제거를 도모한다. 또 水道, 豐隆, 陰陵泉으로 담탁의 제거를 도모한다.

操　作 : 合谷, 內庭, 曲池는 1寸 직자하고, 脾兪, 胃兪는 1.5寸 사자하고, 水道, 豐隆, 陰陵泉은 1.5寸 직자한다. 모두 강한 자극으로 사법을 시술하고, 20분간 유침한다. 유침 중에 수회 행침한다.

비만의 치법과 선혈

증후	병인병기	치 법	선 혈
肥滿	허증: 脾虛濕盛 眞元不足	건비익신 조기화습	脾兪, 胃兪, 腎兪 足三里, 氣海, 關元 三陰交, 太谿, 陰陵泉
	실증: 脾胃亢盛	도체공적 청위사화	合谷, 內庭, 曲池 胃兪, 脾兪, 中脘 天樞, 水道, 豐隆, 陰陵泉

고금처방례(古今處方例)

①《중국침구(中國鍼灸)》4 (6): 17, 1984

• 이침(耳鍼)에 의한 살빼기

선혈: 肺, 脾, 胃, 內分泌, 神門

조작: 매회 1~2穴을 取穴하고, 흡침을 매침해서 테이프로 고정한다. 4~7일마다 교환하고, 7회를 1치료단위로 한다.

②《섬서중의(陝西中醫)》11, 1981

• 침에 의한 降콜레스테롤

선혈: ❶三陰交, 足三里, 內關

❷太白, 陽陵泉, 豐隆

조작: 위의 2처방을 교대로 이용한다. 고령자나 허약한 사람에게는 평보평사법을 시술하지만, 그 외는 사법을 시술하고, 15분간 유침한다. 10회를 1치료단위로 한다.

③《중의잡지(中醫雜誌)》5 (26): 73, 1985

• 침에 의한 降콜레스테롤: 기본 치법은 健脾化濕, 疏肝利膽, 寬胸行氣이다.

상용혈: 內關, 郄門, 間使, 神門, 合谷, 曲池, 乳根, 足三里, 豐隆, 通里, 陽陵泉, 肺兪, 厥陰兪, 心兪, 腎兪, 太白, 三陰交, 公孫, 太衝, 曲泉, 中脘, 鳩尾, 膻中 등

그 외의 요법

【이침(耳鍼)】

선혈: 肺, 大腸, 三焦, 飢點, 渴點

조작: 王不留行(種子) 을 貼壓하고, 3일에 1회 교환한다. 2개월을 1치료단위로 한다.

【한방약】

①脾胃亢盛에 의한 비만: 청통음(淸通飮) 또는 방풍통성산가감(防風通聖散加減)

②脾虛濕盛에 의한 비만: 청소음(淸消飮) 또는 방기황기탕가감(防己黃耆湯加減)

③眞元不足에 의한 비만: 제생신기환가감(濟生腎氣丸加減)

참고사항

①비만증의 치료는 침구나 한방약 치료 외에 식사요법, 운동요법을 행하면 좋다. 또 야채나 과일을 많이 먹고, 당분이나 지방분이 많은 것은 좀 적은 듯싶게 먹는 것이 좋다.

②耳穴에 의한 살빼기는 조작이 간단하고 또 안전하기 때문에 근년에 널리 응용되고 있다.

27. 소수

대부분의 급·만성질환은 체중의 감소를 일으킨다. 또 체질소인에 의한 것이나 원인불명의 것도 있다. 비위는 後天의 本이고, 기육을 主하지만, 비위허약이 되면 生化의 源이 부족하고, 기육에 충분하게 영양이 공급되지 않으면 소수(消瘦)가 일어난다. 또 '陽은 氣를 化하고, 陰은 形을 이루는 것'이 음허화왕(陰虛火旺) 때문에 氣化가 有餘가 되고 形이 부족해서 消瘦가 되는 것도 있다.

병인병기

【 1 】 비위허약에 의한 소수

평소에 비위허약(脾胃虛弱)이거나 또는 음식부절로 비위가 손상되어 비위의 수납기능과 운화기능, 수포기능이 나빠지면 기혈진액이나 生化의 源이 부족해지고, 오장이나 기육의 영양상태가 나빠져서 소수가 일어난다.

【 2 】 음허화왕에 의한 소수

방사가 과도하거나 매운 음식을 편식하여 일어난 음허화왕(陰虛火旺)이나 위화항성(胃火亢盛) 또는 평소의 음허화왕 또는 위화항성으로 음정부족이 되면 소수가 일어난다.

증분류

【 1 】 비위허약에 의한 소수

주　　증 : 신체가 점점 여윈다, 기육이 느슨해짐

수 반 증 : 안색창백 또는 萎黃, 숨이 참, 정신피로, 핍력, 소식, 복창, 大便溏薄

설 맥 상 : 설질담(舌質淡), 설태박백(舌苔薄白), 맥유완허약(脈濡緩虛弱)

증후분석 : ①소수(消瘦), 기육이 느슨해짐 – 비위허약(脾胃虛弱)에 의한 식욕부진 때문에 전신의 영양상태가 나빠지면 일어난다.

②복창, 대변당박(大便溏薄) – 비허 때문에 운화기능이 저하하면 일어난다.

③숨이 참, 정신부진, 핍력, 설질담, 맥약 – 비허위약(脾虛胃弱)의 象이다.

【 2 】 음허화왕에 의한 소수

主　　症 : 소수(消瘦), 기육은 건조함(홀쭉해진다)

隨 伴 症 : 五心煩熱 또는 미열, 목현, 이명, 도한, 불면, 다몽, 구갈, 小便黃

舌 脈 象 : 설질홍(舌質紅), 소태(少苔), 맥세삭(脈細數)

證候分析 : ①소수, 기육은 건조함 – 음정부족(陰精不足) 때문에 수허화왕이 되고, 火가 왕성하기 때문에 진액을 소작(燒灼)하면 일어난다.

②오심번열(五心煩熱), 구갈, 소변황(小便黃) – 음허화왕에 의해 일어난다.

③목현(目眩), 이명 – 허화상염(虛火上炎)에 의해 일어난다.

④불면, 다몽 – 음혈부족(陰血不足) 때문에 心神에 영양이 공급되지 않으면 일어난다.

⑤설질홍, 소태, 맥세삭 – 음허화왕(陰虛火旺)의 象이다.

치료

【1】 비위허약에 의한 소수

치 법 : 건비익기(健脾益氣)

처 방 례 : 足三里, 中脘, 脾兪, 胃兪

방 해 : 이들 치료혈(治療穴)에는 비위(脾胃)의 기능을 조절하고, 후천 생화(生化)의 源을 충족시키는 작용이 있다.

조 작 : 足三里, 中脘은 1.5寸 직자하고, 脾兪, 胃兪는 1.5寸 사자한다. 제삽염전보법을 시술하고, 30분간 유침한다. 또는 구두침 혹은 단독으로 구(灸)치료를 행한다.

【2】 음허화왕에 의한 소수

治 法 : 자음강화(滋陰降火)

處 方 例 : 足三里, 三陰交, 腎兪, 太谿, 內庭, 太衝

方 解 : 三陰交, 腎兪, 太谿로 腎陰을 자양하고, 內庭, 太衝으로 肝胃의 火를 내린다. 또 足三里에 의해 비위의 기능을 향상시키고, 기육을 배양한다.

操 作 : 足三里는 1.5寸 직자해서 보법을 시술한다. 三陰交, 太谿는 1寸 직자해서 보법을 시

술한다. 內庭, 太衝은 1寸 직자해서 사법을 시술한다. 20분간 유침한다.

소수의 치법과 선혈

증후	병인병기	치 법	선 혈
消瘦	비위허약	건비익기	中脘, 足三里, 脾兪, 胃兪
	음허화왕	자음강화	足三里, 三陰交, 腎兪, 太谿, 內庭, 太衝

그 외의 요법

소아의 소수(消瘦)는 소아'감적(疳積)'을 참고하면 좋다.

【한방약】

①脾胃虛弱에 의한 消瘦: 보중익기환(補中益氣丸) 또는
주사양위허약환(朱砂養胃虛弱丸)

②陰虛火旺에 의한 消瘦: 육미지황환(六味地黃丸) 또는
지백지황환(知柏地黃丸)

참고사항

①침구치료와 한방약 치료를 병용하면 본증에 좋은 효과가 있다.

②질병에 의한 消瘦는 그 질병의 치료를 주로 행한다.

③규칙적이고 균형 잡힌 식생활을 하도록 주의한다.

④勞逸에 주의하고 과로가 되지 않도록 노력한다.

28. 상열하한 (역상, 냉기) (付: 냉증)

상열하한(上熱下寒)은 환자의 자각증상을 주로 하고, 그 특징은 상부의 열성의 증상과 하부의 한성의 증상이 동시에 출현하는 것이다. 환자의 자각증상으로는 역상(逆上－머리로 피가 올라감), 불면, 심계, 두훈, 두창감, 目의 건조, 항부가 강해짐, 구건, 구고 등이 나타나고, 하부에서는 腰나 하지의 냉기가 나타난다.

腎은 전신 음양의 근본이기 때문에, '水火의 宅'이라고 불린다. 心과 腎은 상대적으로 말하자면 心은 火에 속해서 陽을 이루고, 腎은 水에 속해서 陰을 이루고, 양자는 '음양상교(陰陽相交), 수화기제(水火旣濟)'의 관계에 있다.

상열하한은 대부분의 경우, 심신불교(心腎不交－心火가 하강할 수 없고, 腎水가 상승할 수 없는 病態), 수화실제(水火失濟)와 관계가 있다.

병인병기

선천적으로 腎이 부족하거나, 구병(久病)으로 腎이 손상되거나 또는 방사과다(房事過多), 산후의 불양생(不養生) 등에 의해 신기부족(腎氣不足)이 되면, 음양수화(陰陽水火)의 관계가 실조되어서 심신불교(心腎不交)가 된다. 그 때문에 陰이 下로 왕성하게 되고, 陽이 上으로 항진하면 本症이 일어난다.

증분류

주　　증 : 자각적인 腰나 하지의 冷感, 두안면부나 상반신의 逆上, 흥분해서 얼굴이 화끈거리거나 빨개지는 것

수 반 증 : 안면홍조, 두훈(頭暈), 목현(目眩), 목적(目赤), 인후(咽喉)의 건조 · 동통, 이가 흔들려서 아픔, 입은 건조하지만, 구갈은 없음, 양족(兩足)의 냉기, 腰의 나른함 · 동통, 몹시 추위를 탐, 소변청장(小便淸長), 또는 하리(下痢), 수양(水樣)의 대하(帶下)

설 맥 상 : 설질연눈(舌質軟嫩), 또는 설첨홍, 소태, 맥세약, 微, 또는 細無力

증후분석 : ①두안면부(頭顔面部)의 역상(逆上), 안면홍조, 目赤 등 – 심신불교(心腎不交), 음양실조(陰陽失調)에 의해 陽이 상부로 항진하면 일어난다.

②인후의 건조, 동통, 이가 흔들리고 아픔, 입은 건조하지만 구갈은 없음 – 陽이 심해져서 진액을 손상하면 일어난다. 상부는 熱에 의해 진액을 손상하지만, 하부는 음한내성(陰寒內盛)이기 때문에 입은 건조하지만 구갈은 없다.

③腰나 하지의 냉감, 腰의 나른함 · 동통 – 음한이 하부로 왕성해지면 일어난다.

④몹시 추위를 탐 – 양허가 되어 온후기능(溫煦機能)이 저하하면 일어난다.

⑤소변청장(小便淸長), 또는 하리 – 氣化가 실조되면 小便淸長이 되고, 비위가 온후되지 않으면 하리가 일어난다.

⑥水樣의 대하 – 양허 때문에 한습이 下注하면 일어난다.

⑦설질연눈, 맥약(脈弱) 또는 미(微) – 양허음성(陽虛陰盛)의 象이다.

치료

치　　법 : 심신교통(心腎交通), 인화귀원(引火歸原)

처 방 례 : 大椎, 長强, 關元, 神門, 內關, 百會, 腎兪, 三陰交, 太谿

방　　해 : 大椎와 長强은 독맥에 속하고, 腎을 강하게 해서 원기를 補하는 작용이 있고, 신기

가 점점 충족되면 음양은 저절로 조절된다. 關元, 腎兪, 三陰交, 太谿로 보신강요(補腎强腰)를 도모하고 虛火를 내린다. 百會에는 氣를 상승시키는 작용과 강역잠양(降逆潛陽)의 작용이 있다. 神門, 內關으로 청심안신(淸心安神)을 도모한다.

조　작 : 大椎는 위를 향해서 1寸 사자하고, 長强은 확실히 소독해서 위를 향해 1.5寸 횡자하고, 前陰部에 득기를 유도시킨다. 關元, 三陰交, 太谿는 1寸, 腎兪는 1.5寸, 神門은 0.5寸, 內關은 1寸 직자한다. 百會는 후부를 향해서 1寸 횡자한다. 보법으로 약한 자극을 주고, 30분 이상 유침한다. 長强 이외는 구두침 또는 단순하게 灸法을 이용해도 좋다.

상열하한의 치법과 선혈

症候	病因病機	治法	選穴
上熱下寒	水火失調	심신교통 인화귀원	大椎, 長强, 關元, 神門 內關, 百會, 腎兪 三陰交, 太谿

고금처방례(古今處方例)

①《영추(靈樞)》자절진사편(刺節眞邪篇)

• 상한(上寒)하고 하열(下熱)하는 것은 우선 그 項의 태양을 침자하고, 오랫동안 이것을 멈춘다(張景岳注云: 上寒하고 下熱하는 것은 陽上으로 虛해서 下로 實하고, 바로 먼저 項 사이의 족태양경 大杼, 天柱 등의 穴을 침자하고, 오랫동안 그 침을 멈추고 이것을 補한다). 자신에게 침자할 때에는 곧 項과 肩甲을 다리고, 熱을 내서 下로 모이면 곧 멈춘다. 이곳을 謂推해서 이것을 위로 가게 하는 것이다. 상열(上熱)하고 하한(下寒)하는 것은 그 허맥을 보고 이것이 경락에 陷하는 것은 이것을 取하고, 氣가 내려오면 곧 멈춘다. 이곳을 당겨서 이것을 내리는 것이다.

②《소문(素問)》골공론(骨空論)

• 한열(寒熱)을 灸하는 法은 우선 項의 大椎에 灸하되 나이로 壯數를 행하는 것이다. 다음에 橛骨(즉, 長强을 가리킨다)을 灸하되 나이 숫자로 壯數를 행한다.

③《침구갑을경(鍼灸甲乙經)》 권팔(卷八)

• 寒熱懈懶, 淫濼脛酸, 四肢重痛, 少氣難言하는 것은 至陽 이것을 主로 한다.

④《양경재침구전서(楊敬齋鍼灸全書)》하권(下卷)

• 잡병(雜病)의 대한대열(大寒大熱)에는, 風池, 百勞, 水道, 大杼, 風門, 肺兪, 膈兪, 三焦兪, 關衝, 少衝, 足臨泣, 復溜.

그 외의 요법

【한방약】

팔미지황환(八味地黃丸), 육미지황환(六味地黃丸), 교태환(交泰丸) 등으로 치료한다.

참고사항

①상열하한은 소갈, 담음, 만성신염, 당뇨병, 신경병, 갱년기증후군 등의 만성질환에 자주 보인다. 병상이 어느 정도까지 진행되면 나타난다. 어떤 질환에 관계없이, 이 상열하한의 증후가 나타난 경우에는 여기에서 서술한 치료법을 이용할 수 있다.

②허약, 구병, 침한고질(沈寒痼疾-냉기를 수반하는 난치성질환) 에 의한 이 병증에 灸法은 뚜렷한 효과가 있다. 단 급성증, 열증, 실증 및 신경과민증에는 이용해서는 안 된다.

③음성격양(陰盛格陽)에 의한 한열착잡(寒熱錯雜)과 이 병증과는 감별할 필요가 있다. 음성격양이라는 것은 체내의 음한이 매우 왕성하게 되기 때문에 양기가 外로 격절되어 일어나는 진한가열(眞寒假熱)의 증후이다.

付: 냉증

냉증(冷症)은 하초가 양허가 되고, 그 때문에 한습이 下로 조체해서 일어나는 병증이다. 하지 및 요부의 냉기 외에 생식기계통의 증상을 수반하기 쉽고 여성에게 많이 보인다는 특징이 있다. 혈액의 운행, 진액의 수포는 양기의 온후기능과 추동기능에 의존하고 있다. 하초가 양허가 되어 한습이 조체하면 혈액의 운행에도 영향이 나타난다.

병인병기

평소에 양허인 사람이 한습이나 풍한의 邪를 받거나 월경기나 산후에 한사를 받고 기혈이 응체해서 하초 음락(陰絡)의 낙맥(絡脈)이 통하지 않게 되거나 대맥(帶脈)이 온후되지 않으면 냉증이 일어난다.

증분류

주 증 : 요(腰) · 하지(下肢) · 소복부(小腹部)의 냉감(冷感)

수 반 증 : 소복부통(小腹部痛), 요통, 월경불순, 통경(痛經), 폐경(閉經), 불감증

설 맥 상 : 설질暗 또는 어점(瘀點)이 있음, 설태백활, 맥침현(脈沈弦), 긴(緊)

증후분석 : ①腰 · 下肢 · 小腹部의 냉감 또는 동통 – 한습의 邪가 虛를 이용하여 하초에 침입해서 조체하면 일어난다.

②월경불순 또는 통경, 폐경 – 寒이 하초에 조체해서 간신(肝腎)의 기능이 실조되고, 충임이맥(衝任二脈)이 不利가 되면 일어난다.

③불감증(不感症) – 족궐음간경맥은 생식기나 소복부에 순행하고 있지만, 한사(寒邪)가 족궐음간경맥에 조체해서 기혈어체(氣血瘀滯)가 되고, 낙맥에 영양이 잘 공급될 수 없으면 일어난다.

④설질암(舌質暗), 또는 어점이 있음, 脈沈弦緊 – 한응혈어(寒凝血瘀)의 象이다.

치료

치 법 : 온양통락(溫陽通絡), 화혈화어(和血化瘀)

처 방 례 : 至陽, 膈兪, 八髎, 腎兪, 血海, 氣海, 膻中, 關元, 陽陵泉

방 해 : 至陽에는 양기를 두르는 작용이 있고 膻中, 氣海를 배혈하면 전신의 氣를 통조할 수 있다. 膈兪, 血海로 화혈화어를 도모한다. 또 關元, 腎兪로 보신강요를 도모한다. 八髎는 국소의 어체를 소통시킬 수 있다. 陽陵泉은 소양경에 속하지만, 氣機를 소통시켜서 간기를 조절하는 작용이 있다. 이들의 치료혈에 의해 한기가 없어지고 어체가 개선되고, 신기가 충족되면 제증상은 소실한다.

조 작 : 至陽은 1寸 직자하고, 膈兪는 횡돌기(橫突起)를 향해서 1~1.5寸 사자한다. 또 關元, 氣海는 下를 향해서 1寸 사자한다. 八髎는 1寸정도 직자한다. 평보평사법을 시술한다. 또는 구두침이나 단독으로 灸法을 시술한다.

냉증의 치법과 선혈

症候	治法	選 穴
冷 症	온양통락 화혈화어	至陽, 膈兪, 八髎, 腎兪 血海, 氣海, 膻中 關元, 陽陵泉

그 외의 요법

【한방약】

사역탕(四逆湯), 당귀작약산(當歸芍藥散), 도인승기탕(桃仁承氣湯), 계지복령환(桂枝茯苓丸) 등으로 치료한다.

참고사항

①냉증은 불규칙한 생활, 월경기나 산후의 不養生 등에 의해 신체의 虛를 틈타 한습의 邪가 침습해서 일어나는 병증이다. 병변부위는 하초에 한정된다. 그 병리변화는 하초의 양기부족, 한습조체, 기혈응체를 主로 한다. 임상에서 이와 같은 병리변화에 의한 냉증은 여기에 서술한 변증시치를 참고하여 치료할 수 있다.

②냉증과 신양허와는 감별할 필요가 있다. 신양허는 腎의 양기허손이 병변의 本이다. 한편, 냉증은 양기의 부족으로 한습조체, 기혈응체가 얽힌 허실협잡증이다.

29. 불면

불면(不眠)이라는 것은 항상 수면이 부족한 것을 말한다. 경증인 것으로는 잠이 잘 안 오는 것, 바로 잠을 깨고 좀처럼 잠들 수 없는 것 등이 있고, 중증인 것으로는 밤새도록 잘 수 없는 등의 증상이 있다. 이 병증은《내경》에서는 '목불명(目不瞑)', '부득면(不得眠)', '부득와(不得臥)'라 했고,《난경》에서는 '불침(不寢)'이라 했다. 일시적인 정신긴장이나 걱정거리, 주거환경의 영향, 비정상적인 더위나 추위 등에 의해 일어나는 불면은 병태가 아니다. 또 발열, 동통, 해천 등에 의해 일어나는 불면은 그 원인에 대처하면 좋다.

병인병기

【 1 】 심비양허에 의한 불면

사려과도(思慮過度), 심로(心勞), 노권(勞倦) 등은 심비(心脾)를 손상하기 쉽다. 그 때문에 心을 손상해서 음혈을 손모하면 신지(神志)가 主가 되게 된다. 또 腎을 손상해서 기혈의 생성이 나빠지면, 心에 영양을 잘 줄 수 없게 되고, 그 때문에 심신불안(心神不安)이 되어 불면이 일어난다.

【 2 】 심신불교에 의한 불면

방사과다(房事過多), 구병(久病) 등에 의해 신음(腎陰)이 손상되면, 심신상교(心腎相交)의 관계가 실조되어서 심신불교(心腎不交)가 된다. 또 오지과극(五志過極)에 의해 심화(心火)가 항진하면 마찬가지로 심신상교의 관계가 실조되어서 심신불교가 된다. 이 心火에 의해 신명이 영향을 받으면 불면이 일어난다.

【 3 】 담열에 의한 불면

음식부절(飮食不節)에 의해 위장을 손상해서 식체가 일어나고, 이것이 개선되지 않으면 담열(痰熱)이 생기는 경우가 있다. 담열에 의해 위불화(胃不和)가 되고, 이 담열이 신지(神志)에 영향을 주면 불면이 일어난다.

【 4 】 간화에 의한 불면

억울(抑鬱)이나 격노에 의해 정지가 손상되고, 그 때문에 肝의 조달이 나빠지면 기울이라는 병태가 생긴다.

이 상태가 개선되지 않으면 化火하기 쉽다는 특징이 있다. 火에는 염상성(炎上性)이 있고, 이것에 의해 火가 심신에 영향을 주면 불면이 일어난다.

29 불면

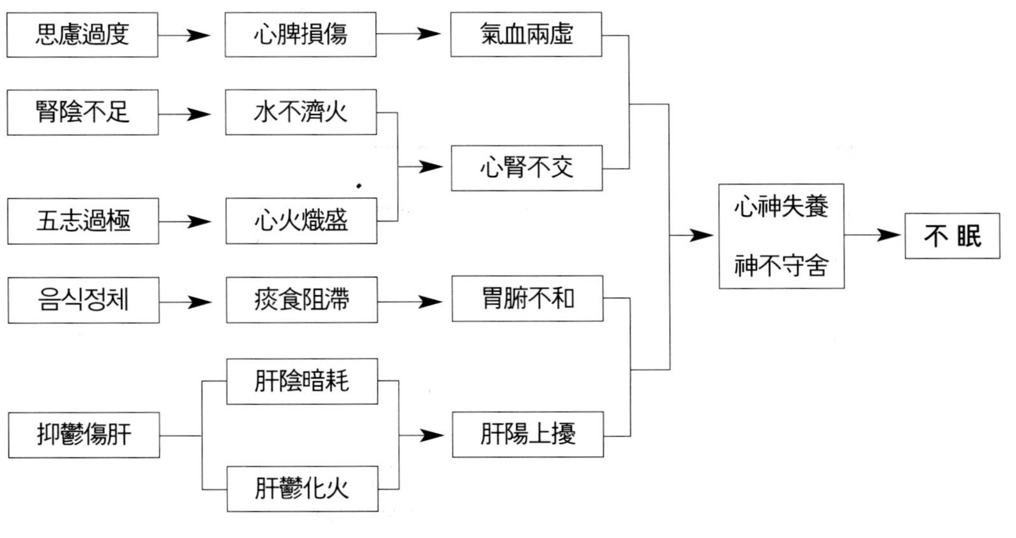

증분류

【 1 】 심비양허에 의한 불면

주 증 : 입수곤란(入睡困難), 다몽(多夢), 쉽게 잠이 깸

수 반 증 : 심계, 건망, 자한, 안색이 흐림, 정신피로, 위완부의 막힘, 大便溏薄

설 맥 상 : 설질담(舌質淡), 설태박백(舌苔薄白), 맥세약(脈細弱)

증후분석 : ①입수곤란, 다몽, 쉽게 잠이 깸, 심계, 건망 – 心은 血을 主하고, 脾는 血을 생기게 한다. 심비양허가 되어 血이 잘 양심할 수 없고, '神不守舍'가 되면 일어난다.

②자한, 정신피로 – 혈허로 氣도 부족하면 위양불고(衛陽不固)가 되어 일어난다.

③안색이 흐림 – 혈허 때문에 안면부에 영양이 공급되지 않으면 일어난다.

④위완부의 막힘, 대변당박(大便溏薄) – 脾의 운화기능이 저하하면 일어난다.

⑤설질담, 설태박백, 맥세약 – 심비양허(心脾兩虛), 기혈양허(氣血兩虛)의 象이다.

【 2 】 심신불교에 의한 불면

主 症 : 허번(虛煩), 불면(不眠), 또는 조금 자면 잠이 깸

隨 伴 症 : 오심번열(五心煩熱), 경계(驚悸), 도한(盜汗), 口나 喉의 건조, 두훈, 이명, 건망, 유정, 요슬(腰膝)이 나른하고 힘이 없다.

舌 脈 象 : 설질홍(舌質紅), 설태소(舌苔少), 맥세삭(脈細數)

證候分析 : ①허번, 불면, 또는 조금 자면 잠이 깸 – 신음이 부족해서 심간화왕(心肝火旺)이 되어 허열이 神에 영향을 주면 일어난다.

②오심번열, 도한 – 음허화왕(陰虛火旺)에 의해 일어난다.

③경계 – 虛火가 心에 상요(上擾)하면 일어난다.

④口나 喉의 건조 – 虛火가 상염(上炎)해서 진액을 손상하면 일어난다.

⑤두훈, 이명, 건망 – 腎精이 부족해서 수해(髓海)가 공허(空虛)하면 일어난다.

⑥유정, 요슬이 나른하고 힘이 없다 – 심신불교, 정관불고에 의해 일어난다.

⑦설질홍, 맥세삭 – 음허화왕(陰虛火旺)의 象이다.

【 3 】 담열에 의한 불면

주　　증 : 잠이 설다, 다몽, 자주 잠을 깸

수 반 증 : 가슴이 답답함, 위완부의 막힘, 애기(噯氣), 두훈(頭暈), 목현(目眩)

설 맥 상 : 설질홍(舌質紅), 설태황니(舌苔黃膩), 맥활삭(脈滑數)

증후분석 : ①잠이 설다, 다몽, 자주 잠을 깸 – 숙식정체(宿食停滯)에 의해 담열이 생기고, 그것이 상요(上擾)하면 일어난다.

②가슴이 답답하다, 위완부의 막힘, 애기 – 숙식이나 담습이 胃에 조체하고, 흉격(胸膈)에 상요(上擾)하면 일어난다.

③두훈, 目眩 – 담열이 청양을 몽폐(蒙閉)하면 일어난다.

④설질홍, 설태황니, 맥활삭 – 숙식, 담열의 象이다.

【 4 】 간화에 의한 불면

주　　증 : 입수곤란(入睡困難), 두통(頭痛), 두훈(頭暈)

수 반 증 : 번조(煩燥), 화를 잘 냄, 목적(目赤), 이명, 협통(脇痛), 구고(口苦)

설 맥 상 : 설질홍(舌質紅), 설태박황(舌苔薄黃), 맥현삭(脈弦數)

증후분석 : ①입수곤란, 두통, 두훈 – 肝의 조달이 나빠져서 기울화화(氣鬱化火)하고, 심신에 상요(上擾)해서 일어난다.

②번조, 화를 잘 냄 – 간화왕성(肝火旺盛)에 의해 일어난다.

③目赤, 이명, 구고 – 간화상염(肝火上炎)에 의해 일어난다.

④협통 – 족궐음간경맥은 협륵부(脇肋部)에 분포하고, 간경화왕(肝經火旺)이 되면 일어난다.

⑤설질홍, 설태박황, 맥현삭 – 간화상요(肝火上擾)의 象이다.

치료

【1】심비양허에 의한 불면

치 법 : 보기양혈(補氣養血)

처 방 례 : 脾兪, 心兪, 神門, 三陰交

방 해 : 脾兪, 三陰交로 건비익기양혈(健脾益氣養血)을 도모한다. 또 心兪, 神門으로 양심안신(養心安神)을 도모한다. 기혈이 충분하게 생성되고, 심혈이 충족되면 심신도 안정되고 정상적으로 입수(入睡)할 수 있게 된다.

조 작 : 脾兪, 心兪는 내사자(內斜刺)로 0.5~1寸 자입(刺入)하고, 神門은 0.5~0.8寸, 三陰交는 1寸 직자(直刺)한다. 침으로 보법을 시술한다. 또는 침구를 병용한다.

【2】심신불교에 의한 불면

治 法 : 자음강화(滋陰降火)

處 方 例 : 腎兪, 心兪, 太谿, 大陵, 太衝, 神門

方 解 : 太谿로 腎陰을 補하고, 大陵으로 心火를 강화시킨다. 그 위에 心兪, 腎兪로 心腎의 교통을 도모하고, 太衝으로 평간잠양(平肝潛陽), 神門으로 영심안신(寧心安神)을 도모한다.

操 作 : 心兪, 腎兪는 내사자로 0.5~0.8寸 자입하고, 그 외의 치료혈은 0.5寸 또는 1寸 직자한다. 太谿, 神門에는 보법을 시술하고, 大陵, 太衝에는 사법을 시술한다. 心兪, 腎兪에는 평보평사법을 시술한다.

【3】담열에 의한 불면

치 법 : 화담화위(化痰和胃)

처 방 례 : 中脘, 豐隆, 天樞, 內關

방 해 : 胃의 모혈인 中脘에 족양명위경의 낙혈인 豐隆을 배혈해서 화위화담(和胃化痰)을 도모한다. 그 위에 天樞에 의해 通腑를 도모하고, 內關에 의해 관흉이격(寬胸利膈)

을 도모한다.

조　　작 : 각 치료혈에 1寸 또는 1.5寸 직자하고, 사법을 시술한다.

【4】간화에 의한 불면

치　　법 : 평간강화(平肝降火)

처 방 례 : 肝兪, 膽兪, 行間, 足竅陰

방　　해 : 肝兪, 膽兪로 설화(泄火)를 도모하고, 行間으로 평간(平肝)을 도모한다. 또 足竅陰으로 강화(降火)하여 제번(除煩)을 도모한다.

조　　작 : 肝兪, 膽兪는 내사자로 0.5~0.8寸 자입하고, 行間은 0.5寸 직자한다. 足竅陰은 점자출혈을 시술한다. 모두 사법을 시술한다.

불면의 치법과 선혈

증 후	병인병기	치 법	선 혈
不眠	心脾兩虛	보기양혈	脾兪, 胃兪, 神門, 三陰交
	心腎不交	자음강화	腎兪, 心兪, 太谿, 大陵, 太衝, 神門
	痰 熱	화담화위	中脘, 豐隆, 天樞, 內關
	肝 火	평간강화	肝兪, 膽兪, 行間, 足竅陰

고금처방례(古今處方例)

①《침구경험방(鍼灸經驗方)》

• 경계(驚悸)해서 안와(安臥)할 수 없는 경우 神庭, 氣海, 陰交, 大巨를 取한다. 기와(嗜臥)시킬 수 없는 것은 公孫을 取한다. 심열(心熱)에 의해 잘 수 없는 것은 解谿를 瀉하고, 湧泉을 補한다.

②《침구자생경(鍼灸資生經)》

• 神庭, 경계(驚悸)해서 편안하게 잘 수 없는 것을 치료한다. 氣衝, 章門, 엎드릴 수 없는 것을 치료한다. 太淵, 해수번노(咳嗽煩怒)하고 엎드릴 수 없는 것을 치료한다. 隱白, 天府,

陰陵泉, 엎드릴 수 없는 것을 치료한다. 大椎, 엎드려서 편안하게 될 수 없는 것을 치료한다. 氣海, 陰交, 大巨, 놀라서 엎드릴 수 없는 것을 主한다.

③《침구갑을경(鍼灸甲乙經)》

• 놀라서 잘 수 없는 것은 三陰交를 主로 한다.

④《침구경륜(鍼灸經綸)》

• 怔忡, 健忘, 不寢, 內關, 液門, 膏肓, 解谿, 神門

그 외의 요법

【이침(耳鍼)】

선혈: 皮質下, 交感, 心, 腎, 內分泌, 神門

조작: 매회 2~3穴 취혈하고, 가벼운 자극을 주고, 30분간 유침한다. 매일 1회 치료하고, 10회를 1치료단위로 한다.

【한방약】

①심비양허(心脾兩虛)에 의한 불면: 산조인탕(酸棗仁湯), 귀비탕(歸脾湯)

②심신불교(心腎不交)에 의한 불면: 황련아교탕(黃連阿膠湯), 교태환(交泰丸)

③담열(痰熱)에 의한 불면: 황련온담탕(黃連溫膽湯), 도담탕(導痰湯)

④간화(肝火)에 의한 불면: 용담사간탕(龍膽瀉肝湯), 청담죽여환(淸膽竹茹丸)

참고사항

①침구는 불면에 효과가 좋다. 장기간 진정제를 복용해도 효과가 없는 것에 대해서도 좋은 효과를 거둘 수 있다.

②장기간 불면이 개선되지 않으면 정신적인 스트레스가 되거나, 일이나 건강에 악영향을 준다.

③이 병증의 치료에 즈음해서 정신면 및 생활면에서 배려가 필요하고, 또 적당량의 운동을 행하도록 지도하면 좋다.

30. 기수 (경면)

기수(嗜睡)라는 것은 경면(傾眠)에 관한 것이다. 이 병증은 주야를 불문하고 자고 싶고, 부르면 바로 눈을 뜨지만 또 잠을 자버리는 특징이 있다.

《내경》에는 '호와(好臥)', '기와(嗜臥)', '다와(多臥)', '선면(善眠)' 등의 기재가 있다. 기수는 주로 음성양허(陰盛陽虛)에 의해 일어난다. 陽은 動을 主하고, 陰은 靜을 主한다. 따라서 陰이 왕성하게 되면 기수가 된다.

열병(熱病)이나 만성병(慢性病)의 말기에 의식장애를 수반하는 혼수상태(昏睡狀態)가 일어나지만, 이것은 기수가 아니다.

병인병기

【 1 】 습곤비양에 의한 기수

습지에서의 생활, 비에 젖게 되는 등의 원인에 의해 습사가 침입하고 그 때문에 비양(脾陽)이 억지(抑止)되어서 비양부진(脾陽不振)이 되면 기수(嗜睡)가 일어난다. 비만으로 담습이 내정하여 비양부진이 되면 기수가 일어난다.

【 2 】 비기허에 의한 기수

허약체질, 병후 또는 노화로 中氣不足이 되고, 운화기능이 저하해서 정기가 충족되지 않으면 기수가 일어난다.

30 기수(경면)

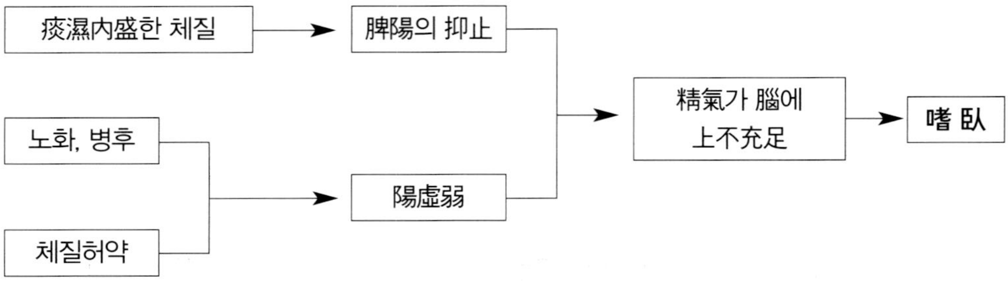

증분류

【1】습곤비양에 의한 기수

주 증 : 기수(嗜睡)

수 반 증 : 흉민, 식욕부진, 신체가 무거움, 신체가 나른, 痰이 많음, 범오(泛惡), 大便溏薄

설 맥 상 : 설질담(舌質淡), 설태백니(舌苔白膩), 맥유완(脈濡緩)

증후분석 : ①기수, 신체가 무겁고 나른 – 습사내성(濕邪內盛) 때문에 비양(脾陽)이 억지되고 중기(中氣)가 부족하면 일어난다.

②흉민, 식욕부진 – 脾가 濕에 의해 억지되어서 운화가 무력하게 되면 일어난다.

③痰이 많음, 범오(泛惡) – 담탁(痰濁)이 중초에 조체하면 일어난다.

④대변당박(大便溏薄) – 脾의 운화기능이 나빠지고, 수습이 下注하면 일어난다.

⑤설질담, 설태백니, 맥유완 – 비허습성(脾虛濕盛)의 象이다.

【2】비기허에 의한 기수

主 症 : 식후의 기수(嗜睡), 권태감(倦怠感)

隨 伴 症 : 정신피로, 나언(懶言), 숨이 참, 안색에 윤기가 없음, 식소(食少), 자한(自汗), 또는 몹시 추위를 탐, 사지의 냉기

舌 脈 象 : 설질담(舌質淡), 설태백(舌苔白), 맥약(脈弱)

證候分析 : ①식후의 기수, 권태감 – 비기허(脾氣虛) 때문에 운화무력(運化無力)이 되면, 식후에는 먹은 것이 조체해서 脾陽이 더욱 억지되기 때문에 일어난다.

②정신피로, 나언, 숨이 차다, 안색에 윤기가 없음 – 脾는 후천의 本이고, 기혈생화의 源이다. 비허 때문에 기혈이 부족하면, 이들 증상이 일어난다.

③食少, 자한, 또는 몹시 추위를 탐, 사지의 냉기 – 脾의 운화가 나빠지거나 비양허(脾陽虛)가 되면 일어난다.

④설질담, 설태백, 맥약 – 비기허(脾氣虛)의 象이다.

치료

【1】습곤비양에 의한 기수

치 법 : 건비화습(健脾化濕)

처 방 례 : 章門, 公孫, 中脘, 豐隆

방 해 : 脾의 모혈인 章門에 公孫을 배혈해서 건비화음(健脾化飮)을 도모하고, 胃의 모혈인 中脘에 豐隆을 배혈해서 화위화담(和胃化痰)을 도모한다. 담습이 제거되고 양기의 억지가 개선되면 정신상태도 확실해지고 기수는 소실한다.

조 작 : 章門은 肋間을 따라서 1寸 사자하고, 그 외의 치료혈에는 1~1.5寸 직자한다. 침구를 병용해도 좋다.

【2】비기허에 의한 기수

治 法 : 온양건비(溫陽健脾), 익기화습(益氣化濕)

處 方 例 : 脾兪, 關元, 足三里, 陰陵泉, 百會

方 解 : 脾兪, 關元으로 온양건비익기(溫陽健脾益氣)를 도모한다. 足三里로 중초의 운화를 향상시키고, 生化의 源을 돕고, 陰陵泉으로 건비화습(健脾化濕)을 도모한다. 그 위

에 百會로 성신건뇌(醒神健腦)를 도모한다.

操　作: 脾兪는 내사자로 0.5~1寸 자입하고, 百會는 횡자로 0.5~0.8寸 자입한다. 그 외의 치료혈은 1~1.5寸 직자한다. 침으로 보법을 시술한다. 침구를 병용해도 좋다.

기수의 치법과 선혈

증후	병인병기	치법	선혈
嗜睡	濕困脾陽	건비화습	章門, 公孫, 中脘, 豐隆
	脾氣虛	온양건비 익기화습	脾兪, 關元, 足三里, 陰陵泉, 百會

고금처방례(古今處方例)

①《침구자생경(鍼灸資生經)》第四 · 嗜臥

• 顖會, 百會는 다수(多睡)를 치료한다. 陰蹻, 膈兪는 기와(嗜臥)를 치료한다. 二間, 三間은 다와희수(多臥喜睡)를 치료한다. 厲兌는 다수희경(多睡喜驚)을 치료한다. 脾兪는 사지번열(四肢煩熱)하고, 기와태타(嗜臥怠惰)하고, 사지를 움직이기 싫어하는 것을 치료한다. 三陽絡은 기와(嗜臥)하고 身을 움직이기 싫어하는 것을 치료한다. 五里, 太谿, 大鐘, 照海, 二間은 기와(嗜臥)를 치료한다. 厲兌, 大敦은 喜寢을 치료한다.

②《침구집성(鍼灸集成)》

• 飮食困倦, 四肢怠惰, 煩熱嗜臥하는 것은 脾兪, 然谷, 腎兪, 解谿를 취한다.

③《침구대성(鍼灸大成)》

• 기와(嗜臥)하는 것은 百會, 天井, 三間, 二間, 太谿, 照海, 厲兌, 肝兪. 기와(嗜臥)해서 말할 수 없는 것은 膈兪.

그 외의 요법

【이침(耳鍼)】

선혈: 皮質下, 交感, 心, 腎, 神門, 內分泌

조작: 중간 정도의 자극을 주고, 20분간 유침한다. 매일 1회 치료한다.

【한방약】

①습곤비양(濕困脾陽)에 의한 기수: 위령탕(胃苓湯)

②비기허(脾氣虛)에 의한 기수: 귀비탕(歸脾湯)

참고사항

①침구는 이 병증에 효과가 좋다.

②알맞은 정도의 두뇌노동, 육체노동을 행하도록 노력하고 과로를 피한다.

31. 건망

건망(健忘)이라는 것은 기명력(記銘力)이 감퇴하는 것으로, 바로 잊어버리는 것을 말한다. 《내경》에서는 '선망(善忘)', '희망(喜忘)'이라고 칭한다. 이 병증은 心·脾·腎과 관계가 밀접하다. 건망은 불면과 동시에 나타나는 것이 많고, 이 2가지의 병인, 병증, 치료는 각각 관련되어 있는 것이 많다. 치료는 주로 양심(養心), 보비(補脾), 익신(益腎)이 그 포인트가 된다.

병인병기

【1】 심비양허에 의한 건망

脾는 '意', '思'를 主한다. 과도한 사려 등에 의해 心脾를 손상하고, 그 때문에 음혈을 소모해서 의념(意念), 신지(神志)가 확실하지 않게 되면 건망이 일어난다.

【 2 】 신정부족에 의한 건망

방사과다 등에 의해 신정(腎精)이 부족하고 골수가 줄고, 腦에 충분하게 영양이 공급되지 않으면 건망이 일어난다.

노화에 수반하는 신정부족(腎精不足)으로도 건망이 일어난다.

31 건망

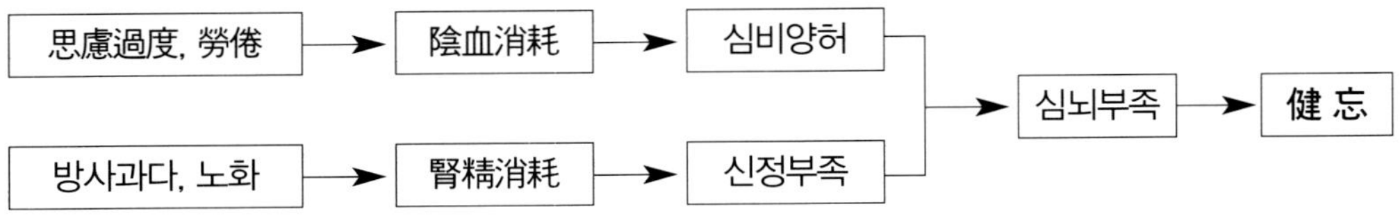

증분류

【 1 】 심비양허에 의한 건망

주　　증 : 건망(健忘), 불면(不眠)

수 반 증 : 정신권태(精神倦怠), 다몽, 심계, 식욕부진, 미각(味覺)이 없음

설 맥 상 : 설질담(舌質淡), 설태박백(舌苔薄白), 맥세약(脈細弱)

증후분석 : ①건망, 불면 – 心은 血을 主하고, 脾는 血을 생기게 한다. 심비양허(心脾兩虛)가 되고, 血이 養心할 수 없고, 神을 內守할 수 없으면 건망, 불면이 일어난다.

②정신권태, 식욕부진, 미각이 없음 – 脾의 운화기능이 저하하면 일어난다.

③다몽, 심계 – 심혈부족(心血不足)에 의해 일어난다.

④설질담, 설태박백, 맥세약 – 기혈부족(氣血不足)의 象이다.

【2】신정부족에 의한 건망

主　　症 : 건망(健忘)

隨 伴 症 : 腰가 나른하고 무력, 핍력, 불면, 또는 오심번열(五心煩熱), 도한, 이명, 현훈, 활정(滑精), 조설(早泄)을 수반한다.

舌 脈 象 : 설질홍(舌質紅), 설태소(舌苔少), 맥세삭(脈細數)

證候分析 : ①건망 – 腎은 장정(藏精)을 主하고 腦에 통한다. 신정(腎精)이 부족해서 뇌수가 공허하게 되면 건망이 일어난다.

②腰가 나른하고 무력 – 腰는 腎의 府이다. 신정이 부족하면 일어난다.

③활정, 조설 – 음허 때문에 相火가 망동하고, 정관불고가 되면 일어난다.

④설질홍, 설태소, 맥침세 – 음정부족, 상화편왕(相火偏旺)의 象이다.

치료

【1】심비양허에 의한 건망

치　　법 : 보익심비(補益心脾)

처 방 례 : 心兪, 脾兪, 足三里, 三陰交, 神門

방　　해 : 心兪, 脾兪로 心脾의 보익을 도모한다. 또 足三里로 운화기능의 향상을 도모하고, 정혈의 生化를 돕고, 三陰交로 건비익신양간(健脾益腎養肝)을 도모하고, 三陰의 허손을 보익한다. 그 위에 神門으로 영심안신을 도모한다.

조　　작 : 心兪, 脾兪는 내사자(內斜刺)로 0.5~1寸 자입(刺入)하고, 神門은 0.5寸 직자(直刺)한다. 足三里, 三陰交는 1~1.5寸 직자(直刺)한다. 침으로 보법을 시술한다. 필요에 따라 뜸을 이용해도 좋다.

【2】신정부족에 의한 건망

治　　法 : 자음보신(滋陰補腎)

處 方 例 : 腎兪, 太谿, 心兪, 關元

方　　解 : 腎兪로 보신자음(補腎滋陰)을 도모하고, 心兪로 청심영심(淸心寧心)을 도모한다.

또 太谿로 자음강화(滋陰降火)를 도모한다.

關元은 임맥과 족삼음경과의 교회혈이고, 이것에 의해 하초의 원기를 補한다.

操　　作 : 心兪, 腎兪는 내사자로 0.5～1寸 자입하고, 太谿는 0.5～0.8寸 직자한다. 關元은 1～1.5寸 직자한다. 침으로 보사겸시를 하거나 또는 뜸을 이용한다.

건망의 치법과 선혈

증 후	병인병기	치 법	선 혈
健忘	심비양허	보익심비	心兪, 脾兪, 足三里, 三陰交, 神門
	신정부족	자음보신	腎兪, 太谿, 心兪, 關元

고금처방례(古今處方例)

①《의학강목(醫學綱目)》

• 건망은 列缺, 心兪, 神門, 中脘, 三里를 取하고, 少海에 灸한다.

②《침구집금(鍼灸集錦)》

• 신경쇠약, 심신불교(心腎不交)에 의한 불면, 건망에는 百會, 心兪, 腎兪에 침자한다……, 또는 神門, 內關, 復溜에 침자한다.

③《침구비험(鍼灸秘驗)》

• 정신피로, 건망, 기수에는 三陰交, 地機, 血海, 脾兪.

그 외의 요법

【이침(耳鍼)】

선혈 : 皮質下, 內分泌, 心, 腎, 神門

조작 : 매회 2～3穴을 취혈하고, 중간 정도의 자극을 주고, 20분간 유침한다. 매일 1회 또는 격일 치료하고, 10회를 1치료단위로 한다.

【한방약】

①심비양허(心脾兩虛)에 의한 건망: 귀비탕(歸脾湯)

②신정부족(腎精不足)에 의한 건망: 하거대조환(河車大造丸)

참고사항

①침구로 이 병증에 대해서 일정한 효과를 거둘 수 있다. 기공, 추나 등과 함께 종합 치료를 행하면 효과가 더욱 좋다. 정신상태, 심리상태에 주의하도록 노력하고, 절도 있는 생활을 행하도록 지도하면 치료효과를 향상시킬 수 있다.

②노화에 수반하는 건망은 생리적인 쇠퇴현상이고, 치료는 양생을 주로 한다.

32. 권태

권(倦)이라는 것은 피로, 피권(疲倦)에 관한 것이고, 태(怠)라는 것은 태타(怠惰)에 관한 것이다. 즉 권태(倦怠)라는 것은 피로해서 움직이기 싫어하는 자각증상이다. 전신의 무력감, 국소의 나른함, 양족(兩足)의 무력감, 황홀(恍惚), 사고력 저하, 안정피로, 시력저하, 서면 힘이 없음, 수족의 떨림 등 여러 가지 현상이 있다.

병인병기

병후나 산후에 기혈이 회복되지 않는 것, 오로칠상(五勞七傷)에 의해 정기를 손모하고 있는 것, 방사과다에 의해 원기를 손모하고 있는 것, 음식부절에 의해 비위허약(脾胃虛弱)이 되고 담습이 내온하고 있는 것, 心勞에 의해 신기를 손상하고 있는 것에 의해 권태가 일어난다. 선천부족(先天不足), 신기허약(腎氣虛弱)인 것, 氣虛타입의 비만에도 나타나기 쉽다.

증분류

【1】비기허에 의한 권태

주 증 : 권태, 특히 사지무력, 식후의 나른함.

수 반 증 : 식욕부진, 복창, 대변당박(大便溏薄), 자한, 숨이 참

설 맥 상 : 설질담(舌質淡) 또는 치흔(齒痕)이 있음, 舌苔白膩, 맥유완(脈濡緩)

증후분석 : ①권태(倦怠), 사지무력(四肢無力) – 脾는 운화를 主하고, 사지와 기육을 主한다. 비기허 때문에 운화기능이 저하하고, 기혈의 생성이 나빠져서 신체에 영양이 공급되지 않으면 일어난다.

②식후의 나른함 – 식후에 脾의 부담(負擔)이 심해지기 때문에 일어난다.

③식욕부진, 복창, 大便溏薄 – 脾의 운화가 나빠지고, 위장의 운화가 나빠지면 식욕부진이 일어나고, 氣機가 조체하면 복창이 일어난다. 脾氣가 떠오르지 않고 청탁의 분별이 나빠지면 대변당박이 된다.

④자한, 숨이 참 – 기허(氣虛)에 의해 일어난다.

⑤설질담, 치흔이 있음, 설태백니, 맥유완 – 비허기약(脾虛氣弱)의 象이다.

【2】담습에 의한 권태

主 症 : 권태, 핍력, 움직이면 숨이 참

隨 伴 症 : 비만, 하지의 부종, 몹시 추위를 탐, 안색창백(顏色蒼白)

舌 脈 象 : 설질반담(舌質胖淡), 맥침세(脈浸細) 또는 침활(沈滑)

證候分析 : ①권태, 핍력, 움직이면 숨이 참 – 담습내성(痰濕內盛)에 의해 脾陽이 억지되고, 양기부진이 되면 일어난다. 濕에는 중탁성(重濁性)이 있다.

②하지의 부종 – 수습(水濕)이 하주(下注)하면 일어난다.

③몹시 추위를 탐, 안색창백 – 담습(痰濕)에 의해 양기가 억지되고, 그 때문에 온후(溫煦)가 나빠지면 일어난다.

④설질반담, 맥침세 또는 遲滑 – 담습이 내성하고, 양기가 억지되고 있는 象이다.

【 3 】 원기부족에 의한 권태

주 증 : 권태, 기와, 아동에게는 발육불량, 중년에게는 조로, 또는 구병후(久病後)의 정신피로, 요슬(腰膝)의 나른함, 무력감(無力感)

수 반 증 : 기억력감퇴, 지력감퇴(知力減退), 안정피로(眼精疲勞), 도한

설 맥 상 : 설질홍(舌質紅)으로 눈(嫩), 설태소(舌苔少), 맥미세약(脈微細弱)

증후분석 : ①권태, 기와(嗜臥), 요슬(腰膝)의 산통(酸痛)이나 무력감 – 원기는 腎과 관계가 있고, 신체의 원동력이고, 성장 · 발육을 主한다. 원기부족이 되면 추동기능(推動機能)이 저하해서 이들 증상이 일어난다.

②기억력감퇴, 지력감퇴, 안정피로 – 원기부족 때문에 뇌수가 충족되지 않으면 일어난다.

③도한 – 원기가 衛外를 고섭할 수 없으면 일어난다.

④설질홍으로 嫩, 설태소, 맥미세약 – 원기부족의 象이다.

【 4 】 형신부진에 의한 권태

주 증 : 정서저미(情緖低迷) 또는 억울, 정신피폐, 무기력, 정서변화에 의한 脫力感

수 반 증 : 불면, 다몽, 지나치게 생각함, 의심이 많아짐, 흉협부의 창통

설 맥 상 : 설체(舌體)가 떨림, 또는 정상, 맥현체(脈弦滯)

증후분석 : ①정서저미 또는 억울(抑鬱), 정신피폐, 무기력 등 – 形과 神의 협조와 통일은 생리활동을 유지하는 기초다. 신지부진(神志不振)이 되고, 지의(志意)가 산란하면 형체도 피폐하고 무기력하게 된다.

②불면, 다몽 – 생각이나 기분이 번잡하게 되면, 神의 支柱가 없어져서 일어난다.

③지나치게 생각함, 의심이 많아짐, 흉협창통(胸脇脹痛) – 간기울결(肝氣鬱結)에 의해 膽의 결단을 主하는 기능이 나빠지면 일어난다.

④舌體가 떨림, 맥현체 – 심신실수(心神失守), 간울기체(肝鬱氣滯)의 象이다.

치료

치　　법 : 보기건비(補氣健脾), 익신건비(益腎健脾), 화습(化濕)

처 방 례 : 關元, 氣海, 足三里, 照海, 三陰交, 膏肓, 中脘, 建里

①안정피로(眼精疲勞)에는 太陽, 睛明, 四白에 자침한다.

②기억력감퇴에는 玉枕에 자침한다.

③하지무력에는 風市, 陰市에 자침한다.

④정신피로에는 神門, 百會, 四神聰에 자침하고, 至陰에 뜸을 시술한다.

⑤정신억울(精神抑鬱)에는 上星, 行間에 자침한다.

⑥비만에는 血海, 曲池, 公孫, 梁丘를 추가한다.

방　　해 : 關元은 임맥과 족삼음경과의 교회혈이고, 또 소장의 모혈이다. 여기에 뜸을 시술하면 원기를 補하고, 흡수기능(吸收機能)을 촉진하는 작용이 있다. 氣海는 임맥혈이고, '生氣의 海'라고 불리고, 영양 · 강장의 요혈이다. 이 2穴은 교대로 이용하면 좋다. 足三里는 족양명위경의 합혈이고, 胃는 후천의 本이다. 足三里는 전신의 陽을 강장하고, 장부의 허손을 補하는 작용이 있다. 이것도 영양 · 강장의 요혈이다.

照海에 대해서는《통현지요부(通玄指要賦)》에서는 '照海, 四肢懈惰를 主한다'고 했다. 三陰交로 益陰, 和血, 利水를 도모한다. 膏肓에는 강장의 작용이 있고, 선천을

補할 수 있다. 또 中脘, 建里에는 健胃의 작용이 있고, 후천을 補할 수 있다.

조 작: 이 처방례에서 4~5穴을 선혈하고, 봉구(棒灸) 또는 뜸을 시술한다. 또는 4~5穴을 선혈하고, 1~1.5寸 직자하고 보법을 시술하거나, 구두침을 시술한다.

권태의 치법과 선혈

症候	病因病機	治法	選穴
倦怠	비허기약	건비, 익기 배원, 화습	關元, 氣海, 中脘, 足三里, 膏肓, 三陰交, 建里, 照海
	담습내성		
	원기부족		
	형신부진		

고금처방례(古今處方例)

①《표유부(標幽賦)》

• 허손(虛損)에는 天樞를 취한다.

②《옥룡경(玉龍經)》

• 膏肓: 허폐실정(虛弊失精) 및 상기(上氣)

그 외의 요법

【한방약】

①비기허(脾氣虛)에 의한 권태: 보중익기탕(補中益氣湯)

②담습(痰濕)에 의한 권태: 칠소환(七消丸)

③원기부족에 의한 권태: 팔미신기환(八味腎氣丸), 하거대조환(河車大造丸)

④형신부진(形神不振)에 의한 권태: 소요환(逍遙丸), 양혈안신환(養血安神丸)

참고사항

①침구는 이 병증에 일정한 효과가 있다. 효과는 灸法이 鍼法보다도 뛰어나다.

②과로나 태타(怠惰)가 되지 않도록 주의할 필요가 있다.

③정신적 인자로 권태(倦怠)가 되기 쉬운 것은 정서의 안정을 도모하고, 적극성을 발휘하도록 노력하면 좋다.

④비만으로 기허(氣虛)타입인 것은, 동시에 식사요법을 행하면 좋다.

33. 전광

전광(癲狂)이라는 것은 정신에 이상을 초래하는 병증이다. 전증(癲證)은 억울상태(抑鬱狀態), 치매상태(痴呆狀態)를 나타내고, 언어착란, 울거나 웃거나 하는 등의 병상이 주증이다. 병태로서는 陰에 속하고, '정(靜)'이 특징이다. 또 광증(狂證)은 광조상태(狂躁狀態)를 나타내고, 매성(罵聲)이나 기성(奇聲)을 지름, 망동(妄動), 화를 잘 냄 등의 증상이 주증이고, 병태로서는 陽에 속하고, '동(動)'이 특징이다.

이 2가지의 병증은, 증상으로는 확실히 구별할 수 없고, 교체하여 출현하는 것도 있고, 또 서로 전화하는 것도 있기 때문에 임상에서는 일괄해서 전광이라고 칭한다.

이 병증은 빠른 것은《내경》에 그 기재가 보이지만,《난경》에는 '전(癲)'과 '광(狂)'의 다른 증상 · 소견에 대해서 상술되어 있다.

현대에는 전광의 병인병기(病因病機)에 대해서 음양실조(陰陽失調), 칠정내상(七情內傷), 담기상요(痰氣上擾), 기혈응체(氣血凝滯)를 주된 소인으로 간주한다. 병변부위는 주로 肝 · 膽 · 心 · 脾에 있다. 정신분열증, 광조성 억울성정신병, 갱년기정신병 등은 이 병증의 변증시치를 참고하여 치료할 수 있다.

병인병기

【 1 】 음양실조에 의한 전광

음양의 균형이 실조되어서 陰과 陽이 서로 연락할 수 없게 되고, 下에서 음허가 되고, 上에서 양항(陽亢)이 되고, 심신이 영향을 받아서, 신명이 역란하면 전광이 일어난다. 이것은 선천의 품부(稟賦)와 관계가 있다.

【 2 】 정지손상에 의한 전광

분노, 놀람, 두려움 등은 간신(肝腎)을 손상하고, 희노의 이상 변동은 심음을 손상한다. 간신의 음액이 부족하고, 그 때문에 木(肝)이 윤택해지지 않으면 조달이 잘 되지 않게 되어, 억울상태가 된다. 또 심음이 부족하여 心火가 매우 항진하는 경우가 있다. 과도한 사려 등에 의해 심비를 손상하면 심허 때문에 神이 불안정하게 되고, 비허 때문에 기혈의 생성이 부족하고 神을 主로 하게 되는 경우가 있다. 이들의 요인은 모두 전광을 일으킬 가능성이 있다.

【 3 】 담화상요에 의한 전광

담기가 청규로 상요하고, 심신을 몽폐하면, 신지가 역란해서 전광이 일어난다.

【 4 】 화성음상에 의한 광증

광증이 장기간 개선되지 않으면 陰을 손상해서 허화가 생기고, 이 타입의 광증이 일어난다.

이 병증은 선천적인 품부(稟賦)와 밀접한 관계가 있고, 이 품부는 대부분의 경우 유전성의 것이고, 따라서 전광 환자는 대부분의 경우 유사한 가족력을 가진다.

임상에서 우선 전증과 광증을 확실하게 감별할 필요가 있다. 전증은 陰에 속하고, 광증은 陽에 속한다. 단 전증이 장기간 개선되지 않으면, 鬱에 의한 熱化가 일어나고, 광증으로 전화하는 경우가 있다. 또 광증이 장기간 개선되지 않으면, 火熱이 發越해서 전증으로 전화하는 경우가 있다.

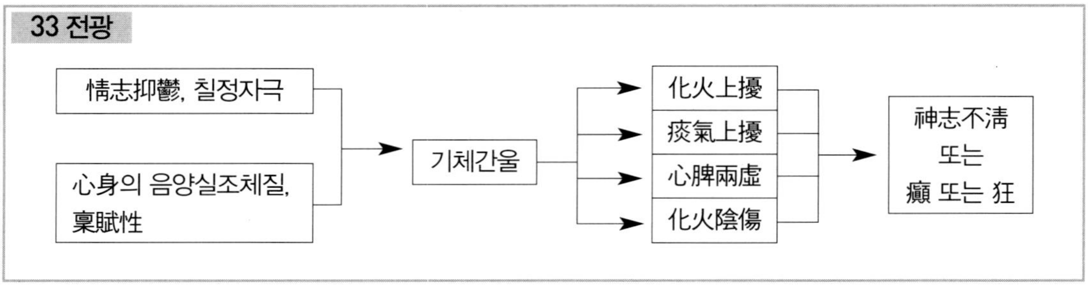

33 전광

증분류

1 전증

【 1 】 담기울결에 의한 전증

주　　증 : 억울상태(抑鬱狀態), 멍한 표정, 언어착란(言語錯亂)

수 반 증 : 독백, 기뻐하거나 화를 냄, 의심이 많아짐, 망상, 환시, 환청, 식욕부진

설 맥 상 : 설태니(舌苔膩), 맥현활(脈弦滑)

증후분석 : ①억울상태, 멍한 표정, 언어착란 – 간기울결(肝氣鬱結)에 의해 소설(疏泄)이 실조되어서 비위의 운화기능에 장애가 생기면, 濕이 모여서 痰을 형성한다. 기울과 담탁이 호결(互結)해서 청규(淸竅)를 몽폐(蒙閉)하고 신명에 영향을 주면, 이들 증상이나 수반증이 일어난다.

②식욕부진 – 담탁이 중초에 조체하면 일어난다.

③설태니, 맥현활 – 담기울결(痰氣鬱結)의 象이다.

【 2 】 심비양허에 의한 전증

主　　症 : 황홀상태, 표정이 없음, 반응이 느림, 심계, 쉽게 놀람, 자주 울고 슬퍼함

隨 伴 症 : 피로권태감(疲勞倦怠感), 안색(顔色)이 흐림, 식욕부진

舌 脈 象 : 설질담(舌質淡), 맥세무력(脈細無力)

證候分析 : ①황홀상태, 표정이 없음, 반응이 느림, 심계, 쉽게 놀람, 자주 울고 슬퍼함 – 사려가 과도하거나 전병이 장기간 개선되지 않기 때문에 心脾를 손상하고, 심혈이 부족해서 심신을 잘 자양할 수 없으면 일어난다.

②안색이 흐림 – 기혈이 顔에 충족되지 않으면 일어난다.

③피로권태감, 식욕부진 – 기혈양허(氣血兩虛), 脾의 기능저하에 의해 일어난다.

④설질담, 맥세무력 – 심비양허(心脾兩虛), 기혈양허(氣血兩虛)의 象이다.

2 광증

【1】담화상요에 의한 광증

주 증 : 광조상태(狂躁狀態), 매성이나 기성을 지름, 물건을 부숨, 사람을 때림

수 반 증 : 화를 잘 냄, 초조, 두통, 불면, 안면홍조(顔面紅潮), 목적(目赤) 등의 전조 또는 수일에 걸친 불식(不食), 불면(不眠)

설 맥 상 : 설질홍강(舌質紅絳), 설태황니(舌苔黃膩), 맥현대활삭(脈弦大滑數)

증후분석 : ①광조상태(狂躁狀態), 매성(罵聲)이나 기성(奇聲)을 지름 – 오지과극(五志過極)에 의해 간화치성(肝火熾盛)이 되고, 양명담열(陽明痰熱)을 선동해서 담화(痰火)가 왕성하게 되고 청규(淸竅)를 몽폐(蒙閉)하면 일어난다.

②물건을 부숨, 사람을 때림 – 사지는 諸陽의 本이라 불리고, 陽이 왕성하게 되면 사지도 實해서 제약할 수 없게 되어 일어난다.

③전조의 증상 – 평소에 담화가 내결하고 있는 사람이, 간기울체(肝氣鬱滯)에 의해 化火한 것이 神에 영향을 주면 상술한 수반증의 전조가 일어난다.

④수일에 걸친 不食, 不眠 – 담열의 조체에 의해 胃의 소곡이 나빠지거나, 신명을 치료할 수 없게 되면 일어난다.

⑤설질홍강, 설태황니, 맥현대활삭 – 담화치성(痰火熾盛)의 象이다.

【 2 】 화성음상에 의한 광증

주　　증 : 장기간에 걸친 광증, 병세는 점점 경감(輕減), 多言, 쉽게 놀람, 안면홍조

수 반 증 : 번조(煩燥), 식욕감퇴, 권태감, 움직임이 적음

설 맥 상 : 설질홍(舌質紅), 맥세삭(脈細數)

증후분석 : ①다언(多言), 쉽게 놀람, 안면홍조, 번조 – 狂證이 장기간 개선되지 않기 때문에 음혈을 손모해서 허화가 상염하면 일어난다.

②식욕감퇴(食慾減退), 권태감, 움직임이 적음 – 병이 장기화해서 사기(邪氣)와 정기(正氣)가 함께 쇠약해지면 일어난다.

③설질홍, 맥세삭 – 음허내열(陰虛內熱)의 象이다.

치료

1 전증

【 1 】 담기울결에 의한 전증

치　　법 : 조기화담(調氣化痰), 청심안신(淸心安神)

처 방 례 : 神門, 大陵, 印堂, 膻中, 豐隆, 三陰交

①환시(幻視)에는 睛明을 추가한다.

②환청(幻聽)에는 聽宮을 추가한다.

③필요에 따라서 百會, 水溝, 心兪, 肝兪, 脾兪 등을 선혈한다.

방　　해 : 大陵은 수궐음심포경의 원혈이고, 전광증을 통치하는 '十三鬼穴'의 1穴이다. 神門은 수소음심경의 원혈이고, 大陵과 배혈해서 이용한다. 神門은 心神을 조절하는 요혈이다. 豐隆과 삼음교를 배혈해서 건비화담(健脾化痰)을 도모한다. 또 膻中과 印堂으로 조기성신(調氣醒神)을 도모한다.

※《천금요방(千金要方)》

• 전광십삼혈癲狂十三穴): 人中, 少商, 隱白, 大陵, 申脈, 風府, 頰車, 承漿, 勞宮, 上星, 남자는 會陰을 취하고, 여자는 玉門頭를 취한다, 曲池, 湧泉.

조　작 : 大陵은 0.5寸, 神門은 0.5寸, 豐隆은 1.5寸 직자하고, 膻中은 0.5寸, 印堂은 0.5寸 횡자한다. 모두 치료혈에 사법을 시술하고, 20분간 유침한다.

【2】심비양허에 의한 전증

治　法 : 건비양심(健脾養心), 익기안신(益氣安神)

處方例 : 神門, 大陵, 足三里, 三陰交, 心兪, 肝兪, 脾兪

方　解 : 神門과 大陵로 영심안신(寧心安神)을 도모한다. 足三里, 三陰交로 건비(健脾)를 도모하고, 기혈의 생성을 촉진한다. 그 위에 心兪, 肝兪, 脾兪로 각각 익심조신(益心調神), 소간해울(疏肝解鬱), 건비(健脾)를 도모한다. 이것은 표본겸치(標本兼治)의 처방례이다.

操　作 : 神門은 0.5寸, 大陵은 0.5寸 직자하고, 평보평사법을 시술한다. 足三里는 1.5寸, 三陰交는 1寸 직자하고, 보법을 시술한다. 心兪, 肝兪, 脾兪는 내사자(피부면과 30도각 전후)로 1寸 자입하고, 평보평사법을 시술한다. 30분간 유침한다.

2 광증

【1】담화상요에 의한 광증

치　법 : 평간사화(平肝瀉火), 청심거담(淸心祛痰)

처방례 : 勞宮, 水溝, 巨闕, 大鐘, 神門, 豐隆

①熱이 심한 사람에게는 大椎, 曲池를 추가한다.

②광조(狂躁)가 심한 사람에게는 太衝, 支溝를 추가한다.

③필요에 따라서 大陵, 內關, 風府, 少商, 隱白 등을 선혈한다.

방　해 : 勞宮, 神門을 瀉하여 心火를 청사하고, 심신(心神)의 안정을 도모한다. 水溝는 독맥혈(督脈穴)이고, 巨闕은 임맥혈이고, 또 心의 모혈이다. 이 2穴을 瀉하여 心火를 청사(淸瀉)하고, 화위강탁(和胃降濁)을 도모한다. 또 이 2穴로 음양을 협조시키고, 성뇌정지(醒腦定志)를 도모할 수 있다. 大鐘으로 신수(腎水)를 자양하고 강화를 도모한다. 그 위에 豐隆으로 거담강탁(祛痰降濁)을 도모한다. 치료혈들로 신명(神明)이 회복되면 광조(狂躁)를 억지할 수 있다.

조　작 : 勞宮은 0.5寸 직자하고 사법을 시술한다. 水溝는 위로 향해서 0.5~1寸 사자(斜刺)하고, 작탁사법(雀啄瀉法)으로 강한 자극을 준다. 神門, 大鐘은 0.5寸, 豐隆은 1.5寸 직자하고, 巨闕은 아래로 향해서 1寸 사자하고, 동시에 사법을 시술한다. 유침(留鍼)은 하지 않는다.

【2】 화성음상에 의한 광증

치　법 : 자음강화(滋陰降火), 안신정지(安神定志)

처방례 : 水溝, 巨闕, 神門, 大陵, 三陰交, 太谿

방　해 : 水溝, 巨闕에 대해서는 앞과 같음. 神門으로 안신정지를 도모하고, 大陵으로 心火를 청사해서 心火를 내린다. 또 太谿로 腎陰을 자양하고, 三陰交로 간비신삼장(肝脾腎三臟)을 동시에 조절하고, 평간건비보신(平肝健脾補腎)을 도모한다.

조　작 : 水溝, 神門, 大陵, 巨闕은 사법을 시술하고, 三陰交, 太谿는 보법을 시술한다. 15분간 유침한다.

전광의 치법과 선혈

증후	병인병기	치　법	선　혈
전증	담기울결	調氣化痰, 淸心安神	神門, 大陵, 印堂, 膻中, 豐隆, 三陰交
	심비양허	健脾養心, 益氣安神	神門, 大陵, 足三里, 三陰交, 心兪, 肝兪, 脾兪
광증	담화상요	平肝瀉火, 淸心祛痰	勞宮, 水溝, 巨闕, 大鐘, 神門, 豐隆
	화성음상	滋陰降火, 安神定志	水溝, 巨闕, 神門, 大陵, 三陰交, 太谿

고금처방례(古今處方例)

①《보제방(普濟方)》

• 전광토설(癲狂吐舌): 飛陽, 滑肉門

②《신응경(神應經)》

• 발광(發狂): 少海, 間使, 神門, 合谷, 後谿, 絲竹空. 치매(痴呆)와 같은 것은 神門, 少商, 湧泉, 心兪를 취한다.

③《백증부(百症賦)》

• 발광분주(發狂奔走): 上脘, 神門

④《침구대성(鍼灸大成)》

• 발광(發狂): 曲池, 絶骨, 百勞, 湧泉

⑤《승담안침구선집(承淡安鍼灸選集)》

• 광증(狂症): 間使에 鍼을 3~4分 넣고, 2분간 유념한다. 또 十三鬼穴에 침자한다. 전증(癲症): 광증(狂症)에 준해서 間使와 十三鬼穴에 침자하고, 心兪에 3~10壯 灸한다. 희노무상(喜怒無常): 水溝에 鍼을 2分 넣고, 2분간 유념한다. 陽谿에 鍼을 3分 넣고, 2분간 유념한다. 列缺에 鍼을 2分 넣고, 2분간 유념한다. 大陵에 鍼을 3分 넣고, 2분간 유념한다. 神門에 鍼을 3分 넣고, 2분간 유념한다. 매치(呆痴): 少商에 3壯 灸하고, 神門에 3分 침자해서 3분간 유념한다. 心兪에 5壯 灸한다. 다비읍(多悲泣): 百會에 5壯 灸하고, 大陵에 5壯 灸한다. 水溝에 2分 침자하고, 2분간 유념(留捻)한다.

그 외의 요법

【이침(耳鍼)】

선혈: 交感, 神門, 心, 肝, 皮質下, 內分泌, 胃, 枕

조작: 매회 2~3穴을 선혈하고, 30분간 유침한다. 전증(癲證)에는 가벼운 자극을 주고, 광증(狂證)에는 강한 자극을 준다.

【한방약】

①담기울결(痰氣鬱結)에 의한 전증: 순기도담탕가미(順氣導痰湯加味)

②심비양허(心脾兩虛)에 의한 전증(癲證): 양심탕(養心湯)

③담화상요(痰火上擾)에 의한 광증: 생철락음(生鐵落飮), 몽석곤담탕(蒙石滾痰湯)

④화성음상(火盛陰傷)에 의한 광증(狂證): 이음전(二陰煎)

참고사항

①침구는 이 병증에 효과가 좋다. 필요한 경우에는 한방약, 양약 치료를 병용하면 좋다.

②이 병증에 대해서 심리요법이 중요한 역할을 담당한다.

③일반적으로 급성인 사람에 대한 효과는 좋다. 단 이 병증은 효과의 안정을 도모하기 위해서도 장기에 걸친 치료가 필요하다.

④환자는 발작 전에 불면, 정서불안정 등의 전구(前驅)증상이 나타나는 경우가 있고, 이들에 대해서는 적시에 치료를 행하면 재발을 방지할 수 있다.

⑤광조 타입의 환자는 정신병원에 입원시키고, 자살 또는 자해를 방지할 필요가 있다.

⑥일반적으로 환자는 치료시에 난폭하게 굴기 때문에 만침(彎鍼), 절침사고(折鍼事故)에 주의할 필요가 있다.

34. 울증

정지우울(情志憂鬱)로 氣機가 울체해서 일어나는 병증을 울증(鬱證)이라고 한다. 울증에는 억울, 정서불안정, 흉협창만, 동통, 또는 화를 잘 냄, 자주 우는 것, 喉의 경색감(梗塞感), 불면 등의 복잡한 증상이 나타난다.

氣機가 울체하고 그것이 장기간 개선되지 않으면 病은 氣에서 血로 미치고, 그 때문에 대부분의 병변에 변화할 가능성이 있다. 명나라 때에는 울증을 기울(氣鬱), 혈울(血鬱), 담울(痰鬱), 습울(濕鬱), 식울(食鬱)로 분류했다. 이들은 氣鬱이 기초에 있고, 그것이 변화해서 일어나는 것이다.

신경증, 히스테리 및 갱년기억울증(更年期抑鬱症) 등은, 이 병증의 변증시치(辨證施治)를 참고하여 치료할 수 있다.

병인병기

1 실증

【1】 간기울결에 의한 울증

정지실조(情志失調)에 의해 肝의 조달이 나빠지고, 그 때문에 간기울체(肝氣鬱滯)가 되고 기울의 상태가 개선되지 않으면 울증이 일어난다. 또 기체혈어(氣滯血瘀)가 되고, 그 때문에 울증이 일어나는 경우도 있다.

【2】 기울화화에 의한 울증

간기울결(肝氣鬱結)의 상태가 장기간 개선되지 않으면 化火하는 경우가 있고, 그것에 의해 울증이 일어나는 경우도 있다. 이 경우에는 肝火에 의한 증상을 수반한다는 특징이 있다.

【3】 기체담울에 의한 울증

간울승비(肝鬱乘脾) 또는 과도한 사려, 勞倦에 의해 脾를 손상하고, 脾의 운화기능이 나빠져서 담습을 형성하고, 그 때문에 기체담울(氣滯痰鬱)이 되면 울증이 일어난다.

2 허증

【 1 】 심신실양에 의한 울증

우려(憂慮) 등에 의해 심기(心氣), 영혈(營血)을 손상하면 심신실양(心神失養)이 되고, 그 때문에 심신불안(心神不安)이 되면 이 타입의 울증이 일어난다.

【 2 】 심비양허에 의한 울증

과도한 심로(心勞)나 사려(思慮), 구울(久鬱)에 의해 脾를 손상하고, 그 때문에 기혈의 생성이 나빠져서 심신실양(心神失養)이 되면 이 타입의 울증이 일어난다.

【 3 】 음허화왕에 의한 울증

장기에 걸쳐서 기울의 상태가 개선되지 않기 때문에 化火하고, 그것에 의해 음혈이 손상되면 병은 肝腎에 파급되고, 음허화왕(陰虛火旺)에 의한 울증이 일어난다.

34 울증

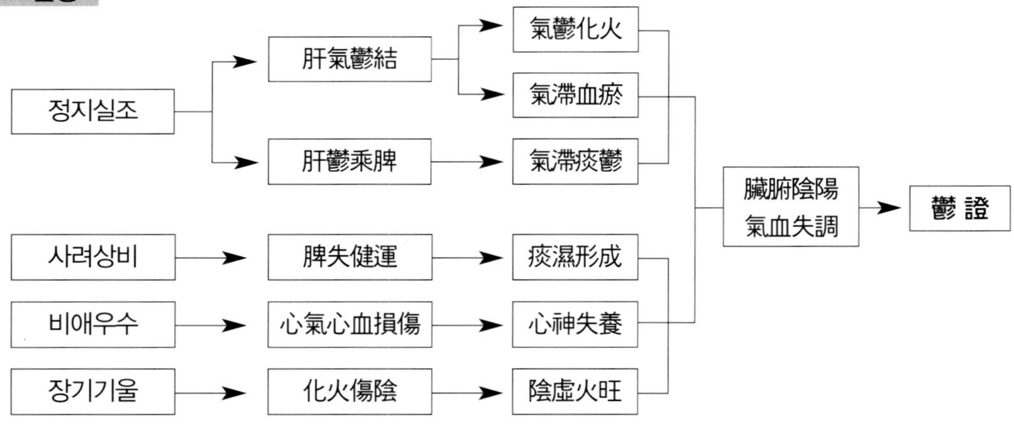

증분류

1 실증

【1】간기울결에 의한 울증

주　　증 : 정신억울(精神抑鬱), 정서불안, 자주 한숨을 쉼

수 반 증 : 흉협창통(胸脇脹痛), 동통부위는 일정하지 않음, 위완부의 막힘, 식욕부진, 애기, 복창 또는 구토, 대변실조(大便失調), 폐경(閉經)

설 맥 상 : 설태박니(舌苔薄膩), 맥현(脈弦)

증후분석 : ①정신억울, 정서불안 – 정지실조에 의해 肝의 조달이 나빠지면 일어난다.

②흉협창통, 복창, 폐경 – 족궐음간경은 소복부를 순행하고, 胃를 사이에 두고 흉협부에 流注하고 있기 때문에 간기울체(肝氣鬱滯)해서 氣機가 나빠지고, 그 때문에 간락실화(肝絡失和)가 되면 일어난다.

③위완부(胃脘部)의 막힘, 애기(噯氣), 식욕부진, 구토 – 간기범위(肝氣犯胃)가 되고, 胃의 和降이 나빠지면 일어난다.

④복창, 대변실조 – 간기승비(肝氣乘脾)가 되면 일어난다.

⑤舌苔薄膩, 脈弦 – 간위불화(肝胃不和)의 象이다.

【2】기울화화에 의한 울증

主　　症 : 초조함, 화를 잘 냄

隨 伴 症 : 흉협창만, 조잡(嘈雜), 탄산, 구건, 구고, 대변비결 또는 두통, 목적(目赤), 이명

舌 脈 象 : 설질홍(舌質紅), 설태황(舌苔黃), 맥현삭(脈弦數)

證候分析 : ①두통, 目赤, 이명 – 기울화화(氣鬱化火)가 되면 火에는 염상성(炎上性)이 있기 때문에, 火가 족궐음간경의 경맥을 따라서 상행하는 것에 의해 일어난다.

②구건(口乾), 구고(口苦), 대변비결(大便秘結) – 간화범위(肝火犯胃)에 의해 위장(胃腸)에 熱이 생기면 일어난다.

③초초함, 화를 잘 냄, 설질홍, 설태황, 맥현삭 – 모두 간화(肝火)에 의한 象이다.

【3】기체담울에 의한 울증

주　증: 후(喉)의 이물감, 또는 경색감(梗塞感)

수 반 증: 흉민(胸悶), 흉부의 숨이 막히는 느낌, 또는 협통을 수반

설 맥 상: 설태백니(舌苔白膩), 맥현활(脈弦滑)

증후분석: ①목구멍의 이물감, 경색감 – 간울승비(肝鬱乘脾)에 의해 脾의 운화기능이 나빠지고, 그 때문에 담습을 형성하고, 그것이 기체와 함께 흉격(胸膈)의 상부에 담기울결(痰氣鬱結)하면 일어난다. 이것을 '매핵기(梅核氣)'라고 한다.

②숨이 막히는 느낌 – 氣가 편안하게 움직이지 않으면 일어난다.

③협통 – 협부에는 족궐음간경이 유주(流注)하기 때문에, 그 경락(經絡)이 울체하면 협통(脇痛)이 일어난다.

④설태백니, 맥현활 – 간울(肝鬱)에 담습(痰濕)이 얽혀 있는 象이다.

2 허증

【1】심신실양에 의한 울증

주　증: 정신부진, 정신황홀, 정서가 격동하기 쉬움, 슬퍼하거나 울거나 함

수 반 증: 번민(煩悶)한다, 가끔 하품을 한다, 불면

설 맥 상: 설질담(舌質淡), 설태박백(舌苔薄白), 맥현세(脈弦細)

증후분석: ①정신부진, 정신황홀, 정서가 격동하기 쉬움, 슬퍼하거나 울거나 함 – 心氣가 손상되고 영혈이 부족하면 심신을 잘 배양할 수 없게 되어 일어난다. 이것은《금궤요략》에서 서술한 '장조(臟躁)'에 해당한다.

②설질담, 설태박백, 맥현세 – 기울혈허(氣鬱血虛)의 象이다.

【2】심비양허에 의한 울증

주 증 : 자주 사소한 일을 걱정함, 억병(臆病)이 됨

수 반 증 : 심계(心悸), 불면, 건망, 두훈(頭暈), 안색이 흐림, 식욕부진

설 맥 상 : 설질담(舌質淡), 맥세약(脈細弱)

증후분석 : ①심계, 억병이 됨, 불면, 건망 – 心勞, 과도한 사려에 의해 心脾를 손상하고, 그 때문에 심신실양(心神失養)이 되면 일어난다.

②식욕부진 – 脾의 운화기능이 저하하면 일어난다.

③안색이 흐림, 두훈, 설질담, 맥세약 – 기혈양허(氣血兩虛)의 象이다.

【3】음허화왕에 의한 울증

주 증 : 현훈(眩暈), 심계, 불면, 심번, 화를 잘 냄

수 반 증 : 腰나 膝이 나른함, 유정, 월경불순

설 맥 상 : 설질홍(舌質紅), 맥현세삭(脈弦細數)

증후분석 : ①현훈, 화를 잘 냄 – 장음부족(臟陰不足), 영혈부족(營血不足) 때문에 허양(虛陽)이 상부(上浮)하면 일어난다.

②심계(心悸), 불면, 번조(煩燥) – 음혈부족(陰血不足) 때문에 심신실양(心神失養)이 되거나, 음허(陰虛) 때문에 허열(虛熱)이 생기고, 그것이 심신(心神)에 영향을 주면 일어난다.

③腰의 나른함 – 신음부족(腎陰不足)에 의해 일어난다.

④유정, 월경불순 – 음허화왕에 의해 精室에 영향을 주고, 정관불고(精關不固)가 되면 유정이 일어난다. 肝腎이 실조되고, 衝任失調가 되면 월경불순이 일어난다.

⑤설질홍, 맥현세삭 – 음허에 의한 허열의 象이다.

치료

1 실증

【1】간기울결에 의한 울증

치　　법 : 소간이기(疏肝理氣)

처 방 례 : 期門, 陽陵泉, 支溝, 足三里, 足臨泣, 太衝

①식체(食滯)에 의한 복창(腹脹)을 수반하는 사람에게는 中脘, 天樞를 추가한다.

②애기(噯氣)가 빈번하게 일어나는 사람에게는 中脘, 內關을 추가한다.

③흉협창통(고정통) 또는 폐경(閉經)을 수반하거나 맥현색(脈弦濇)인 사람에게는 血海, 歸來를 추가한다.

방　　해 : 期門은 肝의 모혈이고, 소간이기(疏肝理氣)의 작용이 있고, 陽陵泉에는 소간해울(疏肝解鬱), 통락지통(通絡止痛)의 작용이 있다. 또 支溝에는 관흉해울(寬胸解鬱)의 작용이 있고, 足三里에는 소간이기(疏肝理氣), 화위조중(和胃調中)의 작용이 있다. 足臨泣은 팔맥교회혈의 하나이고, 소간지통(疏肝止痛), 조경(調經)의 작용이 있다. 太衝은 족궐음간경의 원혈이고, 소간이기(疏肝理氣)의 작용에 뛰어나다.

조　　작 : 期門은 0.5~0.8寸 사자(斜刺) 또는 횡자(橫刺)하고, 사법을 시술하고, 유침은 하지 않는다. 陽陵泉은 1~1.5寸 직자하고, 사법을 시술한다. 支溝는 0.5~1寸 직자하고, 사법을 시술하고, 足三里는 1.5~2寸 직자하고, 사법을 시술한다. 太衝은 1~1.5寸 직자하고, 사법을 시술한다. 유침은 10~15분간 행한다.

【2】기울화화에 의한 울증

治　　法 : 청간사화(淸肝瀉火), 해울화위(解鬱和胃)

處 方 例 : 肝兪, 巨闕, 足三里, 期門, 太衝

方　　解 : 肝兪는 肝의 배수혈이고, 소간해울(疏肝解鬱)의 작용이 있다. 巨闕에는 胃火를 淸하는 작용과 疏肝의 작용이 있다. 期門, 足三里, 太衝은 앞에 서술한 대로다.

操　作 : 肝兪는 斜刺로 0.5~0.8寸 刺入하고 瀉法을 시술한다. 巨闕은 아래를 향해 0.5~1寸 斜刺하고 사법을 시술한다. 足三里, 期門, 太衝은 앞에 서술한 대로 한다.

【3】 기체담울에 의한 울증

치　법 : 화담(化痰), 이기(利氣), 해울(解鬱)

처방례 : 天突, 肺兪, 膻中, 上脘, 內關, 豐隆, 肝兪, 太衝

방　해 : 天突에는 이기강역(理氣降逆)의 작용이 있다. 肺兪로 이기산결(理氣散結)을 도모한다. 膻中은 기병(氣病)을 주치하고, 여기에서는 화위강역(和胃降逆)을 도모한다. 豐隆에는 거담(祛痰), 화위(和胃), 강역(降逆)의 작용이 있다. 豐隆은 치담의 요혈이다. 內關은 수궐음심포경의 낙혈이고, 또 팔맥교회혈의 하나이다. 內關은 이기, 화위, 산체의 작용에 뛰어나다. 肝兪, 太衝은 앞에 서술한 대로다.

조　작 : 天突은 우선 직자로 2~3分하고, 그 후 방향을 바꾸어서 흉골병후연(胸骨柄後緣)에서 기관전연(氣管前緣)을 따라서 1~1.5寸 횡자한다. 肺兪는 0.5~0.8寸 사자하고 사법을 시술한다. 膻中은 0.3~0.5寸 횡자하고, 上脘은 1~1.5寸 직자하고, 사법을 시술한다. 內關은 0.5~1寸 직자하고, 豐隆은 1~1.5寸 직자하고, 사법을 시술한다. 肝兪, 太衝에 대해서는 앞에 서술한 대로 한다.

2 허증

【1】 심신실양에 의한 울증

치　법 : 양심안신(養心安神)

처방례 : 通里, 心兪, 三陰交, 內關, 神門, 足三里

방　해 : 通里는 수소음심경의 낙혈이고, 心火를 淸하는 작용, 心絡을 通하는 작용, 보심영심(補心寧心)의 작용이 있다. 心兪에 보법을 시술하면 心氣를 補하는 작용과 寧心의 작용이 있다. 神門은 수소음심경의 원혈이고, 영심안신(寧心安神)의 작용이 있다. 또 三陰交에는 보익심비(補益心脾), 양혈안신(養血安神)의 작용이 있다. 여기에서는 心兪에 三陰交를 배혈해서 心血을 補하고, 心神의 자양을 도모한다. 足三里로 중초의 기혈을 補한다. 또 內關에는 정경안신(定驚安神)의 작용이 있다.

조 작: 通里는 0.5~0.8寸 직자하고 평보평사법을 시술한다. 心兪는 사자로 0.5~0.8寸 자입하고, 보법을 시술한다. 三陰交는 1~1.5寸 직자하고, 內關은 0.5~1寸 직자하고, 평보평사법을 시술한다.

【2】심비양허에 의한 울증

치 법: 건비양심(健脾養心), 익기안신(益氣安神)

처방례: 神門, 三陰交, 足三里, 脾兪, 心兪, 章門, 太白

방 해: 神門, 心兪의 배혈 및 太白, 脾兪의 배혈은 수원배혈법(兪原配穴法)에 의한 것이다. 이들에 의해 건비양심(健脾養心), 익기안신(益氣安神)을 도모한다. 또 脾兪, 章門의 배혈은 수모배혈법에 의한 것이고, 이것에 의해 건비를 도모하지만, 그 위에 三陰交, 足三里를 배혈하여 그 작용을 강화한다.

조 작: 神門, 三陰交, 足三里에 대해서는 앞에 서술한대로 한다. 心兪, 脾兪는 0.5~0.8촌 사자하고, 보법을 시술한다. 뜸을 시술해도 좋다. 章門은 0.8~1寸 직자하고, 보법을 시술한다. 太白은 0.5~0.8寸 직자하고, 보법을 시술한다. 뜸을 시술해도 좋다.

【3】음허화왕에 의한 울증

치 법: 자음청열(滋陰淸熱), 영심안신(寧心安神)

처방례: 三陰交, 神門, 心兪, 腎兪, 太谿

방 해: 三陰交, 腎兪, 太谿로 자음청열(滋陰淸熱)을 도모한다. 또 神門, 心兪로 영심안신(寧心安神)을 도모한다. 心兪와 神門의 배혈 및 腎兪와 太谿의 배혈은 수원배혈법(兪原配穴法)에 의한 것이다.

조 작: 三陰交, 神門은 평보평사법을 시술한다. 腎兪는 0.5~1寸 직자하고, 평보평사법을 시술한다. 太谿는 0.5~1寸 직자하고, 보법을 시술한다.

울증의 치법과 선혈

증후	병인병기	치 법	선 혈
鬱證	간기울결	소간이기	期門, 陽陵泉, 支溝, 足三里, 足臨泣, 太衝
	기울화화	청간사화 해울화위	肝兪, 巨闕, 足三里, 期門, 太衝
	기체담울	화담이기 해 울	天突, 肺兪, 膻中, 上脘, 內關, 豊隆, 肝兪, 太衝
	심신실양	양심안신	通里, 心兪, 三陰交, 內關, 神門, 足三里
	심비양허	건비양심 익기안신	神門, 三陰交, 足三里, 脾兪, 心兪, 章門, 太白
	음허화왕	자음청열 영심안신	三陰交, 神門, 心兪, 腎兪, 太谿

고금처방례(古今處方例)

①《갑을경(甲乙經)》

• 간창(肝脹)은 肝兪를 主로 한다. 심담담(心澹澹)으로서 매우 두려워하고 마음이 슬픈 것은 內關을 主로 한다.

②《신응경(神應經)》

• 기뻐서 곡하는 것은 百會, 水溝, 인중경(咽中梗)과 같은 間使, 三間

③《침구대성(鍼灸大成)》

• 심비(心痺)해서 슬프고 두려워하는 것은 神門, 大敦, 魚際

그 외의 요법

【이침(耳鍼)】

선혈: 心, 皮質下, 枕, 腦點, 肝, 內分泌, 神門, 상응하는 병변부위

조작: 증상에 의거해서 3~4穴 선혈하고, 兩耳에 자침해서 강한 자극을 준다. 매회 20분간 유침한다. 격일 치료하고, 5~10회를 1치료단위로 한다.

【한방약】

①간기울결(肝氣鬱結)에 의한 울증(鬱證): 시호소간탕(柴胡疏肝湯)

②기울화화(氣鬱化火)에 의한 울증: 단치소요산합좌금환(丹梔逍遙散合左金丸)

③기체담울(氣滯痰鬱)에 의한 울증: 반하후박탕(半夏厚朴湯)

④심신실양(心神失養)에 의한 울증: 감맥대조탕(甘麥大棗湯)

⑤심비양허(心脾兩虛)에 의한 울증: 귀비탕(歸脾湯)

⑥음허화왕(陰虛火旺)에 의한 울증: 자수청간음(滋水淸肝飮)

참고사항

①이 병증은 적절한 치료와 양생을 행하면, 대부분은 예후가 양호하다.

②이 병증은 정신치료가 대단히 중요하다.

③침구는 이 병증에 대해서 단독치료에서도 좋은 효과를 거둘 수 있다. 단 필요에 따라서 한방약 치료를 병용하거나 기공, 태극권을 행하면 좋다.

35. 임증

빈뇨(頻尿), 요의급박(尿意急迫), 배뇨통(排尿痛) 또는 배뇨장애, 잔뇨감 등의 증후를 총칭해서 임증(淋證)이라고 한다. 《제병원후론(諸病源候論)》에서는 임증을 석림(石淋), 고림(膏淋), 노림(勞淋), 기림(氣淋), 혈림(血淋), 한림(寒淋), 열림(熱淋)의 7가지로 분류하고 있다. 현재는 임증을 일반적으로 기림, 석림, 혈림, 고림, 열림의 5가지로 분류해서 '오림(五淋)'이라 칭하는데, 이것은 《비급천금요방(備急千金要方)》의 분류에 의한 것이다. 여기에서는 기림, 혈림, 열림, 고림, 석림, 노림의 6가지로 분류해서 서술한다.

급만성요로감염(急慢性尿路感染), 결석(結石), 급만성전립선염(急慢性前立腺炎), 유미뇨(乳糜尿), 신우신염(腎盂腎炎) 등은 이 임증(淋證)의 변증시치(辨證施治)를 참고하여 치료할 수 있다.

병인병기

【1】 습열온결에 의한 임증(實證의 熱淋, 石淋, 血淋, 膏淋)

매운 것, 기름기가 많은 것, 단 것을 편식하거나 과도한 음주로 체내에 습열이 모이고, 그것이 방광에 下注하거나, 생식기가 불결하기 때문에 사기가 생식기를 통해서 방광에 침입하고, 습열을 형성해서 방광습열이 되면 임증이 일어난다. 오줌의 성상(性狀) 및 배뇨시의 이상에 의거해서 다음과 같이 분류한다.

1. 열림(熱淋) – 배뇨시에 작열감(灼熱感), 자통(刺痛)을 수반하는 것.
2. 석림(石淋) – 습열에 의해 사석(砂石)을 형성하는 것.
3. 혈림(血淋) – 熱에 의해 혈락(血絡)을 손상하고, 오줌이 잘 나오지 않아 아프고 혈뇨(血尿)를 수반하는 것.
4. 고림(膏淋) – 습열온결(濕熱蘊結)에 의해 기화불리(氣化不利)가 되고, 청탁(淸濁)을 분별할 수 없고 오줌에 지액(脂液)이 섞이는 것.

【2】 간울기체에 의한 임증(實證의 氣淋)

정지실조(情志失調)에 의해 간울(肝鬱)이 되고, 그것이 기울화화(氣鬱化火)해서 방광에 영향을 주어서 기화불리(氣化不利)가 되면 尿가 잘 나오지 않고 아프며 소복창통(小腹脹痛)을 주증으로 하는 이 타입의 임증이 일어난다.

【 3 】 비신양허에 의한 임증(虛證의 勞淋, 石淋, 氣淋, 血淋, 膏淋)

임증이 장기간 개선되지 않기 때문에 정기를 損耗하거나, 고령, 久病, 허약체질, 방사과다에 의해 비신양허(脾腎兩虛)가 되고, 그 때문에 중기하함(中氣下陷)이 되거나 하원불고(下元不固)가 되면 소변임력(小便淋瀝)이 일어나는 경우가 있다. 이 타입의 임증도 그 특징에 의해 다음과 같이 분류한다.

1. 노림(勞淋) – 피로하면 발병하는 것.
2. 석림(石淋) – 실증의 석림이 장기간 개선되지 않기 때문에 허증의 석림으로 바뀌는 것.
3. 기림(氣淋) – 기허하함(氣虛下陷)에 의한 소복부의 추창감(墜脹感)을 수반한다.
4. 혈림(血淋) – 신음허(腎陰虛)에 의해 虛火가 생기고, 그것에 의해 혈락이 손상해서 오줌에 血이 섞이는 것.
5. 고림(膏淋) – 하원불고 때문에 지액(脂液)을 고섭(固攝)할 수 없고, 尿가 혼탁한 것.

35-1 임증

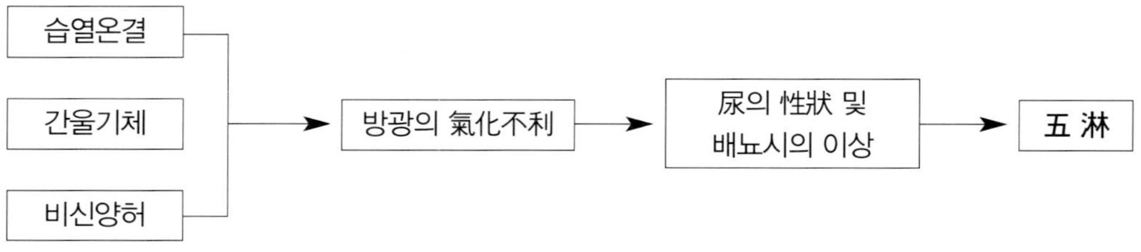

증분류

【 1 】 열림

주　　증 : 요도의 작열자통(灼熱刺痛), 요의급박, 요량은 적음, 요색은 황색으로 혼탁

수 반 증 : 소복구급(小腹拘急) · 창통, 요통(거안), 변비, 또는 오한발열, 口苦, 嘔惡

설 맥 상 : 설태황니(舌苔黃膩), 맥유삭(脈濡數)

35-2 임증

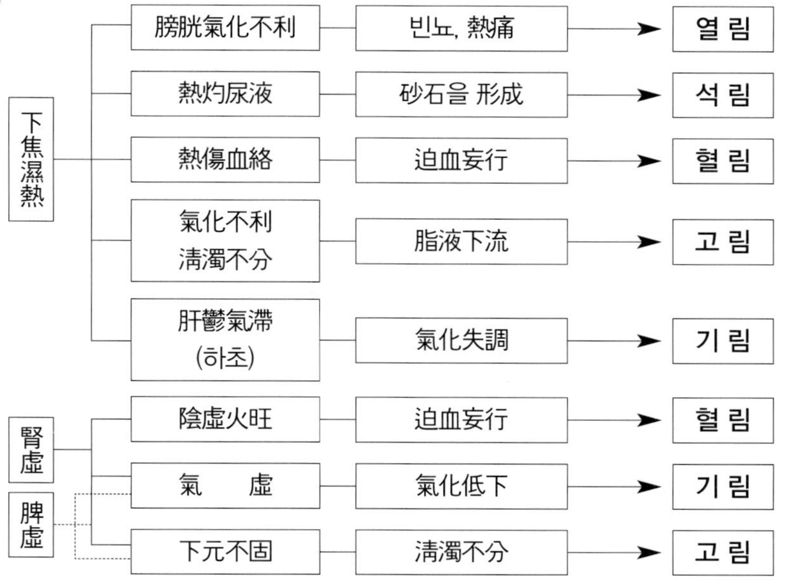

증후분석 : ①요도의 작열자통 – 습열이 방광에 온결(蘊結)하면 일어난다.

②요의급박, 요량은 적음, 요색은 황색으로 혼탁, 소복구급 · 창통 – 열성에는 급박성이 있다. 습열이 온결해서 기화불리(氣化不利)가 되면 일어난다.

③변비 – 위장의 熱에 의해 진액을 손상하면 일어난다.

④오한, 발열 – 외감습열(外感濕熱)이 加해지면 일어난다.

⑤口苦, 嘔惡, 腰痛(拒按) – 습열이 온결하고, 기기가 조체하면 일어난다.

⑥설태황니, 맥유삭 – 습열내성(濕熱內盛)의 象이다.

【2】석림

主　症 : 가끔 尿에 砂石이 섞임, 배뇨는 잘 되지 않고 아픔, 또는 갑자기 중단됨

隨 伴 症 : 실증 – 요도의 동통, 小腹拘急, 요복부의 교통(絞痛), 또는 혈뇨

허증 – 안색이 흐림, 정신부진, 핍력, 또는 요복부가 나른하고 아픔, 수족심열

舌 脈 象 : 실증 – 설질홍(舌質紅), 설태박황(舌苔薄黃), 맥삭(脈數)

허증 – 설질담, 치흔, 맥세약, 또는 설질홍, 설태소, 맥세삭(脈細數)

證候分析 : ①가끔 오줌에 사석(砂石)이 섞임, 배뇨는 잘 나오지 않고 아픔 – 습열이 下注하고 液이 소작되고, 石을 형성하면 일어난다.

②갑자기 중단됨, 요도의 동통, 소복구급(小腹拘急), 요복부의 교통 – 사석이 많아서 요락을 폐색(閉塞)하면 일어난다.

③혈뇨 – 사석이 맥락을 손상하면 일어난다.

④안색이 흐림, 핍력, 정신부진 – 혈허에 의해 안색이 흐리고, 기허에 의해 핍력하게 된다. 또 기혈양허(氣血兩虛)에 의해 정신부진(精神不振)이 된다.

⑤요복부(腰腹部)가 나른하고 아픔, 수족심열(手足心熱) – 음허화왕(陰虛火旺)에 의해 일어난다.

⑥설질홍, 설태박황, 맥삭 – 습열내온(濕熱內蘊)의 象이다.

⑦설질담, 치흔, 맥세약 – 舌의 소견은 氣虛의 象이고, 脈은 기혈양허의 象이다.

⑧설질홍, 설태소, 맥세삭 – 음허화왕(陰虛火旺)의 象이다.

【3】기림

주　　증 : 실증 – 소변이 잘 나오지 않음, 소복창통(小腹脹痛)

허증 – 요후점적(尿後點滴), 소복부의 추창감(墜脹感)

수 반 증 : 실증 – 흉민(胸悶), 흉협고만(胸脇苦滿), 급조(急躁), 화를 잘 냄

허증 – 안색창백(顏色蒼白), 사지핍력(四肢乏力), 권태, 식소(食少)

설 맥 상 : 실증 – 설태박백(舌苔薄白), 맥침현(脈沈弦)

허증 – 설질담(舌質淡), 맥허삭무력(脈虛數無力)

증후분석 : ①소변이 잘 나오지 않음 – 정지실조(情志失調)에 의해 肝鬱이 되고, 氣機가 鬱結해서 방광의 氣化가 나빠지면 일어난다.

②소복창통, 흉민, 흉협고만 – 족궐음간경맥은 소복부를 순환해서 흉협부에 분포한다. 肝氣의 순행이 나빠지면, 이들 증상이 일어난다.

③급조, 화를 잘 냄 – 간기울결(肝氣鬱結)에 의해 일어난다.

④요후점적 – 氣虛 때문에 고섭기능(固攝機能)이 나빠지면 일어난다.

⑤소복부(少腹部)의 추창감(墜脹感) – 비기허(脾氣虛)가 되고 승제기능(昇提機能)이 무력하게 되면 일어난다.

⑥안색창백, 사지핍력, 권태 – 脾胃氣虛 때문에 기혈의 생성이 나빠지면 일어난다.

⑦식소(食少) – 비기허(脾氣虛) 때문에 운화기능이 실조되면 일어난다.

⑧설태박백, 맥침현 – 간울기체(肝鬱氣滯)의 象이다.

⑨설질담, 맥허삭무력 – 기혈양허(氣血兩虛)의 象이다.

【4】혈림

주 증 : 실증 – 배뇨시의 작열자통, 잘 나오지 않음, 요색은 심홍색(深紅色)

허증 – 배뇨통은 없거나 가벼움, 요색은 담홍색(淡紅色)

수 반 증 : 실증 – 尿塊가 섞이는 것이 있음, 가끔 심한 배뇨통이 일어남, 또는 心煩

허증 – 腰나 膝의 나른함, 정신부진, 핍력

설 맥 상 : 실증 – 설태황(舌苔黃), 맥활삭(脈滑數)

허증 – 설질담홍(舌質淡紅), 맥세삭(脈細數)

증후분석 : ①배뇨시의 작열자통, 잘 나오지 않음, 요색은 심홍색 – 습열이 방광에 下注하고, 혈열이 되어서 맥락을 손상하면 일어난다.

②요중의 혈괴(血塊), 심한 배뇨통 – 맥락이 손상되어 출혈하고, 그것이 어열(瘀熱)이 되어서 온결(蘊結)하고, 요로에 조체하면 일어난다.

③심번(心煩) – 습열(濕熱)이 상요(上擾)해서 심신에 영향을 주면 일어난다.

④배뇨통(排尿痛)은 없거나 가벼움, 요색(尿色)은 담홍색(淡紅色) – 병이 장기화하고 신음(腎陰)을 손상(損傷)하면 일어난다.

⑤腰나 膝의 나른함, 정신부진, 핍력 – 간신음허(肝腎陰虛)에 의해 일어난다.

⑥설태황, 맥활삭 – 습열내온(濕熱內蘊)의 象이다.

⑦설질담홍, 맥세삭 – 음허내열(陰虛內熱)의 象이다.

【5】고림

주　　증 : 오줌이 쌀뜨물과 같이 혼탁

수 반 증 : 실증 – 요도가 뜨겁고, 尿는 잘 나오지 않고 배뇨통이 있음

허증 – 날이 갈수록 여윔, 현훈, 핍력, 腰나 膝이 나른하고 무력

설 맥 상 : 실증 – 설질홍(舌質紅), 설태황니(舌苔黃膩), 맥유삭(脈濡數)

허증 – 설질담(舌質淡), 설태니(舌苔膩), 맥세약무력(脈細弱無力)

증후분석 : ①尿의 혼탁 – 습열이 下注해서 방광의 기화기능(氣化機能)이 나빠지고, 청탁이 혼합해서 지액(脂液)이 하류하면 일어난다. 허증에서는 신허(腎虛) 때문에 하원불고가 되고, 脂液이 하류해서 일어난다.

②요도가 뜨겁고, 尿는 잘 나오지 않고 배뇨통이 있음 – 습열이 요로에 영향을 주면 일어난다.

③날이 갈수록 여윔, 현훈, 핍력, 腰나 膝이 나른하고 무력 – 정미(精微)가 외설(外泄)하기 때문에 신체에 충분하게 영양이 공급되지 않으면 일어난다.

④설질홍, 설태황니, 맥유삭 – 습열내온(濕熱內蘊)의 象이다.

⑤설질담, 설태니, 맥세약무력 – 신허(腎虛)의 象이다.

【6】노림

주　　증 : 소변임력(小便淋瀝), 배뇨 후에 약간 아픔, 피로하면 발병

수 반 증 : 腰나 膝이 나른하고 무력, 정신피로, 핍력(乏力)

설 맥 상 : 설질담(舌質淡), 맥허삭(脈虛數)

증후분석 : ①소변임력, 배뇨 후에 약간 아픔, 피로하면 발병 – 제림(諸淋)이 장기간 개선되지 않기 때문에 비신(脾腎)을 손상해서 비신양허(脾腎兩虛)가 되고, 그 위에 습탁이 유연(留戀)해서 없어지지 않으면 일어난다.

②腰나 膝이 나른하고 무력, 정신피로(精神疲勞), 핍력(乏力) – 신정부족(腎精不足)에 의해 일어난다.

③설질담, 맥허삭 – 비신양허(脾腎兩虛)의 象이다.

치료

【 1 】 습열온결에 의한 임증(實證의 熱淋, 石淋, 血淋, 膏淋)

치 법 : 청열이습(淸熱利濕), 통림지통(通淋止痛)

처 방 례 : 膀胱兪, 中極, 陰陵泉, 行間, 然谷

①발열(發熱)에는 合谷, 外關을 추가한다.

②결석(結石)에는 中封, 委陽을 추가한다.

③혈뇨(血尿)에는 血海, 三陰交를 추가한다.

④소변혼탁(小便混濁)에는 腎兪, 照海를 추가한다.

방 해 : 습열온결(濕熱蘊結)에 의한 각 임증의 그 주된 병위는 방광이다. 따라서 수모배혈법으로 膀胱兪와 中極을 배혈하고, 방광의 氣化 조절을 도모한다. 또 陰陵泉에 의해 건비이수(健脾利水)를 도모하고, 소변의 通利를 돕는다. 通利가 잘 되면 동통은 소실한다. 더욱이 족궐음간경은 陰器에 絡해 있기 때문에, 그 형혈인 行間으로 청열지통(淸熱止痛)을 도모한다. 然谷으로 청열이습(淸熱利濕)을 도모한다.

조 작 : 膀胱兪, 中極, 陰陵泉은 1~1.5寸 직자하고 사법을 시술한다. 行間, 然谷은 0.5~1寸 직자하고 사법을 시술한다. 20분간 유침한다.

【 2 】 간울기체에 의한 임증(實證의 氣淋)

治 法 : 소간해울(疏肝解鬱), 기기조절(氣機調節)

處 方 例 : 膀胱兪, 脾兪, 足三里, 陽陵泉, 期門, 行間, 支溝

方 解 : 陽陵泉, 行間, 期門, 支溝로 소간해울(疏肝解鬱)을 도모하고, 足三里, 脾兪로 脾胃를 보호한다. 또 膀胱兪로 방광의 氣機를 조절하고, 통림을 도모한다.

操 作 : 陽陵泉은 1~1.5寸 직자, 行間, 支溝는 0.5~1寸 직자한다. 期門은 肋間을 따라서 0.5~1寸 횡자한다. 이들에는 사법을 시술한다. 또 足三里는 1.5寸 직자하고, 脾兪는 내사자로 1寸 자입하고 평보평사법을 시술한다. 20분간 유침한다.

【 3 】 비신양허에 의한 임증(虛證의 勞淋, 石淋, 氣淋, 血淋, 膏淋)

치 법 : 건비이습(健脾利濕), 익신고삽(益腎固澁)

처 방 례 : 足三里, 三陰交, 腎兪, 膀胱兪, 脾兪, 命門, 關元

①노림(勞淋)에는 百會, 氣海를 추가한다.

②석림(石淋)에는 中封, 志室을 추가한다.

③기림(氣淋)에는 曲泉, 期門을 추가한다.

④혈림(血淋)에는 後谿, 血海를 추가한다.

⑤고림(膏淋)에는 神闕, 復溜, 氣海兪를 추가한다.

방 해 : 腎兪, 關元, 命門으로 補腎을 도모하고, 足三里, 三陰交로 건비이습(健脾利濕)을 도모한다. 또 膀胱兪로 방광 氣機의 조절을 도모한다.

操 作 : 腎兪, 關元은 1~1.5寸 직자하고, 命門은 0.5~1寸 직자하고, 보법을 시술한다. 足三里, 三陰交, 膀胱兪는 1~1.5寸 직자하고, 보법을 시술한다. 뜸을 병용해도 좋다.

임증의 치법과 선혈

증 후	병인병기	치 법	선 혈
淋證	습열온결	청열이습, 통림지통	膀胱兪, 中極, 陰陵泉, 行間, 然谷
	간울기체	소간해울, 기기조절	膀胱兪, 脾兪, 足三里, 陽陵泉, 期門, 行間, 支溝
	비신양허	건비이습, 익신고삽	足三里, 三陰交, 腎兪, 膀胱兪, 脾兪, 命門, 關元

고금처방례(古今處方例)

①《침구자생경(鍼灸資生經)》

• 석림(石淋): 關元 또는 氣門 또는 大敦에 각각 灸하는 것 30壯.

②《동원십서(東垣十書)》

• 석림은 關元, 氣衝, 大敦을 취한다. 혈림(血淋)은 氣海, 關元을 취한다. 열림(熱淋)은 陰陵泉, 關元, 氣衝을 취한다.

③《침구대전(鍼灸大全)》

• 혈림(血淋)은 復溜, 丹田을 취한다. 석림(石淋)은, 次髎를 취한다. 소변임혈(小便淋血)해서 멈추지 않고 陰器가 아픈 것은 照海, 陰谷, 湧泉, 三陰交를 취한다.

④《신응경(神應經)》

• 기림(氣淋)은 交信, 湧泉, 石門, 陽陵泉을 취하고, 關元, 俠玉泉에 灸한다. 포전기림(胞轉氣淋)은 關元, 湧泉을 취한다. 한열기림(寒熱氣淋)은 陰陵泉을 취한다. 오림(五淋), 소변화(小便火)와 같은 것은 復溜를 취한다. 복중만열(腹中滿熱)하고, 임폐(淋閉)해서 尿를 얻을 수 없는 것은 氣衝을 취한다. 졸림(卒淋)은 外果尖에 취한다. 임력(淋瀝)은 曲泉, 然谷, 陰陵泉, 行間, 大敦, 大腸兪, 湧泉을 취하고, 氣門에 灸하는 것 100壯.

⑤《승담안침구선집(承淡安鍼灸選集)》

• 오림(五淋): 氣海는 鍼을 5分 넣고, 2분간 유념(留捻)한다. 關元은 鍼을 5分 넣고, 2분간 유념한다. 大敦은 鍼을 1分 넣고, 1분간 유념한다. 行間은 10壯 灸한다. 太谿는 鍼을 3~4分 넣고, 2분간 유념한다. 三陰交는 鍼을 4~5分 넣고, 1분간 유념한다. 陰陵泉은 鍼을 3~5分 넣고, 2분간 유념한다. 陰谷은 鍼을 3分넣고, 2분간 유념(留捻)한다.

그 외의 요법

【이침(耳鍼)】

선혈: 膀胱, 腎, 交感, 枕, 腎上腺

조작: 매회 2~4穴 취혈하고, 중간 정도의 자극을 주고, 20~30분간 유침한다. 동통이 뚜렷한 사람에게는 즉효가 있다.

【한방약】

①열림(熱淋): 팔정산가감(八正散加減)

②석림(石淋): 석위산가감(石葦散加減)

③석림(氣淋): 실증에는 침향산가감(沈香散加減)
허증에는 보중익기탕가감(補中益氣湯加減)

④혈림(血淋): 실증에는 소계음자가감(小薊飮子加減)
허증에는 지백지황환가감(知柏地黃丸加減)

⑤고림(膏淋): 실증에는 정씨비해분청음가감(程氏萆薢分淸飮加減)
허증에는 육미지황환가감(六味地黃丸加減)

⑥노림(勞淋): 무비산약환가감(無比山藥丸加減)

참고사항

①침구는 이 병증, 특히 급성기의 동통에 즉효가 있다. 침구치료는 요로 중 · 하단의 결석에 대한 배석 효과가 뛰어나다. 요로상단, 신우, 腎杯部의 결석에 대해서는 종합요법을 채택하는 것이 좋다. 또 고림, 노림으로 기혈양허가 되고 있는 사람에 대해서는 한방약 치료를 병용해서 보기양혈을 도모하면 좋다.

②각종 임증은 각각 서로 일정한 관계가 있다. 하나는 허실의 상호전화이다. 이것은 다른 淋證 사이에 나타나기도 하고, 하나의 淋證에서도 나타난다. 또 하나는 각 淋證 사이의 상호전화이다. 또 2종류의 임증이 동시에 나타나기도 하고, 虛實挾雜으로서 나타나는 것도 있다. 이 相互轉化를 알고 있으면, 임상에서의 진단, 치료에 많은 도움이 된다.

③절도 있는 규칙적인 생활을 하고, 정서안정을 도모할 필요가 있다. 또 식생활면에서도 매운 것, 단 것, 기름기가 많은 것의 편식에는 주의를 요한다.

36. 유정

유정(遺精)이라는 것은 성교(性交)에 의하지 않고 정액이 흘러나오는 것으로, 그 횟수가 빈번하고 현훈(眩暈), 정신부진(精神不振), 불면, 요(腰)나 슬(膝)이 나른함 등의 증상을 수반하는 것이 병태다. 꿈을 꾸고 유정하는 것을 '몽유(夢遺)'라 하고, 꿈에 관계없이 일어나는 유정을 '활정(滑精)'이라고 한다. 이 병증은 신기불고(腎氣不固)에 의해 일어나지만, 그 원인은 정지실조(情志失調), 방사과다, 수음(자위) 등이다.

병인병기

【 1 】 심신불교에 의한 유정

정지실조나 심로(心勞)에 의해 심음(心陰)을 소모해서 심양(心陽)이 항진하고, 이 음허화왕(陰虛火旺)에 의해 정실(精室)이 영향을 받으면 유정이 일어난다. 또 장기간 망상에 빠져서, 그 때문에 심화(心火)가 항진해서 신수(腎水)를 손상하면 수부제화(水不濟火)가 되고, 군화(君火)가 항진해서 상화(相火)가 망동(妄動)하고 유정이 일어난다.

【 2 】 습열하주에 의한 유정

기름기가 많은 것, 맛이 진한 것 등을 편식하거나 과도한 음주에 의해 비위(脾胃)를 손상해서 습이 내생하고, 그것이 하주해서 온결(蘊結)하면 熱이 생긴다. 이 습열에 의해 정실이 영향을 받으면 유정이 일어난다. 또 습열이 족궐음간경에 영향을 주고, 그 때문에 소설기능(疏泄機能)이 실조(失調)되어서 유정이 일어나는 경우도 있다.

【 3 】 신허부장에 의한 유정

신(腎)은 장정(藏精)을 主하고, 정상인 경우에는 腎의 음양은 '음평양비(陰平陽秘)'가 되기 때문에 욕념(欲念)이 생겨도 설정(泄精)은 하지 않는다. 단 腎이 음허양항(陰虛陽亢)이 되고, 그 때문에 생긴 火가 精室에 영향을 주면 '몽정(夢精)'이 일어난다. 또 구병(久病) 때문에 신기불고(腎氣不固)가 되고, 정기(精氣)가 활탈(滑脫)하면 '활정(滑精)'이 일어난다.

【 4 】 심비로상에 의한 유정

중기부족(中氣不足), 심비기허(心脾氣虛)이면 노권(勞倦)이 과도할 때마다 氣가 더욱 손상되고, '기불섭정(氣不攝精)'이 되어 유정이 일어난다. 또 과도한 思慮에 의해 脾氣가 손상되고, 그 때문에 '기불섭정'이 되면 유정이 일어난다.

유정의 병기의 포인트는 심간비신(心肝脾腎)에 있지만, 그 중에서는 腎이 그 '本'이 된다. 腎은 藏精을 主하고, 심간화동(心肝火動), 습열하주(濕熱下注), 腎虛에 의한 정관불고(精關不固), 심비기허(心脾氣虛)에 의한 기불섭정(氣不攝精)에 의해 이 병증이 일어난다.

36 유정

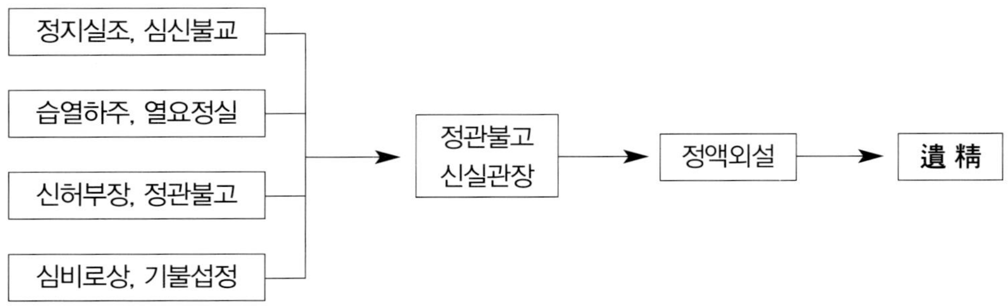

증분류

몽유(夢遺)에는 허실의 구별이 있다. 초기는 심화(心火) · 간울(肝鬱) · 습열(濕熱)에 의해 精氣가 요동해서 일어나는 경우가 많다. 이 타입은 꿈을 꾸고 유정한다는 특징이 있다. 이 상태가 장기간 개선되지 않으면 대부분은 腎虛를 일으킨다. 또 활정은 몽유가 개선되지 않고, 그것이 진행해서 일어나는 것이 많다. 선천적 소인에 의한 것, 또는 방사과다나 수음에 의해 일어나는 것도 있다. 대부분은 허증이다.

【 1 】 심신불교에 의한 유정

주 증 : 몽유(夢遺), 불면, 다몽(多夢)

수 반 증 : 흉부(胸部)의 번열(煩熱), 두훈, 목현(目眩), 정신부진, 권태, 핍력, 심계, 정충(怔

忡), 건망, 몸을 바르르 떪, 구건(口乾), 소변황(小便黃)

설 맥 상 : 설질홍(舌質紅), 맥세삭(脈細數)

증후분석 : ①몽유 – 陰虛火旺에 의해 精室을 요동시키면 일어난다.

②불면, 다몽, 흉부의 번열, 심계, 정충, 몸을 바르르 떪, 건망 – 君火가 항진해서 心陰을 소모하고, 營血이 부족해서 養心(神)할 수 없으면 일어난다.

③두훈, 목현, 정신부진 – 營血이 부족해서, 腦에 충족하지 않으면 일어난다.

④권태, 핍력 – 營血이 부족해서, 기육에 충분히 영양을 줄 수 없으면 일어난다.

⑤구건, 소변황 – 陰虛火旺에 의해 진액이 손상되면 일어난다.

⑥설질홍, 맥세삭 – 음허화왕(陰虛火旺)의 象이다.

【 2 】 습열하주에 의한 유정

主 症 : 빈번하게 유정, 오줌에 정액이 섞이는 경우가 있음

隨 伴 症 : 심번, 불면, 구고, 흉복부가 막힘, 口舌의 瘡, 소변열적 또는 혼탁, 또는 잘 나오지 않음, 대변당박(大便溏薄)하고 나쁜 냄새가 남, 후중감(後重感)

舌 脈 象 : 설태황니(舌苔黃膩), 맥유삭(脈濡數)

證候分析 : ①빈번하게 유정, 오줌에 정액이 섞이는 경우가 있음 – 습열이 내온하고, 정실에 하주해서 정관이 영향을 받으면 일어난다.

②소변열적 또는 혼탁, 또는 잘 나오지 않음 – 습열이 방광에 하주하면 일어난다.

③구고, 심번, 불면, 口舌의 瘡 – 습열(濕熱)이 上薰하거나, 심신(心神)에 영향을 주면 일어난다.

④대변당박하고 나쁜 냄새가 남, 후중감 – 습열(濕熱)이 대장에 영향을 주고, 대장의 기기(氣機)가 실조되면 일어난다.

⑤흉복부가 막힘 – 습열에 의해 氣機의 승강이 나빠져서 조체하면 일어난다.

⑥설태황니, 맥유삭 – 습열내온(濕熱內蘊)의 象이다.

【 3 】 신허부장에 의한 유정

주 증 : 빈번하게 몽유, 또는 활정(滑精)

수 반 증 : 腰나 膝의 나른함, 인건(咽乾), 심번, 현훈, 이명, 건망, 정신부진

설 맥 상 : 설질홍(舌質紅), 설태소(舌苔少), 맥침세(脈沈細

증후분석 : ①빈번하게 몽유 또는 활정 – 병이 장기화해서 陰精이 매우 虛하고, 음손급양(陰損及陽)이 되어서 下元이 虛하고, 精關不固가 되면 일어난다.

②要나 膝의 나른함 – 腰는 腎府이고, 膝은 골절이다. 腎虛가 되면 일어난다.

③현훈, 이명 – 腎虛 때문에 부양이 청규에 상요하면 일어난다.

④인건, 심번, 건망 – 眞陰이 매우 부족해서, 음정(陰精)이 上部에 영양을 줄 수 없으면 일어난다.

⑤설질홍, 설태소, 맥침세 – 신정부족(腎精不足)의 象이다.

【 4 】 심비로상에 의한 유정

주 증 : 노권(勞倦)에 의해 유정한다.

수 반 증 : 심계, 정충, 불면, 건망, 안색위황, 사지의 나른함, 식욕부진, 大便溏薄

설 맥 상 : 설질담(舌質淡), 설태박(舌苔薄), 맥약(脈弱)

증후분석 : ①노권에 의해 유정 – 심비기허(心脾氣虛)이면 사려(思慮)나 노권(勞倦)에 의해 氣를 더욱 손상해서 일어난다.

②심계, 정충, 불면, 건망 – 心脾兩虛로 氣血이 부족해서, 神에 영양을 줄 수 없으면 일어난다.

③안색위황(顔色萎黃), 사지의 나른함 – 脾는 사지와 기육을 主한다. 기혈이 안면에 충실하지 않으면 안색위황이 되고, 脾氣가 부족하면 사지가 나른하게 된다.

④식욕부진, 대변당박 – 脾虛濕盛이 되고 운화기능이 저하하면 일어난다.

⑤설질담, 설태박, 맥약 – 기허불고(氣虛不固)의 象이다.

치료

【1】 심신불교에 의한 유정

치　법: 청심안신(淸心安神), 자음강화(滋陰降火)

처 방 례: 心兪, 腎兪, 關元, 中封, 神門

방　해: 心兪와 神門의 배혈은 수원배혈법(兪原配穴法)이고, 이것에 의해 안신영지(安神寧志)를 도모하고, 腎兪로 보신자음(補腎滋陰)을 도모한다. 關元은 원기가 출입하는 要塞이고, 보신고정(補腎固精)의 작용을 가진 要穴이다. 中封으로 肝火를 내리고 止精을 돕는다.

조　작: 心兪는 내사자(內斜刺)로 1寸 자입(刺入)하고, 腎兪는 1.5寸, 關元은 1~1.5寸 직자(直刺)하고 보법(補法)을 시술한다. 中封, 神門은 1寸 직자(直刺)하고, 사법을 시술한다. 20분간 유침(留鍼)한다.

【2】 습열하주에 의한 유정

治　法: 청심이습(淸熱利濕), 조중고정(調中固精)

處 方 例: 脾兪, 三陰交, 小腸兪, 膀胱兪, 中極, 足三里

①구고(口苦)에는 太衝, 俠谿를 추가한다.

②심번(心煩)에는 通里, 神門을 추가한다.

方　解: 脾兪에 足三里와 三陰交를 배혈해서 건비이습(健脾利濕)을 도모한다. 또 中極, 小腸兪, 膀胱兪로 소장의 청탁을 분별하는 기능 및 방광의 기화기능을 조절하고, 습열의 邪가 소변으로 나오는 것을 촉진한다.

操　作: 脾兪는 내사자로 1~1.5寸 자입하고, 그 外의 치료혈은 1~1.5寸 직자하고, 사법을 시술한다. 20분간 유침한다.

【 3 】 신허부장에 의한 유정

치 법 : 보익신기(補益腎氣), 정관(精關)의 고섭(固攝)

처 방 례 : 腎兪, 志室, 關元, 三陰交, 太谿

①현훈(眩暈)에는 百會를 추가한다.

②이명(耳鳴)에는 翳風, 聽會를 추가한다.

③심번(心煩)에는 神門을 추가한다.

방 해 : 腎兪, 志室, 關元, 太谿는 모두 보신(補腎)의 작용을 가진 要穴이다. 三陰交는 간비신(肝脾腎)의 三經에 통하고, 이것으로 이 三經의 조절을 도모한다. 또 志室은 정궁혈(精宮穴)이라고도 부르고, 몽유, 활정에 대해서 좋은 작용이 있다.

조 작 : 腎兪, 志室은 2寸 직자하고, 그 외의 치료혈은 1寸 직자해서 보법을 시술한다. 뜸을 가해도 좋다. 30분간 유침한다.

【 4 】 심비로상에 의한 유정

치 법 : 보익심비(補益心脾), 익기섭정(益氣攝精)

처 방 례 : 心兪, 脾兪, 神門, 三陰交, 氣海, 足三里, 百會

①식욕부진(食慾不振), 대변당박(大便溏薄)에는 中脘, 天樞를 추가한다.

②심계(心悸), 정충(怔忡)에는 內關을 추가한다.

방 해 : 心兪, 脾兪로 心脾의 보익을 도모하고, 神門, 三陰交로 안신(安神), 심혈의 보익을 도모한다. 또 氣海로 익기고정(益氣固精)을 도모하고, 百會로 청양의 承擧를 도모한다. 足三里로 건위조중(健胃調中)을 도모하고, 기혈의 생성을 촉진한다.

조 작 : 心兪, 脾兪는 내사자로 1寸 자입하고, 神門은 0.5寸 직자한다. 三陰交, 氣海, 足三里는 1.5寸 직자하고, 百會는 前방향으로 1寸 횡자한다. 보법을 시술하고 20분간 유침한다. 뜸을 가해도 좋다.

유정의 치법과 선혈

증 후	병인병기	치 법	선 혈
遺精	心腎不交	청심안신, 자음강화	心兪, 腎兪, 關元, 中封, 神門
	濕熱下注	청열이습, 조중고정	脾兪, 三陰交, 小腸兪, 膀胱兪, 中極, 足三里
	腎虛不藏	보익신기, 고삽정관	腎兪, 志室, 關元, 三陰交, 太谿
	心脾勞傷	보익심비, 익기섭정	心兪, 脾兪, 神門, 三陰交, 氣海, 足三里, 百會

고금처방례(古今處方例)

①《침구대성(鍼灸大成)》

• 유정백탁(遺精白濁): 腎兪, 關元, 三陰交. 夢遺失精: 曲泉(100壯), 中封, 太衝, 至陰, 膈兪, 脾兪, 三陰交, 腎兪, 關元, 三焦兪.

②《의학강목(醫學綱目)》

• 유정몽설(遺精夢泄)하는 것은 心兪, 白環兪, 膏肓兪, 中極, 關元 등의 穴, 또는 침 또는 뜸을 시술한다.

③《백증부(百症賦)》

• 三陰과 氣海에 鍼하는 것은 백탁(白濁) 및 유정(遺精)만을 취급한다.

④《천금방(千金方)》

• 꿈을 꾸고 설정(泄精)하는 것은 中封에 灸 50壯.

⑤《승담안침구선집(承淡安鍼灸選集)》

• 心兪는 鍼을 3分 넣고, 2분간 유념(留捻)한다. 白環兪는 鍼을 3~4分 넣고, 2분간 유념한다. 腎兪는 鍼을 3~4分 넣고, 2분간 유념한다. 中極은 灸 3壯. 關元은 灸 5壯. 三陰交는 灸 5~7壯.

그 외의 요법

【이침(耳鍼)】

선혈: 외생식기, 腎, 睾丸, 附件, 子宮, 神門, 皮質下, 내분비

조작: 매회 3~5穴을 선혈하고, 가벼운 자극을 준다. 매일 1회 또는 격일 치료한다.

【한방약】

①심신불교(心腎不交)에 의한 유정(遺精): 지백지황환가감(知柏地黃丸加減)

②습열하주(濕熱下注)에 의한 유정: 비해분청음가감(萆薢分淸飮加減)

③신허부장(腎虛不藏)에 의한 유정: 금쇄고정환(金鎖固精丸), 육미지황환가감(六味地黃丸加減)

④심비로상(心脾勞傷)에 의한 유정: 귀비탕가감(歸脾湯加減)

참고사항

①침구는 이 병증에 효과가 좋다.

②정신 · 심리위생, 성지식을 지도하고, 방사과다(房事過多), 수음 등의 나쁜 습관을 고치도록 노력한다.

37. 양위

양위(陽萎)라는 것은 음경(陰莖)의 발기부전 또는 발기가 지속되지 않아 성교를 할 수 없는 병증이고, 성교불능증에 상당한다. 유정(遺精), 활정(滑精), 조설(早泄)을 수반하기 쉽다. 음위(陰痿)라고도 한다. 이 병증은 방사과다, 장기에 걸친 수음(자위) 또는 과도한 사려(思慮) 등

에 의해 일어나고, 肝 · 腎 · 脾와의 관계가 밀접하다.

병인병기

【 1 】 명문화쇠에 의한 양위

방사과다나 소년기의 장기에 걸친 수음으로 정기(精氣)가 손상(損傷)되고, 명문화쇠(命門火衰)가 되면 이 타입의 양위(陽萎)가 일어난다.

【 2 】 심비양허에 의한 양위

과도한 思慮, 노권(勞倦), 음식부절에 의해 심비(心脾)가 손상되면 心의 손상으로 血이 부족하고, 脾의 손상에 의해 기혈의 생성이 나빠져서 기혈양허(氣血兩虛)의 병태가 일어난다. 음경(陰莖)은 '종근(宗筋)의 會'라고도 부르고, 양명(陽明)은 '종근(宗筋)의 長'이라고 부른다. 기허에 의해 종근무력이 되고, 혈허에 의해 종근에 잘 영양이 잘 공급되지 않으면 종근이 이완해서 양위가 일어난다.

【 3 】 습열에 의한 양위

기름기가 많은 것이나 단 것을 편식하거나 과도한 음주에 의해 습열이 생기고, 그것이 전음에 하주해서 종근이 이완하면 양위가 일어난다.

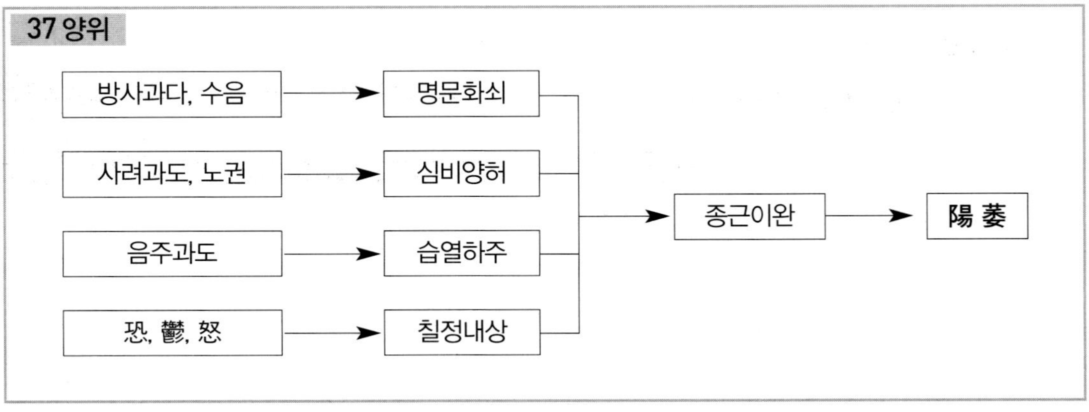

【 4 】 칠정내상에 의한 양위

공포(恐怖), 우울(憂鬱), 화를 내는 것에 의해서 기혈이 실조되고, 그 때문에 기혈이 前陰에 충족하지 않게 되면 이 타입의 양위가 일어난다.

증분류

【 1 】 명문화쇠에 의한 양위

주 증 : 양위, 음부(陰部)의 냉기

수 반 증 : 腰나 膝이 나른함, 몹시 추위를 탐, 사지의 냉기, 안면창백(顔面蒼白), 두훈(頭暈), 이명(耳鳴), 정신부진(精神不振)

설 맥 상 : 설질담(舌質淡), 설태백(舌苔白), 맥침세(脈沈細)

증후분석 : ①양위 – 精氣를 손상하고, 명문화쇠가 되어 기혈이 부족하면 일어난다.

②안색창백 – 기혈부족 때문에 안면에 영양이 공급되지 않으면 일어난다.

③정신부진, 腰나 膝이 나른함, 몹시 추위를 탐, 사지의 냉기 – 신양(腎陽)이 부족하면 정신부진이 되거나 요슬(腰膝)이 나른해지고, 온후기능(溫煦機能)이 저하하면 냉기의 증상이 일어난다.

④두훈, 이명 – 음정(陰精)이 부족하면 수해(髓海)가 공허가 되어 일어난다.

⑤설질담, 설태백, 맥침세 – 명문화쇠(命門火衰)의 象이다.

【 2 】 심비양허에 의한 양위

主 症 : 양위, 피로권태감

隨 伴 症 : 안색이 흐림, 불면, 심계, 식욕부진, 사지무력

舌 脈 象 : 설질담(舌質淡), 설태백(舌苔白), 맥침세약(脈沈細弱)

證候分析 : ①양위 – 氣虛에 의해 종근무력이 되고, 血虛에 의해 종근에 영양이 잘 공급되지 않으면, 종근이 이완해서 일어난다.

②피로권태감, 안색이 흐림, 식욕부진, 사지무력(四肢無力) – 비기허(脾氣虛)에 의해 일어난다.

③불면, 심계 – 심혈허(心血虛)에 의해 神에 영양이 공급되지 않으면 일어난다.

④설질담, 설태백, 맥침세약 – 기혈양허(氣血兩虛)의 象이다.

【 3 】 습열에 의한 양위

주 증 : 양위, 음낭(陰囊)이 젖어서 냄새가 나거나 부종 · 통증이 있음

수 반 증 : 하지(下肢)가 무겁고 나른함, 소변황(小便黃)

설 맥 상 : 설태황니(舌苔黃膩), 맥유삭(脈濡數)

증후분석 : ①양위 – 습열이 전음(前陰)에 하주해서 종근이 이완하면 일어난다.

②음낭이 젖어서 냄새가 나거나 부종 · 통증이 있음 – 습열(濕熱)이 음낭에 조체하면 일어난다.

③하지가 무겁고 나른함 – 습기가 조체하면 일어난다.

④소변황, 설태황니, 맥유삭 – 습열의 象이다.

【 4 】 칠정내상에 의한 양위

주 증 : 양위, 성교시에 초초해하거나 불안해서 발기하지 않음

수 반 증 : 자신이 없어서 침착하지 못함, 두려워함, 불면, 흉협고만(胸脇固滿)

설 맥 상 : 설질담홍(舌質淡紅), 맥현세(脈弦細)

증후분석 : ①양위, 성교시(性交時)에 초조해하거나 불안해서 발기하지 않음 – 肝은 血을 지니고 筋을 主하고, 음기(陰器)에 연락하고 있다. 간울(肝鬱)이 되어 기혈이 전음에 충족하지 않으면 일어난다.

②자신이 없어서 침착하지 못함, 두려워함 – 간울(肝鬱)이 되어 肝이 소설불급(疏泄不及)이 되면 일어난다.

③흉협고만 – 肝의 조달이 나빠지면 일어난다.

④설질담홍, 맥현세 – 간울혈허(肝鬱血虛)의 象이다.

치료

【 1 】 명문화쇠에 의한 양위

치　　법 : 온보하원(溫補下元)

처 방 례 : 關元, 命門, 腎兪, 太谿, 三陰交

방　　해 : 關元은 임맥과 족삼음경과의 교회혈이고, '원기출입(元氣出入)의 요새(要塞)'라 불리며 온신장양(溫腎壯陽), 원기를 보익하는 작용이 있다. 命門에는 腎陽을 온보하는 작용이 있다. 또 腎兪, 太谿에는 보신장양(補腎壯陽)의 작용이 있다. 三陰交에는 보신양간(補腎養肝)의 작용이 있다. 이 배혈로 온양보신(溫陽補腎)을 도모하고 下元을 强壯하면 양위는 회복된다.

조　　작 : 關元, 命門은 1寸 직자하고 보법을 시술한다. 關元은 득기가 전음부에 전달되도록 수기를 시술한다. 이 2穴에는 뜸을 가해도 좋다. 腎兪는 1.5寸, 太谿는 0.5寸 직자하고 보법을 시술한다. 三陰交는 1.2~1.5寸 직자하고 평보평사법을 시술한다. 30~50분간 유침한다.

【 2 】 심비양허에 의한 양위

治　　法 : 보익심비(補益心脾)

處 方 例 : 中極, 命門, 脾兪, 足三里, 神門

方　　解 : 中極은 임맥과 족삼음경과의 교회혈이고, 命門은 독맥혈이다. 이 2穴을 배혈해서 下元을 補한다. 脾兪와 足三里에 의해 건비(健脾)를 도모하고, 후천을 補하여 선천의 精을 배양한다. 또 神門에 三陰交를 배혈해서 心脾를 조절한다. 기혈이 왕성하게 되면 양위는 회복된다.

操　　作 : 中極은 1.5~2寸 직자하고, 命門은 1寸 직자해서 평보평사법을 시술한다. 中極은 득기가 전음부에 전달되도록 수기를 시술한다. 脾兪는 1寸 직자하고, 足三里는 1.5寸 직자해서 보법을 시술한다. 神門은 0.5~0.8寸 직자하고, 三陰交는 1.2~1.5寸 직자해서 평보평사법을 시술한다. 30분간 유침한다.

【3】습열에 의한 양위

치 법: 청열이습(淸熱利濕)

처 방 례: 中極, 腎兪, 足三里, 三陰交, 膀胱兪, 豐隆

방 해: 中極에 腎兪를 배혈해서 익신(益腎)을 도모하고 氣化를 돕는다. 足三里, 三陰交로 건비(健脾)를 도모하고 습사(濕邪)의 제거를 도모한다. 또 膀胱兪, 豐隆으로 하초 습열의 청리(淸利)를 도모한다. 이것에 의해 습열이 제거되면 양위는 회복된다.

조 작: 中極은 1.5~2寸 직자하고, 腎兪는 1~1.5寸 직자하고 보법을 시술한다. 中極은 득기가 전음부에 전달되도록 수기를 시술한다. 足三里는 1.5寸 직자하고, 三陰交는 1.2~1.5寸 직자하고 평보평사법을 시술한다. 또 膀胱兪는 1.2~1.5寸 직자하고, 豐隆은 1~1.2寸 직자해서 평보평사법을 시술한다. 30분간 유침한다.

【4】칠정내상에 의한 양위

치 법: 소간익신(疏肝益腎), 영심(寧心)

처 방 례: 中極, 志室, 肝兪, 太衝, 陽陵泉, 心兪, 神門

방 해: 中極에 지실(志室)을 배혈해서 익신강지(益腎强志)를 도모한다. 肝의 背兪穴인 肝兪, 족궐음간경의 원혈인 太衝, 족소양담경의 합혈인 陽陵泉을 배혈해서 소간해울(疏肝解鬱), 기혈의 조절을 도모한다. 또 心兪에 神門을 배혈해서 보조적으로 영심안신(寧心安神)을 도모한다. 기혈이 조화하고, 심신이 안정되고, 志가 장건(壯健)하게 되면 양위는 회복된다.

조 작: 中極은 1.5~2寸 직자하고, 지실은 1.2~1.5寸 직자하고 보법을 시술한다. 中極은 득기가 전음부에 전달되도록 수기를 시술한다. 肝兪, 太衝, 陽陵泉에는 평보평사법을 시술하고, 心兪, 神門에는 보법을 시술한다. 20~30분간 유침한다.

양위의 치법과 선혈

증 후	병인병기	치 법	선 혈
陽萎	명문화쇠	온보하원	關元, 命門, 腎兪, 太谿, 三陰交
	심비양허	보익심비	中極, 命門, 脾兪, 足三里, 神門
	습열하주	청열이습	中極, 腎兪, 足三里, 三陰交, 膀胱兪, 豐隆
	칠정내상	소간익신, 영심	中極, 志室, 肝兪, 太衝, 陽陵泉, 心兪, 神門

고금처방례(古今處方例)

①《황제명당경(黃帝明堂經)》

• 曲泉, 장부퇴산(丈夫癩疝), 폐륭음위(閉癃陰痿)를 主로 한다, 陰谷, 남자여고(男子女蠱), 음위불용(陰痿不用)을 主로 한다.

②《유경도익(類經圖翼)》

• 陽이 일어나지 않는 것은 命門, 腎兪, 氣海, 然谷에 灸한다.

③《신응경(神應經)》

• 음위환건(陰痿丸蹇): 陰谷, 陰交, 然谷, 中封, 大敦

그 외의 요법

【이침(耳鍼)】

선혈: 精宮, 外生殖器, 睾丸, 內分泌, 皮質下, 神門

조작: 매회 2~3穴을 취혈하고, 중간 정도의 자극을 주고 15분간 유침한다. 매일 1회 또는 격일 치료한다.

【한방약】

①명문화쇠(命門火衰)에 의한 양위(陽萎): 우귀환(右歸丸)

②심비양허(心脾兩虛)에 의한 양위: 귀비탕(歸脾湯), 대보원전(大補元煎)

③습열하주(濕熱下注)에 의한 양위: 시호승습탕(柴胡勝濕湯), 용담사간탕(龍膽瀉肝湯)

④칠정내상(七情內傷)에 의한 양위: 정지환(定志丸)

참고사항

①침구는 기능성 양위에 뛰어난 효과가 있다.

②필요한 위생지식을 가르치고, 수음을 하지 않도록 지도할 필요가 있다. 또 심리적인 요인에 의한 것에 대해서는 암시요법을 병용하면 좋다.

③식생활에 주의하고, 충분히 영양을 공급하고, 회복에 노력하도록 지도하면 좋다. 또 허약한 경우에는 고단백식품을 취하도록 지도한다. 濕이 얽혀 있는 경우에는 기름기가 많은 음식, 단 음식에 주의하고, 또 금주를 권유할 필요가 있다.

38. 산기

산기(疝氣)라는 것은 고환, 음낭이 종창(腫脹)해서 아픈 병이다. 《소문(素問)》 장자편(長刺篇)에서는 '病이 小腹에 있고, 동통해서 대소변을 볼 수 없는 것을 疝이라 한다'고 서술하고 있다. 이 병에 대해서는 역대로 분류법이 있었지만, 여기에서는 한산(寒疝), 열산(熱疝), 호산(狐疝)에 대해서 서술한다.

장중적증(腸重積症), 부고환염(副睾丸炎), 서혜(鼠蹊)헤르니아(탈장) 등은 이 병의 변증시치(辨證施治)를 참고하여 치료할 수 있다.

병인병기

【1】한산

습지(濕地)의 영향이나 風雨 등에 의해 한습(寒濕)의 邪가 임맥 및 족궐음간경을 따라서 소복부, 고환, 음낭 등에 응체하고, 그 때문에 기혈이 조체하면 한산(寒疝)이 일어난다.

【2】열산

한습(寒濕)의 邪가 온결(蘊結)해서 熱化하거나, 肝脾 二經의 습열(濕熱)이 下注하면, 고환의 종창 · 동통 · 열감, 음낭수종 등을 주증으로 하는 열산(熱疝)이 일어난다.

【3】호산

지나치게 힘을 쓰고, 과로로 맥락을 손상하고 기허하함이 되면 호산이 일어난다.

38 산기

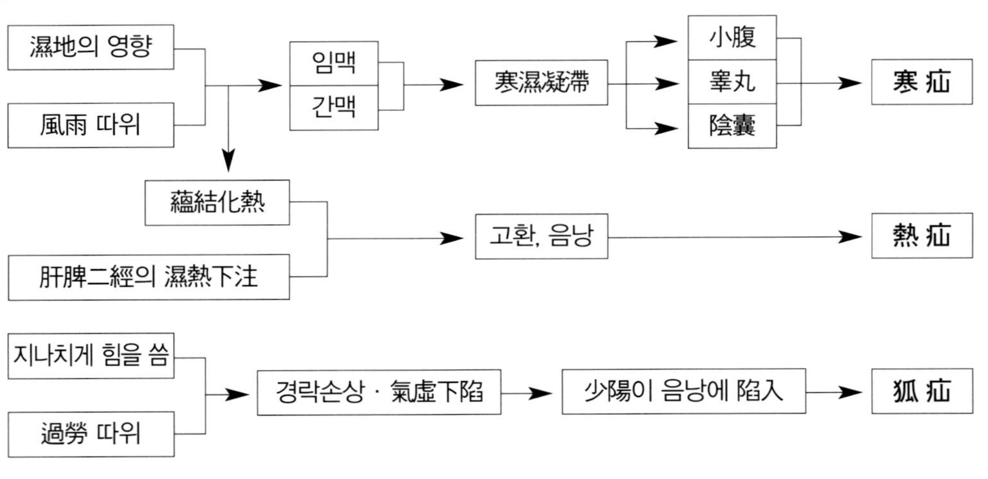

증분류

【1】한산

주　　증 : 고환의 심한 동통, 하복부에 방산, 한랭에 의해 동통이 심해짐

수 반 증 : 음경이나 음낭이 차고 위축됨, 몹시 추위를 탐, 사지결온(四肢缺溫), 안면창백

설 맥 상 : 설질담(舌質淡), 설태백(舌苔白), 맥현긴(脈弦緊) 또는 침복(沈伏)

증후분석 : ①고환의 심한 동통, 하복부에 방산 – 한습이 침습하면, 寒에는 수인성이 있기 때문에 근맥이 구급하면 일어난다.

②음경(陰莖)이나 음낭(陰囊)이 차고 위축됨 – 한습(寒濕)이 음기(陰器)에 客하고, 양기(陽氣)가 억지되면 일어난다.

③몹시 추위를 탐, 사지결온(四肢缺溫), 안색창백 – 寒은 음사(陰邪)이고, 가장 양기를 손상하기 쉽고, 양기가 약해지면 일어난다.

④설질담, 설태백, 맥현긴 또는 침복 – 한습응체(寒濕凝滯)의 象이다.

【2】열산

主　　症 : 고환의 종창과 동통, 음낭의 종창 · 발적(發赤) · 열감, 환부거안(患部拒按)

隨 伴 症 : 발열, 두통, 사지의 나른함, 입이 끈적끈적함, 소변단적(小便短赤), 변비, 음낭수종에 의해 편추(偏墜–고환이 창통하고 下垂하는 것)가 일어나는 경우가 많다.

舌 脈 象 : 설태부후(舌苔腐厚), 황니(黃膩), 맥현삭(脈弦數)

證候分析 : ①고환의 종창과 동통, 음낭의 종창 · 發赤 · 열감, 환부거안 – 습열이 온결(蘊結)해서 下로 모이고 기혈이 울체(鬱滯)하면 일어난다.

②오한(惡寒), 발열, 두통, 사지의 나른함, 입이 끈적끈적함 – 습열(濕熱)이 증등(蒸騰)해서 삼초에 퍼지면 일어난다.

③소변단적(小便短赤) – 습열이 방광에 온결(蘊結)하면 일어난다.

④설태부후, 황니, 맥현삭 – 습열온결(濕熱蘊結)의 象이다.

【3】호산

주 증: 소복부와 음낭이 하수(下垂)하는 것 같은 동통, 고환에 방산, 서면 하수, 횡와(橫臥)하면 복중(腹中)에 들어감

수 반 증: 정신부진(精神不振), 핍력(乏力)

설 맥 상: 설질담(舌質淡), 맥침세(脈沈細)

증후분석: ①소복부와 음낭이 하수하는 것 같은 동통, 고환에 방산 – 기허하함(氣虛下陷)에 의해 승거(昇擧)가 무력하게 되면 일어난다.

②서면 하수(下垂), 횡와(橫臥)하면 복중(腹中)에 들어감 – 기허하함 때문에 근맥(筋脈)이 이완하고, 고섭(固攝)이 나빠지면 체위의 변화에 의해 증상이 변화한다.

③정신부진, 핍력 – 비기허(脾氣虛)에 의해 일어난다.

④설질담, 맥침세 – 기허(氣虛)의 象이다.

치료

【1】한산

치 법: 온화한습(溫化寒濕), 소통경기(疏通經氣)

처 방 례: 氣海, 三陰交, 大敦

몹시 추위를 타거나 사지가 냉하면 神闕, 足三里에 뜸을 시술한다.

방 해: 산기(疝氣)는 대부분 임맥, 족궐음간경, 족태음비경의 병변이다. 임맥의 병에는 '외결칠산(外結七疝)'이 있고, 족궐음간경맥은 음기(陰器)이며, 소복부(小腹部)를 주행(走行)하고, 족태음경근은 음기(陰器)에 모인다. 이 처방례에서는 氣海로 임맥의 기혈을 통리해서 한습의 온화, 이기지통(理氣止痛)을 도모한다. 그 위에 족궐음간경의 井木穴인 大敦에 三陰交를 배혈하고, 이것에 뜸을 시술해서 온경산한, 지통을 도모한다. 大敦은 산기 치료의 요혈이다.

조 작: 氣海는 1寸 직자(直刺)하고 사법(瀉法)을 시술한다. 三陰交는 1.5寸 직자(直刺)하고

사법(瀉法)을 시술하고, 그 위에 뜸을 가한다. 大敦에는 뜸을 시술한다.

【2】열산

治　法：청열화습(淸熱化濕), 소종산결(消腫散結)

處方例：中極, 氣衝, 陰陵泉, 三陰交, 大敦

①음낭(陰囊)의 종창(腫脹)·열감(熱感)에는 蠡溝를 추가한다.

②오한(惡寒), 발열(發熱)에는 合谷, 外關을 추가한다.

方　解：산기(疝氣) 치료의 요혈인 大敦에 陰陵泉, 三陰交를 배혈해서 비경습열(脾經濕熱)의 청설(淸泄)을 도모한다. 그 위에 방광의 모혈인 中極에 氣衝을 배혈해서 방광을 조절하고, 하초의 습열을 청리(淸利)한다. 氣衝은 또 충맥과 관계가 밀접하고, 氣機의 조절, 소종산결(消腫散結)의 작용이 있다.

操　作：大敦에는 뜸을 시술한다. 그 외의 치료혈은 1寸 직자하고 사법을 시술한다. 20분간 유침한다.

【3】호산

치　법：보기승함지통(補氣昇陷止痛)

처방례：關元, 歸來, 足三里, 照海, 大敦, 三角灸

방　해：이 타입의 산기는 중기하함(中氣下陷), 원기부족 때문에 일어난다. 족양명경근은 음기에 모이고, 족소음, 궐음경근은 음기에 結해 있다. 따라서 족양명위경혈의 歸來, 足三里로 中氣의 보익, 종근의 온후를 도모하고, 승함지통(昇陷止痛)을 돕는다. 또 關元으로 원기의 보익을 도모하여 승함을 돕는다. 그 위에 照海, 大敦으로 腎氣의 보익, 筋脈의 온양, 지통을 도모한다. 三角灸는 경외기혈(經外奇穴)이고, 산기 치료의 경험혈이다. 이것에 빈번하게 뜸을 시술하면, 치료효과를 안정시키는 작용과 재발방지의 작용이 있다.

조　작：三角灸에는 빈번하게 뜸을 시술한다. 그 외의 치료혈에는, 1寸 직자하고 보법을 시술하고, 20분간 유침한다.

산기의 치법과 선혈

<table>
<tr><th>증 후</th><th>병인병기</th><th>치 법</th><th colspan="2">선 혈</th></tr>
<tr><td rowspan="3">疝
氣</td><td>한 습</td><td>온화한습, 소통경기</td><td rowspan="3">大敦</td><td>氣海, 三陰交</td></tr>
<tr><td>습 열</td><td>청열화습, 소종산결</td><td>中極, 氣衝, 陰陵泉, 三陰交</td></tr>
<tr><td>중기부족</td><td>보기승함지통</td><td>關元, 歸來, 足三里, 照海, 三角灸</td></tr>
</table>

고금처방례(古今處方例)

①《신응경(神應經)》

• 한산복통(寒疝腹痛): 陰市, 太谿, 肝兪를 취한다.

②《침구대성(鍼灸大成)》

• 小腸氣, 一切冷氣, 臍에 연결되어 腹結이 아프고, 小便遺尿하는 것은 大敦에 灸 3壯.

③《의학강목(醫學綱目)》

• 제산대법(諸疝大法)은 大敦, 行間, 太衝, 中封, 蠡溝, 關元, 水道에 취한다.'

그 외의 요법

【이침(耳鍼)】

선혈: 외생식기, 神門, 교감, 小腸, 腎, 肝

조작: 매회 2~3穴을 선혈하고, 강한 자극을 주고, 10~20분간 유침한다. 격일 치료한다.

【한방약】

①한산(寒疝): 오수유탕가감(吳茱萸湯加減)

②열산(熱疝): 용담사간탕가감(龍膽瀉肝湯加減)

③호산(狐疝): 도기탕가감(導氣湯加減)

참고사항

①침구는 한산, 열산에 효과가 좋다. 또 초기의 호산에 대해서는 일정한 효과가 있다.

②한산은 실온에 주의하고, 음한의 邪의 침습을 피하면 좋다. 열산은 안정을 유지하고, 종

창의 확산을 방지할 필요가 있다. 호산은 힘을 쓰지 않도록 주의하고, 평소에 변비나 천식에 대해서는 적시에 적절한 치료를 행할 필요가 있다.

39. 두통

두통(頭痛)은 임상에서 자주 보이는 자각증상이고, 대부분의 급성, 만성질환에 나타난다. 여기에서는 내과 잡병의 범위에 한정해서 서술한다. 이 병증은 그 병인병기(病因病機)의 차이에 따라 여러 가지 명칭이 있다. 《소문素問》풍론편(風論篇)에는 '뇌풍(腦風)', '수풍(首風)'이란 명칭이 있고, 외풍(外風), 풍한(風寒)의 氣가 頭(腦)에 침습해서 두통이 일어난다고 하고 있다. 또 《단계심법(丹溪心法) · 두통(頭痛)》에서는 두통은 담궐, 기체와 관계가 있다고 하고 있다. 이와 같이 외인, 내인에 의해 두통이 일어나고, 그 병상은 복잡하다. 시치에서는 표본(標本)과 선후(先後)를 확실히 감별하고, 그 주인(主因)을 찾고, 전체적인 병기를 들면서 치료를 행할 필요가 있다.

병인병기

1 외감성두통

생활의 부주의 등에 의해 風, 寒, 濕, 熱의 외사가 신체 · 두부에 침입하고, 그 때문에 두부의 경락이 조체해서 두부의 기혈의 흐름이 나빠져서 청양(淸陽)의 氣가 억지되거나 하면 두통이 일어난다. 이 경우 주체는 풍사(風邪)다.

2 내상성두통

'뇌(腦)는 수(髓)의 해(海)'라고 말하는데, 이것에 주로 영양을 주는 것은 간신(肝腎)에 지니고 있는 정혈(精血)과 비위의 운화에 의한 수곡의 정미다. 따라서 내상성두통(內傷性頭痛)은 간비신삼장(肝脾腎三臟)과 밀접한 관계가 있다.

【 1 】 간양의 항진에 의한 두통

정지실조(情志失調)에 의해 간울(肝鬱)이 되고, 그 때문에 간화(肝火)가 생겨서 청규(淸竅)에 상요(上擾)하면 두통(頭痛)이 일어난다. 또 간화에 의해 肝陰이 손상되고, 더욱이 그 때문에 신수부족(腎水不足)을 유발해서 간신음허(肝腎陰虛)가 되고, 肝陽이 상항해서 청규에 상요하면 두통이 일어난다.

【 2 】 담탁에 의한 두통

음식부절 등에 의해 脾의 운화기능이 나빠져서 그 때문에 담습이 내생해서 청규에 상몽하고, 淸陽이 억지되면 두통이 일어난다.

【 3 】 혈어에 의한 두통

외상에 의해 두부에 어혈이 생기고, 두부의 맥락의 기혈의 흐름이 나빠지면 두통이 일어난다. 또 구병(久病)에 의해 病이 絡에 들어가고, 그 때문에 맥락의 기혈의 흐름이 나빠지면 두통이 일어난다.

【 4 】 기혈양허에 의한 두통

노권, 음식부절 등에 의해 비위허약이 되고, 그 때문에 기혈의 생성이 나빠지거나, 병후나 산후에 기혈양허(氣血兩虛)가 되거나, 출혈에 의해 기혈이 손상되고, 그 때문에 두부에 영양이 잘 공급되지 않으면 두통이 일어난다.

【5】신허에 의한 두통

신정부족(腎精不足) 때문에 뇌수가 공허가 되면 두통이 일어난다. 또 음손급양(陰損及陽)에 의해 신양허(腎陽虛)가 되고, 그 때문에 청양(淸陽)이 두부에 잘 도달하지 않으면 두통이 일어난다.

39 두통

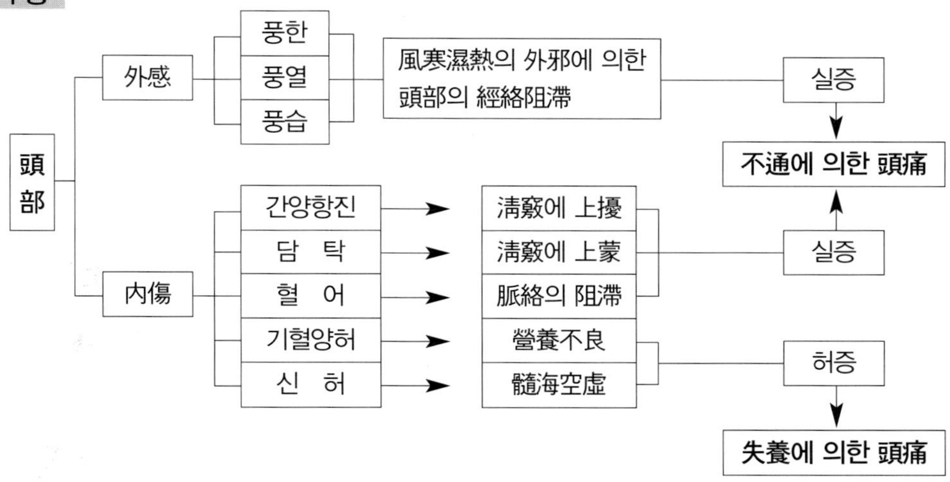

증분류

1 외감성두통

【1】풍한에 의한 두통

주 증 : 두통, 항배부에 방산, 바람을 쐬면 심해짐

수 반 증 : 오풍, 발열, 구갈(口渴)은 없음

설 맥 상 : 설태박백(舌苔薄白), 맥부긴(脈浮緊)

증후분석 : ①두통 – 頭는 제양(諸陽)의 會이고, 외사가 침입해서 순경(循經)에 의해 상요하고, 청양을 억지하면 두통이 일어난다.

②항배부에 방산(放散) – 太陽은 一身의 表를 主하고, 그 경맥은 頭頂에 오르고 항배부(項背部)를 돌고 있기 때문에 일어난다.

③차가운 바람을 쐬면 심해짐 – 풍한에 의해 두통이 일어나기 때문에 바람을 쐬면 심해진다.

④구갈은 없음 – 寒은 陰邪이고, 內에 熱象이 없기 때문에 입은 마르지 않는다.

⑤오한, 발열 – 풍한(風寒)이 기표에 외속(外束)해서 위양(衛陽)이 억지되고, 선달(宣達)하지 않으면 일어난다.

⑥설태박백, 맥부긴 – 풍한이 表에 있는 象이다.

【 2 】 풍열에 의한 두통

主 症 : 두통, 더부룩한 느낌이 듦, 또는 깨지듯이 아픔

隨 伴 症 : 발열 또는 惡風, 안면홍조, 목적(目赤), 구갈욕음(口渴浴飮–목이 마르고 마시고 싶어함), 변비, 소변황

舌 脈 象 : 설질홍(舌質紅), 설태황(舌苔黃), 맥부삭(脈浮數)

證候分析 : ①두통, 두창(頭脹), 또는 깨지듯이 아픔 – 熱이 양사(陽邪)이고, 염상성(炎上性)이 있고, 風을 동반해서 상요하고 두부의 낙맥을 조체시키면 일어난다.

②발열 또는 오풍 – 풍열의 邪가 衛分을 범하면 일어난다.

③안면홍조, 목적(目赤) – 熱邪가 頭顔面部에 상요하면 일어난다.

④구갈욕음, 변비, 소변황 – 熱邪가 진액을 손상하면 일어난다.

⑤설질홍, 설태황, 맥부삭 – 風熱의 邪가 왕성한 象이다.

【 3 】 풍습에 의한 두통

주 증 : 세게 조르는 것처럼(布 등으로 휘감기는 것처럼) 머리가 무겁고 아픔

수 반 증 : 신체가 나른함, 사지가 무겁고 나른함, 흉민, 식욕부진, 소변불리, 대변당박

설 맥 상 : 설태백니(舌苔白膩), 맥유(脈濡)

증후분석 : ①세게 조르는 것처럼(布 등으로 휘감기는 것처럼) 머리가 무겁고 아픔 – 외감풍습의 邪가 청규를 몽폐하고, 청양의 氣가 떠오르지 않으면 일어난다.

②신체가 나른함, 사지가 무겁고 나른함, 흉민, 식욕부진 – 濕은 음사이고, 점체성과 중탁성이 있다. 또 脾는 운화를 主하고, 사지를 主한다. 脾가 濕에 의해 억지되면 일어난다.

③소변불리, 대변당박 – 습사가 내온해서 청탁을 분별할 수 없으면 일어난다.

④설태백니, 맥유 – 습사편성(濕邪偏盛)의 象이다.

2 내상성두통

【 1 】 간양의 항진에 의한 두통

주 증 : 두통, 현훈, 긴장하면 두통이 심해짐

수 반 증 : 심번, 이노(易怒), 불면, 협통, 안면홍조, 구고(口苦)

설 맥 상 : 설질홍(舌質紅), 설태박황(舌苔薄黃), 맥현유력(脈弦有力)

증후분석 : ①두통, 현훈 – 정지실조에 의해 肝의 條達이 나빠지고, 肝陽이 항진해서 순경에 의해 청규에 상요하면 일어난다.

②심번, 이노, 불면 – 肝火가 왕성하게 되고 심신에 영향을 주면 일어난다.

③협통 – 족궐음간경은 협륵부에 분포해 있고, 肝陽이 항진하면 일어난다.

④안면홍조, 구고 – 간담의 火가 상충하면 일어난다.

⑤설질홍, 설태박황, 맥현유력 – 간양항진(肝陽亢進)의 象이다.

【 2 】 담탁에 의한 두통

주 증 : 두통, 머리가 멍함

수 반 증 : 가슴이 답답함, 위완부의 막힘, 오심, 담연(痰涎)을 구토

설 맥 상 : 설태백니(舌苔白膩), 맥활(脈滑) 또는 현활(弦滑)

증후분석 : ①두통, 頭가 멍함 – 脾의 운화기능이 나빠지고, 담탁이 內生해서 청규에 영향을 주면 두통이 일어난다. 淸陽이 두부에 떠오르지 않으면 頭가 멍하다.

②가슴이 답답함, 위완부의 막힘 – 담탁이 흉격부에 조체하면 일어난다.

③오심, 담연을 구토 – 담탁이 상역하면 일어난다.

④설태백니, 맥활 또는 현활 – 담탁내정(痰濁內停)의 象이다.

【 3 】 혈어에 의한 두통

주 증 : 만성으로 고정성의 찌르는 듯한 두통

수 반 증 : 두부외상의 기왕력(旣往歷)이 있다, 또는 구병력(久病歷)이 있다.

설 맥 상 : 설질자암(舌質紫暗), 맥세색(脈細濇)

증후분석 : ①만성으로 고정성의 찌르는 듯한 두통 – 어혈이 내정하고 두부의 맥락이 조체하면 일어난다.

②설질자암, 맥세색 – 어혈내정(瘀血內停)의 象이다.

【 4 】 기혈양허에 의한 두통

주 증 : 두통(은통), 현훈, 피곤하면 심해짐

수 반 증 : 신체가 나른함, 핍력, 심계, 안면창백

설 맥 상 : 설질담(舌質淡), 설태박백(舌苔薄白), 맥세약(脈細弱)

증후분석 : ①두통, 현훈 – 영혈이 부족하고 腦에 영양이 공급되지 않으면 일어난다.

②신체가 나른함, 핍력, 안색창백, 피곤하면 증상이 심해짐 – 기혈양허(氣血兩虛)에 의해 일어난다.

③심계 – 혈허 때문에 心에 영양이 잘 공급되지 않으면 일어난다.

④설질담, 설태박백, 맥세약 – 기혈양허(氣血兩虛)의 象이다.

【5】신허에 의한 두통

주 증 : 머리가 공허한 느낌으로 아픔, 현후

수 반 증 : 요통, 膝이 나른함, 정신피로, 핍력, 유정, 대하, 이명, 불면, 다몽

설 맥 상 : 설질홍(舌質紅), 설태소(舌苔少), 맥세유력(脈細無力)

증후분석 : ①두통(공통), 현훈, 이명 - 신정부족 때문에 뇌수가 공허하게 되면 일어난다.

②요통, 膝이 나른함, 정신피로, 핍력 - 신정부족에 의해 일어난다.

③유정, 대하 - 신허(腎虛)에 의해 정관불고(精關不固)가 되면 유정이 일어나고, 대맥이 약해지면 대하가 일어난다.

④불면, 다몽 - 신음부족이 되고 허양이 상월하면 일어난다.

⑤설질홍, 설태소, 맥세무력 - 신음부족(腎陰不足)의 象이다.

치료

1 외감성두통

치 법 : 소산외사(疏散外邪), 통락지통(通絡止痛). 국부취혈(局部取穴)과 순경취혈(循經取穴)을 主로 한다.

처 방 례 : 風池, 太陽을 主로 한다. 두통의 부위와 성질에 의해 다음과 같이 분경(分經), 변증배혈(辨證配穴)을 행한다.

[두통의 부위]

①두정부통(頭頂部痛) - 百會, 通天, 行間, 阿是穴

②전두부통(前頭部痛) - 上星, 頭維, 合谷, 阿是穴

③후두부통(後頭部痛) - 後頂, 天柱, 崑崙, 阿是穴

④측두부통(側頭部痛) - 卒谷, 曲鬢, 俠谿, 阿是穴

[두통의 성질]

①풍한성(風寒性) – 風府, 列缺, 外關

②풍열성(風熱性) – 合谷, 陷谷, 大椎

③풍습성(風濕性) – 豐隆, 陰陵泉

방 해 : 風池, 太陽으로 외사의 제거를 도모한다. 두통의 부위에 따라 그 부위와 관계가 있는 경맥에 유도혈을 취혈하고, 그 위에 국소혈을 배혈하여 경락의 氣의 소통을 도모한다. 이것에는 '通하면 곧 아프지 않다'는 의미가 있다. 또 두통의 성질에 따라 선혈하고, 각각 필요에 따라서 거풍, 산한, 청열, 거습을 도모한다.

조 작 : 風池는 침첨을 맞은편 안구를 향해서 1.5寸 사자한다. 太陽은 0.5寸 직자하거나, 두통의 부위에 따라서 자입방향을 결정하고, 45도각으로 사자한다. 그 외의 치료혈에는 통상의 자입을 행한다. 사법을 시술하고, 10~20분간 유침한다. 大椎에는 작탁법을 시술하면 좋다.

2 내상성두통

【1】간양의 항진에 의한 두통

치 법 : 평간강역(平肝降逆), 식풍잠양(熄風潛陽)

처 방 례 : 懸顱, 頷厭, 太衝, 太谿, 百會

①안면홍조와 안면부의 화끈거림 – 內庭을 추가한다.

②심번이 강한 사람 – 內關을 추가한다.

③목적(目赤)을 수반하는 사람 – 關衝을 가해 점자출혈(點刺出血)을 시술한다.

방 해 : 간양상항(肝陽上亢)의 경우는 소양풍열(少陽風熱)이 순경에 의해 상요하는 것이 많고, 따라서 국소취혈로서 懸顱, 頷厭을 취혈하고, 국부의 경기의 소통을 도모하면 좋다. 이 2穴에는 그 위에 청열, 식풍, 진통의 작용도 있다. 太衝은 족궐음간경의 원혈이고, 간양상항에 의한 두통, 현훈에 뚜렷한 효과가 있다. 太衝에서 湧泉으로

투침(透鍼)하면 효과가 더욱 좋다. 太谿는 족소음신경의 원혈이고, 신음을 補하고 간양을 잠양시키는 작용이 있다. 百會는 인체에서 가장 높은 부위에 위치해 있고, 이것으로 氣機를 조절해서 두통을 멈추게 한다.

조 작: 각 치료혈에 통상의 자입을 행하고, 太谿에는 보법을 시술하고, 그 외의 치료혈에는 사법을 시술하고, 20분간 유침한다.

【2】 담탁에 의한 두통

治 法: 화담강탁(化痰降濁), 통락지통(通絡止痛)

處方例: 足三里, 豐隆, 陰陵泉, 中脘, 百會

方 解: 담탁의 생성은 비위의 운화기능의 실조와 관계가 있다. 足三里, 陰陵泉으로 비위의 기능을 개선하고, 化痰을 도모한다. 豐隆은 족양명위경의 낙혈이고, 족태음비경에도 通하며, 化痰의 요혈이다. 그 위에 胃의 모혈인 中脘을 배혈한다. 이 처방에는 화담강탁(化痰降濁)에 의한 통락지통(通絡止痛)의 효과가 있다.

操 作: 百會는 횡자로 1寸 자입(刺入)하고, 그 외의 치료혈은 1~1.5寸 직자(直刺)하고, 20분간 유침한다.

【3】 혈어에 의한 두통

치 법: 활혈화어(活血化瘀), 행기지통(行氣止痛)

처방례: 阿是穴, 合谷, 三陰交

방 해: 이 타입의 두통은 외상이나 久病에 의해 낙맥에 어혈이 조체해서 일어나는 것이 많다. 따라서 두통부위의 阿是穴로 통락지통을 도모하면 좋다. 그 위에 合谷으로 행기지통을 도모하고, 三陰交로 활혈화어를 도모하면 좋다.

조 작: 阿是穴은 매화침(梅花鍼)으로 고타(叩打)하고, 국부의 피부를 충혈시키거나 소량 출혈시킨다. 또는 삼릉침(三稜鍼)으로 아픈 부위를 점자출혈시킨다. 合谷은 보법을 시술하고, 三陰交는 사법을 시술한다.

【 4 】 기혈양허에 의한 두통

치 법 : 익기양혈(益氣養血), 화락지통(和絡止痛)

처 방 례 : 足三里, 陰陵泉, 三陰交, 中脘, 脾兪, 血海, 上星

방 해 : 胃의 하합혈인 足三里, 胃의 모혈인 中脘, 족태음비경혈인 三陰交, 陰陵泉, 血海로, 그 위에 脾兪를 배혈하는 것에 의해 익기양혈을 도모한다. 上星을 국부취혈로 하고, 화락지통을 도모한다.

조 작 : 上星은 1寸 횡자하고, 그 外의 치료혈은 1~1.5寸 직자하고 보법을 시술하고, 20분간 유침한다.

【 5 】 신허에 의한 두통

치 법 : 자음보신(滋陰補腎), 육음지통(育陰止痛)

처 방 례 : 太谿, 關元, 腎兪, 太陽, 百會

방 해 : 太谿는 족소음신경의 원혈이고, 關元은 원기가 출입하는 요새이며, 腎兪와 마찬가지로 보신전정(補腎塡精)의 요혈이다. 이 3穴로 본치를 시행한다. 또 太陽, 百會로 두부 국소의 經氣의 소통을 도모하는데, 이것에는 '通할 수 있으면 곧 아프지 않다'는 뜻이 있다.

조 작 : 각 치료혈에 통상의 자입을 행하고, 보법을 시술해서 20분간 유침한다.

내상두통(內傷頭痛)에 대해서는 심인론치(審因論治) 외에, 두통의 부위에 의거한 순경론치(循經論治)를 행하면 좋다. 외감두통(外感頭痛)의 분경론치(分經論治)로 선혈하는 치료혈을 참고하여, 그 위에 동통부위의 국소혈을 배혈하면 좋다.

외감성두통의 치법과 선혈

증 후	병인병기	치 법	선 혈	
外感性頭痛	風 寒	소산외사 통락지통	風府, 列缺, 外關	두정부통: 百會, 通天, 行間 전두부통: 上星, 頭維, 合谷 후두부통: 後頂, 天柱, 崑崙 측두부통: 卒谷, 曲鬢, 俠谿
	風 熱		合谷, 陷谷, 大椎	
	風 濕		豐隆, 陰陵泉	

내상성두통의 치법과 선혈

증후	병인병기	치법	선혈
內傷性頭痛	간양항진	平肝降逆 熄風潛陽	懸顱, 頷厭, 太衝 太谿, 百會
	담 탁	化痰降濁 通絡止痛	足三里, 豐隆, 陰陵泉 中脘, 百會
	혈 어	活血化瘀 行氣止痛	阿是穴, 合谷, 三陰交
	기혈양허	益氣養血 和絡止痛	足三里, 陰陵泉, 三陰交 中脘, 脾兪, 血海, 上星
	신 허	滋陰補腎 育陰止痛	太谿, 關元, 腎兪 太陽, 百會

고금처방례(古今處方例)

①《보제방(普濟方)》

• 풍두현두통(風頭眩頭痛): 天牖, 風門, 崑崙, 關元, 關衝

②《침구대전(鍼灸大全)》

• 신허두통(腎虛頭痛), 머리가 무겁고 나아지지 않는 것은 外關, 腎兪, 百會, 太谿, 列缺. 두정통(頭頂痛)은 外關, 上星, 百會, 腦空, 湧泉, 合谷.

③《침구취영(鍼灸聚英)》

• 머리가 아프고 맥부인 것은 腕骨, 京骨에 刺하고, 맥장(脈長)인 것은 合谷, 衝陽을 取하고, 맥현(脈弦)인 것은 陽池, 風府, 風池에 取한다. 풍한두통은 豐隆을 刺한다.

④《의학강목(醫學綱目)》

• 편정두통(偏正頭痛)은 絲竹空, 風池, 合谷, 中脘, 解谿, 足三里를 取한다. 정두통(正頭痛)은 百會, 上星, 神庭, 太陽, 合谷을 取한다. 미릉골통(眉棱骨痛)은 攢竹, 合谷, 神庭, 頭維, 解谿를 取한다. 담궐두통(痰厥頭痛)은 豐隆을 取한다. 취후(醉後)의 두통은 印堂, 攢竹, 足三里, 風門, 膻中을 取한다.

⑤《승담안침구선집(承淡安鍼灸選集)》

• 뇌정통(腦頂痛)은 上星에 鍼을 2分넣고, 1분간 유념(留捻)하고, 그 위에 灸를 2壯 시술한

다. 風池에 鍼을 2分 넣고, 2분간 유념한다. 腦空에 灸를 3壯 시술한다. 百會에 鍼을 1分 넣고, 1분간 유념하고, 그 위에 灸를 3壯 시술한다. 天柱에 鍼을 2分넣고, 2분간 유념하고, 그 위에 灸를 3壯 시술한다. 少海에 鍼을 3~4分넣고, 2분간 유념한다. 정두통(正頭痛)은 上星, 神庭에 각각 鍼을 2分넣고, 1분간 유념하고, 그 위에 灸를 1~2壯 시술한다. 前頂에 鍼을 2分넣고, 1분간 유념한다. 百會에 鍼을 1分넣고, 1분간 유념하고, 그 위에 灸를 2壯 시술한다. 合谷, 豐隆에 각각 鍼을 4~5分넣고, 2분간 유념한다. 崑崙, 俠谿에 각각 鍼을 3~4分넣고, 2분간 유념한다. 두항강급(頭項强急)해서 脊이 구부러지는 것 같은 경우는 風府에 鍼을 2分넣고, 2분간 유념한다. 承漿에 鍼을 2分넣고, 2분간 유념한다. 편두통(偏頭痛)은 頭維에 鍼을 2分넣고, 1분간 유념한다. 絲竹空, 攢竹에 각각 鍼을 4分넣고, 2분간 유념한다. 風池에 鍼을 4分넣고, 2분간 유념한다. 前頂에 1分 자입하고, 上星에 1分 자입한다. 俠谿, 液門에 각각 鍼을 3~4分넣고, 2분간 유념한다.

그 외의 요법

【이침(耳鍼)】

선혈: 枕, 額, 皮質下, 神門

조작: 매일 한쪽 또는 양쪽을 取하고, 강한 자극을 주고, 20~30분간 유침한다. 5분에 1회 염전을 시술한다.

【한방약】

①풍한(風寒)에 의한 두통(頭痛): 천궁다조음(川芎茶調飮)

②풍열(風熱)에 의한 두통: 궁지석고탕(芎芷石膏湯)

③풍습(風濕)에 의한 두통: 강활승습탕(羌活勝濕湯)

④간양항진(肝陽亢進)에 의한 두통: 천마구등음(天麻鉤藤飮)

⑤담탁(痰濁)에 의한 두통: 반하백출천마탕(半夏白朮天麻湯)

⑥어혈(瘀血)에 의한 두통: 통규활혈탕(通竅活血湯)

⑦기혈양허(氣血兩虛)에 의한 두통: 팔진탕(八珍湯), 귀비탕(歸脾湯)

⑧신허(腎虛)에 의한 두통: 大補元煎(신음허증), 右歸丸(신양허증)

참고사항

①침구는 두통에 뛰어난 효과가 있다. 특히 혈관성 두통에는 즉효가 있다.

②두통의 원인은 많지만, 치료 전에 그 원인을 명확하게 할 필요가 있다. 기질성 병변에 의한 두통은 종합적으로 치료를 행하면 좋다.

③六淫, 七情에 의한 손상을 피하고, 또 자극성이 있는 음식물을 적게 먹는 편이 좋다.

④고혈압 환자에게는 강한 자극을 피하는 편이 좋다. 通電을 행하는 경우는 주의를 요한다.

40. 현훈

눈이 침침해서 눈앞이 캄캄하게 되는 것을 '현(眩)'이라고 하고, 물건이 빙빙 돌듯이 보이거나 흔들려서 보이는 것을 '훈(暈)'이라고 한다. 이 2가지는 동시에 일어나기 경우가 많기 때문에 '현훈(眩暈)'이라고 칭한다. 경증인 것은 발작시간이 짧고, 평와(平臥)해서 눈을 감으면 멈춘다. 중증인 것은 주위가 회전해서 서 있을 수 없고, 오심(惡心), 구토(嘔吐)하고 넘어지는 일도 있다. 눈이 침침해서 두훈(頭暈)이 일어나는 것을 '목현(目眩)'이라 하고, 심한 두훈이 있어서 눈앞이 캄캄해지는 것을 '현모(眩冒)'라 한다.

그 원인에 대해서 《내경》에는 '제풍도현(諸風掉眩), 모두 肝에 속한다', '상기부족(上氣不足)', '수해부족(髓海不足)' 등의 기재가 있다. 또 현훈에 대해서 역대의 대표적 의가인 유하간(劉河間)은 풍화(風火)와의 관계를, 주단계(朱丹溪)는 痰과의 관계를, 장경악(張景岳)은 虛와의 관계를 중시하고 있다.

이 병증은 고혈압, 동맥경화, 빈혈, 신경증(神經症), 경추병(頸椎病), 메니에르(갑자기 현기증 · 이명 · 난청 · 구역질 따위를 일으키는 병) 등으로 나타난다.

병인병기

【 1 】 간양항진에 의한 현훈

肝의 생리적 특징은 '동(動)'과 '승(昇)'이다. 정지실조(情志失調)에 의해 肝을 손상하고, 肝陰이 부족해서 肝陽이 항진하면 현훈(眩暈)이 일어난다. 또 방사과다 등으로 腎陰이 부족하고, 그 때문에 腎陰이 肝陰을 자양할 수 없게 되면, 점점 肝陰이 부족하고, 그 때문에 肝陽이 항진하면 현훈이 일어난다.

【 2 】 담탁에 의한 현훈

음식부절이나 노권 등에 의해 비위를 손상하면, 운화기능이 저하해서 담습이 생긴다. 이 담습이 중초에 조체하고 있기 때문에 청양이 떠오르지 못하고, 또 탁음이 내리지 않으면 현훈이 일어난다.

【 3 】 기혈양허에 의한 현훈

비위허약 때문에 기혈의 생성이 나빠지면, 기허 때문에 청양(淸陽)이 두부(頭部)에 잘 도달할 수 없게 되고, 혈허 때문에 腦로 영양이 공급되지 않으면 현훈이 일어난다. 또 만성질환 때문에 기혈을 소모하는 사람, 토혈, 하혈, 붕루(崩漏) 등에 의해 출혈과다가 된 사람에게도 현훈이 일어난다.

【 4 】 신정부족에 의한 현훈

腎에 저장되어 있는 精은 髓를 생기게 하고, 腦는 그 '髓의 海'라고 불린다. 선천적으로 腎精이 부족한 사람, 노화나 방사과다 등에 의해 腎精이 부족한 사람은 《내경》에서 말하는 '수해부족(髓海不足)'이 되고, 그 때문에 현훈이 일어난다.

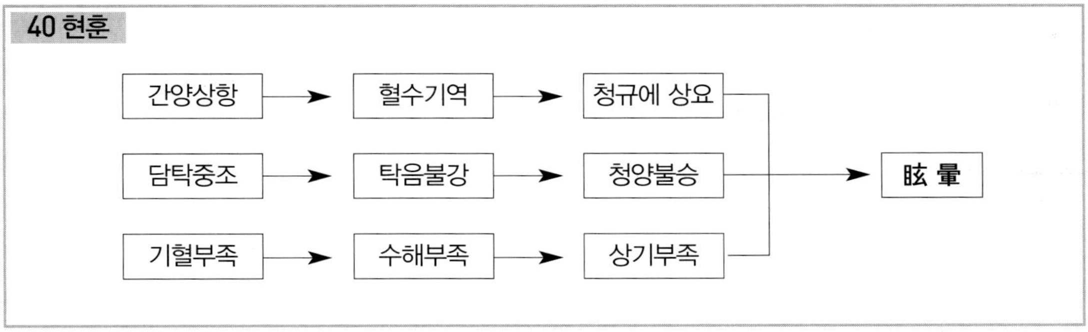

증분류

【 1 】 간양항진에 의한 현훈

주　　증 : 현훈, 이명, 터질 것 같은 두통, 화를 내면 증상이 심해짐

수 반 증 : 초조해 함, 화를 자주 냄, 불면, 다몽, 구고, 안면홍조 또는 오심번열, 도한, 腰나 膝이 나른하고 힘없음, 유정을 수반함

설 맥 상 : 설질홍, 설태황, 맥현 또는 설질홍, 설태소나 무태, 맥현세삭

증후분석 : ①현훈, 이명, 두통 – 肝陽이 항진하고 두부에 상요하면 일어난다. 화를 내서 肝陰을 더욱 손상하면 肝陽이 더욱 항진하기 때문에, 증상이 심해진다.

②초조해 함, 화를 자주 냄, 안면홍조 – 肝陽이 항진해서 상충하면 일어난다.

③불면, 다몽 – 肝陽이 항진하고 심신에 영향을 주면 일어난다.

④구고 – 肝陽이 항진하고 담즙이 넘치면 일어난다.

⑤腰나 膝이 나른하고 힘없음 – 음정부족, 간신부족에 의해 일어난다.

⑥유정 – 양항에 의해 정관불고가 되면 일어난다.

⑦설질홍, 설태황, 맥현, 또는 설질홍, 설태소나 무태, 맥현세삭 – 음허양항(陰虛陽亢)의 象이다.

【 2 】 담탁에 의한 현훈

主　症 : 회전성현훈, 머리가 무겁고 멍함

隨 伴 症 : 흉민, 오심, 식욕부진, 사지나 體가 무겁고 나른함, 기수(嗜睡)

舌 脈 象 : 설태후니(舌苔厚膩), 맥유활(脈濡滑)

證候分析 : ①회전성현훈, 頭가 무겁고 멍함 – 담탁이 청양을 몽폐하면 일어난다.

②흉민, 오심 – 담탁이 중초에 조체해서 기기불리가 되면 일어난다.

③식욕부진, 사지나 體가 무겁고 나른함 – 脾의 운화기능이 나빠지면 일어난다.

④기수 – 담탁이 중초에 조체해서 陽氣의 움직임이 나빠지면 일어난다.

⑤설태후니, 맥유활 – 담탁내온(痰濁內蘊)의 象이다.

【 3 】 기혈양허에 의한 현훈

주　증 : 가끔 현훈이 일어남, 옆으로 누우면 경감, 심신의 피로에 의해 유발

수 반 증 : 안면창백, 脣 · 爪甲에 윤기가 없음, 숨이 참, 나언, 심계, 불면, 식욕부진, 피로감

설 맥 상 : 설질담(舌質淡), 맥세무력(脈細無力)

증후분석 : ①현훈 – 脾虛 때문에 기혈부족이 되면 腦로 영양이 공급되지 않아 일어난다.

②안면창백, 순(脣) · 조갑(爪甲)에 윤기가 없음 – 心은 血을 主하고, 그 華는 (顔)面에 나타난다. 혈허 때문에 血이 충족되지 않으면 일어난다.

③심계, 불면 – 혈허 때문에 양심할 수 없으면 일어난다.

④숨이 참, 나언, 피로감, 식욕부진 – 기허에 의해 일어난다.

⑤설질담, 맥세무력 – 기혈부족(氣血不足)의 象이다.

【 4 】 신정부족에 의한 현훈

주　증 : 현훈, 이명

수 반 증 : 정신부진, 건망, 腰나 膝이 나른함, 유정

설 맥 상 : 설질담홍(舌質淡紅), 맥침세(脈沈細) 또는 세약(細弱)

증후분석 : ①현훈, 정신부진, 건망 – 정수가 부족해서 腦에 충족되지 않으면 일어난다.

②이명, 腰나 膝이 나른함 – 腎은 耳에 개규해 있고, 腰는 腎府이기 때문에 腎虛가 되면 이들 증상이 일어난다.

③유정 – 腎虛 때문에 정관불고가 되면 일어난다.

④설질담홍, 맥침세 또는 세약 – 腎虛의 象이다.

치료

【1】간양항진에 의한 현훈

치 법: 자수함목(滋水涵木), 평간잠양(平肝潛陽)

처방례: 風池, 俠谿, 太衝, 肝兪, 腎兪, 太谿

방 해: 이 證은 신음부족에 의한 간양상항이다. 따라서 風池, 俠谿에 의해 上亢하고 있는 肝陽을 청사하고, 太衝로 평간잠양을 도모하고, 그 '標'를 치료한다. 또 肝兪, 腎兪, 太谿로 肝腎의 陰을 補하고, 그 '本'을 치료한다.

조 작: 風池, 俠谿, 太衝은 0.5～1寸 직자(直刺)하고 사법(瀉法)을 시술한다. 肝兪, 腎兪는 0.5～1寸 직자(直刺)하고, 太谿는 0.5寸前後 직자(直刺)하고 보법(補法)을 시술한다. 15분간 유침(留鍼)한다.

【2】담탁에 의한 현훈

治 法: 건비화담(健脾化痰)

處方例: 中脘, 內關, 豐隆, 陰陵泉, 頭維

方 解: 脾는 생담(生痰)의 源이라고 부른다. 中脘, 內關으로 건비화위(健脾和胃), 강역거담(降逆祛痰)을 도모한다. 陰陵泉은 족태음비경의 합혈이고, 건비화습(健脾化濕)의 작용이 있다. 豐隆은 치료의 요혈이다. 頭維로 양명의 담열을 청열한다. 또 頭維는 국소 취혈로서도 頭目을 말끔하게 모는 작용이 있고, 현훈을 주치한다.

操 作: 中脘, 豐隆, 陰陵泉은 1.5寸 직자하고, 內關은 1寸 직자한다. 頭維는 횡자로 1寸 자

입한다. 모두 사법을 시술하고, 20분간 유침한다.

【3】기혈양허에 의한 현훈

치　법: 배보비위(培補脾胃), 보혈익기(補血益氣)

처방례: 百會, 足三里, 氣海, 三陰交, 脾兪

방　해: 이 證은 기혈부족에 의해 발병하고, 따라서 치료 포인트는 비위(脾胃)에 있다. 脾兪, 足三里로 生化의 源을 자양하고, 수곡의 운화, 기혈의 생성을 촉진한다. 三陰交에는 肝・脾・腎 三臟을 조보하는 작용이 있다. 百會는 '제양의 회'라 부르고, 양기를 승거시키는 작용이 있다. 양기가 잘 승거하면 血도 상승한다. 氣海로 下元의 보익을 도모한다. 기혈이 충족되고 精血이 회복되면, 현훈은 소실한다.

조　작: 百會는 앞 방향으로 1寸 횡자한다. 足三里, 氣海는 1.5寸 직자하고, 脾兪는 0.5~0.8寸 직자한다. 三陰交는 1寸 직자한다. 모두 보법을 가한다. 뜸을 시술해도 좋다. 20분간 유침한다.

【4】신정부족에 의한 현훈

치　법: 보신전정(補腎塡精)

처방례: 百會, 腎兪, 太谿, 關元, 絶骨

방　해: 이 證은 신정부족(腎精不足) 때문에 뇌해(腦海)가 공허하여 일어나는 것이다. 따라서 腎의 배수혈인 腎兪에 족소음신경의 原穴인 太谿를 배혈해서 신정의 보익을 도모한다. 이것은 수원배혈법이다. 그 위에 임맥과 족삼음경과의 교회혈인 關元을 배혈해서 신정을 補하고, 髓會인 絶骨을 배혈해서 정수를 補한다. 百會로 정수를 두부에 승제하고, 수해를 충족시킨다.

조　작: 百會는 앞 방향으로 1寸 횡자한다. 腎兪, 太谿, 絶骨은 0.5~0.8寸 직자한다. 關元은 1.2~1.5寸 직자한다. 모두 보법을 시술하고, 20분간 유침한다.

현훈의 치법과 선혈

증 후	병인병기	치 법	선 혈
眩暈	간양상항	자수함목, 평간잠양	風池, 俠谿, 太衝, 肝兪, 腎兪, 太谿
	담탁중조	건비화담	中脘, 內關, 豐隆, 陰陵泉, 頭維
	기혈양허	보익비위, 보혈익기	百會, 足三里, 氣海, 三陰交, 脾兪
	신정부족	보신전정	百會, 腎兪, 太谿, 關元, 絶骨

고금처방례(古今處方例)

①《침구갑을경(鍼灸甲乙經)》

• 풍현(風眩) 자주 吐하고, 번만(煩滿)하는 것은 神庭 이것을 主로 한다. 풍현함통(風眩頷痛)을 끄는 것은 上星 이것을 主로 한다. 풍현목명(風眩目瞑)하고, 오풍한(惡風寒)하고, 면적종(面赤腫)하는 것은 前頂 이것을 主로 한다. 풍현목현(風眩目眩)하고, 顱上이 아픈 것은 後頂 이것을 主로 한다. 두현목통(頭眩目痛)하고, 두반한(頭半寒)하는 것은 玉枕 이것을 主로 한다.

②《신응경(神應經)》

• 두선(頭旋): 目窓, 絡却, 百會, 申脈, 至陰

③《침구취영(鍼灸聚英)》

• 두현, 담기를 끼우고, 虛火 그 痰을 일으키는 것은 上星, 風池, 天柱에 鍼한다.

④《침구대전(鍼灸大全)》

• 담궐두훈(痰厥頭暈) 및 두목혼침(頭目昏沈)하는 것은 外關, 大敦, 肝兪, 百會

⑤《옥룡경(玉龍經)》

• 선훈(旋暈)하고 구토하는 것은 風府에 鍼한다. 두현하고 자주 吐하고 번만하는 것은 神庭, 承光을 取한다. 두선하고 이명하는 것은 絡却에 取한다. 두훈하고 面赤하고, 말을 하고 싶지 않은 것은 攢竹, 三里, 合谷, 風池를 瀉한다.

그 외의 요법

【이침(耳鍼)】

선혈: 腎, 神門, 枕, 內耳, 皮質下

조작: 매회 2~3穴을 취혈하고, 중간 정도의 자극을 주어서 20~30분간 유침하고, 수회 염침을 행한다. 매일 1회 치료하고, 5~7일을 1치료단위로 한다.

【한방약】

①간양항진(肝陽亢進)에 의한 현훈: 천마구등음(天麻鉤藤飮) 또는 대정풍주(大定風珠)

②담탁(痰濁)에 의한 현훈: 반하백출천마탕(半夏白朮天麻湯)

③기혈양허(氣血兩虛)에 의한 현훈: 귀비탕(歸脾湯)

④신정부족(腎精不足)에 의한 현훈: 좌귀환(左歸丸)

※중기하함(中氣下陷)에 의한 현훈: 보중익기탕(補中益氣湯)

참고사항

①침구는 현훈에 효과가 좋다. 그러나 기질성병변에 의해 일어나는 현훈에 대해서는 현대의학을 병용하여 치료를 행하는 편이 좋다.

②평소에 충분히 휴식을 취하도록 노력한다. 또 담탁에 의한 것에는 소식하고, 기름기가 많은 음식을 피하도록 하는 편이 좋다.

41. 중풍

중풍(中風)은 '졸중(卒中)'이라고도 한다. 이 병은 갑자기 발병하고 변화도 빠르며 그 특징이 풍사(風邪)의 '순환(循環)이 좋으면 다수(多數) 변하는' 특성과 유사하기 때문에 '중풍'이란 이름이 붙었다. 이 병은 대부분의 경우 두훈, 사지의 마비, 피로감, 급조(急躁) 등의 전구(前驅)증상이 나타난다. 또 발병시에는 돌연한 혼도(昏倒), 의식장애, 반신불수가 일어난다. 경증인 것에는 유일하게 구안와사(안면신경마비)가 주증으로 나타난다.

임상에서는 병위 및 병상의 정도에 의거해서 中經絡과 中臟腑로 분류하고, 중풍의 변증과 치료를 행하고 있다.

뇌일혈, 뇌혈전, 뇌경색, 뇌혈관경련 등의 질환 및 그 후유증은 이 병의 변증시치를 참고하여 치료할 수 있다.

병인병기

이 병의 원인에 대해서는 역대 많은 의가가 다른 說을 서술하고 있지만, 현재는 임상에 기인해서 주로 風, 火, 痰과 밀접한 관계가 있다고 하고, 병변은 心, 肝 · 脾 · 腎 등의 장부에 미치고 있다.

이 병의 형성은 주로 음양실조에 있고, 따라서 장부경락의 虛에 그 근본이 있다. 평소에 기혈양허, 장부의 음양실조가 있고, 거기에 정지실조, 또는 음식부절, 房事勞倦, 外邪의 침습 등의 유인(誘因)이 가해지면 이 병이 발병한다. 이들의 유인이 가해지면, 기혈의 운행에 장애가 일어나고, 기부나 근맥이 유양(濡養)되지 않게 된다. 또는 하부가 음허이기 때문에 肝陽이 매우 항진해서 내풍이 생기게 하고, 기역에 의해 血도 上衝하고, 그 위에 痰이나 火가 얽혀서 경락에 영향을 주어서 청규를 몽폐하면 '상성하허(上盛下虛)'의 병태를 형성한다. 이것은 음양이 서로 연락할 수 없게 되는 위중한 증후이다.

【 1 】 정기부족에 의한 중풍

노화에 수반하는 간신음허(肝腎陰虛)가 되면, 肝陽은 항진하기 쉽게 된다. 또 과도한 思慮에 의해 기혈양허가 되고, 진기가 부족하고, 그 위에 과로 등의 유인이 가해지면 下部로 陰이 虛하고, 肝陽이 매우 항진해서 內風이 생기고, 그 때문에 기혈이 上逆해서 元神을 몽폐하면, 이 병이 일어난다.

【 2 】 음식부절에 의한 중풍

음식부절(飮食不節)에 의해 中氣가 虛하거나 '형성기약(形盛氣弱)' 체질로 中氣가 虛하면 담습을 형성하기 쉽다. 이 痰이 鬱해서 熱化하고, 그것이 경락에 조체해서 청규를 몽폐하면 이 병이 일어난다. 또 肝陽이 왕성한 소인을 가지기 때문에 肝氣가 脾에 橫逆하고, 脾의 운화가 실조되어서 담탁을 형성하거나, 肝火가 왕성하기 때문에 痰을 형성하면 肝風에 痰火가 얽혀서 경락에 영향을 주고, 청규를 몽폐해서 이 병이 일어난다.

【 3 】 정지실조에 의한 중풍

오지과극(五志過極)에 의해 心火가 매우 항진하는 경우가 있다. 또 陰虛 때문에 '수불함목(水不涵木)'이 되고, 그 위에 정지실조(情志失調)가 가해져서 肝陽이 항진하면, 心火의 항진을 유발하는 것도 있다. 이들에 의해 風火가 왕성하게 되고, 기혈이 上逆하면 이 병이 일어난다.

【 4 】 기허사중에 의한 중풍

기혈이 부족해서 맥락이 공허가 되고, 풍사가 이 虛를 이용해서 경락에 영향을 주고, 그 때문에 기혈이 조체해서 기육이나 근맥이 유양되지 않으면 구안와사가 일어난다. 또 '형성기약(形盛氣弱)' 체질로 담습이 평소에 왕성한 사람이, 외풍의 영향에 의해 담습이 경락에 조체하면, 구안와사가 일어난다.

이상과 같이 중풍의 병기는 복잡하지만, 이들은 虛(陰虛, 氣虛), 火(肝火, 心火), 風(肝風, 外風), 痰(風痰, 痰濕), 氣(氣逆), 血(血瘀)의 6가지로 정리할 수 있다. 그 중에서는 간신음허(肝腎陰虛)가 그 근본이다. 단, 이 6가지는 일정한 조건에서 대부분은 서로 영향을 주고, 서로 원인이 되어 이 병이 발병한다.

41 중풍

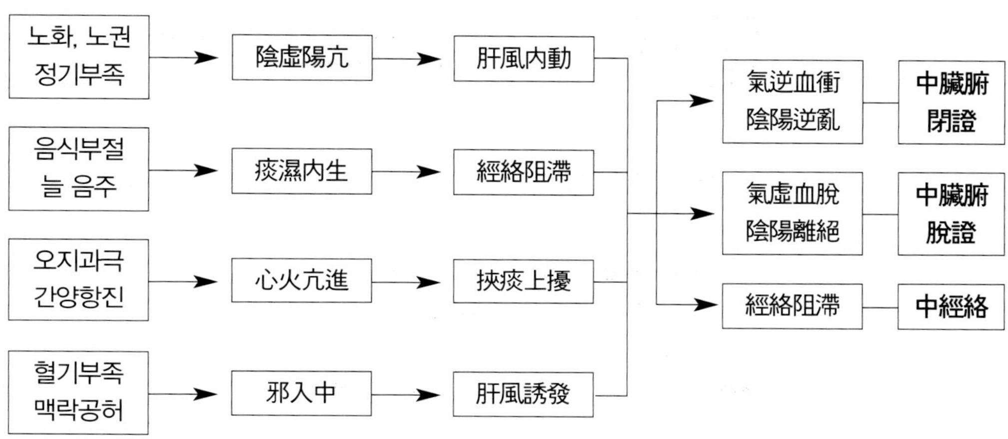

증분류

이 병은 병상의 정도나 완급, 병위의 깊이나 차이가 있다. 경증인 것에는 구안와사, 언어불리, 또는 반신불수가 나타나고, 병위는 혈맥, 경락에 한정된다. 또 중증인 것에는 돌연한 혼도, 의식장해가 나타나고, 병은 관계가 있는 장부에 파급된다. 따라서 임상에서는 중풍을 중경락(中經絡)과 중장부(中臟腑)로 분류한다. 전자는 일반적으로 신지(神志)의 변화는 없는 경증이고, 후자는 신지의 장애가 있는 중증이다.

1 중경락

주　　증 : 기부불인(肌膚不仁), 수족마목(手足麻木), 또는 돌연한 구안와사(口眼喎斜), 언어불리(言語不利), 또는 반신불수(半身不隨)

수 반 증 : 또는 두통, 현훈, 근맥이 경련을 일으키듯이 움직임, 안면홍조, 목적(目赤), 구갈(口渴), 인건(咽乾), 번조(煩躁) 등을 수반함

설 맥 상 : 설태박백(舌苔薄白), 맥현활(脈弦滑)

증후분석 : ①반신불수, 기부불인, 수족마목, 구안와사, 언어불리 – 정기부족, 맥락공허를 이용해서 풍사가 경락을 조체시키면 기혈의 운행이 나빠지고, 이런 증상이 일어난다. 또는 중장부에 있었던 것이 치료에 의해 장부의 기능이 차츰 회복되고 있기 때문에, 풍담이 아직 경락을 조체시키고 있으면 똑같은 증상이 나타난다.

②두통, 현훈, 근맥이 경련을 일으키듯이 움직임 – 肝陽이 上亢해서 風陽이 상요하면 일어난다.

③안면홍조, 목적, 구갈, 인건, 번조 등 – 심간화왕(心肝火旺)에 의해 일어난다.

④설태박백, 맥현활 – 풍중경락(風中經絡)의 象이다.

2 중장부

【1】폐증

주　　증 : 돌연한 혼도(昏倒), 의식장애(意識障礙)

수 반 증 : 안면홍조, 거친 호흡, 손은 꽉 쥠, 아관긴급(牙關緊急), 후(喉)의 담명(痰鳴), 二便이 나오지 않음

설 맥 상 : 서질홍(舌質紅), 설태황니(舌苔黃膩), 맥현활삭(脈弦滑數)

증후분석 : ①돌연한 혼도, 의식장애 – 肝陽이 매우 항진해서 風動하고, 痰이나 火가 얽혀서 기혈이 上逆하고 청규를 몽폐하면 일어난다.

②안면홍조, 거친 호흡, 손은 꽉 쥠, 아관긴급, 喉의 담명, 二便이 나오지 않음 – 담열이 鬱해서 조체하고, 風火가 내폐하면 일어난다. 풍담이 왕성하게 되면, 喉에 담명이 일어난다.

③설질홍, 설태황니, 맥현활삭 – 내풍담화(內風痰火)의 象이다.

【2】탈증

主　症: 돌연한 혼도, 의식장애

隨伴症: 눈을 감고 입을 열고 있음, 코를 곤다, 호흡쇠약, 손은 축 늘어뜨려서 폄, 땀이 많음, 사진불온(四肢不溫), 二便이 샘

舌脈象: 맥세약(脈細弱), 또는 미욕절(微欲絶), 또는 부대무근(浮大無根)

證候分析: ①돌연한 혼도, 의식장애, 눈을 감고 입을 열고 있음, 코를 곤다, 손은 축 늘어뜨려서 폄, 유뇨(遺尿) – 원기쇠약이 되고 음양이 이결하게 되면 일어난다.

②호흡쇠약, 땀이 많음, 사지불온, 二便이 샘, 맥미욕절(脈微欲絶) – 정기허약으로 양기가 망탈하게 되면 일어난다.

③사지궐랭, 양협부의 홍조가 나타나는 사람이 있지만, 이것은 하부가 음갈해서 孤陽이 上越한 폭탈의 象이고, 매우 위중한 상태다.

④맥세약, 또는 미욕절, 또는 부대부근 – 양기가 衰微해서 일어나는 욕탈의 象이다.

치료

1 중경락

【1】반신불수

치　법: 소통경락(疏通經絡), 조화기혈(調和氣血)

처방례: 상지(上肢): 肩髃, 曲池, 手三里, 外關, 合谷

하지(下肢): 環跳, 陽陵泉, 足三里, 解谿, 崑崙

방　　해 : 陽은 '動'을 主한다. 운동장애는 병이 陽에 있는 것이다. 따라서 수족삼양경의 경혈을 주로 취혈한다. 양명경은 다기다혈한 經이고, 양명경의 기혈의 흐름이 잘 되면 정기의 회복, 기능의 회복을 도울 수 있다. 이 처방례는 주로 경락의 소통, 기혈의 조화를 도모하는 목적으로 구성되어 있다.

조　　작 : 초병(初病)은 환측(患側)에 단자(單刺)하고, 구병(久病)은 양쪽에 자구(刺灸)를 시술한다. 일반적으로는 0.5寸~1寸 직자(直刺)하고, 초병에는 사법, 구병에는 보법을 시술한다. 環跳는 2~2.5寸 직자한다. 20분간 유침한다.

【2】구안와사

治　　法 : 소통경락(疏通經絡), 조화기혈(調和氣血)

處 方 例 : 地倉, 頰車, 合谷, 內庭, 太衝

方　　解 : 수족양명경맥과 족궐음간경맥은 두안면부에 주행하고 있다. 국부취혈로서 地倉, 頰車로 국부의 經氣 조절을 행한다. 또 유도취혈(誘導取穴)로서 合谷, 內庭, 太衝으로 본경의 경기를 조절한다.

操　　作 : 초병은 환측에 단자하고, 구병은 양쪽에 자침한다. 地倉과 頰車는 투침(透鍼)하고, 그 외의 치료혈은 0.5~1寸 직자하고, 20분간 유침한다. 초병에는 사법, 구병에는 보법을 시술한다.

2 중장부

【1】폐증

치　　법 : 계폐개규(啓閉開竅), 청심거담(淸心祛痰)

처 방 례 : 水溝, 十二井穴, 太衝, 豐隆, 勞宮

방　　해 : 본병증은 肝陽이 매우 항진하고, 그 때문에 기혈이 상역해서 일어난다. 십이정혈에 점자출혈을 시술하고, 그 위에 水溝를 瀉해서 계폐설열(啓閉泄熱), 성뇌개규(醒腦開竅)를 도모한다. 또 太衝으로 간경의 역기를 내리고, 평간식풍(平肝息風)을 도모한다. 豐隆은 족양명위경의 낙혈이고, 이것으로 비위의 氣機를 조절하고, 담탁의 제거를 도모한다. 勞宮은 수궐음심포경의 형혈이고, 이것을 瀉해서 청심설열(淸心泄熱)을 도모한다.

조 작 : 水溝는 上으로 향해서 0.5寸 사자하고, 십이정혈은 점자출혈을 시행한다. 太衝, 勞宮은 0.5寸 직자하고, 豐隆은 1寸 직자해서 사법을 시술한다. 유침은 하지 않는다.

【2】탈증

치 법 : 회양고탈(回陽固脫)

처방례 : 關元, 神闕

방 해 : 關元은 임맥과 족삼음경과의 교회혈이고, 삼초의 원기가 모이는 곳이다. 또 命門(眞陽)이 동시에 연락하고 있다. 원기가 외탈하는 것에는 陰을 취해서 陽을 구하면 좋다. 關元에 뜸을 시술하고, 회양익기(回陽益氣)를 도모한다. 또 神闕은 임맥혈이고 생명의 근체(根蒂)이며, 이것에 뜸을 시술해서 회양고탈(回陽固脫)을 도모한다.

조 작 : 뜸을 시술한다. 장수(壯數)를 많이 한다. 또 神闕은 격염구(隔鹽灸)한다.

중풍의 치법과 선혈

증후	병인병기		치 법	선 혈
中風	中經絡	반신불수	소통경락 조화기혈	上肢: 肩髃, 曲池, 手三里, 外關, 合谷 下肢: 環跳, 陽陵泉, 足三里, 解谿, 崑崙
		구안와사		地倉, 頰車, 合谷, 內庭, 太衝
	中臟腑	폐 증	계폐개규 청심거담	水溝, 十二井穴, 太衝, 豐隆, 勞宮
		탈 증	회양고탈	關元, 神闕

고금처방례(古今處方例)

①《옥룡경(玉龍經)》

• 중풍반신불수(中風半身不隨), 먼저 병이 없는 수족에 鍼한다. 補하는 것은 적당하고 瀉하는 것은 적당하지 않다. 다음에 그 병이 있는 수족에 鍼한다, 瀉하는 것은 적당하고 補하는 것은 적당하지 않다. 合谷, 手三里, 曲池, 肩井, 環跳, 血海, 陰陵泉, 陽陵泉, 足三里, 絶骨, 崑崙.

②《유경도익(類經圖翼)》

• 중풍음아(中風瘖啞): 灸하는 것은 天突, 靈道, 陰谷, 復溜, 豐隆, 然谷

③《침구적영집(鍼灸摘英集)》

• 중풍구금(中風口噤)하고, 아관(牙關)해서 열리지 않는 것은 水溝, 頰車에 자침한다.

④《제생방(濟生方)》

• 중풍담(中風痰)이 솟고, 육맥침복(六脈沈伏), 기절해서 사람을 알지 못하고, 목소리는 톱을 켜는 것과 같은 것은 關元, 丹田 이것에 많이 灸하는 것이 적당하다.

⑤《증치준승(證治準繩)》

• 졸중폭탈(卒中暴脫)하고, 만약 입을 열고 손을 늘어뜨리고, 유뇨(遺尿)하는 것은 虛가 매우 양폭탈(陽暴脫)한 것이다. 제하대애(臍下大艾) 이것에 灸한다.

⑥《침구대성(鍼灸大成)》

• 일반적으로 처음에 중풍으로 질도(跌倒)하고, 졸폭혼침(卒暴昏沈)하고, 담연옹체(痰涎壅滯)해서, 인사불성, 아관긴폐하는 것은 少商, 商陽, 中衝, 關衝, 少衝, 少澤에 刺한다. 중풍근급(中風筋急)해서 다닐 수 없고, 내과근급(內踝筋急)하는 것은, 內踝의 上에 40壯 灸, 외과근급(外踝筋急)하는 것은 外踝의 上에 30壯 灸. 步行하는데 힘이 없고 통증을 느끼는 것은 崑崙에 鍼灸.

그 외의 요법

【이침(耳鍼)】

선혈: 腎上腺, 神門, 腎, 脾, 心, 肝, 眼, 膽, 腦點, 耳尖, 癱瘓相應하는 部位, 降壓溝.

조작: 매회 3~5穴을 양쪽에 취혈하고, 중간 정도의 자극을 준다. 폐증은 耳尖을 사혈한다. 후유증은 격일 치료하고, 10회를 1치료단위로 하고, 5일 쉬고 다음의 1치료단위를 행한다. 치료의 다소는 병상에 따라서 결정한다.

【한방약】

1. 중경락: 대진교탕가감(大秦艽湯加減)

①간신음허(肝腎陰虛), 풍양상요(風陽上擾): 진간식풍탕가감(鎭肝熄風湯加減)

②구안와사(口眼喎斜): 견정산(牽正散)

2. 중장부

①폐증(閉證): 국방지보단(局方至寶丹) 또는 안궁우황환(安宮牛黃丸), 蘇合香丸

②탈증(脫證): 삼부탕가감(蔘附湯加減)

참고사항

①중풍 초기에 병상이 위중하면 움직이지 않고 구급조치를 시술하고, 병상의 악화를 방지할 필요가 있다.

②노화에 의한 기허 또는 간양편항에 의한 두훈, 사지의 마목, 말이 분명치 않음, 舌强 등의 증상이 나타나는 사람은 중풍의 전조 가능성이 있다. 규칙적으로 기거하고 정서의 안정을 도모하며, 담백한 음식을 취하도록 해서 중풍을 예방할 필요가 있다.

③침구는 이 병에 효과가 좋다. 발작시에는 한방과 양방 종합적인 구급조치를 시술하고, 의식의 회복, 병세가 안정된 후에 침구를 주로 한 치료를 행하면 좋다.

42. 비증

비(痺)라는 것은 막혀서 통하지 않는 것이다. 외사가 인체에 침습해서 경락을 조체시키고, 그 때문에 기혈의 운행이 나빠지면 기육, 근골, 관절에 동통, 마목, 무겁고 나른함 등이 일어난다. 관절의 종창, 변형, 굴신불리가 일어나고, 그 때문에 지체의 운동기능에 영향을 주는 것도 있다. 이들을 총칭해서 비증(痺證)이라고 한다.

《내경》에서는 그 병인에 의거해서 '행비(行痺)', '통비(痛痺)', '착비(着痺)'로 분류하고 있고, 또 병위에 의거해서 五體痺(皮, 肉, 筋, 骨, 脈痺), 臟腑痺(五臟痺, 六腑痺)로 분류하고 있다. 이 병증은 각종 관절염, 통풍, 결합조직염, 신경근염, 좌골신경통 등을 포괄한다.

병인병기

1 풍한습에 의한 비증

습기가 많은 환경에 주거하거나, 또는 땀을 흘린 후에 바람을 쐬거나, 물에 젖은 후에 한랭자격(寒冷刺激)을 받거나 해서, 풍한습(風寒濕)의 사기가 인체에 침습해서 경락이나 관절에 조체하고, 기혈의 흐름이 조체하면 이 타입의 비증(痺證)이 일어난다. 風, 寒, 濕의 邪 중 어느 사기가 심한가에 의해 다음과 같이 분류한다.

1. 行痺(風痺) – 풍사편성(風邪偏盛)
2. 痛痺(寒痺) – 한사편성(寒邪偏盛)
3. 着痺(濕痺) – 습사편성(濕邪偏盛)

2 풍습열에 의한 비증

이것은 열비(熱痺)라고 부른다. 풍열의 邪에 습사가 얽혀서 인체에 침습하고, 경락이나 관절에 조체하고, 그 때문에 기혈의 흐름이 조체하면, 이 타입의 비증이 일어난다. 또 양성소인(陽盛素因)이 있고 熱이 체내에 모이기 쉬운 것, 음허소인(陰虛素因)이 있고 외사를 感受하면 열화하기 쉬운 사람이 비증을 앓으면, 이 타입의 비증이 일어난다. 또는 풍한습(風寒濕)의 邪가 장기간 개선되지 않고, 그것이 鬱해서 熱化하면 이 타입의 비증이 일어난다.

피부나 기육에 일어나는 것은 비증의 병위는 덜하고 정도가 가볍다. 한편, 근맥이나 골절에 일어나는 것은 비증의 병위가 깊고 정도가 심하다. 또 비증이 장기간 개선되지 않고 정기가 피폐하면 풍한습열(風寒濕熱)의 邪가 장부에 전달되고, 장부비(臟腑痺)의 증후가 출현하는 경우가 있다. 그 중에서는 심비(心痺)가 자주 보인다.

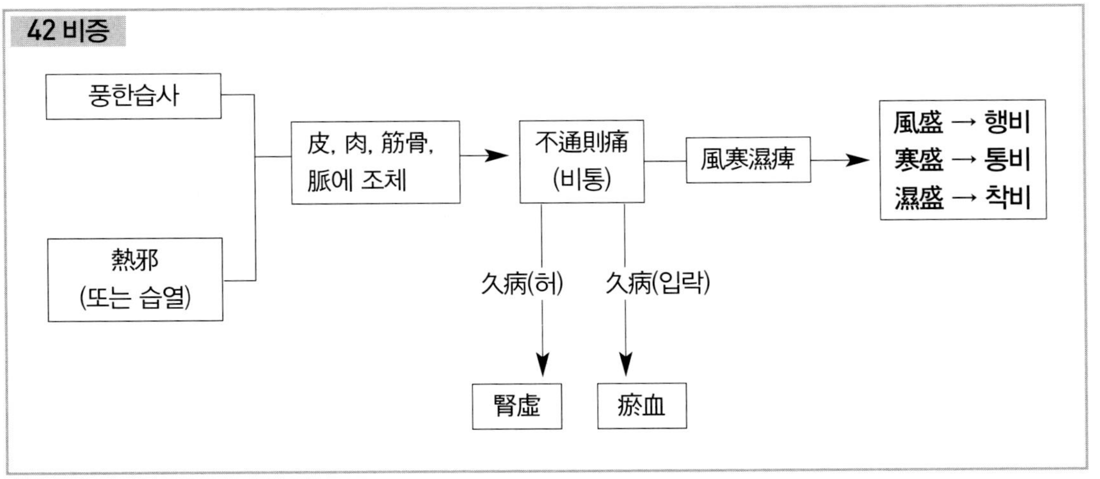

증분류

비증을 변증하려면 우선 풍한습비(風寒濕痺)와 열비(熱痺)의 감별을 행할 필요가 있다. 열비의 특징은 관절부의 종창, 발열, 발적, 동통이다. 또 풍한습비에서는 풍사가 심한 것을 행비

(行痺), 한사가 심한 것을 통비(痛痺), 습사가 심한 것을 착비(着痺)라고 한다.

【 1 】 행비

주　　증 : 사지의 관절부의 유주성(遊走性)의 동통, 관절의 굴신불리(屈伸不利)

수 반 증 : 오한, 발열을 수반하는 경우가 있다.

설 맥 상 : 설태박백(舌苔薄白), 맥부(脈浮)

증후분석 : ①관절부의 동통, 유주성의 동통, 관절의 굴신불리 – 관절부의 동통은 풍한습비(風寒濕痺)의 공통 증상이다. 이것은 풍한습사가 경락에 유체하고, 기혈의 흐름이 나빠지면 일어난다. 또 행비는 풍사를 主로 하고 있고, 풍사에는 '잘 통하고 많이 변하는' 특성이 있기 때문에 유주성의 동통이 일어난다.

②오한, 발열 – 외사의 침습에 의해 영위불화(營衛不和)가 되면 일어난다.

③설태박백(舌苔薄白), 맥부(脈浮) – 외사침습(外邪侵襲)에 의한 象이다.

【 2 】 통비

主　　症 : 기육, 관절부가 차고 아픔, 동통은 고정성, 한랭하면 심해지고 따뜻하게 하면 경감, 관절의 굴신불리, 국소의 피부는 빨갛지 않고 열이 없음

隨 伴 症 : 몹시 추위를 탐, 사지의 냉기

舌 脈 象 : 설태박백(舌苔薄白), 맥현긴(脈弦緊)

證候分析 : ①환부가 차고 아픔, 동통은 고정성, 한랭자격(寒冷刺激)에 의해 변화 – 한사는 음사이고, 응체성이 있다. 한사가 경락을 조체시켜서 기혈이 응체하면 고정성의 동통이 일어난다. 차게 하면 응체가 심해지기 때문에 동통이 심해지고, 따뜻하게 하면 기혈의 흐름이 개선되기 때문에 동통이 경감한다.

②국소의 피부는 빨갛지 않고 열이 없음 – 寒은 음사가 있기 때문이다.

③설태박백, 맥현긴 – 한통(寒痛)의 象이다.

【3】착비

주　증 : 관절부가 무겁고 나른함, 고정통, 우천시에 통증이 심해짐

수 반 증 : 수족이 무겁고 나른함, 환지(患肢)에 가벼운 부종, 마목감(麻木感-저린 느낌)을 수 반하는 경우가 있다.

설 맥 상 : 설태백니(舌苔白膩), 맥유(脈濡)

증후분석 : ①관절부가 무겁고 나른함, 동통, 고정성, 가벼운 부종, 마목감 - 습사에는 중탁성과 점체성이 있기 때문에 일어난다.

②우천시에 심해짐 - 우천시에는 습기가 많아지고, 기혈의 운행이 더욱 나빠지기 때문에 일어난다.

③설태백니, 맥유 - 습사편성(濕邪偏盛)의 象이다.

【4】열비

주　증 : 사지의 관절부의 동통, 국소의 발적 · 종창 · 열감, 차게 하면 경감, 아파서 건드릴 수 없음, 운동제한

수 반 증 : 인두통, 발열, 구갈, 다한, 번조, 소변단적

설 맥 상 : 설태황니(舌苔黃膩), 맥활삭(脈滑數)

증후분석 : ①관절부의 동통, 국소의 발적 · 종창 · 열감 - 열사가 경락을 조체시키고, 기혈이 울체해서 통하지 않게 되면 일어난다.

②발열, 다한 - 열사의 침습에 의해 일어난다.

③인두통, 구갈, 소변단적, 번조 - 열이 왕성하게 되어 진액을 손상하면 일어난다.

④설태황니, 맥활삭 - 열성(熱盛)의 象이다.

치료

1 풍한습비

여기에서는 각 비증의 본치법에 대해서 서술한다. 즉 병변부위에 대한 순경배혈(循經配穴), 국소배혈(局所配穴)은 나중에 서술하는 별표를 참조.

【1】행비

치 법 : 거풍통락(祛風通絡), 산한거습(散寒祛濕)

처방례 : 風池, 膈兪, 血海, 太衝

방 해 : 風池로 해표소풍(解表疏風)을 도모한다. 血會인 膈兪에 血海를 배혈해서 활혈행혈(活血行血)을 도모한다. 이것에는 '血이 通하면 風은 저절로 없어진다'는 의미가 있다. 太衝으로 理氣를 도모하고 활혈을 돕는다. 이 처방례에는 행기활혈(行氣活血), 소풍거사(疏風祛邪)의 작용이 있다.

조 작 : 風池는 맞은편의 風池에 향해서 각각 1~1.5寸 자입하고, 사법을 1분간 시술한다. 膈兪는 내사자로 1~1.5寸 자입하고, 사법을 1분간 시술한다. 血海는 1~1.5寸 직자하고, 사법을 1분간 시술한다. 太衝은 0.5~1寸 직자하고, 1분간 사법을 시술한다. 그 위에 순경(循經), 국소배혈을 행하고, 표본겸치를 시술한다.

【2】통비

治 法 : 온경산한(溫經散寒), 거풍거습(祛風祛濕)

處方例 : 腎兪, 關元

方 解 : 한비가 발증(發症)하는 기본은 양기허(陽氣虛)다. 따라서 腎兪, 關元으로 온양산한(溫陽散寒)을 도모하고, 그 위에 순경, 국소배혈을 行하는 표본겸치를 시술한다.

操 作 : 腎兪는 1~1.5寸 직자하고, 평보평사법을 시술한다. 關元은 1~1.5寸 직자하고, 그 위에 뜸을 加한다.

【3】착비

치 법: 거습통락(祛濕通絡), 거풍산한(祛風散寒)

처방례: 陰陵泉, 足三里

방 해: 陰陵泉, 足三里는 각각 족태음비경, 족양명위경혈이다. 비위(脾胃)의 운화기능(運化機能)이 개선되면 수습은 잘 처리되고, 濕은 제거된다. 따라서 이 2穴로 비위의 운화를 도와 이습(利濕)을 도모한다.

조 작: 陰陵泉, 足三里는 각각 1.5～2寸 직자하고, 보법을 1분간 시술한다. 그 위에 순경, 국소배혈을 행하는 표본겸치를 시행한다.

2 풍습열비

치 법: 청열이습(淸熱利濕), 거풍활혈(祛風活血)

처방례: 大椎, 曲池, 合谷

방 해: 大椎로 청열산풍(淸熱散風)을 도모하고, 또 양기를 통하게 하고 기혈을 순환시킨다. 曲池, 合谷은 다기다혈(多氣多血)의 양명경혈이다. 大椎, 曲池, 合谷 3穴을 배혈해서 이용하면 청열, 행혈, 소종의 작용에 뛰어나다. 또 해표발한(解表發汗), 거풍의 작용에도 뛰어나다.

조 작: 大椎는 점자(點刺)로 3～4點, 그 후에 흡각(吸角)을 시술한다. 曲池, 合谷은 1～1.5寸 직자하고, 사법을 1분간 시술한다. 그 위에 순경(循經), 국소배혈(局所配穴)을 행하는 표본겸치를 시술한다.

순경, 국소배혈: 순경, 국소배혈에 의해 주로 경맥의 소통, 행기활혈, 거사를 도모한다.

①하악부(下顎部): 下關, 翳風, 合谷

②경추부(頸椎部): 風池, 完骨, 天柱

③견부(肩部): 肩髎, 肩髃, 臑兪

④주부(肘部): 曲池, 小海, 肘髎, 手三里

⑤완부(腕部): 外關, 陽池, 腕骨, 陽谿

⑥척배부(脊背部): 身柱, 腰陽關, 水溝, 腎兪

⑦대퇴부(大腿部): 環跳, 居髎, 懸鐘

⑧고관절부(股關節部): 秩邊, 承扶, 陰陵泉

⑨슬관절부(膝關節部): 鶴頂, 犢鼻, 膝眼, 曲泉, 委中

⑩족관절부(足關節部): 解谿, 商丘, 丘墟, 崑崙, 太谿, 申脈, 照海

⑪중족지절관절(中足指節關節): 解谿, 公孫, 太衝, 足臨泣, 八風

비증의 치법과 선혈

증 후	병인병기	치 법	선 혈
痺證	行 痺	거풍통락, 산한거습	風池, 膈兪, 血海, 太衝
	痛 痺	온경산한, 거풍거습	腎兪, 關元
	着 痺	거습통락, 거풍산한	陰陵泉, 足三里
	熱 痺	청열이습, 거풍활혈	大椎, 曲池, 合谷

고금처방례(古今處方例)

①《침구자생경(鍼灸資生經)》

• 역절풍(歷節風)에 의해 족지굴신(足趾屈伸)에 이를 수 없고, 두목현(頭目眩)해서 역기하는 것은 飛陽을 取한다.

②《신응경(神應經)》

• 풍비(風痺): 陽輔, 陽關, 委中, 天井, 尺澤, 少海를 取한다.

③《침구대성(鍼灸大成)》

• 사지통풍(四肢痛風), 公孫, 曲池, 風市, 外關, 陽陵泉, 三陰交, 手三里를 取한다.

④《침구취영(鍼灸聚英)》

• 통풍(痛風), 百會, 環跳에 鍼한다.

⑤《침구경륜(鍼灸經綸)》

• 냉비(冷痺)는 陽陵泉에 灸한다. 上, 中, 下 三部의 비통(痺痛)은 足三里에 灸한다. 족비(足痺)는 陽陵泉을 取하고, 족비불인(足痺不仁)은 腰兪, 懸鐘에 灸한다.

⑥《중국침구처방학(中國鍼灸處方學)》

❶수풍선비방(搜風宣痺方): 曲池, 陽陵泉, 腰陽關, 環跳.

❷청열견비방(淸熱蠲痺方): 大椎, 曲池, 風市, 崑崙.

그 외의 요법

【이침(耳鍼)】

선혈: 腎, 脾, 肝, 神門, 交感, 局部

조작: 1분간 염전하고, 30분간 유침한다. 치침 중에는 10분마다 염전한다. 또는 매침(埋鍼)하고 3日에 1회 교환한다.

【한방약】

①행비(行痺): 방풍탕가감(防風湯加減)

②통비(痛痺): 오두탕가감(烏頭湯加減)

③착비(着痺): 의이인탕가감(薏苡仁湯加減) 또는 견비탕(蠲痺湯)

④열비(熱痺): 백호가계지탕가감(白虎加桂枝湯加減)

참고사항

①침구는 이 병증에 효과가 좋다. 단 경과가 길고 재발하기 쉬운 것, 특히 관절이 변형하고 있는 것이나 장부에 전달되는 심비(心痺)를 일으킨 것은 회복이 어렵고, 예후가 나쁘다.

②신체의 단련이나 주거환경에 주의하고, 또 기온의 변화에 주의하고 外邪의 침습을 방지할 필요가 있다.

43. 위증

위증(痿證)이라는 것은 사지의 근육이 무력하게 이완하고, 심하면 근육위축이 나타나고, 운동장애가 나타나는 병증을 말한다. 이 운동마비에 대해서 고전에서는 '사지불용(四肢不用)', '사지불거(四肢不擧)', '위벽(痿躄)' 등의 기재가 있다. '위(痿)'는 사지에 힘이 없고 운동장애가 생기는 것을 말하고, '벽(躄)'은 하지가 연약하고 힘이 없는 것을 말한다. 폐위(肺胃)의 熱, 간신음허(肝腎陰虛), 비위허약(脾胃虛弱), 습열(濕熱) 등의 원인이 있고, '虛'나 '熱'에 의한 것이 많이 보인다. 이 병증은 다발성신경염, 소아마비후유증, 급성척수염, 중증근무력증, 히스테리성마비, 주기성마비 등에 자주 보인다.

병인병기

【 1 】 폐열에 의한 위증

온사(열독)를 감수해서 肺나 진액이 손상되고, 피모나 근맥에 영양이 공급되지 않으면 운동마비가 일어난다.

【 2 】 습열에 의한 위증

습사를 감수해서 그것이 장기간 제거되지 않고, 열화하면 습열이 된다. 이 습열이 근맥에 영향을 주고, 기혈의 운행이 나빠지고, 근맥 · 기육이 이완하면 운동마비가 일어난다. 또 매운 것이나 단 것의 편식에 의해 비위에 熱이 모이고, 그 때문에 진액을 손상해서 근맥이 영양을 잘 공급할 수 없게 되어서 일어나는 것도 있다.

【3】비위허약에 의한 위증

후천의 本인 비위가 여러 가지 원인에 의해 허약하게 되고, 그 때문에 근맥 · 기육에 영양이 공급되지 않으면, 점점 운동마비가 일어난다.

【4】간신음허에 의한 위증

노령, 만성질환, 방사과다 등에 의해 간신음허(肝腎陰虛)가 되고, 정혈이 부족해서 근골 · 경맥에 영양이 잘 공급되지 않으면 점점 운동마비가 일어난다.

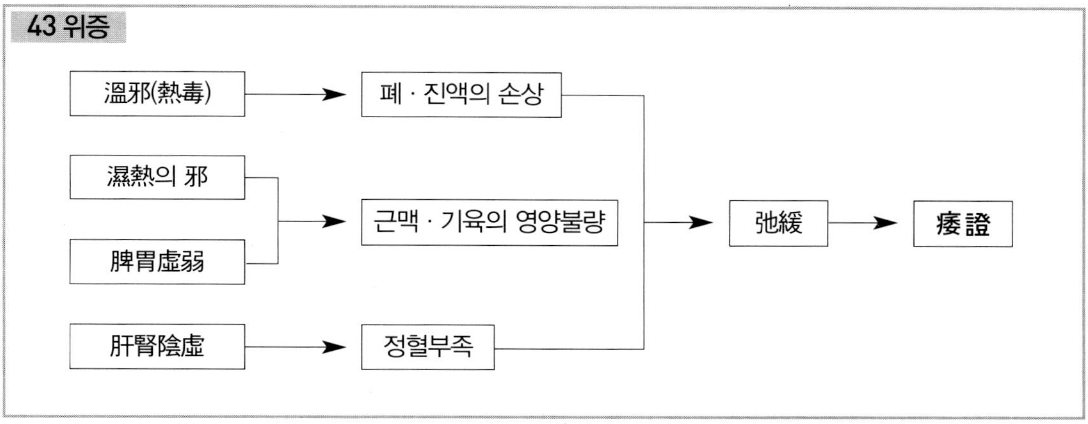

증분류

【1】폐열에 의한 위증

주　　증 : 사지의 근력저하 또는 근육의 위축

수 반 증 : 발열, 해수, 심번, 구갈, 소변단적

설 맥 상 : 설질홍(舌質紅), 설태황(舌苔黃), 맥세삭(脈細數) 또는 활삭(滑數)

증후분석 : ①사지의 근력저하 또는 근육의 위축 – 熱에 의해 진액을 손상하고, 근맥에 영양이 잘 공급되지 않으면 일어난다.

②발열, 해수 – 온사범폐(溫邪犯肺)에 의해 일어난다.

③심번, 구갈, 소변단적 – 肺熱에 의해 진액을 손상하면 일어난다.

④설질홍, 설태황, 맥세삭 또는 활삭 – 熱邪에 의해 진액이 손상된 象이다. 맥활삭은 열성(熱盛)의 象이다.

【 2 】 습열에 의한 위증

主　症 : 하지의 근력저하 또는 운동마비

隨伴症 : 흉복부의 막힘, 두부나 사지가 무겁고 나른함, 환지의 열감, 소변단적, 배뇨통

舌脈象 : 설질홍(舌質紅), 설태황니(舌苔黃膩), 맥유삭(脈濡數) 또는 활삭(滑數)

證候分析 : ①하지의 근력저하 또는 운동마비 – 습열이 근맥에 영향을 주어서 기혈의 운행이 나빠지고, 근맥·기육이 이완되면 일어난다.

②흉복부의 막힘 – 濕이 중초에 조체해서 氣機가 나빠지면 일어난다.

③두부나 사지가 무겁고 나른함, 환지의 열감 – 습열의 조체에 의해 일어난다.

④소변단적, 배뇨통 – 습열하주(濕熱下注)에 의해 일어난다.

⑤설질홍, 설태황니, 맥유삭 또는 활삭 – 습열의 象이다.

【 3 】 비위허약에 의한 위증

주　증 : 사지연약, 점점 운동마비 또는 근육의 위축

수반증 : 식욕부진, 피로권태감, 대변당박, 얼굴이 붓고 윤기가 없음

설맥상 : 설질담(舌質淡), 설태박백(舌苔薄白), 맥세약(脈細弱)

증후분석 : ①사지연약, 점점 운동마비, 근육위축 – 비위허약 때문에 기혈의 生化가 나빠지고, 근맥·기육에 영양이 전달되지 않으면 일어난다.

②식욕부진, 피로권태감, 대변당박 – 脾의 운화기능이 저하하면 일어난다.

③얼굴이 부음 – 脾虛 때문에 수습의 운화가 나빠지면 일어난다.

④설질담, 설태박백, 맥세약 – 비위허약(脾胃虛弱)의 象이다.

【4】간신음허에 의한 위증

주　증 : 하지의 근력저하, 점점 운동마비, 또는 근육의 위축

수 반 증 : 腰나 膝이 나른하고 힘이 없음, 현훈, 이명, 유정, 월경불순

설 맥 상 : 설질홍(舌質紅), 소태(少苔), 맥세삭(脈細數)

증후분석 : ①하지의 근력저하, 운동마비, 근육위축 – 간신양허(肝腎兩虛) 때문에 정혈이 부족하고 근골에 영양이 공급되지 않으면 일어난다.

②腰나 膝이 나른하고 힘이 없다, 현훈, 이명 – 정혈부족에 의해 일어난다.

③유정, 월경불순 – 腎虛 때문에 장정(藏精)할 수 없으면 유정이 일어나고, 간신양허 때문에 충임실조(衝任失調)가 되면 월경불순이 일어난다.

④설질홍, 소태, 맥세삭 – 음허내열(陰虛內熱)의 象이다.

치료

치　법 : 소통경락(疏通經絡), 근골의 유양(濡養), 동시에 원인에 대처한다.

처 방 례 : 상지(上肢): 肩髃, 曲池, 手三里, 陽谿, 合谷 등

하지(下肢): 髀關, 伏兎, 梁丘, 足三里, 解谿 등

폐열(肺熱): 尺澤, 肺兪를 추가한다.

습열(濕熱): 陰陵泉, 脾兪를 추가한다.

비위허약(脾胃虛弱): 脾兪, 胃兪, 太白을 추가한다.

간신허약(肝腎虛弱): 肝兪, 腎兪, 懸鐘, 陽陵泉을 추가한다.

방　해 : 《소문》위론편(痿論篇)에 있는 '위(痿)를 치료하려면 단지 양명을 取한다'는 치료원칙에 의해 肩髃, 曲池, 手三里, 陽谿, 合谷, 髀關, 伏兎, 梁丘, 足三里, 解谿 등을 取하고, 경락의 소통을 도모하고, 근골의 유양을 도모한다. 또 그 원인에 의거해서 배혈한다. 肺熱에는 肺兪와 尺澤을 배혈해서 청열생진(淸熱生津)을 도모한다. 또 습열에는 陰陵泉과 脾兪를 배혈해서 청열이습(淸熱利濕)을 도모한다. 비위허약에는

脾兪, 胃兪, 太白을 배혈해서 건비익기(健脾益氣)를 도모한다. 또 간신음허(肝腎陰虛)에는 肝兪, 腎兪를 배혈해서 肝腎의 정기를 補하고, 그 위에 髓會인 懸鐘과 筋會인 陽陵泉을 배혈해서 근골의 개선을 도모한다.

조 작: 肺兪는 0.5~1寸 직자하고, 그 외는 1~1.5寸 직자하고, 사법을 시술한다. 비위허약과 간신양허에 의한 것에는 보법을 시술한다. 위증은 치침을 조금 오래 하면 좋다. 일반적으로는 30분간 유침한다.

위증의 치법과 선혈

증후	병인병기	치 법	선 혈	
痿證	폐 열	소통경락 근골의 유양	肩髃, 曲池, 合谷, 陽谿, 髀關, 梁丘, 足三里, 解谿 등	尺澤, 肺兪
	습 열			陰陵泉, 脾兪
	비위허약			脾兪, 胃兪, 太白
	간신음허			肝兪, 腎兪, 懸鐘, 陽陵泉

고금처방례(古今處方例)

①《침구대전(鍼灸大全)》

•수족마비하는 것은 足臨泣, 太衝, 曲池, 大陵, 合谷, 三里, 中渚를 取한다.

②《신응경(神應經)》

•족마비: 環跳, 陰陵(泉), 陽陵(泉), 陽輔, 太谿, 至陰을 取한다.

그 외의 요법

【이침(耳鍼)】

선혈: 肺, 胃, 大腸, 肝, 腎, 脾, 神門, 상응 부위

조작: 매회 3~5穴을 취혈하고 강한 자극을 주고, 10분간 유침한다. 격일 치료하고, 10회를 1치료단위로 한다.

【한방약】

①폐열(肺熱)에 의한 위증(痿證): 청조구폐탕가감(清燥救肺湯加減)

②습열(濕熱)에 의한 위증: 가미이묘산가감(加味二妙散加減)

③비위허약(脾胃虛弱)에 의한 위증: 삼령백출산가감(蔘苓白朮散加減)

④간신음허(肝腎陰虛)에 의한 위증: 호잠환가감(虎潛丸加減)

참고사항

①위증의 치료는 변증을 기초로 하고, 그 위에 현대의학적으로 확실히 진단할 필요가 있다.

②이 병증은 장기간 치료할 필요가 있다. 침구는 위증이 있는 질환에 일정한 효과가 있다.

③필요에 따라서 추나(推拿), 이학요법(理學療法)을 병용하고, 그 위에 기능훈련을 하면 효과를 향상시킬 수 있다.

44. 낙침

낙침(落枕)이라는 것은 '실경(失頸)', '실침(失枕)', '경부상근(頸部傷筋)'이라고도 한다. 경항부(頸項部)의 강통(强痛), 나른한 통증, 운동불리가 주증인 병증이다. 수면 중의 부적절한 자세 또는 경항부에 풍한의 사기가 침습한 것 등의 원인에 의해 국부의 경맥이 조체하거나 손상되어 일어나는 경우가 많다.

경부의 筋의 노손(勞損), 경항부의 결합조직염, 경부염좌 등은 이 병증의 변증시치를 참고하여 치료할 수 있다.

병인병기

이 병증은 수면 중의 부적절한 자세나 풍한의 邪가 경부의 경락에 침습하는 것에 의해 국부가 기혈불화(氣血不和), 경락조체(經絡阻滯)되고, 근맥이 구련(拘攣)하여 일어난다.

증분류

주 증 : 경부 한쪽의 강직, 나른한 통증, 운동장애

수 반 증 : 항배부 한쪽의 견인통, 동통은 환측(患側)의 견부, 상완부에 방산, 경부의 압통점, 또는 두통, 오한 등을 수반한다.

설 맥 상 : 설태박백(舌苔薄白), 맥부긴(脈浮緊) 또는 현긴(弦緊)

증후분석 : ①환부의 강직(强直), 나른한 통증, 운동장애 등 – 수면 중의 부적절한 자세나 풍한의 邪가 경부의 경락에 침습하여 국부가 기혈불화, 경락조체가 되고, 근맥(筋脈)이 구련(拘攣)하면 일어난다.

②두통, 발열 – 풍한의 邪를 감수하면 일어난다.

③설태박백, 맥부긴 또는 현긴 – 풍한의 象이다. 또 맥현긴은 동통의 象이다.

치료

치 법 : 소풍산한(疏風散寒), 통경활락(通經活絡)

처 방 례 : 落枕, 後谿, 懸鐘, 阿是穴, 風池, 大椎, 天柱, 肩外兪, 肩井

①전후굴곤란(前後屈困難)에는 崑崙, 列缺을 추가한다.

②회선곤란(回旋困難)에는 支正을 추가한다.

방 해 : 낙침혈은 낙침치료(落枕治療)의 경험혈이다. 後谿는 수태양소장경혈이고, 또 팔맥

교회혈의 하나이고, 독맥에 通한다. 懸鐘은 족소양담경혈이고, 수회혈이고, 낙침치료의 경험혈이기도 하다. 이 2穴을 배혈해서 경락의 소통, 기혈의 조절, 서근지통(舒筋止痛)을 도모한다.

風池는 거풍의 작용에 뛰어나다. 大椎로 해표와 경기의 조절을 도모한다. 天柱, 肩外兪, 肩井은 국소취혈이다. 崑崙, 列缺로 경항부의 서근을 도모한다. 支正으로 수태양소장경기의 소통을 도모한다.

조　작 : 낙침혈은 침첨(鍼尖)을 위로 향해서 0.5寸 사자하고, 가볍게 염전하고, 鍼響을 上腕에 방산시킨다. 後谿는 1寸 자입하고, 鍼響을 指의 尖端에 방산시킨다. 懸鐘은 鍼尖을 위로 향해서 1寸 사자하고, 鍼響을 膝에 방산시킨다. 침자조작시에는 환자에게 경부의 운동을 하게 한다. 매회 2～3穴을 선혈하고, 사법을 시술해서 10～20분간 유침한다. 즉 유침중에 2～3회, 행침한다. 그 위에 1～2가지의 壓通點(阿是穴)에 자침한다.

낙침의 치법과 선혈

症候	治　法	選　穴
落枕	소풍산한, 통경활락	落枕, 後谿, 懸鐘, 阿是穴
		風池, 大椎, 天柱, 肩外兪, 肩井

고금처방례(古今處方例)

①《천금방(千金方)》

• 少澤, 前谷, 後谿, 陽谷, 完骨, 崑崙, 小海, 攢竹은 項이 강하고 급통해서 돌아볼 수 없는 것을 主한다.

②《침구자생경(鍼灸資生經)》

• 京骨, 大杼는 경항(頸項)이 강하고 부앙(俯仰)할 수 없는 것을 치료한다. 魄戶, 肩井은 경항을 돌아볼 수 없는 것을 치료한다. 天牖, 後谿는 경항을 돌아볼 수 없는 것을 치료한다. 天柱는 경앙근급(頸項筋急)해서 돌아볼 수 없는 것을 치료한다. 天井은 경항 및 견배통을

치료한다.

③《침구대전(鍼灸大全)》

•경항구급(頸項拘急)해서 견배통을 이끄는 것은 後谿, 承漿, 百會, 肩井, 中渚를 取한다.

④《의학강목(醫學綱目)》

•項이 强한 것은 承漿, 風府, 後谿를 取한다.

그 외의 요법

【이침(耳鍼)】

선혈: 頸, 頸椎, 神門

조작: 강한 자극을 주고, 2~3분간 경항부를 천천히 운동시키고, 30~60분간 유침한다. 매일 1회 치료하고, 동통 완화 후에도 1~2회 치료를 시행한다.

【한방약】

①외상(外傷)에 의한 낙침(落枕): 복원활혈탕(復元活血湯)

②풍한(風寒)에 의한 낙침: 견비탕(蠲痺湯)

③구병(久病): 육미지황환(六味地黃丸)

참고사항

①침구는 落枕에 대해서 뛰어난 효과가 있다. 안마요법과 병용하면 효과는 더욱 좋다.

②수면시 베개의 높이에 주의하고, 또 풍한의 邪를 받지 않도록 주의할 필요가 있다.

③평소에 경부 근육훈련을 시행하면 좋다.

45. 주통

주통(肘痛)은 주관절부(肘關節部)의 동통이 주증인 병증이고, 痺證의 범위에 들어간다. 주로(肘勞)라고도 한다. 외감의 풍한습사(風寒濕邪)의 침습, 노손(勞損), 또는 외상 등에 의해 肘의 국부의 경락이 손상하면 주통이 일어난다. 상완골외상과염, 주관절부의 염좌나 타박상 등에 의한 연부조직손상 등은 이 병증의 변증시치를 참고하여 치료할 수 있다.

병인병기

【1】풍한습에 의한 주통

습기가 많은 거주지에 살거나, 또는 비에 젖거나, 수면 중에 차게 하면 풍한습의 邪가 虛를 이용해서 주관절부의 경락에 침습하고, 기혈의 운행이 조체하면 주통이 일어난다.

【2】노손에 의한 주통

테니스나 목공 등으로 인해 장기간 肘에 부담이 가면 점점 주부의 경근, 낙맥을 노손(勞損)하고, 기혈의 운행도 나빠져서 주통이 일어나게 된다.

【3】기체혈어에 의한 주통

肘 국소의 염좌나 타박에 의해 경락을 손상해서 기혈의 운행이 조체하면 주통이 일어난다.

45 주통

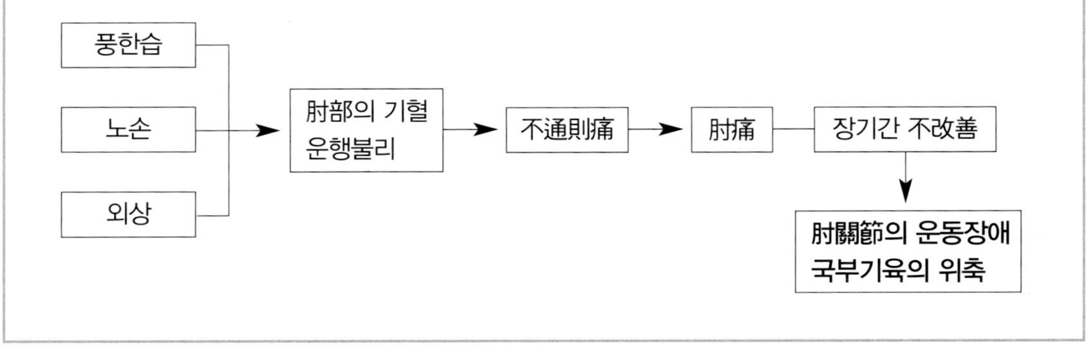

증분류

【 1 】 풍한습에 의한 주통

주　　증 : 肘部가 나른한 통증, 무겁고 나른함, 우천시에 증상이 심해짐

수 반 증 : 따뜻하게 하면 경감, 마목감이나 굴신불리 등을 수반하는 경우도 있음

설 맥 상 : 설질담홍, 설태박백 또는 膩, 맥현긴(脈弦緊) 또는 유완(濡緩)

증후분석 : ①주부의 나른한 통증, 무겁고 나른함 – 한사에는 수인성이 있고, 습사에는 중탁성이 있다. 풍한습의 邪가 신체의 虛를 이용해서 침습하고, 주부(肘部)의 근맥에 조체해서 기혈의 운행이 나빠지면 일어난다.

②우천시에 증상이 심해짐 – 비가 오는 날이면 체내의 풍습의 邪를 증장(增長)시키기 때문에 일어난다.

③따뜻하게 하면 경감 – 한습의 邪는 陰邪이다. 陽熱의 자극에 의해 그 기세가 경감되기 때문에 따뜻하게 하면 동통은 경감한다.

④주부(肘部)의 마목감(痲木感) – 한습의 조체로 양기가 조체해서 주부를 온양할 수 없으면 일어난다.

⑤굴신불리 – 양기가 잘 통하지 않게 되고, 筋에 영양이 전달되지 않으면 일어난다.

⑥설질담홍(舌質淡紅), 설태박백 또는 膩, 맥현긴 또는 유완 – 풍한습의 邪가 정체

하고 있는 象이다.

【2】노손에 의한 주통

主　症：주외측(肘外側)의 동통이나 무력감, 肘를 굴곡해서 물건을 들면 동통이 강해짐

隨伴症：주외측에 압통점이 있음, 주신전제한(肘伸展制限), 운동통

舌脈象：설질담홍(舌質淡紅) 또는 암홍(暗紅), 설태박백(舌苔薄白), 脈弦細

證候分析：①주외측의 동통이나 무력감, 주신전제한 – 반복동작 등에 의해 肘部의 筋에 과도한 부담이 되면 肘部의 筋을 손상하고, 기혈을 소모해서 일어난다.

②일정한 운동에 의해 동통이 강해짐 – 일정한 운동에 의해 筋의 부담이 증가하고, 손상이 심해지면 동통이 강해진다.

③압통점 – 손상부위에 기혈이 어체하면 나타난다.

【3】기체혈어에 의한 주통

주　증：염좌나 타박력이 있음, 국부의 종창과 동통

수반증：국부의 충혈 또는 출혈, 압통, 운동제한

설맥상：설질암홍(舌質暗紅), 맥현색(脈弦濇)

증후분석：①국부의 종창과 동통, 충혈 또는 출혈, 압통점, 운동제한 – 염좌나 타박 등에 의해 국부의 경락이나 근맥을 손상하고, 기혈이 조체하면 일어난다.

②설질암홍, 맥현색 – 기체혈어(氣滯血瘀)의 象이다.

치료

【1】풍한습에 의한 주통

치　법：서근활락(舒筋活絡), 산풍(散風), 거한(祛寒), 거습(祛濕)

처방례：①曲池, 外關, 尺澤, 手三里

②合谷, 天井, 小海, 曲池

방　해 : 曲池, 尺澤, 手三里, 天井, 小海는 국소취혈이다. 이 穴들로 국소의 경락기혈의 소통과 풍한습사의 제거를 도모한다. 또 合谷, 外關을 배혈해서 양명경과 소양경의 기혈의 조절을 도모한다.

조　작 : ①과 ②의 처방을 교대로 이용한다. 각각 0.5~1寸 직자(直刺)하고, 평보평사법을 시술하고, 10~20분간 유침한다. 구법(灸法)을 加해도 좋다. 단 국부에 열감이 있는 사람은 사기가 열화(熱化)해도 좋기 때문에 뜸을 이용하지 않고, 曲池, 合谷은 침으로 사법을 시술한다.

【2】노손에 의한 주통

治　法 : 행기활혈(行氣活血), 서근통락(舒筋通絡)

處方例 : 阿是穴, 曲池, 肘髎, 陽陵泉

方　解 : 曲池, 肘髎, 阿是穴로 행기통락(行氣通絡)을 도모한다. 이것은 국소취혈이다. 또 筋會, 陽陵泉으로 서근활혈(舒筋活血)을 도모한다.

操　作 : 각각 0.5~1寸 직자하고, 평보평사법을 시술하고 10~20분간 유침한다. 阿是穴에는 위자법(圍刺法) 또는 대측취혈법(對側取穴法) '左病에는 右를 取하고, 右病에는 左를 取하는 法'을 이용하면 좋다.

주통의 치법과 선혈

증후	병인병기	치 법	선 혈
肘痛	風寒濕의 侵襲 勞 損 外傷(氣滯血瘀)	통경행기활혈	曲池, 手三里, 天井, 小海, 阿是穴

고금처방례(古今處方例)

①《갑을경(甲乙經)》

•주통(肘痛)은 尺澤 이것을 主로 한다. 견주중(肩肘中)이 아프고, 굴신(屈伸)하기 어렵고, 손이 무거워서 들기 어렵고, 완급(腕急)하면 曲池를 主로 한다. 견주절산중(肩肘節酸重)하고, 비통(臂痛)해서 굴신하는 사람은 肘髎를 主로 한다.—주중탁탁(肘中濯濯)으로 하고, 비내렴(臂內廉)이 아프고, 頭에 미치는 사람은 外關을 主로 한다. 肘가 아프고 肩에 끌려서 굴신하고, 한열에 흔들리고, 경항견배가 아프고, 비위비(臂痿痺)해서 불인한 것은 天井을 主로 한다.

②《자생경(資生經)》

•衛陽, 曲池는 주중통(肘中痛)을 치료하고, 手三里는 수비주만(手臂肘彎)해서 펼 수 없는 것을 치료한다. 天髎는 견주통(肩肘痛)을 치료하고, 竅陰, 手三里는 수비주만해서 펼 수 없는 것을 치료한다.

③《침구대성(鍼灸大成)》

•주로(肘勞): 天井, 曲池, 間使, 陽谿, 中渚, 太淵, 腕骨, 列缺, 液門

④上海《침구학(鍼灸學)》

•상완골외측상과염(上腕骨外側上顆炎): 압통점, 合谷, 手三里

그 외의 요법

【이침(耳鍼)】

선혈: 敏感點, 皮質下(腦), 神門, 腎上腺, 肘

조작: 매일 또는 격일 치료하고, 10~15회를 1치료단위로 한다.

【한방약】

상황에 따라서 다음의 한방약을 이용한다.

①외용: 소종화어산(消腫化瘀散), 등세약(騰洗藥), 상습지통고(傷濕止痛膏) 등

②내복: 서근환(舒筋丸), 견비탕(蠲痺湯) 등

참고사항

①침구는 주통에 효과가 좋다. 그 위에 안마를 시술하면 더욱 좋다.

②외상에 의한 주통은 골절이나 탈구가 없는 경우에 침구치료를 행한다.

요약

이 병증의 병인은 외감, 노손, 외상 등이다. 초기에는 국부의 기혈의 운행불리가 主이지만, 장기화하면 근맥의 영양불량에 의해 운동장애나 근위축이 나타난다. 국소혈로 通經, 行氣, 活血을 도모하여 치료하면 좋다.

46. 요통

요통(腰痛)은 '요척통(腰脊痛)'이라고도 한다. 요부의 동통이 주증인 하는 병증이다. 요부의 한쪽에 일어나는 경우와 양쪽에 일어나는 경우가 있다. 腰는 '腎은 府'라고 말하고, 족소음신경의 경맥 순행은 '脊을 가로지르고 腎에 속하므로', 이 병증은 腎과 밀접한 관계가 있다. 이 병증에는 급성인 것과 만성인 것이 있다. 외사나 외상에 의한 급성요통은 실증인 것이 많고, 경과가 길고 반복해서 일어나는 만성요통은 신허에 의한 것이 많다.

요통은 현대의학에서 말하는 요부의 연부조직손상, 요추 추간판헤르니아(탈출), 척수질환이나 내장병변 등에 보인다.

병인병기

요(腰)는 腎의 精氣가 흘러 들어가는 곳이고, 腎과 방광은 서로 표리의 관계에 있다. 또 腰는 족태양방광경이 주행하고, 任 · 督 · 衝 · 帶의 諸脈이 분포하는 곳이기도 하다. 내상성인 요통은 신허노손(腎虛勞損)인 경우가 많고, 외감성인 요통은 풍한습의 邪에 의한 것이 많다. 또 염좌 등의 외상에 의해 경맥의 순행이 나빠지면 일어나는 것도 있다.

【 1 】 한습에 의한 요통

습기가 많은 곳에 거주하거나, 비에 젖거나, 땀을 흘린 후에 바람을 쐬거나 하면 한습의 邪를 감수하기 쉽다. 한사에는 응체성이나 수인성이 있고, 습사에는 점체성이 있다. 이 한습의 邪가 경락에 영향을 주고, 요부 경락의 氣가 조체하면 요통이 일어난다.

【 2 】 신허에 의한 요통

방사과다나 구병에 의해 신체가 약해지거나, 노화에 의해 신허가 되고 腎精이 부족하면, 경맥을 유양(濡養)할 수 없게 되어 요통이 일어난다.

【 3 】 혈어에 의한 요통

염좌(捻挫)나 타박(打撲) 등의 외상에 의해 요부의 경락을 손상해서 어혈이 응체하면 요통이 일어난다.

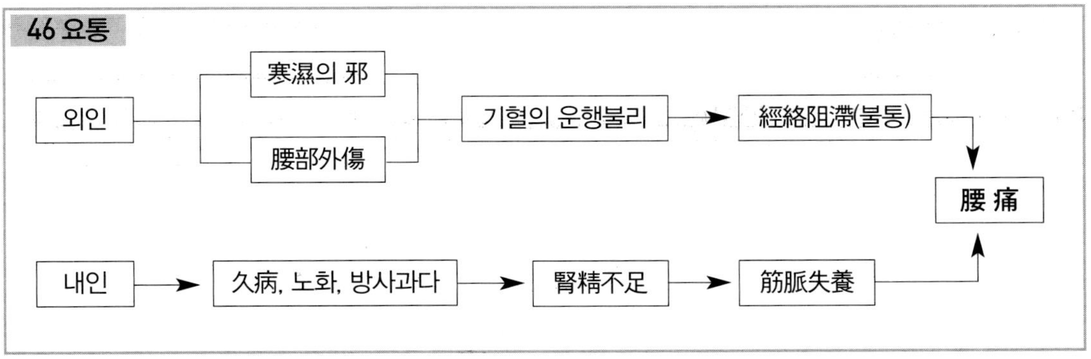

증분류

【 1 】 한습에 의한 요통

주　　증 : 요부가 무겁고 나른함 · 냉기 · 동통, 우천이나 추울 때에 심해짐

수 반 증 : 요부가 저리는 느낌, 운동불리, 점점 심해짐, 또는 가끔 심해짐, 따뜻하게 하면 경감

설 맥 상 : 설태백니(舌苔白膩), 맥침지긴(脈沈遲緊)

증후분석 : ①腰가 무겁고 나른함 · 냉기 · 동통, 우천이나 추울 때에 심해짐 – 한습의 邪가 요부에 침습해서 경락에 유체하면, 기혈의 흐름이 나빠진다. 寒에는 수인성이 있고, 濕에는 중탁성이 있기 때문에 일어난다.

②따뜻하게 하면 경감 – 온열(溫熱)에 의해 경락기혈(經絡氣血)의 흐름이 일시적으로 개선되기 때문이다.

③설태백니, 맥침지긴 – 한습내정(寒濕內停)의 象이다.

【 2 】 신허에 의한 요통

主　　症 : 요부의 무력감 · 나른함 · 동통, 足의 무력감, 피로하면 심해짐

隨 伴 症 : 요부의 둔통(鈍痛)은 경과가 길다, 희안(喜按)

양허(陽虛) – 정신피로, 요부의 냉기, 활정(滑精), 소변청(小便淸)

음허(陰虛) – 허번, 불면, 소변황, 수족심열, 口나 인두(咽頭)의 건조

舌 脈 象 : 양허 – 설질담(舌質淡), 설태박백(舌苔薄白), 맥세무력(脈細無力)

음허 – 설질홍(舌質紅), 소태(少苔), 맥현세삭(脈弦細數)하고 무력

證候分析 : ①요부의 무력감 · 나른함 · 동통, 足의 무력감 – 신정(腎精)이 부족하고 골수가 충족되지 않으면 일어난다.

②피로하면 증상이 심해짐 – 腎은 '작강(作强)의 관(官)'이라고 불린다. 腎虛에 의해 내구력(耐久力)이 저하하기 때문에 피곤하면 증상이 심해진다.

③요부의 둔통은 경과가 길다, 희안 – 이것은 신허요통(腎虛腰痛)의 특징이다.

④정신피로, 요부의 냉기, 활정, 소변청, 설질담, 설태박백, 맥세무력 – 신양허(腎

陽虛)에 의해 온후기능(溫煦機能)이 저하한 양허유한(陽虛有寒)의 象이다.

⑤허번(虛煩), 불면(不眠), 소변황(小便黃), 수족심열, 口나 인두(咽頭)의 건조, 설질홍, 소태, 맥현세삭하고 無力 – 신음허 때문에 진액이 부족하고, 허화(虛火)가 상염한 음허화왕(陰虛火旺)의 象이다.

【3】혈어에 의한 요통

주 증: 요부의 자통(刺痛), 고정성의 동통, 거안(拒按)

수 반 증: 요통은 낮에는 가볍고 야간에 심해짐, 국소 근육의 긴장, 뚜렷한 압통점, 견인통, 좌상의 경우는 국부에 혈종이 보이는 경우가 있다.

설 맥 상: 설질자암(舌質紫暗) 또는 어반(瘀斑)이 있음, 맥침색(脈沈濇)

증후분석: ①요부(腰部)의 자통, 고정성의 동통, 거안(拒按) – 어혈이 경맥에 조체(阻滯)해서 기혈(氣血)의 흐름이 나빠지면 일어난다.

②야간에 심해짐 – 잠을 자면 기혈(氣血)의 흐름이 완만하게 되기 때문에, 증상(症狀)이 심해진다.

③국소(局所) 근육의 긴장, 뚜렷한 압통점(壓痛點), 견인통(牽引痛) – 어혈(瘀血)이 기주(肌腠)에 정체하면 일어난다.

④국부의 혈종(血腫), 설질자암(舌質紫暗), 또는 어반(瘀斑)이 있음, 맥침색(脈沈濇) – 어혈내정(瘀血內停)의 象이다.

치료

【1】한습에 의한 요통

치 법: 거습산한(祛濕散寒), 온통경락(溫通經絡)

처 방 례: 주혈(主穴) – 腎兪, 委中, 腰陽關, 阿是穴

예비혈(豫備穴) – 環跳, 陽陵泉, 崑崙, 腰眼, 次髎, 大腸兪, 來脊穴

방　　해 : 腎兪로 腎氣를 조절한다. 뜸을 가하면 요부의 한습을 제거하는 작용이 있다. 委中은 순경취혈이고, 족태양방광경의 경기를 통조해서 풍한을 없앤다. 委中은 또 요통치료의 요혈이기도 하다. 腰陽關은 요부에 위치해 있고, 독맥혈이다. 腰陽關로 경기를 선통시킨다. 요통치료의 주혈이다. 그 외의 예비혈은 이들에서 수혈(數穴)을 선혈하면 통경활락(通經活絡), 거습산한(祛濕散寒)의 작용을 증강할 수 있다.

조　　작 : 각각 0.5~1寸 직자하고, 사법을 시술하고, 20분간 치침한다. 동시에 뜸 또는 구두침(灸頭鍼)을 시술하면 좋다.

【 2 】 신허에 의한 요통

治　　法 : 보익신정(補益腎精), 통락지통(通絡止痛)

處 方 例 : 주혈(主穴) – 腎兪, 委中, 次髎

신음허(腎陰虛)에는 志室, 太谿를 추가한다.

신양허(腎陽虛)에는 命門, 腰眼을 추가한다.

예비혈(豫備穴) – 腰陽關, 飛陽, 膈兪

方　　解 : 腎兪, 委中으로 腎氣의 보익, 통경활락을 도모한다. 次髎로 행혈통락과 족태양방광경의 경기의 조절을 도모한다. 太谿는 족소음신경의 원혈이고, 志室을 배혈해서 腎精의 보익을 도모한다. 또 命門, 腰眼으로 신양의 보익, 신정의 보익을 도모한다.

操　　作 : 각각 0.5~1寸 직자하고, 보법을 시술하고, 20분간 유침한다. 동시에 뜸을 이용해도 좋다. 단 신음허로 허열이 있는 사람에게 뜸은 적합하지 않다.

【 3 】 혈어에 의한 요통

치　　법 : 활혈화어(活血化瘀), 통락지통(通絡止痛)

처 방 례 : 주혈(主穴) – 腎兪, 委中, 阿是穴, 人中 (또는 養老)

예비혈(豫備穴) – 支溝, 腰陽關, 陽陵泉, 次髎, 夾脊穴

방　　해 : 腎兪로 익신통락(益腎通絡)을 도모하고, 委中에 사혈해서 활혈화어를 도모한다. 人中으로 독맥의 경기를 通하고 요통을 치료한다. 養老는 수태양소장경의 극혈이고,

급성요통에 효과가 있다. 支溝, 陽陵泉으로 행기산어(行氣散瘀)를 도모한다. 腰陽關으로 독맥의 경기를 通한다. 이것은 또 국소취혈이기도 하다. 次髎로 족태양방광경의 경기를 조절한다.

조 작: 각각 0.5~1寸 직자하고, 사법을 시술한다.

요통의 치법과 선혈

<table>
<tr><th>증 후</th><th>병인병기</th><th>치 법</th><th colspan="2">선 혈</th></tr>
<tr><td rowspan="2">腰
痛</td><td>寒 濕
血 瘀</td><td>실: 行氣活血,
舒筋通絡</td><td rowspan="2">腎兪, 委中</td><td>腰陽關, 阿是穴</td></tr>
<tr><td>腎 虛</td><td>허: 補益腎精,
通絡止痛</td><td>음허: 太谿, 志室
양허: 命門, 腰眼</td></tr>
</table>

고금처방례(古今處方例)

①《의학강목(醫學綱目)》

• 요섬좌기통(腰閃挫氣痛): 尺澤, 委中, 人中, 陽陵泉, 束骨, 崑崙, 下髎

②《유경도익(類經圖翼)》

• 요좌섬(腰挫閃)해서 아픈 것은 脊中, 腎兪3壯(7壯), 命門, 中膂兪, 腰兪와 함께 7壯

③《침구대성(鍼灸大成)》

• 좌섬요통(挫閃腰痛): 尺澤, 委中, 人中, 崑崙, 束骨, 支溝, 陽陵泉

④《침구대성(鍼灸大成)》

• 신허요통(腎虛腰痛): 腎兪, 委中, 太谿, 白環兪. 腰脊强痛: 人中, 委中

⑤《천금방(千金方)》

• 神道, 脊中, 腰兪, 長强, 大杼, 膈兪, 水分, 脾兪, 小腸兪, 膀胱兪는 요척급강(腰脊急强)을 主한다. 次髎, 胞肓, 承筋은 요척(腰脊)이 아프고 오한하는 것을 主한다. 志室, 京門은 腰가 아프고 척급(脊急)하는 것을 主한다.

⑥《침구취영(鍼灸聚英)》

• 腰가 아프고, 혈(血)이 下로 막히는 것: 委中(瀉血), 腎兪, 崑崙 모두 灸한다.

그 외의 요법

【이침(耳鍼)】

선혈: 腰仙椎區, 腰痛點, 神門, 皮質下, 腎上腺

조작: 염침(捻鍼)한 후에 15~20분간 유침(留鍼)한다. 매일 1회로 하고, 효과가 있으면 매침(埋鍼)을 1~7일 行해도 좋다.

【한방약】

①한습(寒濕)에 의한 요통: 출부탕(朮附湯), 삼습탕(滲濕湯)

②신허(腎虛)에 의한 요통: 腎陰虛—육미환(六味丸), 腎陽虛—신기환(腎氣丸)

참고사항

①주거지에 방습조치를 하거나, 지나치게 피로하지 않도록 주의하는 것이 좋다. 또 아침저녁 1회씩 양손으로 요부를 유안(揉按)하면 요통을 경감시키거나 발작을 방지할 수 있다.

②침구(鍼灸)는 비기질성 병변(病變)에 의한 요통(腰痛)에 뚜렷한 효과가 있다. 요추(腰椎) 추간판헤르니아(탈출) 등에 대해서는 일반적으로 증상을 완화시키는 정도이고, 그 외의 요법을 병용할 필요가 있다.

③척추결핵, 종류(腫瘤) 등에 의한 요통은 침구의 치료범위에 들어가지 않는다.

2. 부인과

47. 월경부조

일반적으로 부인생리(월경)의 주기에 이상이 보이는 것을 총칭해서 '월경부조(月經不調)'라고 한다. 임상에서는 월경주기가 빨라지는 월경선기를 '경조(經早)', 늦어지는 월경후기를 '경지(經遲)', 빠르지 않거나 늦지 않거나 전후부정기인 것을 '경란(經亂)'이라고 구별한다.

월경부조는 주기 이상 이외에도 경량, 경색, 경질에 변화가 보이기 때문에, 변증(辨證)할 경우에는 증상 전체를 종합분석해서 허실한열을 명확하게 할 필요가 있다. 월경부조의 치료원칙은 조경에 중점을 놓고 이것을 본치로 하는 것이다. 이밖에 월경병과 기타 질병을 명확하게 구별하지 않으며 안 되고, 먼저 있었던 질병이 원인이 되어 월경부조가 나타나는 경우는, 우선 먼저 있었던 질병을 치료하면 월경도 자연히 조화된다. 반대로 월경부조가 원인이 되어 새로운 질병이 발생한 경우는 월경을 조절하면 새롭게 발생한 질병도 저절로 개선된다.

47-1 월경부조

月經不調
- 經早(月經先期): 월경주기가 빨라지는 병증
- 經遲(月經後期): 월경주기가 늦어지는 병증
- 經亂(前後不定期): 월경주기가 빨라지거나 늦어지는 병증

경조

병인병기

【 1 】 실열에 의한 경조(실열증)

평소에 체질이 양성(陽盛)한 사람이 몹시 매운 것을 기식(嗜食)하면, 陽이 항진(亢進)해서 熱이 생기기 쉽다. 이 熱이 포궁(여자포, 자궁)에 내온(內蘊)해서 혈열(血熱)이 망행(妄行)하면 월경선기(月經先期)가 일어난다.

【 2 】 간울화열에 의한 경조(간울화열증)

정지억울(情志抑鬱)이 심하면 간울화화(肝鬱化火)가 된다. 이 때문에 포궁(胞宮)에 화열(火熱)이 내온하면 월경선기가 일어난다.

【 3 】 음허혈열에 의한 경조(음허혈열증)

만성질환 후기에 음혈이 손상되면 음허내열이 된다. 이것이 충맥, 임맥에 영향을 주고 충임불고(衝任不固)가 되면 월경선기가 일어난다.

47-2 월경부조

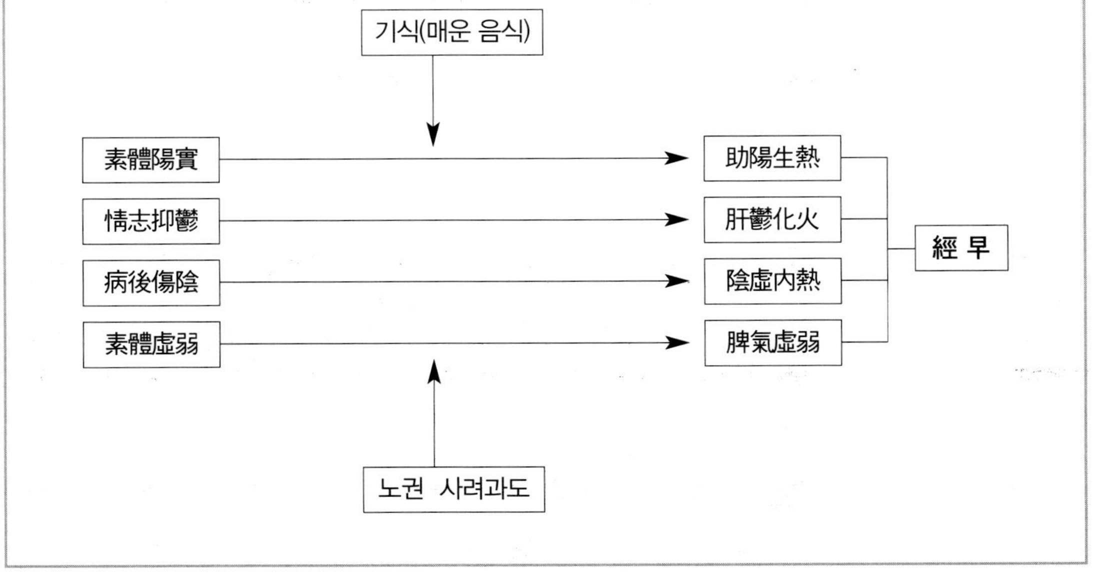

【 4 】 기허에 의한 경조(기허증)

평소에 체질이 허약한 사람은 음식부절이나 노권과도에 의해서 脾氣가 손상되기 쉽다. 이 때문에 통혈작용(統血作用)이 영향을 받고 충임불고가 되면 월경선기가 일어난다.

증분류

【 1 】 실열에 의한 경조

주　　증 : 월경주기가 7일 이상 빨라진다, 심한 경우는 1개월에 월경이 2회 來潮한다.

수 반 증 : 경량(經量)이 많음, 경색(經色)은 선홍(鮮紅) 또는 자홍(紫紅), 경질(經質)은 점조(粘稠), 심번, 구갈, 소변단황, 대변건결

설 맥 상 : 설태박황(舌苔薄黃), 맥활삭유력(脈滑數有力)

증후분석 : ①월경선기, 경량이 많음 – 熱邪가 내온해서 충임맥(衝任脈)을 어지럽히고, 경혈을 망행시키면 일어난다.

②경색은 선홍 또는 자홍 – 熱邪가 血을 소작(燒灼)하면 일어난다.

③경질은 점조, 소변단황, 대변건결 – 熱邪가 진액을 소모하면 일어난다.

④심번 – 熱邪가 심신을 어지럽히면 일어난다.

⑤설태박황, 맥활삭유력 – 혈열내성(血熱內盛)의 象이다.

【 2 】 간울화열에 의한 경조

主　　症 : 월경주기가 7일 이상 빨라진다, 심한 경우는 1개월에 월경이 2회 來潮한다.

隨 伴 症 : 경량은 많기도 하고 적기도 함, 경색은 紅 또는 紫, 경질은 점조, 혈괴(血塊)가 혼입되는 경우가 있음, 유방이나 흉협 · 소복부의 창통, 번조, 이노(易怒), 구고

舌 脈 象 : 설질홍(舌質紅), 설태황(舌苔黃), 맥현삭(脈弦數)

證候分析 : ①월경선기 – 간울화열(肝鬱化熱)에 의해 발생한 熱이 충임맥에 숨어 경혈을 망행시키면 일어난다.

②경색은 紅 또는 紫, 경질은 점조 – 熱邪가 血을 소작하면 일어난다.

③경량은 많기도 하고 적기도 함 – 간울기체에 의해 소설이 실조되면 일어난다.

④경혈에 혈괴가 혼입하는 경우가 있음 – 氣滯에 의해 血이 응체하면 일어난다.

⑤유방이나 흉협 · 소복부의 창통 – 氣滯가 간경의 소통을 장해하면 일어난다.

⑥번조, 이노 – 肝火가 상염하고 심신을 어지럽히면 일어난다.

⑦구고, 맥현삭 – 肝鬱化火의 象이다.

⑧설질홍, 설태황 – 裏에 울열(鬱熱)이 있으면 일어난다.

【 3 】 음허혈열에 의한 경조

주　증 : 월경주기가 7일 이상 빨라진다, 심한 경우는 1개월에 월경이 2회 來潮한다.

수 반 증 : 경량은 적음, 경색은 紅, 경질은 점조, 협부의 홍조, 심번, 불면, 수족의 화끈거림, 口나 인두의 건조, 또는 조열, 도한

설 맥 상 : 설질홍(舌質紅), 설태소(舌苔少) 또는 박황건(薄黃乾), 맥세삭(脈細數)

증후분석 : ①월경선기 – 음허에 의해 생긴 허열이 충임맥을 어지럽히고, 경혈을 망행시키면 일어난다.

②경량은 적음, 경색은 紅, 경질은 점조, 口나 인두의 건조 – 음액이 부족하고 허열에 의해서 바짝 졸아들면 일어난다.

③불면, 심번 – 허열이 심신을 요란하면 일어난다.

④수족의 화끈거림, 潮熱, 도한 – 허열이 내생하면 일어난다.

⑤설질홍, 설태소, 맥세삭 – 음허내열(陰虛內熱)의 象이다.

【 4 】 기허에 의한 경조

주　증 : 월경주기가 7일 이상 빨라진다, 심한 경우 1개월에 월경이 2회 來潮한다.

수 반 증 : 경량이 많음, 경색은 淡, 경질은 청희(淸稀), 정신피권(精神疲倦), 숨이 참, 심계, 소복부의 공허감과 하수감

설 맥 상 : 설질담(舌質淡), 설태박윤(舌苔薄潤), 맥허대무력(脈虛大無力)

증후분석 : ①월경선기, 경량이 많음 – 脾氣가 부족해서 통혈기능이 실조되면 일어난다.

②경색은 淡, 경질은 淸稀 – 氣虛에 의해서 온후기능이 감퇴하면 일어난다.

③정신피권(精神疲倦), 소복부의 공허감과 하수감 – 脾氣虛에 의해 승거기능이 감퇴하면 일어난다.

④설질담, 맥무력, 심계, 숨이 참 – 기허에 의해 추동기능이 감퇴하고 혈행무력(血行無力)이 되면 일어난다.

치료

치　　법 : 청열조경(淸熱調經)을 本으로 한다.

①실열(實熱)에 의한 경조(經早)에는 혈분(血分)의 청열(淸熱)을 도모한다.

②간울화열(肝鬱化熱)에 의한 경조에는 소간해울(疏肝解鬱)을 도모한다.

③음허혈열(陰虛血熱)에 의한 경조에는 자음청열(滋陰淸熱)을 도모한다.

④기허(氣虛)에 의한 경조에는 익기섭혈(益氣攝血)을 도모한다.

처 방 례 : 關元, 血海

①실열에 의한 경조에는 太衝, 曲池를 추가한다.

②간울화열에 의한 경조에는 行間, 地機를 추가한다.

③음허혈열에 의한 경조에는 三陰交, 然谷을 추가한다.

④기허에 의한 경조에는 足三里, 脾兪를 추가한다.

방　　해 : 關元은 임맥에 속하고 足의 삼음경의 교회혈이고, 충임맥을 조리하는 요혈이다. 關元에 血海를 배혈해서 조혈을 도모하면 충임을 조화해서 월경주기를 조절할 수 있다. 실열에 의한 경조에는 太衝, 曲池를 배혈해서 혈분의 청열을 도모하고, 간울화열에 의한 경조에는 行間, 地機를 배혈해서 소간해울, 혈열의 청사를 도모하면 좋다. 음허혈열에 의한 경조에는 三陰交, 然谷을 배혈해서 익음청열을 도모하고, 기허에 의한 경조에는 足三里, 脾兪를 배혈해서 익기섭혈을 도모하면 좋다.

조　　작 : 제혈(諸穴)에 직자(直刺)로 0.5寸~1寸 자입(刺入)하고, 실증에는 사법, 허증에는 보법을 시술한다. 유침(留鍼)은 10~20분간 행한다.

고금처방례(古今處方例)

①《갑을경(甲乙經)》

• 월사(월경)불리, 行間 이것을 主로 한다.

②《갑을경(甲乙經)》

• 월사불리(月事不利), 臨泣 이것을 主로 한다.

③《갑을경(甲乙經)》

• 여자의 포궁(胞中)이 아프고, 월수(월경)때문에 휴지(休止)할 수 없는 것은 天樞 이것을 主로 한다.

④《침구대성(鍼灸大成)》

• 월맥(월경)부조: 氣海, 中極, 帶脈(灸1壯), 腎兪, 三陰交.

⑤《유경도익(類經圖翼)》

• 혈결(血結)하고 월사부조: 氣海, 中極, 照海(월사불행).

그 외의 요법

【이침(耳鍼)】

선혈: 子宮, 내분비, 난소, 肝, 脾, 腎

조작: 매회 2~3穴을 선택해서 중간 정도의 자극을 준다. 유침은 15~20분간 행한다. 격일로 1회 치료하거나, 또는 매침(埋鍼)도 좋다.

【한방약】

①실열에 의한 경조(經早): 청경탕(淸經湯)

②간울화열에 의한 경조: 단치소요산(가미소요산)

③음허혈열에 의한 경조: 청경탕(去熟地黃·黃柏, 加生地黃·元參, 麥門冬, 阿膠)

④기허에 의한 경조: 귀비탕(歸脾湯)

경지

병인병기

【 1 】 한응에 의한 경지(실한증)

월경기나 산후에 포궁이 열린 채 고섭이 실조되어 있을 때 풍한의 병사를 받거나 날것이나 찬 것을 좋아해서 먹으면 한사가 충임맥을 犯하는 경우가 있다. 이것에 의해서 충임맥의 血이 응체하고 經의 운행이 저지되면, 월경후기(月經後期)가 일어난다.

【 2 】 양허에 의한 경지(허한증)

평소에 체질이 허약해서 양기가 부족하거나 久病이나 방사과도로 腎陽이 손상되어 陽氣가 장부를 온후할 수 없으면 장부기능이 감퇴해서 血의 生化에 영향을 준다. 血의 生化가 부족하면 충임맥이 충족되지 않기 때문에 포궁의 血은 월경기가 되어서도 충족될 수 없고, 월경후기가 일어난다.

【 3 】 기울에 의한 경지

평소에 정지(情志)가 억울해서 肝氣의 소설(疏泄)이 나빠지고, 장기간 지속되어 기체혈어(氣滯血瘀)가 되면 포궁이나 충임맥의 혈액운행도 원활함을 잃어서 월경후기가 일어난다.

【 4 】 혈허에 의한 경지

병후의 실조나 출산과다에 의해서 영혈허손이 되거나, 음식부절이나 노권에 의한 비위양허 때문에 生化의 源이 부족해서 기쇠혈소가 되면 월경후기가 일어난다.

47-3 월경부조

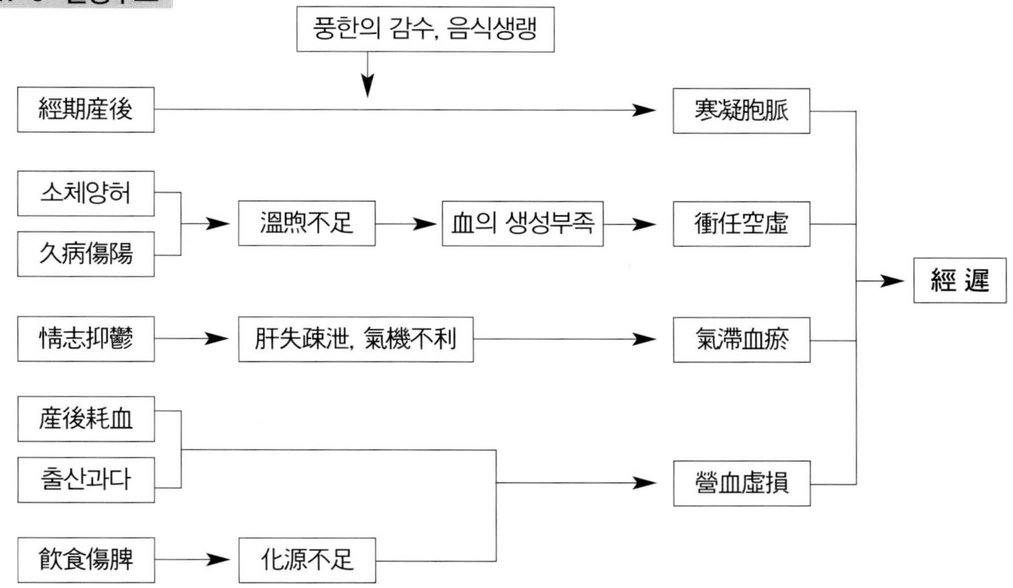

증분류

【1】한응에 의한 경지

주　증：월경주기(月經週期)가 7일 이상 늦다. 심한 경우 월경이 40~50일에 1회밖에 내조(來潮)하지 않는다.

수 반 증：경량은 적음, 경색은 암홍, 경질정상 또는 혈괴가 혼입하는 경우가 있음, 소복부의 교통·거안, 통증은 따뜻하게 하면 경감, 안색청백, 사지의 냉기, 몹시 추위를 탐

설 맥 상：설질정상(舌質正常), 설태박백(舌苔薄白), 맥지긴(脈遲緊)

증후분석：①경지, 경량은 적음 – 한사가 충임맥의 혈행을 응체시키고, 월경기가 되어서도 혈해가 血로 충족되지 않으면 일어난다.

②경색은 암홍, 혈괴혼입, 소복부의 교통·거안, 통증은 따뜻하게 하면 경감 – 한사가 포궁에 영향을 주고, 기혈을 응체시키면 일어난다.

③안색청백, 사지의 냉기, 몹시 추위를 탐, 설태박백, 맥지긴 – 양기가 한사에 억

지되고, 온후기능이 발휘될 수 없으면 일어난다.

【 2 】 양허에 의한 경지

주　　증 : 월경주기가 7일 이상 늦다. 심한 경우에는 월경이 40～50일에 1회밖에 내조(來潮) 하지 않는다.

수 반 증 : 경량은 적음, 경색은 淡, 경질은 淸稀, 소복부의 은통, 희난희안, 두훈, 숨이 참, 腰의 나른함, 안색창백, 신체의 냉기, 사지의 냉기, 소변청장, 대변당설

설 맥 상 : 설질담(舌質淡), 설태박백(舌苔薄白), 맥지무력(脈遲無力)

증후분석 : ①경지(經遲), 경량(經量)은 적음, 경색은 淡, 경질은 청희(淸稀) – 양기가 부족해서 장부를 온양할 수 없고, 장부의 血을 생화하거나 운행하거나 하는 기능을 감퇴시켜서 혈해의 충족이 늦어지면 일어난다.

②소복부의 은통, 희난희안(喜暖喜按) – 양기(陽氣)가 부족해서 포맥(胞脈)을 온양할 수 없고, 血이 조체하면 일어난다.

③두훈, 숨이 참, 腰의 나른함, 신체의 냉기, 사지의 냉기, 소변청장, 대변당설 – 양기가 부족해서 전신의 장부기관이 온후되지 않으면 일어난다.

④안색창백, 설질담, 맥지무력 – 양기의 추동기능이 감퇴해서, 血의 운행력이 저하하거나, 기혈이 두안면부에 상승하지 않으면 일어난다.

【 3 】 기울에 의한 경지

주　　증 : 월경주기(月經週期)가 7일 이상 늦다, 심한 경우는 월경이 40～50일에 1회밖에 내조하지 않는다.

수 반 증 : 경량은 적음, 경색은 정상, 경질은 정상, 소복부의 창통, 정신억울, 흉협부가 비만해서 불쾌감이 있고 희기를 하면 경감한다.

설 맥 상 : 설질정상, 설태정상 또는 박황(薄黃), 맥현(脈弦)

증후분석 : ①경지, 경량은 적음 – 소설(疏泄)의 실조에 의해 氣機의 운행이 나빠지고, 충 · 임맥의 기혈이 조체하면 일어난다.

②경색은 정상, 경질은 정상 – 일반적으로 한열의 이상이 없어지면 경색, 경질은 정상이지만, 기울화화가 되고 있으면 경색은 紅, 경질은 점조가 된다.

③정신억울, 흉협부의 비만, 회기(噫氣)를 하면 경감 – 간기(肝氣)가 울결하고, 소설(疏泄)이 실조되면 일어난다.

④소복부의 창통 – 疏泄의 실조에 의해 포궁에 기혈이 조체하면 일어난다.

⑤설질정상, 설태정상, 맥현 – 간기울결의 象이다. 단, 기울화화가 되고 있으면 설질홍, 설태박황, 맥현삭(脈弦數)이 된다.

【 4 】 혈허에 의한 경지

주 증 : 월경주기가 7일 이상 늦다, 심한 경우에는 월경이 40~50일에 1회밖에 내조하지 않는다.

수 반 증 : 경량은 적음, 경색은 淡, 경질은 清稀, 소복부의 은통, 안색위황, 피부의 건조, 눈이 침침함, 심계

설 맥 상 : 설질담(舌質淡), 설태소(舌苔少), 맥허세(脈虛細)

증후분석 : ①경지, 경량은 적음, 경색은 淡, 경질은 清稀 – 영혈이 부족해서 충임맥이 충족되지 않고, 월경기가 되어서도 혈해가 충족되지 않으면 일어난다.

②소복부의 은통 – 혈허로 포맥에 영양이 가지 않으면 허성의 동통이 일어난다.

③안색위황, 피부의 건조, 눈이 침침함, 심계 – 영혈이 부족해서, 心이나 두안면부 등에 영양이 잘 전달되지 않으면 일어난다.

④설질담, 맥허세–혈허의 象이다.

치료

치 법 : 온경화혈(溫經和血)을 本으로 한다.

①한응(寒凝)에 의한 경지(經遲)에는 胞脈의 온통을 도모한다.

②양허(陽虛)에 의한 경지에는 온신장양(溫腎壯陽)을 도모한다.

③기울(氣鬱)에 의한 경지(經遲)에는 소간해울(疏肝解鬱), 이기행혈(理氣行血)을 도모한다.

④혈허(血虛)에 의한 경지에는 익혈보충(益血補衝)을 도모한다.

처 방 례 : 氣海, 氣穴, 三陰交를 주혈로 한다.

①한응에 의한 경지에는 歸來, 天樞를 추가한다.

②양허에 의한 경지에는 命門, 太谿를 추가한다.

③기울에 의한 경지에는 蠡溝를 추가한다.

④혈허에 의한 경지에는 足三里, 脾兪, 膈兪를 추가한다.

방 해 : 氣海에 족소음신경과 충맥의 교회혈인 氣穴을 배혈하고, 충임맥의 조화를 도모하고, 三陰交를 이용해서 익신조혈, 衝任의 보양을 도모한다. 월경은 腎氣가 왕성하게 되는 것에 의해서 비로소 제때에 내조하기 때문에, 주혈도 腎을 왕성하게 하는 것을 목표로 선혈한다.

한응에 의한 경지에는 족양명위경의 경혈인 天樞, 歸來에 뜸을 시술하고, 한사에 의해 응체하고 있는 胞脈을 온통하고 활혈통락(活血通絡)을 도모한다.

양허에 의한 경지에는 命門, 太谿를 배혈해서 온신장양(溫腎壯陽)을 도모한다.

기울에 의한 경지에는 蠡溝를 배혈해서 소간해울, 이기행혈을 도모한다.

또 혈허에 의한 경지에는 足三里, 脾兪, 膈兪를 배혈해서 기혈생화(氣血生化)의 源인 비위를 조보하고, 血의 생성을 촉진한다.

조 작 : 직자(直刺)로 0.5~1寸 자입(刺入)한다. 양허, 혈허에는 보법(補法)을 시술하고, 그 외의 실증에는 사법(瀉法)을 시술한다. 또 온법을 병용해도 좋고, 특히 허한의 것에는 灸나 구두침(灸頭鍼)을 많이 이용한다.

고금처방례(古今處方例)

(經早項을 참조)

그 외의 요법

【이침(耳鍼)】(經早項을 참조)

【한방약】

①한응(寒凝)에 의한 경지(經遲): 온경탕(溫經湯)

②양허(陽虛)에 의한 경지: 대영전(大營煎)

③기울(氣鬱)에 의한 경지: 칠화향부환(七和香附丸)

④혈허(血虛)에 의한 경지: 인삼양영탕(人蔘養營湯)

경란

경란(經亂)은 간울(肝鬱)과 신허(腎虛)에 기인하는 것이 많다.

47-4 월경부조

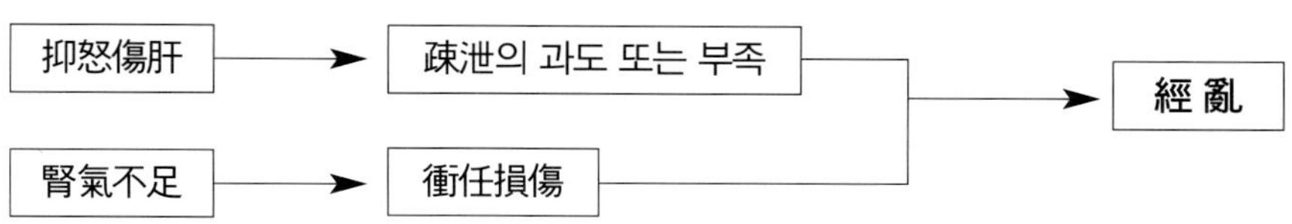

병인병기

【 1 】 간울에 의한 경란

肝은 血을 지니고 소설(疏泄)을 主하는 작용으로 血의 배설량이나 운행을 조절하기 때문에, 억울이나 격노에 의해 肝이 상해되면 월경부조가 일어나는 경우가 있다. 일반적으로 肝氣의 疏泄이 과도하게 되면 월경선기가 되기 쉽고, 疏泄이 미치지 않으면 월경후기가 되기 쉽다.

소설(疏泄)이 일정하지 않고 과도하게 되거나 미치지 않으면 월경전후부정기(月經前後不定期)가 되기 쉽다.

【 2 】 신허에 의한 경란

腎은 봉장(封藏)을 主하고 생육을 가능하게 한다. 선천적으로 腎氣가 부족하거나, 방사나 출산이 과도하거나 하면, 腎은 봉장작용(封藏作用)을 잃어서 충임맥이 손상되고, 血海의 유출저축(流出貯蓄)이 실조되어서 월경주기의 착란이 일어난다.

증분류

【 1 】 간울에 의한 경란

주 증 : 월경이 예정대로 내조하지 않고, 빨라지거나 늦어진다.

수 반 증 : 경량(經量)은 많기도 하고 적기도 함, 경색(經色)은 정상, 경질(經質)은 정상, 월경이 원활하게 내조하지 않음, 월경前에는 유방이나 소복부가 창통하고 심하면 양협부까지 도달하고, 월경이 내조하면 통증은 경감, 흉민해서 불쾌, 자주 한숨을 쉼, 기분은 억울(抑鬱)해서 불유쾌하게 됨

설 맥 상 : 설태정상(舌苔正常), 맥현(脈弦)

증후분석 : ①경란, 경량은 많기도 하고 적기도 함 - 氣機가 착란해서 소설(疏泄)이 과도하게 되거나 감퇴하는 것에 의해 일어난다.

②월경(月經)이 원활하게 내조하지 않음 - 기기(氣機)가 조체하고, 월경의 운행이 실조되면 일어난다.

③월경前에는 유방이나 소복부가 창통하고 심하면 양협부까지 도달 - 肝이 조달을 잃고 족궐음간경맥의 운행이 나빠지면 일어난다.

④흉민해서 불쾌, 자주 한숨을 쉼, 기분은 억울해서 불유쾌하게 됨 - 肝이 조달을 잃고 정지가 억울하면 일어난다.

⑤설태정상, 맥현 – 기울의 象이다. 단 간울화화(肝鬱化火)가 되고 있으면 설질홍(舌質紅), 설태박황(舌苔薄黃), 맥현삭(脈弦數)이 된다.

【 2 】 신허에 의한 경란

主 症: 월경이 예정대로 내조하지 않고 빨라지거나 늦어지거나 한다.

隨 伴 症: 경량은 적음, 경색은 淡, 경질은 淸稀, 안색암흑, 두훈, 이명, 腰의 나른함, 야간다뇨, 대변당박

舌 脈 象: 설질담(舌質淡), 설태박(舌苔薄), 맥침약(脈沈弱)

證侯分析: ①경란 – 봉장작용(封藏作用)이 실조되고, 충임맥(衝任脈)이 손상되고, 혈해(血海)의 유출저축(流出貯蓄)이 실조되면 일어난다.

②경량은 적음, 경색은 淡, 경질은 청희(淸稀) – 신허(腎氣)가 허손(虛損)해서 정혈(精血)이 부족하면 일어난다.

③안색암흑 – 水臟인 腎이 허쇠하고, 水寒이 내성하면 일어난다.

④두훈(頭暈), 이명(耳鳴), 腰의 나른함 – 腎이 허쇠(虛衰)하고 骨, 髓, 腦를 자양할 수 없으면 일어난다.

⑤야간다뇨, 대변당박 – 腎이 虛衰하고 二便을 主하지 않으면 일어난다.

⑥설질담, 맥침약 – 허증의 象이다.

치료

治 法: 조보간신(調補肝腎)

간울(肝鬱)에 의한 경란(經亂)에는 소간해울법(疏肝解鬱法)을 추가한다.

處 方 例: 關元, 三陰交

①간울에 의한 경란에는 太衝, 肝兪, 期門을 추가한다.

②신허(腎虛)에 의한 경란에는 腎兪, 太谿, 水泉을 추가한다.

方 解: 월경은 충임맥이 경혈을 조화하는 것에 의해서 정기적으로 내조하기 때문에, 關元

과 三陰交를 배혈해서 조간보신(調肝補腎), 衝任脈의 조리를 도모한다.

간울에 의한 경란에는 太衝, 肝兪, 期門을 배혈해서 疏肝解鬱을 도모한다.

신허(腎虛)에 의한 경란에는 腎兪, 太谿, 水泉을 배혈(配穴)해서 신기(腎氣)를 調補하고 封藏을 촉진한다.

腎의 봉장이 확실하면 血海(子宮)에 血이 충족하고, 월경주기는 정상이 된다.

操　作: 직자로 0.5~1寸 자입한다. 충임맥이나 포궁의 기능을 조절하는 목적으로 평보평사법을 시술한다. 유침은 10~20분간 행한다.

고금처방례(古今處方例)

(經早項을 참조)

그 외의 요법

【이침(耳鍼)】(經早項을 참조)

【한방약】

①간울(肝鬱)에 의한 경란(經亂): 소요산(逍遙散)

②신허(腎虛)에 의한 경란: 고음전(固陰煎)

요약

월경부조에는 경조, 경지, 경란이 있다.

병기는 비교적 복잡하고, 寒, 熱, 瘀, 虛 등에 의해 일어난다.

치료는 충임맥의 조절이 대원칙이고 關元, 氣海, 血海, 三陰交를 주혈로 취혈하며, 이밖에 수반증에 따라서 배혈을 시행한다.

월경부조의 치법과 선혈

증후	병인병기		치 법		선 혈	
月經不調	經早	실 열	청열조경을 本으로 한다	혈분의 청열	關元, 血海	太衝, 曲池
		간울화열		소간해울		行間, 地機
		음허혈열		자음청열		三陰交, 然谷
		기 허		익기섭혈		足三里, 脾兪
	經遲	한 응	온경화혈을 本으로 한다	온통포맥	氣海, 氣穴, 三陰交	歸來, 天樞
		양 허		온신장양		命門, 太谿
		기 울		소간이기해울		蠡溝
		혈 허		익혈보충		足三里, 脾兪, 膈兪
	經亂	간 울	소간해울		關元, 三陰交	太衝, 肝兪, 期門
		신 허	조보간신			腎兪, 太谿, 水泉

48. 폐경

발육이 정상인 여자는 일반적으로 14세 전후가 되면 월경이 시작되지만, 18세를 지나서도 초경이 오지 않거나 또는 지금까지 월경이 있었음에도 불구하고 연속해서 3개월 이상 월경이 중단되는 경우, 이것을 '폐경(閉經)'이라고 한다.

임신기나 수유기 또는 절경(絶經) 이후의 월경정지는 정상적인 생리현상이기 때문에 폐경의 범주에는 속하지 않는다(보통 갱년기 이후의 월경정지를 '閉經'이라고 하지만, 한의학에서는 이것을 '絶經'이라고 하고, 병적인 월경의 정지를 폐경이라고 한다).

이 病의 주된 병리기전(메커니즘)은 허실로 대별된다. 허증은 대부분 음혈이 부족해서 혈해

(포궁)가 충족되지 않기 때문에, 월경이 되어야만 血도 부족해서 폐경이 된다. 실증은 대부분 實邪가 脈道를 조체시켜서 통행을 나쁘게 하고 있기 때문에, 경혈이 하행할 수 없어서 폐경이 된 것이다.

병인병기

폐경치료의 원칙은 허실에 의거해서 다음과 같이 대별한다. 허증에 대해서는 보혈을 主로 하고, 또 生化의 源인 비위의 기능을 향상시켜서 血의 생성을 촉진하고, 血의 부족이 심한 경우에는 간신(肝腎)의 자양도 행한다. 실증에 대해서는 활혈화어(活血化瘀)를 主로 하고, 氣의 운행조절을 보조적으로 행한다.

1 혈고에 의한 폐경(허증)

허증(虛證)의 폐경을 일으키는 병인에는 다음과 같은 것이 있다. 선천부족으로 腎氣가 미성숙한 경우, 조혼하여 출산과도 때문에 精血을 소모한 경우, 음식노권에 의해서 脾胃가 장해되고 生化의 源이 부족하거나, 사려과도에 의한 심신의 손상이 脾에 미쳐서 심비양허(心脾兩虛)가 된 경우, 大病이나 久病으로 기혈이 손상된 경우 등이다. 이들의 원인에 의해 정혈이 부족하고 충임맥의 자양이 나빠지면 폐경이 일어난다.

2 혈체에 의한 폐경(실증)

실증(實證)의 폐경을 일으키는 원인에는 다음과 같은 것이 있다. 간기(肝氣)가 울결해서 기기(氣機)의 소통이 나빠지고 血이 삽체(澁滯)하는 경우, 찬 음식이나 한사(寒邪)의 감수로 사기가 포궁에 영향을 주어서 혈맥이 응체하는 경우, 脾의 운화가 실조되어서 담습이 내성하고 충임맥(衝任脈)이 조체한 경우 등이다. 이들 원인에 의해 충임맥이 통하지 않거나, 포궁을 폐색시키면 폐경이 일어난다.

48 폐경

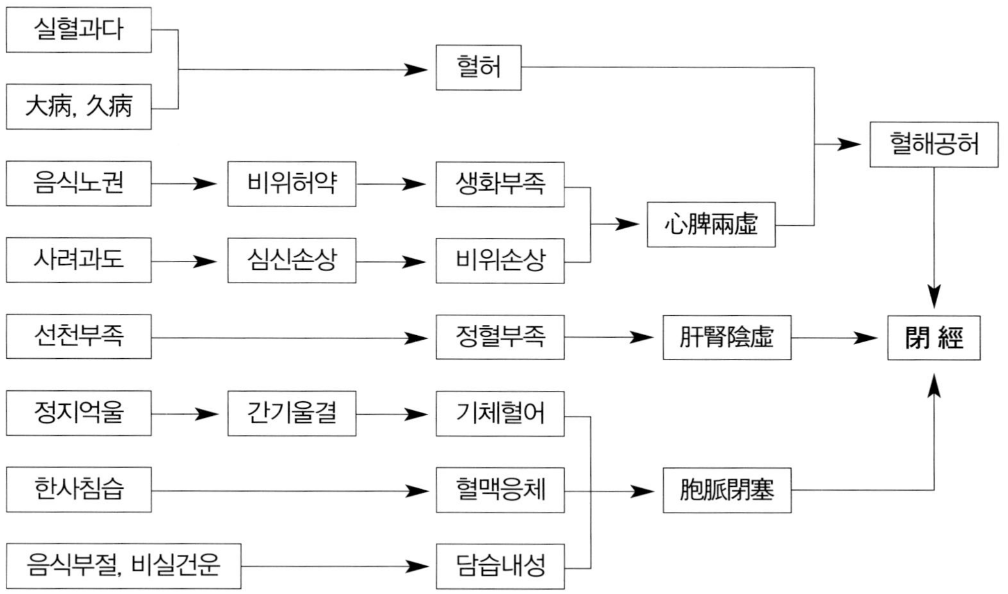

증분류

1 혈고에 의한 폐경(허증)

혈고(血枯)에 의한 폐경은 수반증상(隨伴症狀) · 설맥상(舌脈象)의 차이에 의해 혈허(血虛), 심비양허(心脾兩虛), 간신부족(肝腎不足)으로 분류된다.

【 1 】 혈허에 의한 폐경(혈허증)

주 증 : 월경이 시작되는 연령을 지나도 초경이 없거나, 또는 처음으로 경지나 경량의 감소가 일어나고, 점점 폐경한다.

수 반 증 : 안색창백, 두훈, 눈이 침침함, 불면, 심계(心悸), 피부의 건조

설 맥 상 : 설질담(舌質淡), 맥세(脈細)

증후분석 : ①폐경 – 혈허 때문에 충임맥을 자양할 수 없고, 혈해가 공허하여 일어난다.

②안색창백, 두훈, 눈이 침침함, 설질담 – 혈허 때문에 두부나 目을 자양할 수 없거나, 안면부의 血이 부족하면 일어난다.

③불면, 심계 – 혈허 때문에 心과 神을 자양할 수 없으면 일어난다.

④피부의 건조 – 혈허(血虛) 때문에 혈조(血燥)가 되어 피부를 윤택하게 할 수 없으면 일어난다.

⑤맥세 – 혈허 때문에 血이 脈에 충족되지 않으면 일어난다.

【 2 】 심비양허에 의한 폐경

主 症 : 처음으로 경지나 경량의 감소가 일어나고, 점점 폐경한다.

隨 伴 症 : 안색위황, 심계, 정신피로, 숨이 참, 나언(懶言), 권태, 핍력(乏力), 사지의 무력감, 식욕부진, 대변당박(大便溏薄)

舌 脈 象 : 설질담(舌質淡), 맥세약(脈細弱)

證候分析 : ①폐경 – 心脾를 손상해서 화원부족(化源不足)에 의한 혈허기약(血虛氣弱)이 일어나고, 충임맥이 자양되지 않으면 일어난다.

②안색위황(顔色萎黃) – 기혈이 부족해서 안면이 자양되지 않으면 일어난다.

③심계, 정신피로 – 心血이 부족해서 심신을 자양할 수 없으면 일어난다.

④숨이 참, 나언, 권태, 핍력, 사지의 무력감 – 中氣가 부족하면 일어난다.

⑤식욕부진, 대변당박 – 脾氣가 부족하고 운화기능이 감퇴하면 일어난다.

⑥설질담, 맥세약 – 氣血이 동시에 부족하면 나타난다.

【3】간신음허에 의한 폐경

주　　증 : 월경이 시작되는 연령이 지나도 초경이 없거나, 또는 처음으로 경지(經遲)나 경량(經量)의 감소가 일어나고, 점점 폐경한다.

수 반 증 : 두훈, 이명, 腰나 膝의 나른함, 口나 인두의 건조, 불면, 오심번열(五心煩熱), 협부(頰部)의 홍조, 조열(潮熱), 도한(盜汗)

설 맥 상 : 설질홍(舌質紅), 맥세삭(脈細數)

증후분석 : ①폐경 – 간신(肝腎)의 허손에 의해 정혈이 부족하고, 충임맥(衝任脈)을 자양할 수 없으면 일어난다.

②두훈(頭暈), 이명(耳鳴) – 허화가 두목(頭目)에 상요(上擾)하면 일어난다.

③口나 인두의 건조 – 음액이 口나 인두(咽頭)를 윤택하게 하지 않으면 일어난다.

④불면 – 虛火가 심신에 상요하면 일어난다.

⑤오심번열, 협부의 홍조, 조열, 도한 – 허화(虛火)가 내생(內生)하면 일어난다.

⑥설질홍, 맥세삭 – 음허내열(陰虛內熱)의 象이다.

2 혈체에 의한 폐경(실증)

혈체(血滯)에 의한 폐경은 수반증상 · 설맥상의 차이에 의해 기체혈어(氣滯血瘀), 한응혈체(寒凝血滯), 담습조체(痰濕阻滯)로 분류된다.

【1】기체혈어에 의한 폐경

주　　증 : 수개월간에 걸쳐서 폐경함, 정신적인 요인으로 월경이 오거나 폐경하기 쉽다.

수 반 증 : 정신억울, 번조, 화를 자주 냄, 흉협창만, 소복부의 창통 · 거안

설 맥 상 : 설질자암(舌質紫暗), 또는 어점(瘀点)이 있음, 맥침현(脈沈弦)

증후분석 : ①폐경 – 氣機가 조체해서 혈행불능이 되고, 충임맥이 불통이 되면 일어난다.

②정신억울, 번조, 화를 자주 냄, 흉협창만, 소복부의 창통 – 간기가 울결하고 기

기(氣機)가 조체하면 일어난다.

③소복거안(小腹拒按), 설질자암 또는 어점이 있음, 맥침현 – 어체의 象이다.

【 2 】 한응혈체에 의한 폐경

주　증 : 수개월에 걸쳐서 폐경한다.

수 반 증 : 신체의 냉기, 사지의 냉기, 소복부의 냉통, 온난(溫暖)을 좋아함

설 맥 상 : 설태백(舌苔白), 맥침지(脈沈遲)

증후분석 : ①폐경, 소복부가 냉통하고, 온난을 좋아함 – 한사가 혈맥을 응체시켜서 충임맥(衝任脈)이 불통하면 일어난다.

②신체의 냉기, 사지의 냉기 – 寒邪가 양기를 손상하면 일어난다.

③설태백, 맥침지 – 한증(寒症)의 象이다.

【 3 】 담습조체에 의한 폐경

주　증 : 수개월에 걸쳐서 폐경한다.

수 반 증 : 비만, 흉협만민(胸脇滿悶), 정신피로, 권태, 대하는 백색으로 다량

설 맥 상 : 설태니(舌苔膩), 맥활(脈滑)

증후분석 : ①폐경 – 충임맥에 담습이 조체하고 기혈운행이 통하지 않게 되면 일어난다.

②비만 – 기허다습(氣虛多濕)의 象이다.

③흉협만민, 정신피로, 권태 – 담습곤비(痰濕困脾)에 의해 일어난다.

④대하는 백색으로 다량 – 내성(內盛)한 습탁이 하주(下注)하면 일어난다.

⑤설태니, 맥활 – 담습내조(痰濕內阻)의 象이다.

치료

1 허증

치 법 : 양혈조경(養血調經)을 主로 하고, 다음의 치법을 편성(編成)한다.

①혈허(血虛)에 의한 폐경에는 익정보혈(益精補血)을 시행한다.

②심비양허(心脾兩虛)에 의한 폐경에는 보기양혈(補氣養血)을 시행한다.

③간신음허(肝腎陰虛)에 의한 폐경에는 양음청열(養陰淸熱)을 시행한다.

처방례 : 肝兪, 脾兪, 膈兪, 腎兪, 關元, 足三里, 三陰交

①혈허(血虛)나 간신음허(肝腎陰虛)에 의해 腰나 膝이 나른한 경우에는 命門, 腰眼, 陰谷을 배혈한다.

②간신음허에 의한 조열, 도한이 있는 경우에는 膏肓, 然谷을 배혈한다.

③비위허약에 의한 식욕부진, 대변당박이 있는 경우에는 天樞, 陰陵泉을 배혈한다.

방 해 : 肝兪로 肝의 장혈(藏血)을 촉진하고, 脾兪로 脾의 통혈(統血)을 촉진한다. 이것에 血會인 膈兪를 배혈해서 보혈조혈(補血調血)을 도모한다.

비위허약(脾胃虛弱)에는 脾兪에 足三里, 三陰交를 배혈하고, 건비보위(健脾補胃)를 촉진해서 生化의 源을 조화시킨다.

간신음허(肝腎陰虛)에는 腎兪와 關元로 腎氣의 보익을 도모한다. 腎은 선천의 本이기 때문에, 腎氣를 왕성하게 하면 정혈도 저절로 충족된다.

여자는 血이 그 本을 이루고 있기 때문에 血이 고조(枯燥)하는 병증에서는 이것을 보양할 필요가 있다. 이 배혈에 의해서 生化의 源이나 선천의 本을 보익하고, 충임맥의 흐름을 조화시켜서 혈해가 충족되면 월경은 저절로 정상이 된다.

조 작 : 배부수혈(背部兪穴)은 내측을 向해서 사자로 1寸 자입하고, 그 외의 경혈은 직자로 1~1.5寸 자입한다. 자입 후 보법을 시술하고, 20분간 유침한다.

脾氣나 腎氣가 부족한 사람에게는 자침 후 施灸해도 좋다. 단, 허열이 강한 사람에게 뜸을 사용해서는 안 된다.

2 실증

治　法: 활혈조기통경(活血調氣通經)을 主로 하고, 다음의 치법을 편성한다.

①기체혈어(氣滯血瘀)에 의한 폐경에는 서간이기(舒肝理氣), 활혈화어(活血化瘀)를 시행한다.

②한응혈체(寒凝血滯)에 의한 폐경에는 온경산한(溫經散寒)을 시행한다.

③담습조체(痰濕阻滯)에 의한 폐경에는 건비화담(健脾化痰)을 시행한다.

處方例: 中極, 地機, 合谷, 三陰交, 太衝, 豐隆

①기체혈어에 의해 소복부가 창만하는 경우에는 氣海, 四滿을 배혈하고, 흉협이 창통하는 경우에는 期門, 支溝를 배혈한다.

②한응혈체에 의해 소복부의 냉통이 심한 경우에는 關元, 中都에 시구(施灸)한다.

③담습조체에 의해 다량의 백색대하가 있는 경우에는 次髎를 배혈한다.

方　解: 中極을 이용하여 충임맥을 조절해서 경혈의 소통을 촉진하고, 족태음비경의 극혈로 혈중의 기혈(혈분 중에서도 기분에 가까운 부분에 작용하는 경혈)인 地機를 이용해서 행혈거어(行血祛瘀)를 도모한다. 三陰交에 수양명대장경의 원혈이며 行氣의 작용에 뛰어난 合谷을 배혈해서 행기조혈(行氣調血), 건비이수(健脾利水), 이기화담(理氣化痰)을 도모한다.

기체가 심한 경우에는 太衝으로 서간이기를 촉진하고, 담습이 많은 경우에는 豐隆으로 건비화담을 촉진한다.

혈체에 의한 폐경에 대해서는 '通'이나 '行'이라는 방법으로 막힘을 개선하는 것이 치료의 목적이만, 이상의 배혈로 조기행혈(調氣行血), 충임조달(衝任調達)을 도모하면 폐경을 通할 수 있다.

操　作: 직자로 1~1.5寸 자입하고 사법을 시술한다. 유침은 20~30분간 행한다.

폐경의 치법과 선혈

증후	병인병기		치 법		선 혈	
閉經	허증	血 虛	양혈 조경	益精補血	肝兪 脾兪 膈兪	關元, 足三里, 三陰交
		心脾兩虛		補氣養血		足三里, 三陰交, 天樞, 陰陵泉
		肝腎陰虛		養陰淸熱		腎兪, 關元, 膏肓, 然谷
	실증	氣滯血瘀	활혈 조기 통경	舒肝理氣	中極 地機 合谷 三陰交	太衝, 氣海, 四滿, 期門, 支溝
		寒凝血滯		溫經散寒		關元, 中極
		痰濕阻滯		健脾化痰		豐隆, 次髎

고금처방례(古今處方例)

①《갑을경(甲乙經)》

• 여자의 血이 통하지 않는 것은 會陰, 이것을 主로 한다.

②《갑을경(甲乙經)》

• 여자月水가 내려가지 않는 것은 照海, 이것을 主로 한다.

③《침구집성(鍼灸集成)》

• 월경불통: 合谷, 三陰交, 血海, 氣衝 이것을 主로 한다.

그 외의 요법

【이침(耳鍼)】

선혈: 子宮, 內分泌, 皮質下, 卵巢, 肝, 腎, 三焦, 胃, 脾

조작: 매회 3~4穴 선택해서 중간 정도의 자극을 준다. 격일로 1회 치료하고, 10회를 1치료 단위로 한다.

【한방약】

①혈허(血虛)에 의한 폐경(閉經): 사물탕(四物湯)

②심비양허에 의한 폐경: 인삼양영탕(人蔘養營湯), 팔진탕(八珍湯)

③간신음허에 의한 폐경: 자신보충환(滋腎補衝丸), 가감일관전(加減一貫煎)

④기체혈어에 의한 폐경: 혈부축어탕(血府逐瘀湯)

⑤한응혈체에 의한 폐경: 온경탕(溫經湯)

⑥담습조체에 의한 폐경: 창부도담환(蒼附導痰丸), 가감향사육군자탕(加減香砂六君子湯)

참고사항

①주의사항

폐경의 원인은 다종다양하다. 빈혈이나 결핵, 심장병 등도 모두 원인이 될 수 있다. 따라서 병증을 결정하는 경우에는 충분한 검사가 필요하고, 특히 임신초기와의 감별에 주의하지 않으면 안 된다.

②폐경에 대한 침구치료의 효과

침구의 폐경에 대한 치료효과는 비교적 양호하다. 일반적으로 치료를 3개월 계속해도 효과가 없으면 치료법을 바꾸는 것이 바람직하다.

49. 붕루

부인의 월경기간 외의 음도내출혈(陰道內出血)이나, 월경後에 출혈이 계속되는 것을, '붕루(崩漏)' 또는 '붕루하(崩漏下)'라고 한다.

일반적으로 급격하게 대량의 출혈이 일어나는 것을 '崩'이라 하고, 소량의 출혈이 줄줄 계속되는 것을 '漏'라고 한다. 이것은 상호 전화(轉化)하는 경우가 있다. 예를 들면 崩이 지연되어 기혈을 소모하면 漏에 병증이 이행(移行)하고, 漏도 출혈량이 점점 증가해서 崩으로 이행하는 것이 있다.

이 병의 병리기전은 대부분 충임맥의 손상에 의한 고섭기능(固攝機能)의 실조다. 충임맥의 손상의 원인으로는 혈열(血熱), 기울(氣鬱), 혈어(血瘀), 기허(氣虛), 양허(陽虛), 음허(陰虛) 등을 들고 있지만, 이 중에서는 혈열 및 기허가 많이 보인다.

병인병기

1 허증

【 1 】 기허에 의한 붕루

평소에 비기부족(脾氣不足)이거나 또는 음식이나 노권에 의해서 脾氣가 손상되면 중기부족(中氣不足)에 의한 통섭기능(統攝機能)의 실조가 일어난다. 이것에 의해서 충임맥을 고섭할 수 없게 되면 붕루가 일어난다.

【 2 】 양허에 의한 붕루

腎은 천발(天發)의 源으로 충임맥의 本이다. 선천의 부족이나 갱년기 및 방사과도 등은 신양(腎陽)을 허쇠(虛衰)시킨다. 이것에 의해서 腎의 봉장기능(封藏機能)이 저하하고, 충임맥을 고섭할 수 없게 되면 붕루가 일어난다.

【 3 】 음허에 의한 붕루

평소에 체질이 음허(陰虛)이거나, 실혈(失血)이나 만성병, 방사과도 등의 원인은 腎陰의 부족을 일으킨다. 음허에 의해서 내열이 발생하고, 허화(虛火)가 망동해서 정혈(精血)을 고수(固守)할 수 없게 되면 붕루가 일어난다.

2 실증

【 1 】 혈열에 의한 붕루

평소에 양성(陽盛)인 체질이거나, 몹시 매운 음식물을 과잉섭취하거나, 외감열사(外感熱邪)의 침입을 받으면 실화(實火)가 內生한다. 이 實火가 충임맥을 장해해서 血을 망행시키면 붕루가 일어난다.

【 2 】 습열에 의한 붕루

비감후미(肥甘厚味)한 음식물을 과잉섭취하거나 외감습열(外感濕熱)이 침입하면 습열이 內生한다. 이 습열이 하초에 내온(內蘊)하고, 포궁(胞宮)의 혈락이 손상되면 붕루가 일어난다.

【 3 】 울열에 의한 붕루

평소에 억울경향(抑鬱傾向)의 부인이 칠정(七情)의 상해를 받으면 肝氣의 울결(鬱結)이 심해져서 열화(熱化)한다. 이 肝의 울열(鬱熱)이 심해져서 장혈기능(藏血機能)이 실조되면 붕루가 일어난다.

【 4 】 혈어에 의한 붕루

월경기나 산후의 惡露가 떨어지지 않을 때에 寒이나 熱을 감수하거나 기울(氣鬱)이 장기간 계속되면, 혈어(血瘀)를 형성해서 충임맥이 조체한다. 충임맥이 조체해서 포궁의 순환이 나빠지면 포궁에 집결한 혈액은 경맥에 되돌아오지 않고 포궁에 축적된다. 혈액의 축적이 과잉하게 되면, 급격하게 넘쳐 나와 붕루가 일어난다.

증분류

1 허증

【1】기허에 의한 붕루

주　증 : 월경불순이 되어 갑자기 崩이 일어난다. 또는 줄줄 출혈해서 멈추지 않는다.

수 반 증 : 경색은 淡紅色, 경질은 淸稀, 안색창백, 권태, 숨이 참, 나언, 식욕부진

설 맥 상 : 설질담(舌質淡), 설태박백(舌苔薄白), 맥세약(脈細弱)

증후분석 : ①붕루 – 中氣가 부족해서 통섭할 수 없으면 일어난다.

②경색(經色)은 담홍색(淡紅色), 경질(經質)은 청희(淸稀) – 비기(脾氣)의 부족에 의해 기혈(氣血)이 생화(生化)할 수 없으면 일어난다.

③顔色蒼白 – 脾氣의 昇淸이 무력하게 되고, 안면에 기혈이 옮겨지지 않으면 일어난다.

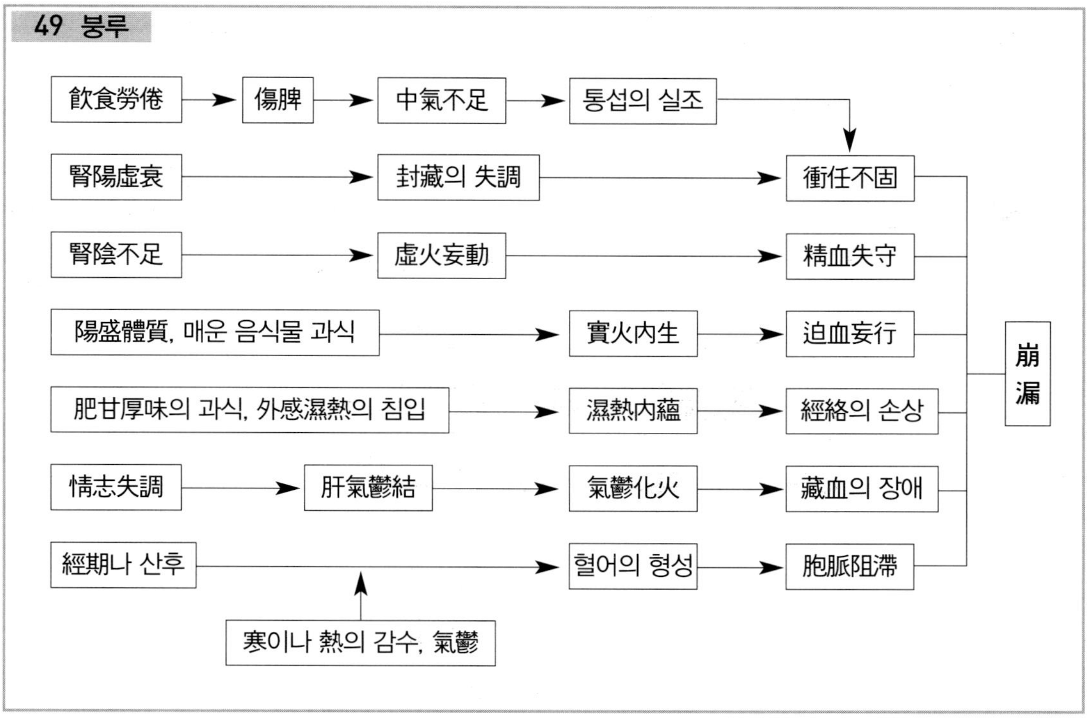

④권태, 식욕부진 – 脾氣가 부족하고 운화기능이 감퇴하면 일어난다.

⑤숨이 참, 나언, 설질담, 설태박백, 맥세약 – 기허의 象이다.

【 2 】 양허에 의한 붕루

主　症: 월경이 내조하면 좀처럼 멈추지 않음, 출혈량은 대량, 또는 줄줄 계속된다.

隨伴症: 경색은 담홍색, 경질은 淸稀, 소복부의 냉통, 四肢不溫, 몹시 추위를 탐, 대변당박

舌脈象: 설질담(舌質淡), 설태백(舌苔白), 맥침세(脈沈細)

證候分析: ①붕루 – 신양부족(腎陽不足)에 의해 봉장기능(封臟機能)이 감퇴해서 충임맥을 제어할 수 없으면 일어난다.

②경색은 담홍색, 경질은 청희(淸稀) – 양기가 부족하고 경혈(經血)을 온후(溫煦)할 수 없으면 일어난다.

③소복부의 냉통, 사지불온(四肢不溫), 몹시 추위를 탐 – 온후기능(溫煦機能)이 감퇴하고 陰寒이 內生하면 일어난다.

④대변당박(大便溏薄) – 비양(脾陽)을 손상하고 운화가 실조되면 일어난다.

⑤설질담, 설태백, 맥침세 – 신양허(腎陽虛)의 象이다.

【 3 】 음허에 의한 붕루

주　증: 소량의 출혈이 줄줄 계속되고 멈추지 않음, 또는 虛熱이 심하면 대량출혈

수반증: 경색(經色)은 선홍색(鮮紅色), 경질(經質)은 약간 점조(粘稠), 두훈(頭暈), 이명, 오심번열(五心煩熱), 불면, 도한, 腰나 膝의 나른함

설맥상: 설질홍(舌質紅), 설태소(舌苔少), 맥세삭(脈細數)

증후분석: ①붕루, 경색은 선홍색 – 허화(虛火)가 내생(內生)해서 혈분(血分)에 미치고, 血을 망동(妄動)시키면 일어난다.

②두훈, 이명, 불면 – 虛火가 상염(上炎)하고 두목(頭目)에 영향을 주면 일어난다.

③오심번열, 도한 – 음허내열(陰虛內熱)의 象이다.

④腰나 膝의 나른함 – 腎陰이 부족해서 腰나 膝을 자양할 수 없으면 일어난다.

⑤설질홍, 설태소, 맥세삭 – 음허(陰虛)의 象이다.

2 실증

【1】혈열에 의한 붕루

주　　증 : 통상의 월경기간이 아닌 시기에 급격하게 출혈이 일어난다.

수 반 증 : 경색(經色)은 심홍색(深紅色), 경질(經質)은 점조, 나쁜 냄새가 강함, 구갈해서 수분을 원함, 심번, 화를 자주 냄, 소변황(小便黃), 대변건결(大便乾結)

설 맥 상 : 설질홍(舌質紅), 설태황(舌苔黃), 맥활삭(脈滑數)

증후분석 : ①붕루 – 實火가 內生해서 혈분에 미치고, 血을 망동시키면 일어난다.

②경색은 심홍색, 경질은 점조, 나쁜 냄새가 강함 – 實火가 津血을 손상하면 일어난다.

③심번(心煩), 화를 자주 냄 – 열사(熱邪)가 심간(心肝)에 영향을 주면 일어난다.

④구갈(口渴)해서 수분을 원함, 소변황, 대변건결, 설질홍, 설태황, 맥활삭 – 실열내성(實熱內盛)의 象이다.

【2】습열에 의한 붕루

주　　증 : 월경기간 외의 급격한 출혈, 또는 줄줄 출혈하다 갑자기 대량출혈

수 반 증 : 경색은 암홍색, 나쁜 냄새가 강함, 출혈에 수반해서 쌀뜨물 같은 汁 또는 황록색(黃綠色) 농양(膿樣)의 대하가 나옴, 음부의 소양(瘙痒)과 동통

설 맥 상 : 설태황니(舌苔黃膩), 맥유삭(脈濡數)

증후분석 : ①붕루 – 습열(濕熱)이 下注하고 충임맥에 영향을 주면 일어난다.

②경색(經色)은 암홍색(暗紅色), 나쁜 냄새가 강함, 출혈에 수반해서 쌀뜨물 같은 汁 또는 황록색 농양의 대하가 나옴, 음부의 瘙痒과 동통 – 습열이 下注하고 임맥 · 대맥 2脈을 손상하고, 음부를 犯하면 일어난다.

③설태황니, 맥유삭 – 습열내성(濕熱內盛)의 象이다.

【 3 】 울열에 의한 붕루

주 증 : 정신적 자극 등에 의해 유발되어 출혈하는 경우가 많다.

수 반 증 : 경색은 홍색 또는 암홍색, 경질은 혈괴(血塊)가 혼입하는 경우도 있음, 유방이나 흉협부의 창통, 심번, 화를 자주 냄, 자주 한숨을 쉼

설 맥 상 : 설질홍(舌質紅), 설태황(舌苔黃), 맥현삭(脈弦數)

증후분석 : ①붕루, 정신적 자극에 의해 유발되어 출혈 – 간울화화(肝鬱化火)에 의해 혈열(血熱)이 망행하면 일어난다.

②경색은 홍색 또는 암홍색, 경질은 혈괴가 혼입 – 血熱에서는 홍색의 출혈이 일어나지만, 기체혈어(氣滯血瘀)나 화열(火熱)에 의한 血의 작상(灼傷)이 있으면, 경색은 암홍색이 되고 혈괴(血塊)가 혼입(混入)한다.

③유방이나 흉협부의 창통, 자주 한숨을 쉼 – 肝氣가 울체(鬱滯)하면 일어난다.

④심번, 화를 자주 냄, 맥현삭 – 기울화화(氣鬱化火)에 의해 일어난다.

⑤설질홍, 설태황 – 실열(實熱)의 象이다.

【 4 】 혈어에 의한 붕루

주 증 : 월경이 정지되는 기간이 잠시 계속된 후에 돌연 대량출혈, 또는 출혈 후 계속해서 누상태(漏狀態)가 된다.

수 반 증 : 경색(經色)은 자암색(紫暗色), 경질(經質)은 점조(粘稠)로 혈괴(血塊)가 있음, 소복부(小腹部)는 거안(拒按)으로, 아프고 출혈 후에 경감(輕減)

설 맥 상 : 설질자암(舌質紫暗), 설태박백(舌苔薄白), 맥색(脈濇)

증후분석 : ①붕루 – 충임맥이 조체하고, 포궁내(胞宮內)의 血이 경맥으로 되돌아오지 않고 넘쳐 나오면 일어난다.

②경색은 자암색, 경질은 점조, 혈괴가 혼입, 소복부는 거안으로, 아프고 출혈 후는 경감 – 포맥(胞脈)에 血이 조체(阻滯)하면 일어난다.

③설질자암, 맥색 – 혈어(血瘀)의 象이다.

치료

1 허증

치　　법: 보익비신(補益脾腎), 고섭경혈(固攝經血)이 목적이지만, 각각의 병증에 따라서 주요한 치법이 다르다.

①기허(氣虛)에 의한 붕루(崩漏): 보익중기(補益中氣)

②양허(陽虛)에 의한 붕루: 온보신양(溫補腎陽)

③음허(陰虛)에 의한 붕루: 보익신음(補益腎陰)

처 방 례: 關元, 三陰交, 腎兪, 交信

①기허에 의한 붕루에는 氣海, 脾兪, 膏肓, 足三里를 배혈한다.

②양허에 의한 붕루에는 氣海, 命門, 復溜를 배혈한다.

③음허에 의한 붕루에는 然谷, 陰谷을 배혈한다.

방　　해: 關元과 三陰交를 배혈해서 腎의 봉장(封藏), 脾의 통혈(統血), 肝의 장혈(藏血)을 촉진하고, 이것에 의해 충임맥을 보양하고, 그 위에 腎兪와 交信을 배혈해서 腎의 고섭력(固攝力)을 증강한다. 氣虛에 의한 붕루에는 氣海, 脾兪, 膏肓, 足三里를 배혈하고, 中氣를 보익해서 통혈작용(統血作用)을 증강한다.

양허에 의한 붕루에는 氣海, 命門, 復溜에 灸法을 시술하고, 선천의 本을 배양해서 경혈의 고섭을 도모한다.

음허에 의한 붕루에는 然谷, 陰谷을 배혈해서 자음청열(滋陰淸熱)을 촉진하고, 경혈의 망행(妄行)을 억제한다.

조　　작: 직자(直刺)로 1~1.5寸 자입(刺入)하고, 보법(補法)을 시술한다. 유침(留鍼)은 20분간 행한다. 關元, 氣海, 命門은 뜸을 이용해도 좋다. 단, 허열(虛熱)이 심한 음허(陰

虛)에는 뜸은 금기이다.

2 실증

治　法 : 충임맥의 調理가 목적이지만, 각각의 병증에 따라서 주요한 치법이 다르다.

①혈열(血熱)에 의한 붕루(崩漏): 청열양혈(淸熱涼血)

②습열(濕熱)에 의한 붕루: 청열이습(淸熱利濕)

③울열(鬱熱)에 의한 붕루: 소간이기(疏肝理氣)

④혈어(血瘀)에 의한 붕루: 조혈화어(調血化瘀)

處方例 : 氣海, 三陰交, 隱白

①혈열에 의한 붕루에는 血海, 水泉을 배혈한다.

②습열에 의한 붕루에는 中極, 陰陵泉을 배혈한다.

③울열에 의한 붕루에는 太衝, 支溝, 大敦을 배혈한다.

④혈어에 의한 붕루에는 地機, 氣衝, 衝門을 배혈한다.

方　解 : 국부의 氣海와 遠隔部의 三陰交를 배혈하여 충임맥을 調理해서 경혈의 운행을 도모하고, 그 위에 붕루의 경험혈인 隱白을 배혈해서 작용을 증강한다.

혈열에 의한 붕루에는 血海, 水泉을 배혈해서 血分의 熱의 淸泄을 도모한다.

습열에 의한 붕루에는 中極, 陰陵泉을 배혈해서 하초의 습열의 淸利를 도모한다.

울열에 의한 붕루에는 太衝, 支溝를 배혈해서 소간이기(疏肝理氣)를 도모하고, 大敦을 배혈해서 肝의 장혈작용(藏血作用)을 촉진한다.

혈어(血瘀)에 의한 붕루(崩漏)에는 地機, 氣衝, 衝門을 배혈(配穴)해서 조경거어(調經祛瘀)를 도모한다.

操　作 : 隱白, 大敦은 사자(斜刺)로 0.5寸, 그 외의 경혈은 직자로 1寸 자입하고, 사법을 시술한다. 유침은 20분간 行한다. 隱白, 大敦은 뜸을 이용해도 좋다.

고금처방례(古今處方例)

①《침구갑을경(鍼灸甲乙經)》

•婦人漏血하고, 腹脹滿해서 숨을 쉬지 못하고, 소변황인 것은 陰谷, 이것을 主로 한다.

②《침구자생경(鍼灸資生經)》

•交信, 陰谷, 太衝, 三陰交, 女子漏血해서 멈추지 않는 것을 치료한다.

붕루의 치법과 선혈

<table>
<tr><th>증후</th><th colspan="2">병인병기</th><th colspan="2">치 법</th><th colspan="2">선 혈</th></tr>
<tr><td rowspan="7">崩漏</td><td rowspan="3">虛證</td><td>기허</td><td rowspan="3">補益脾腎
固攝經血</td><td>보익중기</td><td rowspan="3">關元
三陰交
腎兪, 交信</td><td>氣海, 脾兪, 膏肓, 足三里</td></tr>
<tr><td>양허</td><td>온보신양</td><td>氣海, 命門, 復溜</td></tr>
<tr><td>음허</td><td>보익신음</td><td>然谷, 陰谷</td></tr>
<tr><td rowspan="4">實證</td><td>혈열</td><td rowspan="4">調理衝任</td><td>청열양혈</td><td rowspan="4">氣海
三陰交
隱白</td><td>血海, 水泉</td></tr>
<tr><td>습열</td><td>청열이습</td><td>中極, 陰陵泉</td></tr>
<tr><td>울열</td><td>소간이기</td><td>太衝, 支溝, 大敦</td></tr>
<tr><td>혈어</td><td>조혈화어</td><td>地機, 氣衝, 衝門</td></tr>
</table>

그 외의 요법

【이침(耳鍼)】

선혈: 子宮, 卵巢, 內分泌, 肝, 腎, 神門

조작: 매회 3~4穴 선택해서 중간 정도의 자극을 준다. 유침은 30~60분간 행한다. 매일 또는 격일로 1회 치료하거나, 매침(埋鍼)도 좋다.

【한방약】

①기허(氣虛)에 의한 붕루(崩漏): 고본지붕탕(固本止崩湯)

②양허(陽虛)에 의한 붕루: 보신고충환(補腎固衝丸), 우귀환(右歸丸)

③음허(陰虛)에 의한 붕루: 보신조경탕(補腎調經湯), 좌귀환(左歸丸)

④혈열(血熱)에 의한 붕루: 청열고경탕(淸熱固經湯)

⑤습열(濕熱)에 의한 붕루: 삼묘홍등탕(三妙紅藤湯)

⑥울열(鬱熱)에 의한 붕루: 자수청간음(滋水淸肝飮)

⑦혈어(血瘀)에 의한 붕루: 혈부축어탕(血府逐瘀湯)

참고사항

①붕루에 대한 침구치료의 효과

붕루에 침구치료는 효과가 매우 좋다. 특히 줄줄 지속되는 누증(漏證)에 결과가 좋다.

②생활지도

붕루 환자에게는 식사요법에도 배려를 촉진하고, 날 것이나 찬 것의 음식을 피하도록 지도하는 외에 과도한 노동을 하지 않도록 주의시킬 필요가 있다.

③주의사항

갱년기의 부녀로 재삼반복해서 출혈하게 될 경우는 腫瘍 등을 검사할 필요가 있다.

50. 통경

부녀의 월경기 또는 그 전후에 주기적으로 일어나는 소복부(小腹部) 및 요부(腰部)의 동통(疼痛)을 '통경(痛經)' 또는 '경행복통(經行腹痛)'이라고 한다. 심한 경우는 견딜 수 없을 정도로 아프고, 안면창백(顔面蒼白), 두안면부(頭顔面部)에서 냉한(冷汗)이 흐름, 수족궐랭(手足厥冷), 오심(惡心), 구토 등의 증상을 수반하는 경우도 있다. 단, 간신(肝腎)의 음혈부족(陰血不足)도 없고, 일반의 생리 상태에 있는 사람에게 일어나는 소복부나 요부의 가벼운 창통은 자주 보이는 현상이고 이 병증에는 해당하지 않는다.

이 병증의 주된 발생기전은 기혈의 운행이 원활하지 않는 것에 있다. 경수(經水)는 血이 化

한 것이고 氣에 수행해서 흐르기 때문에 기혈이 가득 차서 순조로우면, 經水는 조체하지 않고 원활하게 운행하고, 동통은 저절로 소실한다. 그러나 한습응체(寒濕凝滯), 간기울체(肝氣鬱滯)에 의해 經水의 운행이 삽체(澁滯)하거나, 또는 간신허손(肝腎虛損)에 의해 정혈(精血)의 충족이 불충분하게 되면 동통(疼痛)이 일어난다.

따라서 이 병증(病症)의 치료원칙은 발병(發病)의 기전(메커니즘)에 의거해서 기혈(氣血)을 통조(通調)하는 것이 主가 된다.

병인병기

【 1 】 한습에 의한 통경(한습응체)

월경기(月經期)에 비에 젖거나 수영하거나 생랭(生冷)한 것을 먹거나, 또는 습기가 많은 곳에 장기간 살고 있는 등의 원인에 의해 한습(寒濕)이 하초(下焦)를 상해(傷害)해서 포궁(胞宮)에 침입하면, 경혈(經血)이 한습(寒濕)에 의해 응체(凝滯)하고, 운행(運行)이 나빠져서 통경(痛經)이 일어난다.

【 2 】 간울에 의한 통경(간울기체)

정지(情志)가 평온함이 없고 기기불리(氣機不利)가 되면 氣는 血의 운행을 원활하게 하지 않고, 血은 氣에 수행해서 운행할 수 없게 된다. 이것이 충임맥을 不利하게 해서 경혈이 포중에 조체하면 통경이 일어난다.

【 3 】 간신허손에 의한 통경

선천적으로 허약해서 간신(肝腎)이 허쇠(虛衰)해 있거나, 방사과다에 의해서 간신허손(肝腎虛損)이 되면, 충임맥의 정혈(精血)이 부족하기 때문에 월경後에 혈해(血海)가 공허하게 되어 포맥(胞脈)의 자양(滋養)이 더욱 나빠지면, 소복부에 허성(虛性)의 동통이 일어난다.

50 통경

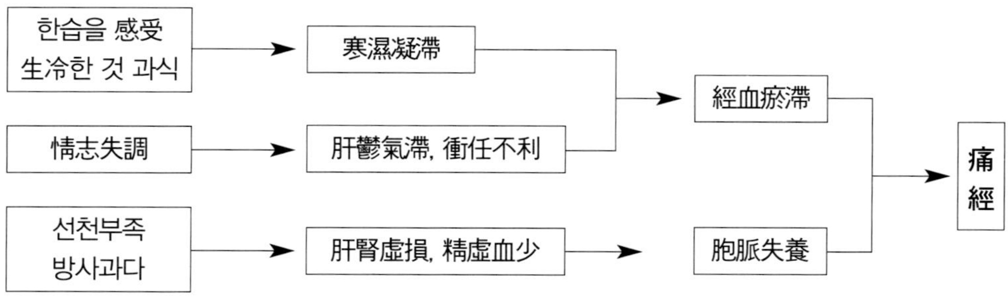

증분류

【1】 한습에 의한 통경

주 증 : 월경前, 월경中 소복부의 냉통, 거안, 심하면 통증이 요배부(腰背部)까지 이름, 따뜻하게 하면 통증은 경감

수 반 증 : 경량(經量)은 적음, 경색(經色)은 암자색(暗紫色), 혈괴(血塊)가 혼재(混在)

설 맥 상 : 설태박백(舌苔薄白), 맥침긴(脈沈緊)

증후분석 : ①소복부의 냉통, 거안, 따뜻하게 하면 경감, 심하면 통증이 요배부까지 이름 – 한습(寒濕)이 포맥(胞脈)을 범하고, 한사(寒邪)의 수인성(收引性)이나 응체성(凝滯性) 및 습사(濕邪)의 점체성(粘滯性)에 의해 기혈이 조체하면 일어난다.

②경량은 적음, 경색은 암자색, 혈괴가 혼재 – 한사(寒邪)가 포맥(胞脈)을 수인(收引), 응체(凝滯)시켜서 한응혈어(寒凝血瘀)가 되면 일어난다.

③맥침긴 – 이한(裏寒)의 象이다.

【2】 간울에 의한 통경

主 症 : 월경前, 월경中 소복부의 창통, 통증보다 부푼 정도가 심함, 거안(拒按)

隨 伴 症 : 월경이 원활하게 내조(來潮)하지 않음, 경량(經量)은 적음, 혈괴(血塊)가 혼재(混

在), 흉협부(胸脇部)나 유방의 창통(脹痛)

舌 脈 象 : 설질암(舌質暗) 또는 어반(瘀斑)이 있음, 설태박백(舌苔薄白), 맥침현(脈沈弦)

證候分析 : ①소복부의 창통, 거안(拒按) – 소설(疏泄)의 실조(失調)에 의해 충임맥의 기혈(氣血)이 울체하면 일어난다.

②월경이 원활하게 내조하지 않음, 경량은 적음, 혈괴(血塊)가 혼재, 설질암(舌質暗) 또는 어반(瘀斑)이 있음 – 기체혈어(氣滯血瘀)가 되어 경혈(經血)이 어체하면 일어난다.

③흉협부(胸脇部)나 유방의 창통 – 소설(疏泄)이 실조되고 간경경기(肝經經氣)의 운행이 나빠지면 일어난다.

④설태박백, 맥침현 – 맥침(脈沈)은 이증(裏證)의 象이고, 설태박백, 맥현은 간울(肝鬱)은 있지만, 화화(化火)하고 있지 않는 象이다.

【 3 】 간신허손에 의한 통경

주 증 : 월경中, 월경後 소복부(小腹部)의 은통(隱痛), 희안(喜按)

수 반 증 : 경색(經色)은 담색(淡色), 경질(經質)은 청희(淸稀), 요배부(腰背部)의 나른함 · 통증, 두훈, 이명, 안색창백, 정신권태

설 맥 상 : 설질담(舌質淡), 맥침세(脈沈細)

증후분석 : ①소복부(小腹部)의 은통(隱痛), 희안(喜按) – 간신(肝腎)이 허손(虛損)하고 충임맥이 자양되지 않으면 일어난다.

②경색은 담색, 경질은 淸稀 – 精血이 부족하고 胞脈이 자양되지 않으면 일어난다.

③요배부의 나른함 · 통증 – 腰는 腎의 府이기 때문에 腎虛에 精血이 부족하고, 요배부를 배양할 수 없으면 일어난다.

④두훈(頭暈), 이명(耳鳴), 안색창백(顔色蒼白), 정신권태 – 정혈(精血)이 청규(淸竅)를 자양할 수 없으면 일어난다.

⑤설질담, 맥침세 – 정혈부족(精血不足)의 象이다.

치료

【1】한습에 의한 통경

치　법: 산한이습(散寒利濕), 통경지통(通經止痛)

처 방 례: 中極, 水道, 地機

①격통(激痛)에는 次髎, 歸來를 추가한다.

②요부냉통(腰部冷痛)에는 命門, 腎兪를 추가한다.

방　해: 中極은 임맥에 속하고 胞宮에 通하기 때문에, 이것에 시구(施灸)해서 충임맥을 조리하고 胞脈의 온통(溫通)을 도모한다. 水道는 족양명위경에 속하지만, 충맥은 陽明에 넘친 氣血로 충족되기 때문에, 中極에 水道를 배혈해서 온경지통(溫經止痛) 효과를 증강한다.

동통(疼痛)이 심한 경우는 次髎, 歸來를 가해서 통경지통(通經止痛)을 촉진하고, 복부(腹部)의 냉통이 요부(腰部)까지 도달하는 경우는 그 위에 命門, 腎兪를 추가해서 온신산한(溫腎散寒)을 촉진한다.

조　작: 직자(直刺)로 1~1.5寸 자입(刺入)하고, 제삽사법(提揷瀉法)을 시술한다. 또 여기에 施灸해도 좋다. 유침(留鍼)은 20분간 행한다.

【2】간울에 의한 통경

治　法: 소간해울(疏肝解鬱), 이기조경(理氣調經)

處 方 例: 氣海, 太衝, 三陰交

方　解: 氣海는 임맥의 경혈로 胞宮에 通하고, 이기활혈(理氣活血), 衝任을 조리하는 작용이 있기 때문에 여기에 三陰交를 배혈해서 조기행혈(調氣行血)을 촉진하고, 통경(痛經)의 지통(止痛)을 도모한다. 그 위에 족궐음간경의 원혈인 太衝을 이용해서 서간해울(舒肝解鬱), 기혈(氣血)의 조리(調理)를 도모한다.

操　作: 氣海는 직자로 1~1.5寸, 太衝과 三陰交는 직자로 1寸 자입하고, 제삽염전사법 또는 평사평보법을 시술한다.

【3】간신허손에 의한 통경

치　법: 보익간신(補益肝腎), 조보충임(調補衝任)

처방례: 肝兪, 腎兪, 關元, 足三里, 照海

방　해: 肝兪, 腎兪, 照海로 간신(肝腎)을 보익(補益)하고 충임맥 조리를 도모한다. 關元으로 정혈(精血)과 간신의 보익, 충임(衝任) 조보를 도모하고, 足三里로 비위(脾胃)와 기혈(氣血)의 보익(補益)을 도모한다. 足三里를 배혈하는 것은 이것에 의해 기혈(氣血)이 충족하고 胞脈이 자양되면 충임맥이 저절로 조화되기 때문이다.

조　작: 肝兪, 腎兪는 척주(脊柱)를 向해서 사자로 1.5寸, 關元, 足三里는 직자로 1.5寸, 照海는 직자로 1寸 자입하고, 제삽염전보법을 시술하거나, 또는 溫灸를 시술한다.

통경의 치법과 선혈

증 후	병인병기	치 법	선 혈
痛經	寒濕	溫寒利濕, 通經止痛	中極, 水道, 地機
	肝鬱	疏肝解鬱, 理氣調經	氣海, 太衝, 三陰交
	肝腎虛損	補益肝腎, 調補衝任	肝兪, 腎兪, 關元, 足三里, 照海

고금처방례(古今處方例)

①《갑을경(甲乙經)》

• 소복창만(小腹脹滿)하고, 아프고 陰中(子宮)으로 이끌고, 月水(月經) 이르면 요배(腰背)가 아프고, 胞中瘕, 子門(子宮外口)에 寒이 있어서 빈비(髕髀)로 이끄는 것은 水道, 이것을 主로 한다.

②《침구대성(鍼灸大成)》

• 여인경수(女人經水)는 바로 通하고, 두훈하고, 小腹이 아픈 것: 照海, 陰交, 內庭, 合谷.

③《신구경륜(神灸經綸)》

• 경행(經行)으로 두훈(頭暈)하고, 소복(小腹)이 아픈 것: 內庭.

④《중국침구학(中國鍼灸學)》

• 통경(痛經): 關元, 中極, 大巨, 水道, 血海, 三陰交.

그 외의 요법

【이침(耳鍼)】

선혈: 子宮, 內分泌, 交感, 腎

조작: 매회 2~3穴을 취혈하고 중간 정도의 자극을 준다. 15~20분간 유침한다. 매침(埋鍼)을 이용해도 좋다.

【한방약】

①한습(寒濕)에 의한 통경(痛經): 온경탕(溫經湯)

②간울(肝鬱)에 의한 통경: 칠제향부탕(七制香附湯)

③간신허손(肝腎虛損)에 의한 통경: 조간탕(調肝湯)

참고사항

①생활지도

月經期에는 과도한 정신자극이나 노동을 피하고, 신체를 차게 하거나 생랭한 것을 과식하지 않도록 주의시킨다.

②현대의학에 대한 응용

과도한 자궁전후굴(子宮前後屈), 자궁경관협착(子宮頸管狹窄), 자궁내막증(子宮內膜症), 자궁내막증식증(子宮內膜增殖症), 이소성자궁내막증(異所性子宮內膜症) 등이 원인인 통경(痛經)도 이 節의 변증시치(辨證施治)를 참조해서 치료할 수 있다.

51. 대하병

대하(帶下)라는 것은 부인의 음도내(陰道內)에서 유출되는 점조성(粘稠性)의 액체를 말한다. 일반적으로 대하의 양이 증가하고, 색(色), 질(質), 취기(臭氣)에 변화가 생기고, 또는 전신증상을 수반하는 것을 대하병(帶下病)이라고 한다. 대하는 대부분 임맥이 불고(不固)가 되어 대맥(帶脈)의 제약(制約)이 실조(失調)되는 것에 의해서 일어나지만, 비허(脾虛)로 운화가 실조되어서 내습이 하주(下注)하거나, 신허(腎虛)로 임대맥(任帶脈)의 제약이 실조되어서 음액(陰液)이 유출해도 일어난다. 또 월경後나 산후에 포맥(胞脈)이 공허(空虛)하게 된 시기에 습탁(濕濁)이 침입해서 임대(任帶)의 이맥(二脈)을 손상(損傷)해서 일어나는 것도 있다.

이 病의 치료는 건비(健脾), 보신(補腎), 승양(昇陽), 거습(祛濕)이 원칙이고, 습독(濕毒)이 심한 것에는 해독(解毒), 청열조습(淸熱燥濕)의 방법을 이용한다.

현대의학의 질염(膣炎), 자궁경관염(子宮頸管炎), 자궁내막염(子宮內膜炎) 등 질병에는 자주 대하(帶下)가 일어나는데, 이 節의 변증시치(辨證施治)를 참조해서 치료할 수 있다.

병인병기

【1】 비허에 의한 대하(비양허증)

날것이나 찬 것을 과식하거나 하여 비양(脾陽)이 부족해서 수습(水濕)의 운행이 저하하면 내습이 생긴다. 濕은 성질이 중탁(重濁)하기 때문에 한습(寒濕)이 하초(下焦)에 하주(下注)하면 대하가 일어난다.

【 2 】 신허에 의한 대하(신양허증)

선천의 부족이나 久病, 과로, 방사과다 등에 의해 신기(腎氣)가 부족하면 하원허손(下元虛損)이 된다. 이 때문에 봉장기능(封藏機能)이 실조되고 임맥불고(任脈不固), 대맥실약(帶脈失約)이 되면, 음액이 下注해서 대하가 일어난다.

【 3 】 습독에 의한 대하

월경期나 산후에 胞脈이 공허한 기간에 위생상태가 나쁘거나 또는 비위생적인 방사를 하면 습독이 생식기나 胞宮을 침습해서 습탁하주(濕濁下注)에 의한 대하가 일어난다.

51 대하병

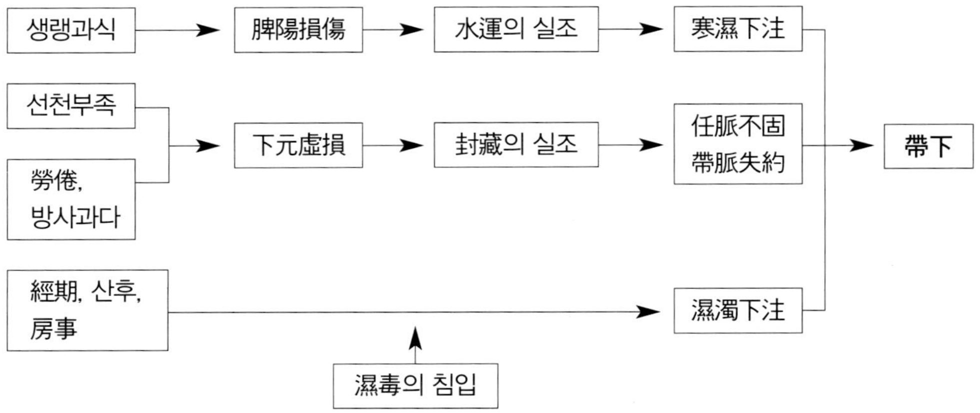

증분류

【 1 】 비허에 의한 대하

주 증 : 대하는 다량, 백색, 무취로 체(涕)나 타양(唾樣), 줄줄 계속됨

수 반 증 : 안색창백(顔色蒼白) 또는 위황(萎黃), 식욕부진, 대변당박(大便溏薄), 사지의 냉기, 정신권태, 가끔 하지에 부종이 나타남

설 맥 상 : 설질담(舌質淡), 가끔 舌이 반대(胖大)하고 설변(舌邊)에 치흔(齒痕)이 나타남, 맥완약(脈緩弱)

증후분석 : ①대하(帶下)는 다량, 백색, 무취로 涕나 唾樣, 下肢의 浮腫 – 脾의 운화기능(運化機能)의 감퇴에 의해 생긴 습탁이 下注하면 일어난다.

②식욕부진, 대변당박 – 비기허(脾氣虛)에 의해 운화기능이 감퇴하면 일어난다.

③四肢의 冷氣 – 비양(脾陽)이 부족해서 사지를 온양(溫養)할 수 없으면 일어난다.

④안색위황(顔色萎黃), 설반(舌胖), 설변(舌邊)의 치흔(齒痕), 맥완약(脈緩弱) – 비허습성(脾虛濕盛)의 象이다.

⑤안색창백, 정신권태(精神倦怠), 설질담(舌質淡) – 脾氣가 부족해서 氣血이 상승하지 않으면 일어난다.

【2】신허에 의한 대하

主 症 : 대하는 청랭(淸冷)하고 다량, 줄줄 계속됨

隨伴症 : 안색은 검은 빛을 띠고 어두움, 소복부의 냉기, 腰部의 나른함 · 동통, 소변은 청장(淸長)하고 빈삭(頻數), 특히 야간에 빈삭, 대변당박(大便溏薄)

舌脈象 : 설질담(舌質淡), 설태백활(舌苔白滑), 맥침지(脈沈遲)

證候分析 : ①대하는 청랭(淸冷)하고 다량, 소변은 청장(淸長)하고 빈삭, 특히 야간에 빈삭– 신양(腎陽)이 부족해서 봉장(封藏)이 실조되거나, 허한(虛寒)이 내생(內生)하면 일어난다.

②요부(腰部)의 나른함 · 동통 – 腎虛로 요부를 온양(溫養)할 수 없으면 일어난다.

③소복부의 냉기, 안색은 검은 빛을 띠고 어두움, 脈沈遲 – 陽虛內寒의 象이다.

④대변당박(大便溏薄) – 신양(腎陽)이 비양(脾陽)을 온후(溫煦)할 수 없고, 운화기능이 감퇴하면 일어난다.

⑤설질담, 설태백활 – 腎의 氣化가 실조되고 水氣가 내정(內停)하면 일어난다.

【 3 】 습독에 의한 대하

주 증 : 대하는 쌀뜨물과 같은 즙양(汁樣) 또는 황록색(黃綠色)의 농상(膿狀), 혈액이 혼재(混在)하는 경우도 있음, 양은 많고 나쁜 냄새가 강함

수 반 증 : 음부의 소양감(瘙痒感), 소변단적(小便短赤), 또는 소복부의 동통이나 구고(口苦), 인두(咽頭)의 건조

설 맥 상 : 설질홍(舌質紅), 설태황(舌苔黃), 맥활삭(脈滑數)

증후분석 : ①대하는 쌀뜨물과 같은 汁樣 또는 黃綠色의 농상, 혈액의 혼재, 양은 많고 나쁜 냄새가 강함 – 습열의 毒邪가 熾盛하여 胞宮이나 충임맥을 손상하면 일어난다.

②음부의 소양감, 소변단적 – 습열이 下注하고 前陰을 灼傷하면 일어난다.

③소복부의 동통 – 邪毒이 胞脈에 鬱積하고, 기혈을 조체시키면 일어난다.

④口苦, 인두의 건조 – 熱毒이 진액을 손상하면 일어난다.

⑤설질홍, 설태황, 맥활삭 – 습열내성(濕熱內盛)의 象이다.

치료

【 1 】 비허에 의한 대하

치 법 : 건비익기(健脾益氣), 승양거습(昇陽祛濕)

처 방 례 : 氣海, 關元, 足三里, 帶脈

방 해 : 氣海는 一身의 氣를 主하기 때문에 이것으로 氣機를 조리해서 이기화습(理氣化濕)을 도모하고, 關元으로 온양보기(溫陽補氣)를 도모하고 健脾를 촉진한다. 足三里로 中氣를 보익(補益)하고 승양거습(昇陽祛濕)을 도모하고, 帶脈穴로 帶脈의 經氣를 고섭한다. 또 帶脈穴은 이 병을 치료하는 요혈이다.

조 작 : 직자(直刺)로 1.5寸 자입(刺入)하고, 제삽염전보법(提揷捻轉補法)을 시술한다. 또는 시구(施灸)해도 좋다.

【 2 】 신허에 의한 대하

治　法 : 온보신양(溫補腎陽), 고섭임대(固攝任帶)

處方例 : 命門, 腎兪, 關元, 帶脈, 次髎

方　解 : 關元은 원기가 거하는 곳이고, 이것에 命門, 腎兪를 배혈해서 腎陽의 온보를 도모하고, 帶脈穴로 임맥, 대맥의 經氣를 고섭한다. 次髎는 생식기와 가까운 곳에 있고, 임상에서는 월경이나 대하 질환의 상용혈이다.

操　作 : 腎兪, 命門은 1~1.5寸 직자, 關元, 帶脈, 次髎는 직자로 1.5寸 자입한다. 각 경혈과 함께 제삽염전보법을 시술하는데, 뜸을 병용해도 좋다.

【 3 】 습독에 의한 대하

치　법 : 청열(淸熱), 해독(解毒), 이습(利濕)

처방례 : 中極, 陰陵泉, 行間, 帶脈, 次髎

방　해 : 中極과 行間을 배혈해서 하초의 습열의 청설(淸泄)을 도모하고, 이것에 대맥을 가해서 임대맥의 제약을 강화한다. 陰陵泉은 이습의 작용에 뛰어나고, 次髎는 대하치료의 상용혈이기 때문에 이들을 배혈한다.

조　작 : 中極은 직자로 1寸, 帶脈, 次髎는 직자로 1.5寸, 陰陵泉은 직자로 1.5~2寸 자입하고, 각 경혈과 함께 제삽염전사법을 시술한다.

고금처방례(古今處方例)

①《침구대성(鍼灸大成)》

• 적백대하(赤白帶下): 帶脈, 關元, 氣海, 三陰交, 白環兪, 間使(30壯)

②《중화침구학(中華鍼灸學)》

• 백대(白帶): 帶脈, 中極, 腎兪, 肝兪, 脾兪, 三陰交(모두 灸 3~5壯)

대하병의 치법과 선혈

증후	병인병기	치 법	선 혈
帶下	비 허	健脾益氣, 昇陽祛濕	氣海, 關元, 足三里, 帶脈
	신 허	溫補腎陽, 固攝任帶	命門, 腎兪, 關元, 帶脈, 次髎
	습 독	淸熱, 解毒, 利濕	中極, 陰陵泉, 行間, 帶脈, 次髎

그 외의 요법

【이침(耳鍼)】

선혈: 子宮, 膀胱, 肝, 脾, 腎, 內分泌, 神門, 三焦

조작: 매회 2~3穴 선택해서 중간 정도의 자극을 준다. 유침은 15~30분간 행한다. 매일 또는 격일로 1회 치료하고, 10회를 1치료단위로 한다.

【구법(灸法)】 (허증인 대하에 사용한다)

선혈: 命門, 神門

조작: 命門에는 知熱灸로 5~10壯 施灸하고, 神門은 棒灸로 10분간 따뜻하게 한다. 매일 1~2회 행한다.

【한방약】

①비허(脾虛)에 의한 대하(帶下): 완대탕(完帶湯)

②신허(腎虛)에 의한 대하: 금쇄고정환(金鎖固精丸)

③습독(濕毒)에 의한 대하: 역황탕가감(易黃湯加減)

참고사항

①치료 시의 주의사항

침구치료는 대하에 일정한 효과가 인정되지만, 적확한 진단을 기본으로 원인을 명확하게 하고 나서 치료를 행할 필요가 있다. 특히 40세 이상의 부인으로 대하가 赤黃色인 경우는 반드시 종양(腫瘍)의 유무를 확인한 후에 침구치료를 행해야 한다.

②생활지도

일상의 방사를 절도 있게 시키고, 월경期의 위생에 주의를 기울이게 한다.

52. 임신오조

임신 2, 3개월 전후에 보이는 오심(惡心), 구토(嘔吐), 심중(心中)이 끊이지 않고 번민(煩悶), 음식물의 나쁜 냄새를 맡는 것만으로 기분이 나빠짐, 또는 먹으면 바로 토해 내는 등의 증상을 '임신오조(妊娠惡阻)'라고 한다. 이 병증(病症)은 임신초기에 일어나는 증상 중 가장 자주 보이는 것이다.

임신오조의 주된 병리기전(메커니즘)은 위기불강(胃氣不降)이다. 이것에는 평소에 胃氣가 허약하고 임신 후에 충맥의 상역(上逆)을 수반하고 胃의 화강(和降)이 실조되어서 일어나는 것, 울노(鬱怒)에 의해 肝을 傷害하고 간기범위(肝氣犯胃)가 되어서 일어나는 것, 脾虛 때문에 담습(痰濕)이 상범(上氾)해서 일어나는 것이 있다.

이 병증의 치료는 화위강역(和胃降逆)을 기본원칙으로 하고, 이것에 위기상역(胃氣上逆)을 일으키는 원인의 차이에 의해 건위화중(健胃和中), 소간조기(疏肝調氣), 화담이습(化痰利濕) 등의 치법을 이용한다.

병인병기

【 1 】 비위허약에 의한 임신오조

일반적으로 수태에 의해서 월경이 정지하고 경혈(經血)이 배설되지 않으면 충맥의 氣는 비교적 왕성하게 된다. 또 충맥은 양명경에 예속해 있고, 그 氣의 상역이 胃를 犯하는 경우가 있다. 胃氣는 화강하여 정상적인 기능을 발휘하지만, 평소부터 비위가 허약하고 승강이 실조경향인 사람이 수태하면 충맥에 동반해서 胃氣가 上逆하고 구오(嘔惡)가 일어난다.

【 2 】 간위불화에 의한 임신오조

평소에 胃氣가 허약하고 肝氣가 왕성한 경향인 사람이 임신하면, 태아의 영양 때문에 血이 포궁에 결집하여 간혈부족(肝血不足)이 되고, 그 때문에 상대적으로 肝氣가 왕성하게 된다. 이 때 억울(抑鬱)이나 화를 내는 것에 의해서 肝이 상해되면, 肝의 소설(疏泄)이 실조되어서 충맥의 氣를 사이에 두고 上逆하고, 이것이 胃氣를 犯하면 구오가 일어난다.

【 3 】 담습에 의한 임신오조(담습내조)

비양부족(脾陽不足)으로 운화가 실조되고, 담습(痰濕)이 내생(內生)해서 중초(中焦)에 조체(阻滯)하고 있는 사람이 수태에 의해서 經血이 닫히고 충맥이 실조되면, 충맥의 氣가 담습을 사이에 두고 上逆해서 구오가 일어난다.

증분류

【 1 】 비위허약에 의한 임신오조

주　　증 : 임신 후 2～3개월에 나타남, 오심(惡心), 구토, 음식물의 나쁜 냄새를 맡는 것만으로 기분이 나빠짐, 또는 먹으면 바로 토함, 또는 청희(淸稀)한 연(涎)을 구토

수 반 증 : 정신권태, 기수(嗜睡), 숨이 참, 나언(懶言), 대변당박(大便溏薄)

설 맥 상 : 설질담(舌質淡), 설태백(舌苔白), 맥완활무력(脈緩滑無力)

증후분석 : ①오심구토(惡心嘔吐), 음식물의 나쁜 냄새를 맡는 것만으로 기분이 나빠짐, 또는 먹으면 바로 토함 - 임신에 의해 충맥의 氣가 왕성하게 되고, 비위허약(脾胃虛弱)을 이용해서 胃를 犯하면, 胃氣가 和降할 수 없고 上逆해서 일어난다.

②정신권태, 기수 - 脾氣가 부족해서 기혈을 승청(昇淸)할 수 없으면 일어난다.

③숨이 참, 나언 - 中氣가 부족하면 일어난다.

④대변당박, 脈滑 - 비기허(脾氣虛)로 운화기능이 감퇴하면 일어난다.

⑤설질담, 설태백, 맥완무력 - 비기허약(脾氣虛弱)의 象이다.

【 2 】 간위불화에 의한 임신오조

主　　症 : 임신초기에 나타남, 고수(苦水) 또는 산수(酸水)를 구토, 기름기가 많은 음식물을 싫어함, 또는 음식물의 나쁜 냄새를 맡는 것만으로 기분이 나빠짐

隨 伴 症 : 구고(口苦), 협륵부(脇肋部)의 창통(脹痛), 애기(噯氣), 자주 한숨을 쉼, 정신억울(精神抑鬱), 또는 두창감(頭脹感), 두통

舌 脈 象 : 설질암홍(舌質暗紅), 설태미황(舌苔微黃), 맥현활(脈弦滑)

證候分析 : ①苦水 또는 酸水를 구토, 기름기가 많은 음식물을 싫어함, 또는 음식물의 나쁜 냄새를 맡는 것만으로 기분이 나빠짐 - 肝의 울열(鬱熱)이 충맥의 氣를 사이에 두고 上逆하고, 이것이 胃氣를 犯하면 일어난다.

②협륵부의 창통, 噯氣, 자주 한숨을 쉼, 정신억울 - 肝氣가 울체하면 일어난다.

③口苦, 두창감, 두통 - 肝火가 상충(上衝)하면 일어난다.

④설질암홍, 설태미황, 맥현활 - 간화내성(肝火內盛)의 象이다.

【 3 】 담습에 의한 임신오조

주　　증 : 임신초기에 나타남, 담연(痰涎)을 구토

수 반 증 : 흉민(胸悶), 식욕부진, 입이 달고 끈적거림, 또는 맛을 알 수 없음, 또는 대변당박(大便溏薄), 부종(浮腫)

설 맥 상 : 설질담(舌質淡), 설태백니(舌苔白膩), 맥활(脈滑)

증후분석 : ①痰涎을 구토 – 충맥의 氣가 담습을 사이에 두고 上逆하면 일어난다.

②흉민, 식욕부진 – 담음이 중초에 조체해서 수곡의 부숙(腐熟)이나 운화가 나빠지면 일어난다.

③입이 달고 끈적거린다, 맛을 알 수 없음 – 담음(痰飮)이 상범(上犯)해서 입으로 넘치면 입이 끈적거리고, 운화(運化)가 나빠져서 중기(中氣)가 떠오르지 않으면 맛을 알 수 없게 된다.

④대변당박, 부종 – 운화기능이 감퇴해서 수습(水濕)이 內停하면 일어난다.

⑤설질담 – 기혈허약(氣血虛弱)의 象이다.

⑥설태백니, 맥활 – 담습내정(痰濕內停)의 象이다.

52 임신오조

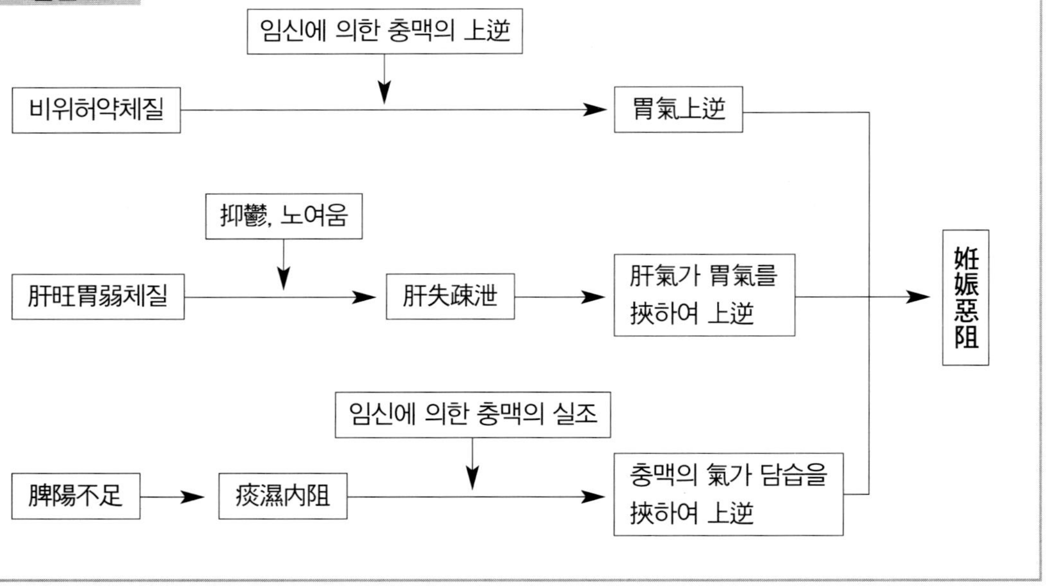

치료

【 1 】 비위허약에 의한 임신오조

치　법 : 건위화중(健胃和中), 조기강역(調氣降逆)

처 방 례 : 足三里, 上脘, 中脘, 公孫

①구토가 심한 사람에게는 內關을 추가한다.

②복부창만이 심한 사람에게는 下脘을 추가한다.

방　해 : 中脘은 胃의 모혈, 足三里는 족양명위경의 하합혈이고, 上脘은 족양명위경과 임맥의 교회혈이기 때문에 이 3穴을 서로 배혈해서 화위강역(和胃降逆)을 도모한다. 그 위에 족태음비경과 충맥의 교회혈인 公孫을 배혈하면 건비화위(健脾和胃)에 加해서 충맥의 上逆을 下降시킬 수 있다.

조　작 : 腹部의 경혈과 足三里는 직자로 1.5寸, 內關, 公孫은 직자로 1寸 자입하고, 보법을 시술한다. 뜸을 시술해도 좋다.

【 2 】 간위불화에 의한 임신오조

治　法 : 청간화위(淸肝和胃), 강역지구(降逆止嘔)

處 方 例 : 內關, 太衝, 中脘, 足三里

①고수(苦水)를 구토하는 사람에게는 陽陵泉을 추가한다.

②협륵부(脇肋部)의 창통(脹痛)에는 膻中, 日月을 추가한다.

③두창감(頭脹感), 두훈(頭暈)에는 百會, 印堂을 추가한다.

方　解 : 內關, 太衝의 배혈에 의해 肝熱의 淸瀉, 화중이기(和中理氣)를 도모하고, 그 위에 中脘, 足三里를 배혈해서 和胃, 降逆, 止嘔의 작용을 증강한다.

操　作 : 內關, 太衝은 직자로 1寸 자입해서 사법을 시술하고, 中脘, 足三里는 1.5寸 자입하고 평사평보법(平瀉平補法)을 시술한다.

【3】담습에 의한 임신오조

치 법: 건비화담(健脾化痰), 강역화위(降逆化胃)

처방례: 陰陵泉, 豐隆, 足三里, 中脘

방 해: 陰陵泉은 족태음비경의 합혈로 습담을 淸化하고, 삼초를 通調하는 작용이 있고, 豐隆은 化痰의 요혈이다. 이것에 中脘, 足三里를 배혈해서 건비화담(健脾化痰), 강역화위(降逆和胃)를 도모한다.

조 작: 직자로 1.5寸 자입한다. 豐隆에 사법을 시술하고, 그 외의 경혈에 평사평보법(平瀉平補法)을 시술한다.

임신오조의 치법과 선혈

증후	병인병기	치 법	선 혈
妊娠惡阻	脾胃虛弱	健胃和中, 調氣降逆	足三里, 上脘, 中脘, 公孫
	肝胃不和	淸肝和胃, 降逆止嘔	內關, 太衝, 中脘, 足三里
	痰 濕	健脾化痰, 降逆和胃	陰陵泉, 豐隆, 足三里, 中脘

고금처방례(古今處方例)

①《중국침구학(中國鍼灸學)》

• 임신구토(妊娠嘔吐): 風池, 肝兪, 大腸兪, 次髎, 膻中, 不容, 中注, 天樞, 膽兪, 小腸兪, 中脘, 中庭, 承滿, 帶脈

②《중국침구처방학(中國鍼灸處方學)》

• 임신오조(妊娠惡阻): 中脘, 內關, 公孫

그 외의 요법

【이침(耳鍼)】

선혈: 胃, 脾, 肝, 三焦, 神門

조작: 1일 1회, 매회 2～3穴을 선혈하고, 중간 정도의 자극을 준다. 10회를 1치료단위로 하

고 치료한다. 매침(埋鍼)을 이용해도 좋다.

【梅花鍼(皮膚鍼)】

선혈: 梁丘, 足三里, 內關, 中脘, 太衝, 挾脊(胸椎5~9, 腰椎1~薦椎4)

조작: 1일 1회, 중간 정도의 자극을 주고, 5~10회를 1치료단위로 해서 치료한다.

【한방약】

①비위허약(脾胃虛弱)에 의한 임신오조: 향사육군자탕(香砂六君子湯)

②간위불화(肝胃不和)에 의한 임신오조: 소엽황련탕(蘇葉黃連湯)

③담습(痰濕)에 의한 임신오조(妊娠惡阻): 온담탕(溫膽湯)

참고사항

①주의사항

임신초기에 胞胎가 고정되어 있지 않은 환자에게는 取穴數가 지나치게 많거나, 手法이 과잉자극이 되어서 胎氣에 영향을 주지 않도록 주의한다.

②생활지도

환자를 안정시키고, 충분하게 휴식을 취하도록 주의를 촉진한다.

식사는 生冷한 것이나 기름기가 많은 것을 지나치게 취하지 않게 주의시킨다.

식사 횟수를 늘리거나, 1회의 음식은 소량으로 하고, 胃氣의 調養에 항상 주의시킨다.

53. 태위부정

태위부정(胎位不正)이라는 것은, 임신 30주 후에 나타나는 자궁체내(子宮體內)의 위치 이상을 말한다. 태위의 이상에는 둔위(臀位: 골반위), 횡위(橫位), 반굴위(反屈位)가 있고, 고전에는 도산(倒産), 횡산(橫産), 편산(偏産) 등의 기재가 있다. 이 중에서는 둔위(臀位)가 가장 많다. 태위부정(胎位不正)은 난산의 주된 원인이다.

태위부정은 경산부(經産婦)나 복벽(腹壁)이 이완된 임부에게 자주 보이지만, 대부분 자각증상이 없고, 산부인과의 검사로 진단된다.

이 병증은 대부분 임산부의 복벽이완(腹壁弛緩)이 원인이지만, 기혈양허(氣血兩虛)나 기기울체(氣機鬱滯), 혈어습정(血瘀濕停) 등의 소인(素因)도 관계가 있다. 주된 치료는 至陰穴에 灸하는 것이지만, 기혈양허인 환자에게는 氣血의 보익(補益), 기기울체인 환자에게는 조기(調氣), 어혈습정(瘀血濕停)인 환자에게는 행혈삼습(行血滲濕)을 각각 도모하고 표본겸치(標本兼治)한다.

병인병기

【 1 】 기혈양허에 의한 태위부정

평소에 체질이 허약한 부인이 임신하면 기혈(氣血)이 소모된다. 기허(氣虛)에 의해서 태아의 움직임이 무력해지고, 혈부족(血不足)에 의해서 태아가 삽체(澁滯)하면 포태(胞胎)의 움직임이 나빠져서 태위부정이 일어난다.

【 2 】 기기울체에 의한 태위부정

정서가 억울(抑鬱)하고 간비기결(肝脾氣結)이 되거나, 한량(寒凉)을 감수(感受)해서 기기(氣機)가 응체(凝滯)하거나, 또는 태아가 지나치게 커서 氣機를 옹체(壅滯)시키면 어느 경우든 胞胎의 움직임에 영향을 주어서 태위부정이 일어난다.

【 3 】 혈체습정에 의한 태위부정

임신후기에 血이 포태중(胞胎中)에 모여서 운행을 옹체하면, 胞胎는 점점 증대해서 기기불리(氣機不利)가 되고 水濕이 內停한다. 이 血과 水濕의 정체가 태아의 움직임에 영향을 주면 태위부정이 일어난다.

증분류

【1】기혈양허에 의한 태위부정

주 증 : 태위부정(胎位不正)

수 반 증 : 안색위황(顔色萎黃), 사지무력, 권태, 나언(懶言), 심계(心悸), 숨이 참

설 맥 상 : 설질담(舌質淡), 설태백(舌苔白), 맥침활무력(脈沈滑無力)

증후분석 : ①태위부정 – 기혈이 부족하고 운동력이 감퇴해서 일어난다.

②안색위황, 사지무력, 권태 – 비기부족(脾氣不足)에 의해 사지(四肢)나 안면(顔面)에 기혈(氣血)이 옮겨지지 않으면 일어난다.

③심계(心悸), 숨이 참, 설질담, 설태백, 맥침무력(脈沈無力) – 기혈부족(氣血不足)에 의해 일어난다.

④맥활(脈滑) – 임신(妊娠)의 맥상(脈象)이다.

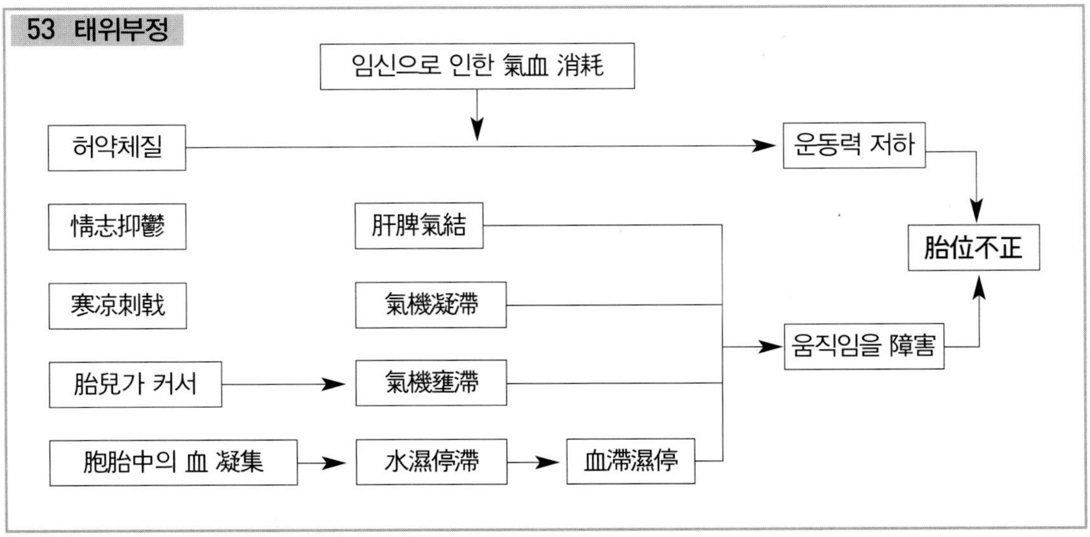

【 2 】 기기울체에 의한 태위부정

主　　症 : 태위부정

隨 伴 症 : 흉민, 복창, 정신이 抑鬱해서 불유쾌, 자주 한숨을 쉼

舌 脈 象 : 설질정상(舌質正常), 맥현활(脈弦滑)

證候分析 : ①태위부정 – 氣機의 조체가 태아의 움직임을 장해하면 일어난다.

②흉민, 복창, 정신이 억울해서 불유쾌, 자주 한숨을 쉼, 맥현 – 간기(肝氣)가 울결(鬱結)하면 일어난다.

③맥활 – 임신의 맥상이다.

【 3 】 혈체습정에 의한 태위부정

주　　증 : 태위부정

수 반 증 : 복창해서 아픔, 또는 소변의 양이 적음, 하지부종(下肢浮腫)

설 맥 상 : 설질암 또는 淡, 설태박 또는 潤, 맥침현 또는 滑

증후분석 : ①태위부정 – 血과 水濕이 胞脈에 정체하고, 태아의 움직임이 障害되면 일어난다.

②복창해서 아픔 – 기체혈어(氣滯血瘀)에 의해 일어난다.

③소변의 양이 적음, 하지부종, 설태윤(舌苔潤) – 기기불리(氣機不利)에 의해 氣化가 실조되고, 수습(水濕)이 정체(停滯)하면 일어난다.

④舌質暗 – 血瘀에 의해 일어난다.

⑤脈沈弦 – 痰飮이 內結하면 일어난다.

치료

치　　법 : 익신조혈(益腎調血), 기기조절(氣機調節)

더욱이 기혈양허(氣血兩虛)에는 기기보혈(益氣補血), 기기울체(氣機鬱滯)에는 소간조기(疏肝調氣), 혈체습정(血滯濕停)에는 행혈삼습(行血滲濕)을 겸시(兼施)한다.

처 방 례 : 至陰

①기혈양허(氣血兩虛)에는 關元, 足三里를 배혈한다.

②기기울체(氣機鬱滯)에는 氣海, 內關, 太衝을 배혈한다.

③혈체습정(血滯濕停)에는 三陰交, 陰陵泉을 배혈한다.

방 해 : 至陰은 족태양방광경의 井穴이다. 腎과 방광은 서로 표리관계에 있기 때문에, 至陰에 施灸하면 익신조기(益腎調氣)의 작용이 생기고 태위를 교정할 수 있다.

조 작 : 환자를 침대에 앙와위(仰臥位)로 하거나, 등에 기댈 것이 있는 의자에 걸상을 주고, 양쪽의 至陰을 棒灸로 15~20분간 따뜻하게 한다. 매일 1~2회 치료하고, 胎位가 교정되면 멈춘다.

태위부정의 치법과 선혈

症候	病因病機	治法		選穴	
胎位不正	기혈양허	益腎調血 氣機調節	익기보혈	至陰	關元, 足三里
	기기울체		소간조기		氣海, 內關, 太衝
	혈체습정		행혈삼습		三陰交, 陰陵泉

고금처방례(古今處方例)

①《침구대성(鍼灸大成)》

• 횡생사태(橫生死胎): 太衝, 合谷, 三陰交

• 횡생수선출(橫生手先出): 右足小指尖(灸3壯해서 立産한다, 艾柱는 小麥 크기)

그 외의 요법

【한방약】

①기혈양허(氣血兩虛)에 의한 태위부정(胎位不正): 팔진탕(八珍湯)

②기기울체에 의한 태위부정: 보산무우방(保産無憂方), 자소음(紫蘇飮)

③혈체습정(血滯濕停)에 의한 태위부정: 당귀작약산(當歸芍藥散)

참고사항

태위부정의 원인은 매우 많아서 자세한 검사가 필요하다. 예를 들면 골반협착(骨盤狹窄), 자궁기형(子宮奇形), 종류(腫瘤) 또는 태아자체(胎兒自體)의 요인에 의한 것 등은 각각 조치를 취하지 않으면 안 된다.

54. 자간

이 病은 임신 6~7개월 또는 분만 시에 사지의 돌연한 경련, 아관긴폐(牙關緊閉), 양목직시(兩目直視)가 일어나고, 심하면 전신의 경련, 각궁반장(角弓反張), 인사불성(人事不省)이 일어나는 병증이다. 조금 지나면 각성하고, 전간(癲癎)과 비슷하기 때문에 '임신간증(姙娠癎證)' 또는 '자간(子癎)'이라고 한다. 경련시간이 길거나 반복하여 발작이 일어나면, 모체나 태아의 생명이 위험하다.

자간(子癎)은 대부분 자종(子腫), 자번(子煩), 자훈(子暈) 등이 발전해서 일어난다고 생각된다. 이것은 대부분의 경우, 발병 전에 두통, 현훈(眩暈), 눈이 침침함, 전신권태, 복부창만, 하지나 면목(面目)의 부종(浮腫) 등의 증상이 나타나기 때문이다. 또 고혈압, 부종, 단백뇨(蛋白尿) 등의 임상소견이 있으면, 이것을 자간전증(子癎前症)이라고 한다. 따라서 임신후기에 이들 증상이 일어나는 경우에는 자간발생(子癎發生)의 가능성을 생각하고 적절한 예방을 행할 필요가 있다.

이 病은 간신음허(肝腎陰虛)에 의한 간풍내동(肝風內動) 또는 비허간울(脾虛肝鬱)로 담조기체(痰阻氣滯)가 생기고, 풍화담열(風火痰熱)이 뒤섞이는 것에 의해 일어난다. 치료는 육음잠양(育陰潛陽), 평간식풍(平肝熄風)을 기본원칙으로 해서, 담연(痰涎)이 많으면 거담강역(祛

痰降逆)을 보조적으로 도모한다.

현대의학의 임신후기 중독증상(中毒症狀)도 이 病의 범주에 들어가기 때문에, 이 節을 참조해서 침구치료를 행할 수 있다.

병인병기

【 1 】 간풍내동에 의한 자간

평소에 간신음허(肝腎陰虛)의 부인이 임신 후에 태아의 영양으로 음액(陰液)을 소모하고, 肝의 자양이 부족해서 간풍내동(肝風內動)이 되면 일어난다.

【 2 】 풍화담열에 의한 자간

비허간울(脾虛肝鬱)로 담조기체(痰阻氣滯)한 부인이 태아가 커감에 따라서 담기울체(痰氣鬱滯)가 심해져서 化熱하면, 풍화담열(風火痰熱)이 뒤섞여서 本證이 일어난다.

54 자간

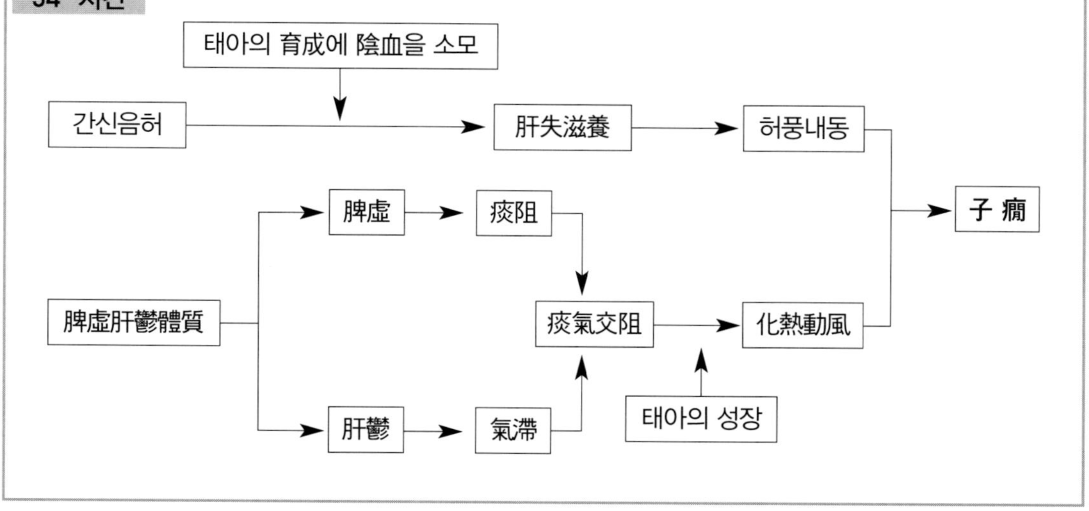

증분류

【 1 】 간풍내동에 의한 자간

주　　증 : 임신후기에 갑자기 사지가 경련하고 인사불성이 됨, 양목직시(兩目直視), 아관긴급(牙關緊急), 각궁반장(角弓反張)

수 반 증 : 안면홍조(顔面紅潮), 심계(心悸), 심번(心煩), 口나 인두(咽頭)의 건조, 항상 두훈(頭暈)이나 목현(目眩)을 느낌

설 맥 상 : 설질홍(舌質紅), 설태박황(舌苔薄黃), 맥현활삭(脈弦滑數)

증후분석 : ①갑자기 사지가 경련하고 인사불성이 됨, 兩目直視, 牙關緊急, 角弓反張 – 肝의 음혈(陰血)이 부족해서 근맥(筋脈)을 자양할 수 없게 되거나, 간양(肝陽)을 억제할 수 없으면 風氣가 내동해서 일어난다.

②안면홍조, 심계, 심번, 口나 인두의 건조 – 심간화왕(心肝火旺)에 의해 화열(火熱)이 염상(炎上)하면 일어난다.

③항상 두훈(頭暈)이나 목현(目眩)을 느낌 – 간신(肝腎)의 음혈(陰血)이 부족해서 두목(頭目)을 자양할 수 없으면 일어난다.

④설질홍, 설태박황, 맥현활삭 – 심간화왕(心肝火旺)의 象이다.

【 2 】 풍화담열에 의한 자간

主　　症 : 임신후기 또는 분만 시에 갑자기 인사불성이 됨

隨 伴 症 : 두훈(頭暈), 두통, 흉민(胸悶), 번열(煩熱), 콧김이 거칠고 喉에 담명(痰鳴)이 있음, 백말(白沫)을 吐함, 안면 및 하지의 부종

舌 脈 象 : 설질홍(舌質紅), 설태황니(舌苔黃膩), 맥현활(脈弦滑) 또는 활삭(滑數)

證候分析 : ①임신후기 또는 분만 시에 갑자기 인사불성이 됨, 두훈, 두통 – 담화(痰火)가 청규(淸竅)에 영향을 주면 일어난다.

②흉민, 번열 – 담열(痰熱)이 호결(互結)해서 심흉(心胸)에 영향을 주면 일어난다.

③콧김이 거칠고 喉에 痰鳴이 있음, 白沫을 吐함, 안면이나 하지의 부종 – 비기(脾

氣)가 부족해서 수액(水液)을 건운(健運)할 수 없으면 일어난다.

④설질홍, 설태황니, 맥현활 또는 활삭 – 담열내성(痰熱內盛)의 象이다.

치료

【1】간풍내동에 의한 자간

치 법 : 육음잠양(育陰潛陽), 평간식풍(平肝熄風)

처 방 례 : 水溝, 內關, 風池, 太衝, 三陰交, 太谿

방 해 : 水溝에 의해 구급적(救急的)으로 개규성신(開竅醒神)을 도모하고, 이것에 內關을 배혈해서 이기진정안신(理氣鎭靜安神)을 도모한다. 風池에는 평간(平肝), 식풍(熄風), 잠양(潛陽)의 작용이 있고, 太衝은 족궐음간경의 원혈이기 때문에, 이 배혈에 의해 족궐음간경의 풍화(風火)를 청사(淸瀉)하고, 간양(肝陽)의 항진을 억제한다. 더욱이 三陰交와 太谿에 의해 육음양혈(育陰養血)을 촉진한다. 처방 전체에서는 표본의 동치(同治)를 도모하고 있다.

조 작 : 水溝는 상방(上方)을 향해서 사자(斜刺)로 0.5寸, 風池는 코를 향해서 사자로 1寸, 그 외의 경혈은 직자(直刺)로 1寸 자입(刺入)한다.

【2】풍화담열에 의한 자간

治 法 : 청열(淸熱), 거담(祛痰), 개규(開竅)

處 方 例 : 水溝, 內關, 風池, 太衝, 三陰交, 豐隆, 上脘, 天突

方 解 : 豐隆, 上脘, 天突에 의해 거담강역(祛痰降逆)을 도모한다. 그 외는 간풍내동(肝風內動)에 의한 자간(子癎)을 참조.

操 作 : 肝風內動에 의한 子癎을 참조

자간의 치법과 선혈

<table>
<tr><th>증 후</th><th>병인병기</th><th>치 법</th><th colspan="2">선 혈</th></tr>
<tr><td rowspan="2">子 癎</td><td>간풍내동</td><td>육음잠양, 평간식풍</td><td rowspan="2">水溝, 內關
風池, 太衝
三陰交</td><td>太谿</td></tr>
<tr><td>풍화담열</td><td>청열, 거담, 개규</td><td>豐隆, 上脘, 天突</td></tr>
</table>

고금처방례(古今處方例)

①《의학입문(醫學入門)》

• 임잉(姙孕)하고……백절계종혼궤(百節瘛瘲昏憒)하는 것: 絶骨, 太谿

②《중국침구처방학(中國鍼灸處方學)》

• 자간(子癎): 百會, 印堂, 人中, 內關, 風池, 行間, 太衝, 太谿, 三陰交

그 외의 요법

【전기침(電氣鍼)】

선혈: 合谷, 曲池, 三陰交, 太衝

조작: 자침 후, 득기를 얻고 나서 통전(通電)하고, 국부에 저린 느낌을 주어서 기육(肌肉)이 약동하도록 조절한다. 치침(置鍼)은 1~2시간 행한다.

【한방약】

①혼미시(昏迷時): 식풍개규약(熄風開竅藥)을 코를 통하여 투여한다.

안궁우황환(安宮牛黃丸), 경련이 심한 사람에게는 영양각분(羚羊角粉)을 가미한다.

담조기도(痰阻氣道)인 사람에게는 소합향환(蘇合香丸)을 준다.

②각성후(覺醒後): 羚角鉤藤湯을 투여해서 平肝潛陽, 淸火祛痰을 도모한다.

참고사항

이 病에 침구치료는 痙攣時에 구급치료로서 이용하는 경우도 종종 있다. 그러나 임신부종이나 임신고혈압으로 발전해서 발병하는 경우도 많기 때문에, 현대의학과 종합해서 치료할 필요가 있다.

55. 체산

임부(姙婦)가 분만에 즈음해서, 해산과정에 要하는 시간이 24시간을 초과하는 것을 체산(滯産) 또는 난산(難産)이라고 한다. 해산과정이라는 것은 태아와 포의(胞衣-태반)가, 모체에서 자연스럽게 만출(娩出)하는 과정을 말한다.

체산(滯産)은 일반적으로는 자궁수축이상(子宮收縮異常-産力異常이라고 한다), 태아의 머리와 골반 크기의 부적합, 또는 태위부정(胎位不正) 등의 상황 하에서 일어나는데, 이 節에서 주로 문제 삼는 것은 산력이상(産力異常)에 의한 것이고, 이것에는 현대의학에서 말하는 미약진통(微弱陳痛)도 포함된다.

체산의 발생원인은 대부분 기혈양허(氣血兩虛)에 의한 산력부족(産力不足)에 있지만, 기체(氣滯)에 의한 혈류(血流)의 조체(阻滯)가 원인이기 때문에 치료에서는 양혈보기(養血補氣)와 행혈조기(行血調氣)를 구별해서 행할 필요가 있다.

병인병기

【 1 】 기혈양허에 의한 체산

평소에 체질이 허약해서 정기가 부족하거나, 분만 시에 처음부터 지나치게 힘을 주어서 기력을 소모하거나 또는 양수가 분만 초기에 파수(破水)해서 장액(漿液)이나 혈액이 고조(枯燥)하거나 하면, 기혈허약(氣血虛弱)이 되어 산력부족(産力不足)에 의한 체산(滯産)이 일어난다.

【 2 】 기체혈어에 의한 체산

분만의 공포로 과도하게 긴장해서 기혈이 어체(瘀滯)하거나, 임신기간 중 과도하게 안일하여 기혈의 운행이 나빠지거나, 또는 분만 시에 한사(寒邪)를 감수(感受)해서, 寒에 의해 血이 응체(凝滯)하고 기기불리(氣機不利)가 되면 체산이 일어난다.

증분류

【1】기혈양허에 의한 체산

주 증 : 미약진통(微弱陳痛), 타창감(墮脹感)은 심하지 않음, 출산(出産)이 지연(遲延)되어서 만출(娩出)하지 않음

수 반 증 : 출혈이 많고 色은 淡, 안색창백, 심계(心悸), 숨이 참, 정신피로, 권태

설 맥 상 : 설질담(舌質淡), 맥대(脈大)이면서 虛, 또는 침세약(沈細弱)

증후분석 : ①미약진통, 타창감은 심하지 않음, 출산이 지연되어서 만출하지 않음 – 기혈부족(氣血不足)에 의해 출력부족(出力不足)이 되면 일어난다.

②출혈이 많고 色은 淡 – 기허(氣虛)에 의해 통혈(統血)이 무력하게 되면 일어난다.

③숨이 차다, 권태(倦怠) – 기허(氣虛)의 기본증후(基本證候)이다.

55 체산

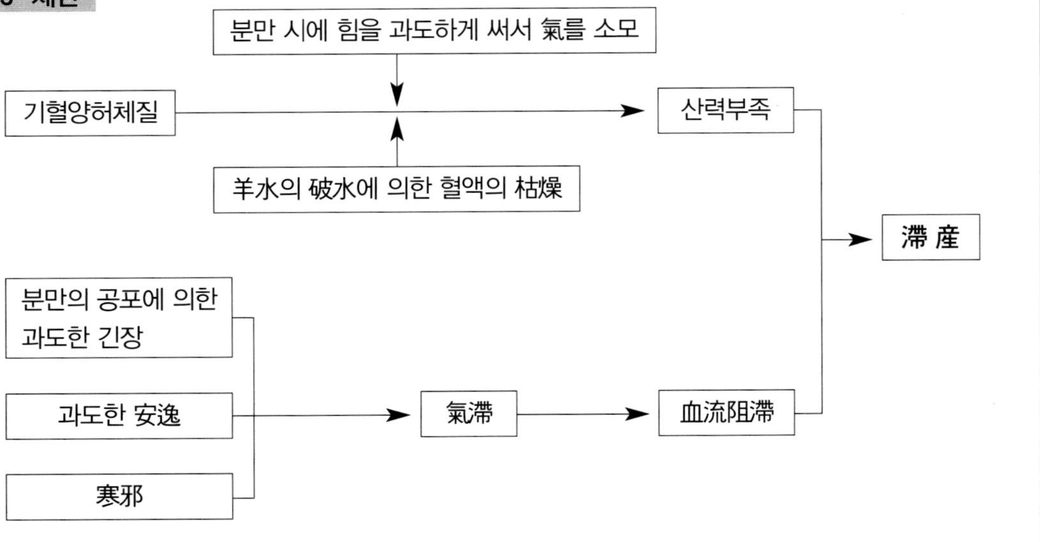

④심계, 정신피로 – 기혈이 부족해서 心神을 자양, 推動할 수 없으면 일어난다.

⑤안색창백, 설질담, 脈大이면서 虛, 또는 침세약 – 기혈양허(氣血兩虛)의 象이다.

【2】기체혈어에 의한 체산

主　症 : 요복부(腰腹部)의 격통(激痛), 출산이 지연되어서 만출(娩出)하지 않음

隨伴症 : 출혈은 소량으로 色은 암자색(暗紫色), 안색암자(顔色暗紫), 정신긴장(精神緊張), 흉완창민(胸脘脹悶), 가끔 구오(嘔惡)

舌脈象 : 설질암홍(舌質暗紅), 맥침실(脈沈實), 또는 맥박(脈拍)이 균일하지 않음

證候分析 : ①출산이 지연되어서 만출하지 않음 – 기체혈어(氣滯血瘀)에 의해 기기(氣機)의 운행(運行)이 나빠지면 일어난다.

②요복부의 격통, 출혈은 소량으로 色은 암자색 – 기체혈어(氣滯血瘀)에 의해서 충임맥(衝任脈)이 불통(不通)이 되면 일어난다.

③안색암자, 설질암홍, 맥박이 균일하지 않음 – 혈어(血瘀)의 象이다.

④정신긴장(精神緊張), 흉완창민(胸脘脹悶) – 기체(氣滯)에 의해 기기(氣機)가 조체(阻滯)하면 일어난다.

⑤구오 – 태아가 하강하지 않고 氣機가 逆亂하고, 胃의 和降이 실조되면 일어난다.

⑥맥침실 – 이실증(裏實證)의 현상(現象)이다.

치료

【1】기혈양허에 의한 체산

치　법 : 기혈(氣血)의 보익(補益), 익기최산(益氣催産)

처방례 : 足三里, 三陰交, 復溜, 至陰

방　해 : 족양명위경의 합혈로 건비양위(健脾養胃)의 요혈인 足三里와 건비익음(健脾益陰)의 작용을 가진 三陰交를 배혈해서 비위(脾胃)의 강장(强壯), 기혈(氣血)의 생화(生

化)를 도모하고, 이것에 익신(益腎)의 작용을 가진 復溜를 배혈해서 산력(産力)을 보조한다. 至陰은 최산(催産)의 경험혈이다.

조　작 : 足三里, 三陰交는 직자(直刺)로 1~1.5寸, 復溜는 직자로 1寸 자입(刺入)한다. 보법을 시술하고, 유침(留鍼)은 하지 않는다. 至陰에는 뜸을 시술한다.

【 2 】 기체혈어에 의한 체산

治　法 : 이기행혈(理氣行血), 조기최산(調氣催産)

處方例 : 合谷, 三陰交, 獨陰(第2趾裏面, 第2關節橫紋의 중앙)

方　解 : 기기(氣機)의 조절에 뛰어난 合谷과 조혈(調血)의 요혈인 三陰交를 배혈해서 이기행혈(理氣行血)을 도모하고, 그 위에 최산(催産)의 경험혈인 獨陰을 배혈한다.

操　作 : 合谷, 三陰交는 직자로 1~1.5寸, 獨陰은 직자로 0.5寸 자입하고, 사법 또는 평사평보법(平瀉平補法)을 시술한다.

체산의 치법과 선혈

증 후	병인병기	치 법	선 혈
滯産	기혈양허	보익기혈, 익기최산	足三里, 三陰交, 復溜, 至陰
	기체혈어	이기행혈, 조기최산	合谷, 三陰交, 獨陰

고금처방례(古今處方例)

①《침구대성(鍼灸大成)》

• 난산(難産): 合谷(補), 三陰交(瀉), 太衝

②《중국침구처방학(中國鍼灸處方學)》

• 최산인산방(催産引産方): 合谷, 三陰交, 至陰, 獨陰

그 외의 요법

【이침(耳鍼)】

선혈: 子宮, 皮質下, 內分泌, 腎, 膀胱

조작: 호침(毫鍼)으로 중간 정도의 자극을 주고, 3~5분마다 1회 捻轉을 시술한다.

【한방약】

①기혈양허(氣血兩虛)에 의한 체산(滯產): 채송정난산방(蔡松丁難產方)

②기체혈어(氣滯血瘀)에 의한 체산: 최생음(催生飮)

참고사항

생활지도

임부는 정신 안정을 유지하고 긴장하지 않아야 한다. 식사는 소량씩 횟수를 많이 해서 섭취하게 하고, 노동과 휴식도 알맞은 정도로 하게 하여 정력(精力)을 충실(充實)하게 유지시켜서 분만에 유리한 상태를 만들도록 하게 한다.

56. 포의불하

포의(胞衣)라는 것은 태반(胎盤)에 관한 것이다. 출산 시에 태아가 만출(娩出)한 후, 비교적 장시간(1시간 이상) 태반(胎盤)이 만출하지 않는 것을 '포의불하(胞衣不下)' 또는 '식포(息胞)'라고 한다.

포의불하(胞衣不下)의 主된 발병기전은 기혈의 운행이 나쁘고, 포궁(胞宮)의 활동력이 감약(減弱)해서 포의(胞衣)의 배출이 촉진되지 않는 것에 있다. 기혈의 운행이 나빠지는 원인에는 기허(氣虛)에 의한 것과 혈어(血瘀)에 의한 것이 있지만, 기허(氣虛)에서는 추동력의 무력화(無力化)가 원인이고, 혈어에서는 포궁이나 충임맥의 조체가 원인이다.

포의불하의 치료는 보기양혈(補氣養血)과 온경산어(溫經散瘀)의 치료원칙에 의거해서 실시하지만, 상황에 따라서는 한의학과 양의학을 결합하여 치료할 필요가 있다.

병인병기

【 1 】 기허에 의한 포의불하

평소에 체질이 허약해서 원기부족한 임부나 산정(産程)이 지연되고 장시간 힘을 주었기 때문에 기혈을 소모한 임부는 포의(胞衣)의 배출력이 무력해져 포의불하(胞衣不下)가 일어난다.

【 2 】 혈어에 의한 포의불하

출산 시의 요양이 부적절하고, 과도하게 긴장하거나 또는 한사(寒邪)를 감수(感受)하고, 기혈이 응체해서 포중(胞中)에 패혈(敗血)이 어체(瘀滯)하면, 포의의 배출에 영향을 주어서 포의불하가 일어난다.

56 포의불하

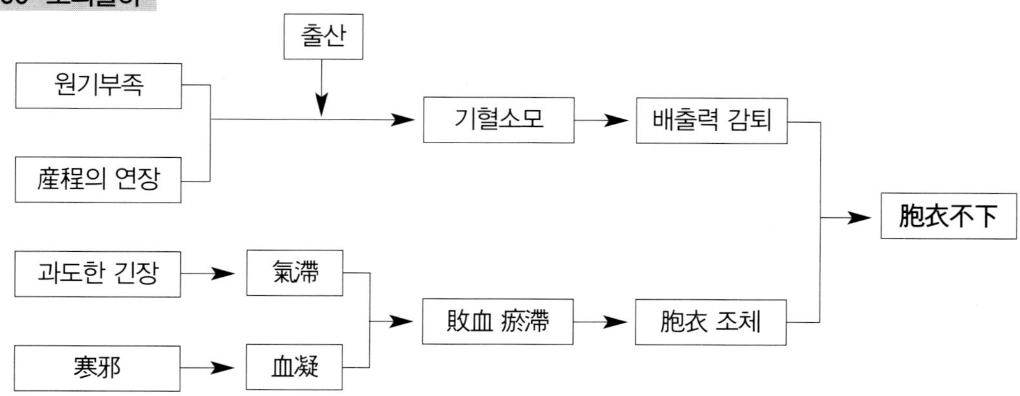

증분류

【1】기허에 의한 포의불하

주　　증 : 산후 포의가 배출되지 않는다, 소복부(小腹部)가 가볍게 부풀지만 만져도 아프지 않음, 종괴(腫塊)는 있어도 딱딱하지 않음

수 반 증 : 음도(陰道)의 출혈은 다량이며 色은 淡, 안색창백(顔色蒼白), 두훈(頭暈), 심계(心悸), 숨이 참, 정신피로

설 맥 상 : 설질담(舌質淡), 설태박백(舌苔薄白), 맥허약(脈虛弱)

증후분석 : ①포의불하(胞衣不下) – 기허(氣虛)에 의해 배출력이 감퇴하면 일어난다.

②소복부는 가볍게 부풀지만 아프지 않음, 종괴(腫塊)는 있어도 딱딱하지 않음 – 기허에 의해 추동력(推動力)이 감퇴하면 일어난다.

③출혈은 다량 – 기허 때문에 통혈력(統血力)이 감퇴(減退)하면 일어난다.

④출혈의 색은 담(淡), 안색창백, 두훈, 심계, 숨이 참, 정신피로(精神疲勞), 설질담, 맥허약 – 기혈양허(氣血兩虛)의 象이다.

【2】혈어에 의한 포의불하

主　　症 : 산후 포의(胞衣)가 배출되지 않는다, 소복부는 냉통하고 거안(拒按), 만지면 딱딱한 종괴(腫塊)가 만져짐

隨 伴 症 : 오로(惡露)는 소량으로 암자색(暗紫色), 안색암자(顔色暗紫)

舌 脈 象 : 설질암홍(舌質暗紅), 맥침현(脈沈弦) 또는 침삽(沈澁)

證候分析 : ①포의불하 – 어혈에 의해 기기(氣機)가 조체(阻滯)하면 일어난다.

②소복부의 냉통 – 한응혈어(寒凝血瘀)에 의해 일어난다.

③소복거안(小腹拒按), 딱딱한 종괴(腫塊)가 만져짐, 오로(惡露)는 소량으로 암자색 – 어혈(瘀血)이 포맥(胞脈)에 조체(阻滯)하면 일어난다.

④안색암자, 설질암홍, 맥침현 또는 침삽 – 혈어(血瘀)의 象이다.

치료

【 1 】 기허에 의한 포의불하

치　법 : 보기(補氣), 양혈(養血), 하포(下胞)

처 방 례 : 關元, 三陰交, 獨陰

방　해 : 關元은 원기가 거하는 곳이고, 포궁에 通하는 임맥에 속하고, 원기를 보익하는 작용이 있다. 이것에 익음조혈(益陰調血)의 작용이 있는 三陰交를 배혈해서 익기양혈(益氣養血)을 도모한다. 獨陰은 최산(催産), 하포(下胞)의 경험혈이고, 이것에 의해 하포를 촉진한다.

조　작 : 關元, 三陰交는 직자로 1~1.5寸 자입하고, 보법을 시술하는 것과 동시에 關元에 灸法을 병용한다. 獨陰은 직자로 0.5寸 자입하고, 사법을 시술한다.

【 2 】 혈어에 의한 포의불하

治　法 : 행기활혈(行氣活血), 온경산어(溫經散瘀)

處 方 例 : 合谷, 三陰交, 中極, 氣海, 獨陰, 肩井

方　解 : 조기행기(調氣行氣)의 작용이 있는 合谷과 조혈행혈(調血行血)의 작용이 있는 三陰交를 배혈해서 행기활혈(行氣活血)을 도모하고, 그 위에 下焦의 氣機 조리에 뛰어난 中極과 氣海를 배혈해서 행기활혈(行氣活血)을 촉진한다. 또 肩井과 獨陰에 의해 下胞를 촉진한다. 肩井은 임부에게는 금혈(禁穴)로 여길 만큼 하강(下降)의 성질이 강한 경혈이다.

操　作 : 合谷은 직자(直刺)로 1~1.5寸 자입(刺入)하고, 보법(補法)을 시술한다. 三陰交, 肩井은 1寸, 中極, 氣海는 1~1.5寸, 獨陰은 0.5寸, 각각 직자하고, 사법(瀉法)을 시술한다. 氣海는 뜸을 시술해도 좋다.

포의불하의 치법과 선혈

증 후	병인병기	치 법	선 혈
胞衣不下	기 허	보기, 양혈, 하포	關元, 三陰交, 獨陰
	혈 어	행기활혈, 온경산어	合谷, 三陰交, 中極, 氣海, 獨陰, 肩井

고금처방례(古今處方例)

①《침구대성(鍼灸大成)》

• 포의불하(胞衣不下): 中極, 肩井

②《중국침구처방학(中國鍼灸處方學)》

• 축궁최의방(縮宮催衣方): 肩井, 中極, 崑崙, 合谷, 三陰交, 獨陰

그 외의 요법

【전침(電鍼)】

선혈: 合谷, 三陰交

조작: 자침(刺鍼)해서 득기(得氣)를 얻은 후, 30분간 통전(通電)한다.

【한방약】

①기허(氣虛)에 의한 포의불하(胞衣不下): 가삼생화탕(加蔘生化湯)

②혈어(血瘀)에 의한 포의불하: 고갈산합실소산(古竭散合失笑散)

참고사항

①이 病에 대한 침구의 유효성

이 병증은 여러 가지 정도의 음도출혈(陰道出血)을 수반하지만, 비교적 단시간 출혈량이 적은 경우에는 침구치료가 유효하다.

②주의사항

대량 출혈하면 출혈성혼수를 일으키기 쉬우므로 현대의학의 구급치료가 필요하다. 또 음도(陰道)에서 출혈이 소량이라도 자궁내(子宮內)에 혈액이 저류(貯溜)하고 있는 경우도 있기 때문에 병상을 확실히 관찰한 후에 치료를 행할 필요가 있다. 위급한 상황에는 현대의학을 병용해서 구급조치를 취하지 않으면 안 된다.

57. 오로불하

태아만출(胎兒娩出) 후, 자궁 내에 유류(遺留)하고 있는 혈액이나 탁액(濁液)을 '오로(惡露)'라고 한다. 오로는 산후 자연스럽게 체외로 배설되지만, 2~3주가 지나도 오로가 정류(停留)해서 배설되지 않거나 또는 배설량이 매우 적은 것을 '오로불하(惡露不下)'라고 한다.

오로는 血이 化한 것이기 때문에 간울기체(肝鬱氣滯)에 의해서 혈행(血行)이 조체(阻滯)되거나, 또는 한사(寒邪)를 감수(感受)해서 한응혈체(寒凝血滯)가 되어 배설이 되지 않으면 오로불하(惡露不下)가 일어난다.

이 병증의 치료원칙은 이기(理氣), 온경(溫經), 활혈(活血)이 主가 된다.

병인병기

【1】 기체혈어에 의한 오로불하

출산(出産)할 때 걱정을 하거나, 긴장하거나, 산후(産後)에 정지(情志)가 불안정하면 간기(肝氣)가 울결(鬱結)해서 기기불리(氣機不利)가 되고, 혈행(血行)이 조체(阻滯)해서 오로불하(惡露不下)가 일어난다.

【2】한응혈어에 의한 오로불하

출산할 때나 산후에 한사(寒邪)를 감수(感受)하거나, 또는 청랭(淸冷)한 것을 먹어서 내한(內寒)이 생기고, 그 때문에 오로가 응체하면 오로불하가 일어난다.

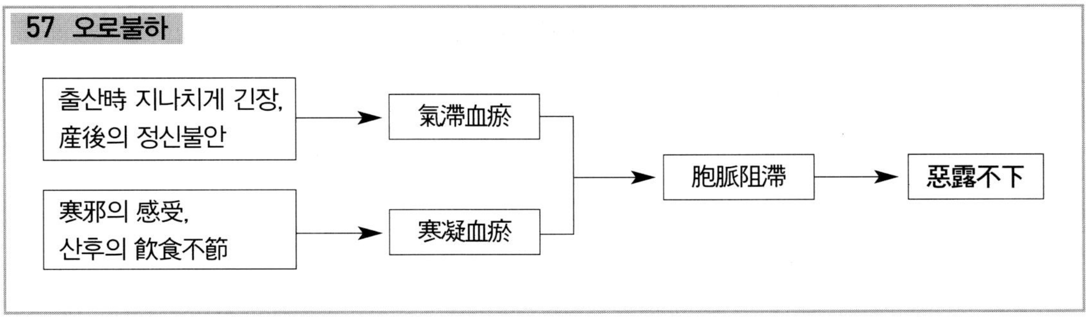

증분류

【1】기체혈어에 의한 오로불하

주 증 : 산후의 오로불하(惡露不下), 또는 오로의 유출이 매우 적음

수 반 증 : 소복부(小腹部)의 창만동통(脹滿疼痛), 흉륵부(胸肋部)의 창통(脹痛)

설 맥 상 : 설질암홍(舌質暗紅), 설태박백(舌苔薄白), 맥현(脈弦)

증후분석 : ①오로불하 또는 오로(惡露)의 유출(流出)이 매우 적음 – 기혈(氣血)이 포궁(胞宮)에 어체(瘀滯)해서 일어난다.

②소복부의 창만, 흉륵부의 창통 – 간울기체(肝鬱氣滯)에 의해 경맥(經脈)의 소통이 불리하게 되면 일어난다.

③소복부의 동통 – 기체혈어(氣滯血瘀)에 의해 기혈이 조체하면 일어난다.

④설질암홍(舌質暗紅) – 혈어(血瘀)의 象이다.

⑤맥현(脈弦) – 간기울결(肝氣鬱結) 또는 동통(疼痛)의 象이다.

【 2 】 한응혈어에 의한 오로불하

主　　症：산후(産後)의 오로불하(惡露不下), 또는 오로의 유출이 매우 적음

隨 伴 症：소복부(小腹部)의 냉통, 거안(拒按), 몹시 추위를 탐, 사지(四肢)의 냉기

舌 脈 象：설질자암(舌質紫暗) 또는 어반, 맥세색(脈細濇) 또는 침지(沈遲)

證候分析：①오로불하 또는 오로의 유출이 매우 적음 – 한사(寒邪)의 수인(收引)과 응체(凝滯)의 성질에 의해 오로(惡露)가 어체(瘀滯)하면 일어난다.

②소복부의 냉통(冷痛), 거안 – 한사(寒邪)에 의해 기혈이 어체하면 일어난다.

③몹시 추위를 탄다, 사지의 냉기, 맥침지(脈沈遲) – 한증(寒證)의 象이다.

④설질자암 또는 어반(瘀斑), 맥색(脈濇) – 혈어(血瘀)의 象이다.

치료

【 1 】 기체혈어에 의한 오로불하

치　　법：이기해울(理氣解鬱), 기혈조화(氣血調和)

처 방 례：太衝, 氣海, 中極, 三陰交

방　　해：太衝은 족궐음간경의 원혈(原穴)이고 서간행기(舒肝行氣)하는 작용이 있고, 氣海는 하초(下焦)의 기기(氣機)를 조화(調和)하기 때문에, 이혈(二穴)을 배혈(配穴)해서 이기작용(理氣作用)의 증강을 도모한다. 또 中極과 三陰交를 배혈해서 활혈행어(活血行瘀)를 도모한다.

조　　작：太衝은 0.5寸, 氣海와 中極은 1~1.5寸, 三陰交는 1.5寸 직자(直刺)해서, 사법(瀉法)을 시술한다. 또 中極, 氣海는 施灸해도 좋다.

【 2 】 한응혈어에 의한 오로불하

治　　法：온포산한(溫胞散寒), 활혈화어(活血化瘀)

處 方 例：關元, 氣衝, 地機, 三陰交

方　解: 關元에 施灸해서 온경산한(溫陽散寒)을 도모하고, 족양명위경과 충맥의 교회혈인 氣衝에 의해 충임의 조리를 도모한다. 血中의 기체를 행기하는 地機를 三陰交에 배혈해서 활혈작용(活血作用)의 증강을 도모한다.

操　作: 關元은 1.5寸, 氣衝은 0.5~1寸 직자하고, 침구를 병용한다. 三陰交는 1寸, 地機는 1.5寸 직자하고, 사법을 시술한다.

오로불하의 치법과 선혈

증 후	병인병기	치 법	선 혈
惡露不下	기체혈어	이기해울, 기혈조화	太衝, 氣海, 中極, 三陰交
	한응혈어	온포산한, 활혈화어	關元, 氣衝, 地機, 三陰交

고금처방례(古今處方例)

①《침구대성(鍼灸大成)》

• 산후(産後)에 혈괴(血塊)로 아픈 것: 氣海, 三陰交

②《중구침구처방학(中國鍼灸處方學)》

• 행기활혈축어방(行氣活血逐瘀方): 氣海, 中極, 三陰交

그 외의 요법

【이침(耳鍼)】

선혈: 子宮, 肝, 腎上腺, 神門

조작: 매일 1회, 강한 자극을 주고 30분간 유침(留鍼)한다.

【한방약】

①기체혈어(氣滯血瘀)에 의한 오로불하(惡露不下): 향애궁귀음(香艾芎歸飮)

②한응혈어(寒凝血瘀)에 의한 오로불하: 소복축어탕(小腹逐瘀湯)

참고사항

오로(惡露)는 순환이 나쁜 탁성(濁性)의 혈액이기 때문에, 체내에 축적되면 다음과 같은 여러 가지 질병의 원인이 된다. 오로불하(惡露不下)의 치료는 경산부(經産婦)의 건강유지에 중요한 의의가 있다.

①포중(胞中) 血의 조체(阻滯)는 복통(腹痛)을 일으키고, 장기간 지속되면 징가(癥瘕)나 고창(臌脹)의 원인이 된다.

②혈어(血瘀)가 기기(氣機)를 불리(不利)하게 해서 맥락(脈絡)을 조체(阻滯)시키면 신체통(身體痛)을 일으킨다.

③오로가 영위(營衛)를 不通하게 해서 음양을 실조시키면 발열을 일으킨다.

④어혈조체(瘀血阻滯)가 濕을 정체시키면 부종의 원인이 된다.

⑤혈조기역(血阻氣逆)해서, 이것이 두부(頭部)에 영향을 주면 두통이 일어나고, 신명(神明)을 역란(逆亂)시키면 혈훈(血暈), 심통(心痛)이 일어난다. 胃나 肺에 상공(上攻)하면 구토(嘔吐)나 천역(喘逆)이 일어난다.

58. 오로부절

산후에 오로(惡露)의 유출이 20일 이상 계속되고, 줄줄 끊이지 않는 것을 '오로부절(惡露不絶)' 또는 '오로부진(惡露不盡)'이라고 한다.

오로부절(惡露不絶)의 주된 병인병기(病因病機)는 다음의 3가지가 있다. 第1은 기허(氣虛)에 의한 고섭기능(固攝機能)의 저하이고, 第2는 사열(邪熱)에 의한 혈열망행(血熱妄行)이고, 第3은 어혈(瘀血)의 조체(阻滯)에 의한 오로의 운행장애(運行障礙)이다. 따라서 치료도 병인병기에 따라서 보기섭혈(補氣攝血), 양음양혈(養陰凉血), 활혈거어(活血祛瘀)가 주가 된다.

병인병기

【1】 기허에 의한 오로부절

평소에 체질이 허약해서 정기부족인 부인이 출산으로 기혈을 소모하고 정기가 점점 허약하게 되거나, 또는 산후에 빠른 시기부터 일을 시작했기 때문에 노권(勞倦)에 의해 비기(脾氣)가 손상되어 기허하함(氣虛下陷)이 되면, 충임불고(衝任不固)가 되어 섭혈(攝血)을 할 수 없어서 오로부절(惡露不絶)이 된다.

【2】 혈열망행에 의한 오로부절

평소에 음허체질(陰虛體質)인 부인이 출산에 의한 실혈(失血)로 음액(陰液)이 더욱 결핍되면, 허열(虛熱)이 내생(內生)한다. 또 산후에 맵고 뜨거운 것을 지나치게 먹거나, 정지(情志)의 억울(抑鬱)에 의해 간울화화(肝鬱化火)가 되면 실열이 내생한다. 이들 熱이 충임맥에 영향을 주어서 血을 하행시키면, 오로부절이 일어난다.

【3】 포맥어조에 의한 오로부절

산후에 한사(寒邪)를 감수(感受)하면, 寒에는 응체(凝滯)의 성질이 있어 혈맥(血脈)이 조체(阻滯)해서 어혈(瘀血)을 형성한다. 또 칠정(七情)이 울결(鬱結)해서, 기체(氣滯)에 의해 기기(氣機)가 조체(阻滯)해도 어혈을 형성한다. 이와 같이 해서 형성된 어혈이 포맥(胞脈)을 조체하면, 오로의 배설이 원활하게 되지 않고, 또 血이 경맥에도 돌아오지 않기 때문에 오로부절(惡露不絶)이 일어난다.

58 오로부절

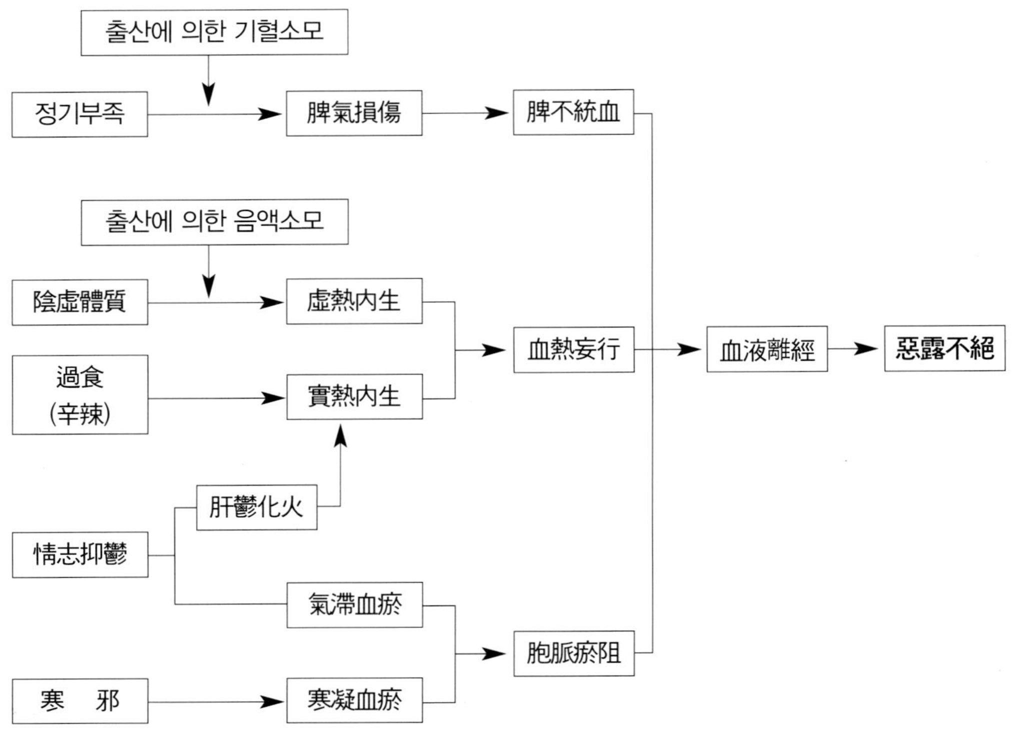

증분류

【1】기허에 의한 오로부절

주　　증 : 오로(惡露)가 줄줄 끊이지 않고 계속 멈추지 않음, 惡露는 다량, 담홍색(淡紅色), 희박(稀薄), 무취(無臭)

수 반 증 : 소복부(小腹部)가 무력하고 하수감(下垂感)이 있음, 안색창백(顔色蒼白), 정신권태(精神倦怠), 숨이 참, 나언(懶言), 목소리가 작음, 자한(自汗)

설 맥 상 : 설질담(舌質淡), 맥완약(脈緩弱)

증후분석 : ①오로가 줄줄 끊이지 않고, 계속 멈추지 않음 – 기허(氣虛)에 의해 충임불고(衝任不固)가 되어 血을 통섭(統攝)할 수 없으면 일어난다.

②오로는 다량, 담홍색, 희박 – 기혈부족(氣血不足)에 의해 일어난다.

③소복부가 무력하고 하수감이 있음 – 중기(中氣)가 하함(下陷)하면 일어난다.

④정신권태, 숨이 참, 나언(懶言), 목소리가 작음 – 기허(氣虛)에 의해 전신기능(全身機能)이 감퇴해서 일어난다.

⑤자한 – 위기(衛氣)가 부족하여 기표(肌表)를 고섭(固攝)할 수 없으면 일어난다.

⑥설질담(舌質淡), 안색창백(顔色蒼白) – 기허(氣虛) 때문에 안면(顔面)이나 舌에 血이 잘 옮겨지지 않으면 일어난다.

⑦맥완약 – 기허(氣虛) 때문에 혈행무력(血行無力)이 되면 일어난다.

【 2 】 혈열망행에 의한 오로부절

主　症: 오로가 일정기간을 지나도 멈추지 않는다. 오로는 비교적 다량, 자홍색(紫紅色), 점조(粘稠)하고 나쁜 냄새가 남.

隨伴症: 안색홍조, 口乾, 舌의 건조, 또는 변비, 소변적(小便赤), 구순(口脣)에 瘡이 생김

舌脈象: 설질홍(舌質紅), 맥세삭(脈細數)

證候分析: ①오로부절(惡露不絶), 오로는 비교적 다량, 자홍색 – 실열(實熱)이 충임맥에 영향을 주어서 血을 망행(妄行)시키면 일어난다.

②오로가 점조(粘稠)하고 나쁜 냄새가 남 – 혈중(血中)의 열독(熱毒)이 음액(陰液)에 작용하면 일어난다.

③안색홍조, 구순(口脣)에 瘡이 생김 – 열사(熱邪)가 염상(炎上)하면 일어난다.

④口乾, 舌의 건조, 변비, 소변적, 脈細 – 열사(熱邪)가 진액을 손상하면 일어난다.

⑤설질홍, 맥삭(脈數) – 열증(熱證)의 象이다.

【 3 】 포맥어조에 의한 오로부절

주　증: 오로가 일정기간을 지나도 줄줄 나오지 않아서 상쾌하지 않음, 오로는 소량, 자암색(紫暗色)으로 혈괴(血塊)를 수반

수 반 증: 소복부동통(小腹部疼痛), 거안(拒按), 또는 괴(塊)가 만져짐

설 맥 상 : 설질자암색(舌質紫暗色), 또는 어반이 있음, 맥침현(脈沈弦) 또는 색(濇)

증후분석 : ①소량의 오로가 일정기간을 지나도 줄줄 나오지 않아서 상쾌하지 않음 – 어혈(瘀血)이 포맥(胞脈)에 조체하고, 오로(惡露)의 배설이나 血이 경맥(經脈)으로 귀환하는 것을 장해하면 일어난다.

②소복부동통, 거안, 또는 塊가 만져짐, 오로는 자암색으로 혈괴를 수반 – 포맥(胞脈)에 어혈이 정체해서 기기(氣機)의 운행이 나빠지면 일어난다.

③설질자암색, 또는 어반(瘀斑)이 있음, 맥색(脈濇) – 혈어(血瘀)의 象이다.

④맥침현(脈沈弦) – 이증(裏證)으로 간기울결(肝氣鬱結) 또는 동통(疼痛)에 의해 나타난다.

치료

【1】기허에 의한 오로부절

치　법 : 보기섭혈(補氣攝血)

처 방 례 : 關元, 足三里, 三陰交

방　해 : 關元으로 선천의 氣를 補하고 충임맥의 조화를 도모한다. 足三里는 보비익기(補脾益氣)의 요혈이고, 三陰交는 비경(脾經)을 조화시키는 요혈이기 때문에, 이것을 배혈해서 中州의 보익(補益), 건비통혈(健脾統血)을 도모한다.

조　작 : 1~1.5寸 직자(直刺)하고, 보법(補法)을 시술한다. 유침(留鍼)은 20분간 행한다. 溫鍼(灸頭鍼)을 이용해도 좋다.

【2】혈열망행에 의한 오로부절

治　法 : 육음청열(育陰淸熱)

處 方 例 : 氣海, 中極, 血海, 中都, 陰谷

方　解 : 氣海, 中極을 瀉해서 하초의 熱을 淸한다. 血海에 의해 血中의 熱을 淸하고, 中都

에 의해 소간청열(疏肝淸熱)을 도모하고, 陰谷에 의해 육음청열(育陰淸熱)을 도모한다. 제혈(諸穴)을 배혈해서 육음청열하면, 혈열(血熱)의 망행(妄行)은 멈추고 지혈(止血)할 수 있다.

操 作: 1~1.5寸 직자하고, 陰谷은 보법, 그 이외의 경혈은 사법을 시술한다. 20분간 유침한다. 과도한 온법(溫法)은 금기(禁忌)이다.

【 3 】 포맥어조에 의한 오로부절

치 법: 이기(理氣), 온경(溫經), 활혈(活血)

처 방 례: 中極, 石門, 地機, 三陰交

방 해: 中極, 石門에 의해 충임맥의 조리, 활혈행어(活血行瘀)를 도모하고, 이것에 血中의 氣滯를 行氣하는 地機와 三陰交를 배혈해서, 활혈의 작용을 증강한다.

조 작: 中極, 石門은 뜸을 시술하거나 1~1.5寸 직자해서 온침법(溫鍼法)을 시술한다. 地機, 三陰交는 1~1.5寸 직자해서 제삽염전사법(提揷捻轉瀉法)을 시술한다.

오로부절의 치법과 선혈

증 후	병인병기	치 법	선 혈
惡露不絕	氣 虛	보기섭혈	關元, 足三里, 三陰交
	血熱妄行	육음청열	氣海, 中極, 血海, 中都, 陰谷
	胞脈瘀阻	이기, 온경, 활혈	中極, 石門, 地機, 三陰交

고금처방례(古今處方例)

①《침구자생경(鍼灸資生經)》

• 氣海, 中都는 오로(惡露)가 멈추지 않는 것을 치료(治療)한다.

②《침구취영(鍼灸聚英)》

• 산후오로가 멈추지 않는 것, 또 제림(諸淋)을 흘리는 것은 氣海에 灸한다.

그 외의 요법

【이침(耳鍼)】

선혈: 子宮, 神門, 交感, 內分泌, 脾, 肝, 腎, 皮質下

조작: 매회 2~3穴 선택해서 매일 1회, 중간 정도의 자극을 준다, 15~20분간 유침한다. 매침(埋鍼)도 좋다.

【한방약】

①기허(氣虛)에 의한 오로부절(惡露不絶): 보중익기탕(補中益氣湯)

②혈열망행(血熱妄行)에 의한 오로부절: 보음전(保陰煎)

③어조포맥(瘀阻胞脈)에 의한 오로부절: 생화탕(生化湯)

참고사항

①오로부절(惡露不絶)에 대한 침구치료의 효과

침구치료는 오로부절(惡露不絶)에 전반적으로 어느 정도의 효과를 기대할 수 있다. 특히 혈한(血寒)에 의한 포맥어조(胞脈瘀阻)에 鍼과 灸를 병용한 치료에서는 비교적 좋은 효과를 얻고 있다.

②생활지도

산후(産後)에는 정신의 안정에 주의하고, 찬 음식물의 과잉섭취나 노동, 과도한 방사(房事)를 피하도록 한다.

59. 산후혈훈

분만 후의 부인이 두훈(頭暈), 현훈(眩暈)이 돌발하고, 일어나 앉을 수 없게 되거나 구역질을 하거나, 심한 경우에 혼궐(昏厥)해서 인사불성(人事不省)이 되는 병증을 '산후혈훈(産後血暈)'이라고 한다.

이 병증은 평소에 기혈부족(氣血不足)한 부인이 출산에 의한 출혈과다로 기수혈탈(氣隨血脫)을 일으키거나, 또는 출산 시에 한사(寒邪)를 감수(感受)하고, 寒에 의한 응체(凝滯)에 의해 혈어기역(血瘀氣逆)하면 일어난다. 따라서 회양구역(回陽救逆), 보익기혈(補益氣血), 또는 온경산한(溫經散寒), 행혈화어(行血化瘀)가 이 병증의 치료원칙이다.

병인병기

【1】 혈허기탈에 의한 산후혈훈

평소에 기혈(氣血)이 부족한 부인이 출산이나 산후의 출혈과다에 의해 영음(營陰)이 하강해서 기수혈탈(氣隨血脫)이 되고, 심신(心神)이나 청규(淸竅)가 배양되지 않으면 혼궐(昏厥)이 일어난다.

【2】 한응혈어에 의한 산후혈훈

출산 시나 산후에 한사(寒邪)를 감수(感受)하고, 포맥(胞脈)이 응체해서 오로불하(惡露不下)가 되면 혈어기역(血瘀氣逆)이 되어서 밀어올리고, 심신(心神)이나 청규(淸竅)에 영향을 주면 이 병증이 일어난다.

59 산후혈훈

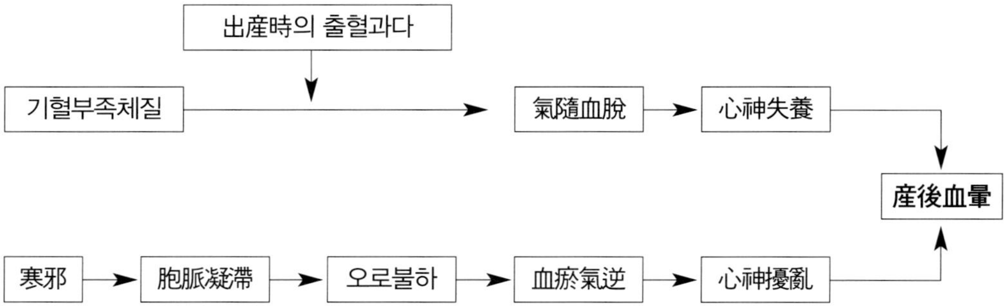

증분류

【 1 】 혈허기탈에 의한 산후혈훈

주　　증 : 산후의 출혈과다로 갑자기 眩暈이 일어나고, 심한 경우 인사불성이 된다.

수 반 증 : 안색창백(顔色蒼白), 심한 경우 사지궐역(四肢厥逆), 식은땀이 남

설 맥 상 : 설질담(舌質淡), 육맥미세(六脈微細) 또는 부대(浮大)이면서 虛

증후분석 : ①갑자기 현훈(眩暈)이 일어남, 인사불성(人事不省) – 출혈(出血)에 수반하는 氣가 외탈(外脫)해서(기수혈탈–氣隨血脫), 심신(心神)이나 청규(淸竅)를 배양할 수 없게 되면 일어난다.

②안색창백, 사지궐역, 식은땀이 남 – 陽氣가 外脫해서 溫煦不足이 되면 일어난다.

③설질담, 육맥미세 또는 浮大이면서 虛 – 기혈부족(氣血不足)의 象이다.

【 2 】 한응혈어에 의한 산후혈훈

主　　症 : 산후에 오로(惡露)가 배설되지 않거나 배설량(排泄量)이 매우 적으면 갑자기 혼궐(昏厥)하고 인사불성(人事不省)이 된다.

隨 伴 症 : 소복부(小腹部)의 동통(疼痛), 거안(拒按), 심하급만(心下急滿), 기천(氣喘), 호흡빈삭(呼吸頻數), 양손을 꽉 쥠, 아관긴급(牙關緊急), 안색자암

舌 脈 象: 구순(口脣)이나 설질(舌質)은 자암(紫暗), 맥색(脈濇) 또는 침현(沈弦)

證候分析: ①갑자기 혼궐하고 인사불성 – 기혈응체(氣血凝滯)에 의해 오로불하(惡露不下)가 되고, 氣機가 逆亂해서 淸竅나 心神에 영향을 주면 일어난다.

②소복부의 동통, 거안, 心下急滿 – 血瘀에 의해서 경맥이 조체하면 일어난다.

③기천, 호흡빈삭 – 氣機의 逆亂에 의해 폐기(肺氣)가 상역(上逆)하면 일어난다.

④양손을 꽉 쥠, 아관긴급 – 한실폐증(寒實閉證)의 象이다.

⑤안색자암(顔色紫暗) – 한증(寒證) 또는 혈어(血瘀)에 의해 나타난다.

⑥구순(口脣)이나 설질(舌質)은 紫暗, 脈濇 – 혈어(血瘀)의 象이다.

⑦맥침현(脈沈弦) – 한증(寒證) 또는 통증(痛證)에 의해 나타난다.

치료

【1】 혈허기탈에 의한 산후혈훈

치 법: 회양구역(回陽救逆), 익기양혈(益氣養血)

처 방 례: 關元, 氣海, 足三里, 三陰交

방 해: 關元, 氣海는 원기의 근원이고, 일신(一身)의 陰을 主하는 임맥상(任脈上)의 요혈(要穴)이기 때문에 이것에 시구(施灸)하고 음중구양(陰中求陽)에 의해 회양구역(回陽救逆)을 도모한다. 足三里, 三陰交에 의해 건비익위(健脾益胃)를 도모하고, 익기양혈(益氣養血)을 촉진한다.

조 작: 關元과 氣海는 1.5寸, 足三里는 1.5~2寸, 三陰交는 1寸, 각각 직자하고, 보법을 시술하거나 침과 뜸을 병용한다. 灸法만 단독으로 이용해도 좋다.

【2】 한응혈어에 의한 산후혈훈

治 法: 온경산한(溫經散寒), 활혈거어(活血祛瘀)

處 方 例: 中極, 陰交, 三陰交, 公孫, 支溝

方　解 : 任脈上의 경혈로 포궁(胞宮)과 가까운 부위에 있는 中極과 陰交에 施灸해서 온경산한(溫經散寒)을 도모한다. 충맥과 교회하는 公孫에 三陰交를 배혈해서 사법을 시술하고, 도혈하행(導血下行), 평충강역(平衝降逆)을 도모한다. 이상의 경혈에 三焦의 기기(氣機)를 소통하는 支溝를 배혈하면 어체를 개선하고, 영위(營衛)를 소통하고, 筋脈을 자양할 수 있다.

操　作 : 中極, 陰交는 구법(灸法)을 시술한다. 三陰交, 公孫, 支溝는 1寸 직자(直刺)하고, 사법(瀉法)을 시술한다.

산후혈훈의 치법과 선혈

증 후	병인병기	치 법	선 혈
産後血暈	血虛氣脫	회양구역, 익기양혈	關元, 氣海, 足三里, 三陰交
	寒凝血瘀	온경산한, 활혈거어	中極, 陰交, 三陰交, 公孫, 支溝

고금처방례(古今處方例)

①《침구대성(鍼灸大成)》

• 산후혈훈(産後血暈)해서 사람을 알아 볼 수 없는 것: 支溝, 三里, 三陰交

②《중국침구처방학(中國鍼灸處方學)》

• 補氣益血, 回陽定暈方: 人中, 百會, 內關, 三陰交, 足三里, 氣海

그 외의 요법

【이침(耳鍼)】

선혈: 神門, 交感, 肝, 子宮

조작: 강한 자극으로 간헐적으로 運鍼하고, 1~2시간 유침한다.

【한방약】

①혈허기탈(血虛氣脫)에 의한 産後血暈: 독삼탕(獨蔘湯), 삼부탕(蔘附湯)

②한응혈어(寒凝血瘀)에 의한 산후혈훈(産後血暈): 생화탕(生化湯)

참고사항

이 병증은 대부분 산후의 대량출혈에 의해 일어나지만, 처리가 부적절하면 생명이 위험할 수 있기 때문에 충분한 주의가 필요하다. 따라서 구급처치를 하여 충격을 방지하는 것과 동시에 현대의학으로 원인을 규명해서 신속하게 지혈을 도모할 필요가 있다.

60. 산후복통

분만 후에 일어나는 소복부(小腹部)의 동통(疼痛)을 '산후복통(産後腹痛)' 또는 '아침통(兒枕痛)'이라고 한다. 이 병증(病症)은 오로불하(惡露不下) 또는 산욕감염(産褥感染) 등에 자주 나타난다.

이 병증(病症)은 혈허(血虛)로 포맥(胞脈)을 자양(滋養)할 수 없게 되거나, 한사(寒邪)의 침습(浸襲)을 받거나, 기체혈어(氣滯血瘀)에 의해 포맥어조(胞脈瘀阻)가 되거나 하는 것에 의해 일어난다. 따라서 그 치료원칙은 기혈(氣血)의 보익(補益), 온경산한(溫經散寒), 행기화어(行氣化瘀)가 主가 된다.

병인병기

【 1 】 혈허에 의한 산후복통

출산 시나 출산 후, 출혈이 과도해서 충임맥이 공허(空虛)하여 포맥(胞脈)을 자양(滋養)할 수 없게 되거나, 기수혈탈(氣隨血脫)에 의해 혈소기쇠(血少氣衰)가 되어 운행력(運行力)이 저하해서 혈행(血行)이 정체하면, 혈허(血虛)에 의한 복통(腹痛)이 일어난다.

【 2 】 한응에 의한 산후복통

출산에 의해 포맥이 공허가 되어 있는 곳에 한사(寒邪)가 침입해서 기혈이 응체하고, 이것이 포맥에 조체하면 복통이 일어난다.

【 3 】 혈어에 의한 산후복통

산후에 오로의 배설이 불충분하거나, 또는 칠정(七情)이 울결(鬱結)해서 기기(氣機)가 조체(阻滯)하고, 혈행불리(血行不利)가 되면 혈어(血瘀)가 형성되어서 복통이 일어난다.

증분류

【 1 】 혈허에 의한 산후복통

주 증 : 소복부(小腹部)의 은통(隱痛), 복부는 힘이 없고 희안(喜按)

수 반 증 : 오로는 소량으로 담색, 두훈, 이명, 안색창백, 심계, 숨이 참, 大便燥結

설 맥 상 : 설질담(舌質淡), 설태박백(舌苔薄白), 맥세삭(脈細數)

증후분석 : ①소복부의 은통, 복부(腹部)는 힘이 없고 희안 – 혈허(血虛)에 의해 포맥(胞脈)을 자양(滋養)할 수 없거나, 혈소기쇠(血少氣衰)에 의해 운행력(運行力)이 저하하고 혈행(血行)이 정체(停滯)하면 일어난다.

②오로(惡露)는 소량으로 담색(淡色) – 혈허로 포맥이 空虛하면 일어난다.

③두훈(頭暈), 이명(耳鳴), 안색창백(顔色蒼白), 설질담(舌質淡) – 기혈(氣血)이 부족해서 두안면부(頭顔面部)를 자양할 수 없으면 일어난다.

④심계(心悸), 숨이 참 – 기혈(氣血)이 부족해서 心을 자양할 수 없으면 일어난다.

⑤대변조결(大便燥結) – 津血이 부족해서 腸導를 윤기 있게 할 수 없으면 일어난다.

⑥脈細數 – 陰血이 부족하면 脈細가 되고, 허열이 생기면 맥세삭이 된다.

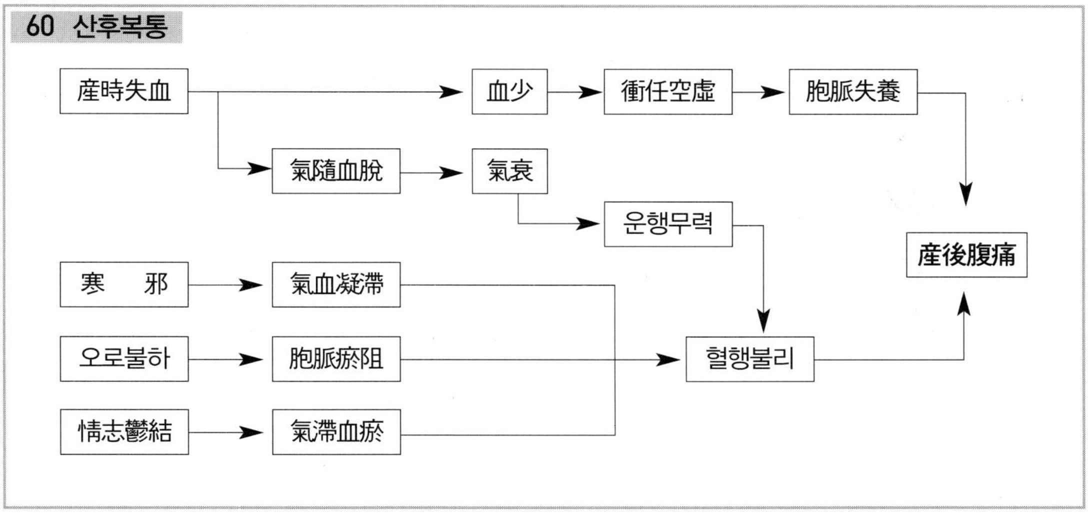

【 2 】 한응에 의한 산후복통

主　　症 : 소복부(小腹部)의 냉통(冷痛), 거안(拒按), 몸시 추위를 탐

隨 伴 症 : 안색청백(顔色青白), 사지불온(四肢不溫), 疼痛이 심하면 오심(惡心)

舌 脈 象 : 설질암담(舌質暗淡), 설태백활(舌苔白滑), 맥침긴(脈沈緊)

證候分析 : ①소복부의 냉통, 거안, 몸시 추위를 탐 – 한사(寒邪)가 기혈을 응체해서 포맥(胞脈)을 조체(阻滯)시키면 일어난다.

②안색청백, 사지불온 – 한응혈어(寒凝血瘀)에 의해 양기(陽氣)가 폐색(閉塞)해서 밖으로 이르지 않으면 일어난다.

③동통이 심하면 오심 – 포맥이 조체해서 위기(衛氣)가 上逆하면 일어난다.

④설질암담(舌質暗淡) – 혈어(血瘀)의 象이다.

⑤설태백활(舌苔白滑), 맥침긴(脈沈緊) – 한습내성(寒濕內盛)의 象이다.

【 3 】 혈어에 의한 산후복통

주　　증 : 소복부의 자통(刺痛), 기체혈어(氣滯血瘀)에 의한 것은 창통(脹痛)하고 통증이 흉륵부(胸肋部)에 達함, 거안(拒按), 또는 괴(塊)가 만져짐

수 반 증 : 오로는 배설이 원활하지 않고 소량, 자암색(紫暗色)으로 血塊를 수반

설 맥 상 : 설질자암색 또는 어반, 설태백 또는 미황(微黃), 脈沈弦 또는 濇

증후분석 : ①소복부(小腹部)의 자통(刺痛), 거안, 또는 塊가 만져짐 – 포맥(胞脈)의 어체(瘀滯)에 의해 일어난다.

②오로(惡露)는 배설이 원활하지 않고 소량(少量), 자암색(紫暗色)으로 혈괴(血塊)를 수반 – 기혈이 어체해서 포맥의 소통이 나빠지면 일어난다.

③설질자암색(舌質紫暗色) 또는 어반(瘀斑), 맥색(脈濇) – 血瘀의 象이다.

④설태백(舌苔白) 또는 미황(微黃) – 설태미황(舌苔微黃)은 간울화화(肝鬱化火)의 象이고, 열화(熱化)하지 않으면 설태백(舌苔白)이 된다.

⑤맥침현(脈沈弦) – 간울(肝鬱) 또는 동통(疼痛)의 象이다.

치료

【1】혈허에 의한 산후복통

치 법 : 보혈익기(補血益氣), 조리충임(調理衝任)

처 방 례 : 關元, 氣海, 膈兪, 足三里, 三陰交

방 해 : 關元, 氣海에 혈회(血會)인 膈兪를 배혈해서 기혈(氣血)의 보익(補益), 충임(衝任)의 조리(調理)를 도모하고, 足三里, 三陰交에 의해 生化의 源인 脾胃를 調補한다.

조 작 : 關元, 氣海, 足三里, 三陰交는 1∼1.5寸 직자하고, 膈兪에는 내사자(內斜刺)로 0.5∼1寸 자입하고, 각각 보법을 시술한다. 關元, 氣海, 足三里는 뜸을 이용해도 좋다.

【2】한응에 의한 산후복통

治 法 : 조양산한(助陽散寒), 온통포맥(溫通胞脈)

處 方 例 : 關元, 氣海, 腎兪, 三陰交

方 解 : 關元, 腎兪에 뜸을 시술해서 조양산한(助陽散寒)을 도모하고, 氣海, 三陰交에 사법을 시술해서 조기활혈(調氣活血)을 촉진한다. 이들의 배혈에 의해 포맥(胞脈)의 온

통효과(溫通效果)를 증강한다.

操　　作 : 氣海, 三陰交는 1~1.5寸 직자하고, 사법을 시술한다. 關元, 腎兪는 뜸을 시술한다.

【3】 혈어에 의한 산후복통

치　　법 : 행기화어(行氣化瘀), 통락지통(通絡止痛)

처 방 례 : 中極, 歸來, 膈兪, 血海, 太衝

방　　해 : 포궁(胞宮)의 근위부(近位部)에 있는 中極, 歸來에 의해 포맥의 행기화어(行氣化瘀)를 도모하고, 太衝에 의해 소간이기(疏肝理氣)를 도모한다. 또 膈兪, 血海에 의해 활혈통락(活血通絡)을 도모한다.

操　　作 : 太衝은 1寸, 中極, 歸來, 血海는 1~1.5寸 직자하고, 膈兪는 내사자로 0.5~1寸 자입하고, 각각 사법을 시술한다. 中極, 膈兪는 뜸을 이용해도 좋다.

산후복통의 치법과 선혈

증 후	병인병기	치 법	선 혈
産後腹痛	氣 虛	보혈익기, 조리충임	關元, 氣海, 膈兪, 足三里, 三陰交
	寒 凝	조양산한, 온통포맥	關元, 氣海, 腎兪, 三陰交
	血 瘀	행기화어, 통락지통	中極, 歸來, 膈兪, 血海, 太衝

고금처방례(古今處方例)

①《침구집성(鍼灸集成)》

• 산후(産後)에 복통(腹痛)이 있는 것은 氣海에 百壯

②《침구임상경험집요(鍼灸臨床經驗輯要)》

• 산후의 궁축통(宮縮痛): 中極, 三陰交

• 동통(疼痛)이 심한 것은 강한 자극의 억제수법(抑制手法)을 이용한다. 유침(留鍼)은 1~2시간 이상으로 연장하면 좋다.

그 외의 요법

【이침(耳鍼)】

선혈: 子宮, 肝, 腎, 神門, 內分泌, 腎上腺

조작: 매회 2~3穴을 선혈하고 매일 1회 중간 정도의 자극을 준다. 치침은 15~20분간 행한다. 매침(埋鍼)도 좋다.

【한방약】

①기허(氣虛)에 의한 산후복통(産後腹痛): 장녕탕(腸寧湯)

②한응(寒凝)에 의한 산후복통: 당귀건중탕(當歸建中湯)

③혈어(血瘀)에 의한 산후복통: 생화탕(生化湯)

참고사항

①생활지도

산후복통 환자는 생활에서 주의가 필요하다. 신체가 차가워지지 않도록 주의시키고, 찬 음식물의 과잉섭취나 정신의 과잉자극을 회피하도록 지도한다.

②주의사항

이 병증에 산욕감염(産褥感染)이 병발(倂發)하는 환자에게는 병상에 따라서 소염(消炎), 퇴열(退熱) 등의 방법을 적당하게 이용하고, 종합적으로 치료하지 않으면 안 된다.

61. 유소

산후 유즙(乳汁)이 매우 적게 분비되거나 전혀 분비되지 않는 것을 '유소(乳少)' 또는 '결유(缺乳)'라고 한다.

산후에 기혈(氣血)이 부족한 부인에게 나타나는 것만이 아니라, 수유기에도 나타나는 경우가 있다. 그 병리기전(메커니즘)은 대부분 신체허약에 의한 기혈의 생화부족(生化不足)이나 간기울결(肝氣鬱結)에 의한 유즙의 조체에 있다. 따라서 이 병증의 치료원칙은 허증(虛證)에서는 보혈익기(補血益氣), 실증(實證)에서는 소간해울(疏肝解鬱)이 主가 된다.

병인병기

【1】기혈양허에 의한 유소

유즙은 血이 화생(化生)한 것이고, 氣에 의해서 운행된다. 따라서 평소에 기혈생화(氣血生化)의 源인 비위(脾胃)가 虛하거나, 분만 시나 산후의 출혈과다로 기수혈탈(氣隨血脫)이 되어 기혈이 부족하면, 유즙의 생성에 영향을 주어서 유소(乳少)가 일어난다.

【2】간울기체에 의한 유소

산후에 정지(情志)가 억울(抑鬱)해서 조달이 나빠지면 기기(氣機)가 막혀서 경맥(經脈)의 운행불리(運行不利)가 일어난다. 그 때문에 유즙의 분비가 조해(阻害)되면 유소가 일어난다.

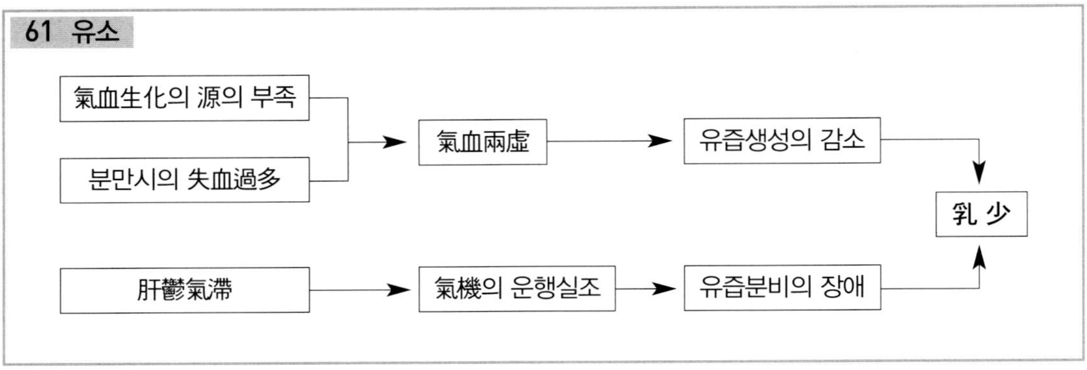

증분류

【1】기혈양허에 의한 유소

주 증 : 산후에 유즙이 분비되지 않거나 분비량이 매우 적음

수 반 증 : 안색창백, 피부의 건조, 식욕감퇴, 大便溏薄, 유방의 창통감은 없음

설 맥 상 : 설질담(舌質淡), 무태(無苔), 맥허세(脈虛細)

증후분석 : ①유즙이 분비되지 않거나 분비량이 매우 적음 – 기혈양허(氣血兩虛)에 의해 유즙(乳汁)의 생성이 부족하면 일어난다.

②피부의 건조 – 血虛 때문에 기부(肌膚)를 윤기 있게 할 수 없으면 일어난다.

③안색창백, 설질담(舌質淡), 무태(無苔) – 기혈(氣血)이 부족해서 안면부(顔面部)를 잘 자양할 수 없으면 일어난다.

④식욕감퇴, 대변당박(大便溏薄) – 비위허약(脾胃虛弱)에 의해 운화기능(運化機能)이 감퇴(減退)하면 일어난다.

⑤맥허세(脈虛細) – 기혈양허(氣血兩虛)의 象이다.

【2】간울기체에 의한 유소

主 症 : 산후에 유즙이 분비되지 않고, 유방은 창만(脹滿)해서 아픔

隨 伴 症 : 신체발열, 精神抑鬱, 흉협부의 불쾌감, 위완부의 창만, 식욕감퇴

舌 脈 象 : 설태박황(舌苔薄黃), 맥현(脈弦)

證候分析 : ①유즙이 분비되지 않고, 유방은 창만해서 아픔 – 간가(肝氣)가 울체(鬱滯)해서 기기(氣機)의 운행이 실조되면 일어난다.

②신체발열(身體發熱), 설태박황 – 기울화화(氣鬱化火)에 의해 일어난다.

③흉협부(胸脇部)의 불쾌감, 맥현 – 간기울결(肝氣鬱結)에 의해 일어난다.

④위완부(胃脘部)의 창만, 식욕감퇴 – 肝氣가 횡역(橫逆)해서 脾胃를 손상하면 일어난다.

치료

【 1 】 기혈양허에 의한 유소

치　　법 : 익기(益氣), 보혈(補血), 통유(通乳)

처 방 례 : 膻中, 乳根, 脾兪, 足三里

①식소(食少), 대변당박(大便溏薄)에는 中脘, 天樞를 추가한다.

②실혈과다(失血過多)에는 肝兪, 膈兪를 추가한다.

방　　해 : 脾兪, 足三里로 건비익위(健脾益胃)를 도모하고 익기보혈(益氣補血)을 촉진한다. 유방은 족양명위경의 순행상(循行上)에 있기 때문에, 유근(乳根)에 의해 양명의 경기(經氣)를 소통해서 통유(通乳)를 도모하고, 그 위에 氣會인 膻中에 의해 조기(調氣)하고, 최유(催乳)를 촉진한다.

식소(食少), 대변당박에는 中脘, 天樞를 배혈해서 보기건비(補氣健脾)를 강화하고, 실혈과다(失血過多)에는 肝兪, 膈兪를 배혈해서 보혈(補血)을 촉진한다.

조　　작 : 膻中은 하방(下方) 또는 환측(患側)의 유두(乳頭)를 향해서 평자(平刺)로 1寸 자입(刺入)하고, 유근은 유두를 향해서 사자(斜刺)로 1寸 자입한다. 또 脾兪와 足三里는 직자(直刺)로 1~1.5寸 자입한다. 보법을 시술하고 10~20분간 유침(留鍼)한다.

【2】간울기체에 의한 유소

治　法: 소간해울(疏肝解鬱), 통유(通乳)

處方例: 膻中, 乳根, 少澤, 內關, 太衝

①흉협부(胸脇部)의 창통(脹痛)에는 期門을 추가한다.

②위완부(胃脘部)의 창만에는 中脘, 足三里를 추가한다.

方　解: 膻中, 유근(乳根)으로 조기통락(調氣通絡)을 도모해서 최유(催乳)를 촉진하고, 內關, 太衝으로 소간해울(疏肝解鬱), 관흉이기(寬胸理氣)를 도모한다. 少澤은 경험적으로 통유효과(通乳效果)가 높은 경혈이다. 諸穴을 배혈하면 이기통유(理氣通乳)의 효과를 기대할 수 있다.

흉협부(胸脇部)의 창통에는 期門을 배혈해서 흉협부의 이기통락(理氣通絡)을 촉진하고, 위완부(胃脘部)의 창만(脹滿)에는 中脘, 足三里를 배혈해서 비위(脾胃)의 승강을 조화한다.

操　作: 膻中, 乳根의 자법은【1】과 같다. 少澤은 사자로 0.2寸 자입하고, 소량의 출혈을 시켜도 상관없다. 內關, 太衝은 직자로 1寸 자입하고, 사법을 시술한다. 20분간 유침한다.

유소의 치법과 선혈

증 후	병인병기	치 법	선 혈
乳少	기혈양허	益氣補血通乳	膻中, 乳根, 脾兪, 足三里
	간울기체	疏肝解鬱通乳	膻中, 乳根, 少澤, 內關, 太衝

고금처방례(古今處方例)

①《침구갑을경(鍼灸甲乙經)》

• 유난(乳難)은 太衝 및 復溜 이것을 主로 한다.

②《천금익방(千金翼方)》

• 부인의 무유법(無乳法), 처음에 鍼하는 것은 양손 소지외측조갑(小指外側爪甲)의 가까이

에 깊이 1分, 양손의 液門에 깊이 3分, 양손의 天井에 깊이 6分

③《침구대성(鍼灸大成)》

•부인의 무유(無乳), 少澤, 合谷, 膻中'

그 외의 요법

【이침(耳鍼)】

선혈: 胸區, 內分泌, 肝, 腎

조작: 毫鍼으로 중간 정도의 자극을 준다. 1일 1회 치료하고, 10분간 유침한다.

【한방약】

①기혈양허(氣血兩虛)에 의한 유소(乳少): 통유단(通乳丹)

②한응혈어(寒凝血瘀)에 의한 유소: 하유용천산(下乳湧泉散)

참고사항

①주의사항

유소(乳少)에 대한 침치료의 효과는 양호하다. 일반적으로 3~5회의 치료로 효과가 나타나지만, 치료를 보다 확실하게 하기 위해서는 격일로 1회, 2주간을 1치료단위로 하면 좋다.

②생활지도

기혈허약(氣血虛弱)한 환자에게는 영양의 보급에 주의시키고, 생선수프나 돈족(豚足-돼지족발) 등 유즙분비(乳汁分泌)를 촉진하는 음식물을 섭취하게 한다. 간울기체(肝鬱氣滯)인 환자에게는 정신적인 이완을 도모하게 하여 치료효과 향상에 노력한다.

62. 음양

부녀(婦女)의 음도내(陰道內) 또는 외음부(外陰部)에 소양(瘙痒)이 일어나고, 심한 경우는 통증과 가려움이 동시에 일어나거나 노란 액체가 유출(流出)하는 병증을 '음양(陰痒)' 또는 '음내소양(陰內瘙痒)'이라고 한다.

이 병증은 간경(肝經)의 울열(鬱熱)이 濕을 수반해서 하주(下注)하거나, 비위생에 의한 병원균의 감염, 또는 간신부족(肝腎不足) 때문에 정혈(精血)이 부족해서 생풍화조(生風化燥)하는 것이 원인이 되어 일어난다. 따라서 이 병증의 치료원칙은 청열이습(淸熱利濕) 또는 자음양혈(滋陰養血)이 주가 된다.

병인병기

【 1 】 간경습열에 의한 음양

기름기가 있는 것이나 단 것을 과식해서 비허습성(脾虛濕盛)한 사람이 정지(情志)의 억울(抑鬱)을 받아서 간울화화(肝鬱化火)가 되고, 습열(濕熱)이 하초(下焦)에 흘러 들어가서 온결(蘊結)하면 이 병증이 일어난다. 또 위생에 부주의하여 병원균에 감염되고, 음도내(陰道內)에 세균이 번식하면 소양(瘙痒)이 일어난다.

【 2 】 간신음허에 의한 음양

간신허손(肝腎虛損)에 의해 정혈(精血)이 부족하거나 만성질환에 의해 음혈(陰血)이 부족하면, 음호(陰戶-여성기)는 윤기를 잃고, 화조생풍(化燥生風)에 의한 소양(瘙痒)이 일어난다.

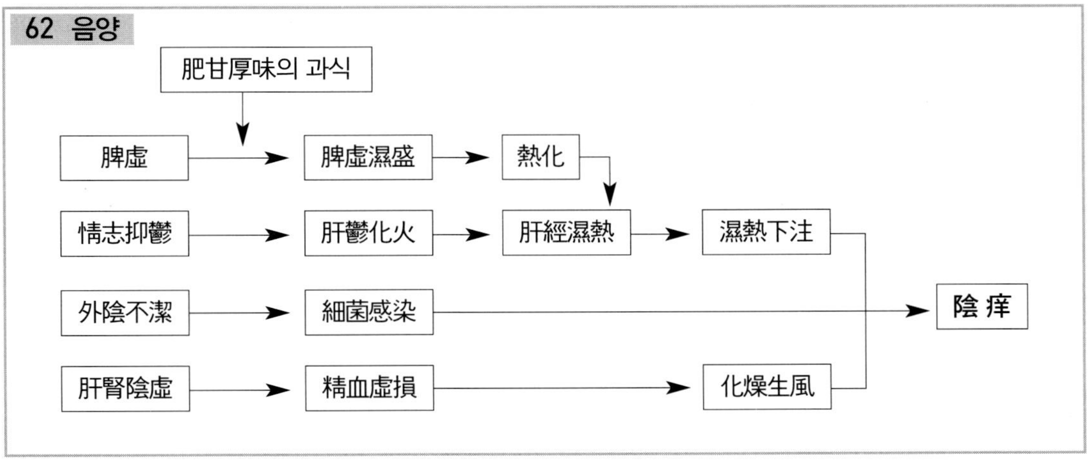

증분류

【 1 】 간경습열에 의한 음양

주 증 : 외음부(外陰部)의 소양(瘙痒) 또는 소양과 동통(疼痛)

수 반 증 : 대하(帶下)의 양은 많고, 色은 白色 또는 黃色으로 나쁜 냄새가 남, 심번(心煩), 불면, 흉민(胸悶), 입이 쓰고 끈적끈적함, 요황(尿黃)

설 맥 상 : 설태황니(舌苔黃膩), 맥현삭(脈弦數)

증후분석 : ①외음부의 소양 또는 소양과 동통 – 습열(濕熱)이 하초에 하주(下注)해서 온결(蘊結)하면 일어난다.

②대하의 양은 많고, 色은 백색 또는 황색으로 나쁜 냄새가 남 – 하초에 하주한 습열이 위대맥(衛帶脈)을 손상하면 일어난다.

③심번, 불면 – 熱이 심경(心經)에 미치면 일어난다.

④입이 쓰고 끈적끈적함, 흉민(胸悶) – 습열이 中焦에 조체하면 일어난다.

⑤설태황니, 맥현삭 – 간경습열(肝經濕熱)의 象이다.

【 2 】 간신음허에 의한 음양

主　　症 : 음부는 건조하고 작열감(灼熱感)이 있고 소양(瘙痒)이 있음

隨 伴 症 : 대하는 소량으로 色은 황색, 오심번열(五心煩熱), 가끔 발열해서 땀이 나옴, 두훈, 목현(目眩), 이명, 腰나 膝이 나른함, 구건(口乾)

舌 脈 象 : 설질홍(舌質紅), 설태소(舌苔少), 맥세삭무력(脈細數無力)

症候分析 : ①음부는 건조하고 작열감이 있고 소양이 있음 – 정혈부족(精血不足)에 의해 혈허생풍(血虛生風)이 되어 화조(化燥)하면 일어난다.

②대하는 소량으로 色은 황색 – 신허(腎虛)에 의해 대맥(帶脈)의 제어기능(制御機能)이 실조되고, 그 위에 음허내열(陰虛內熱)이 있으면 일어난다.

③오심번열(五心煩熱), 가끔 발열해서 땀이 나옴, 구건(口乾) – 음허(陰虛)에 의해 허화(虛火)가 생기면 일어난다.

④두훈, 목현, 이명 – 精血이 부족해서 청규(淸竅)를 자양할 수 없으면 일어난다.

⑤腰나 膝의 나른함 – 신허(腎虛) 때문에 골수가 자양되지 않으면 일어난다.

⑥설질홍, 설태소, 脈細數無力 – 음허내열(陰虛內熱)의 象이다.

치료

【 1 】 간경습열에 의한 음양

치　　법 : 소간청열(疏肝淸熱), 이습지양(利濕止痒)

처 방 례 : 蠡溝, 曲泉, 陰廉, 曲骨

습탁(濕濁)이 심한 경우는 陰陵泉, 豊隆을 추가한다.

방　　해 : 蠡溝로 소간청열(疏肝淸熱)을 도모하고, 陰廉과 합혈인 曲泉으로 청열(淸熱), 거습(祛濕), 지대(止帶)를 도모한다. 蠡溝는 경험상 음양치료(陰痒治療)의 특효혈이다. 더욱이 국부의 曲骨에 사법을 시술하고, 음부의 止痒을 돕는다.

습탁(濕濁)이 심한 경우는 陰陵泉으로 건비거습(健脾祛濕)을 도모하고 豐隆으로 양명경의 조습(燥濕)을 도모한다.

조　　작 : 蠡溝는 鍼尖을 上方으로 향해서 사자로 2寸 자입해서 사법을 시술하고, 鍼感을 대퇴내측(大腿內側)에 방산(放散)시킨다. 曲泉은 직자하고, 陰廉은 직자 또는 약간 내측상방(內側上方)으로 향해서 사자하고 사법을 시술한다. 曲骨은 직자하고, 평사평보법을 시술한다. 20~30분간 유침한다.

【2】 간신음허에 의한 음양

治　　法 : 자음청열(滋陰清熱), 양혈지양(養血止痒)

處 方 例 : 蠡溝, 中極, 血海, 三陰交

方　　解 : 蠡溝로 소간청열(疏肝清熱)을 도모하고, 임맥에 속하고 방광의 모혈인 中極로 하초의 습열을 청리한다. 이것에 血海, 三陰交를 배혈해서 청열자음양혈(清熱滋陰養血)을 도모하고 지양(止痒)을 촉진한다.

操　　作 : 蠡溝의 조작은【1】과 같다. 中極은 鍼尖을 下方으로 향해서 사자로 2~3寸 자입하고 사법을 시술한다. 血海, 三陰交는 직자로 1~1.5寸 자입하고, 보법을 시술한다. 20~30분간 유침한다.

음양의 치법과 선혈

증 후	병인병기	치 법	선 혈
陰痒	간경습열	疏肝清熱, 利濕止痒	蠡溝, 曲泉, 陰廉, 曲骨
	간신음허	滋陰清熱, 養血止痒	蠡溝, 中極, 血海, 三陰交

고금처방례(古今處方例)

①《침구갑을경(鍼灸甲乙經)》

• 여자가 소복한(小腹寒)으로 고생하고, 陰이 가려워서 아플 지경이고, 經이 닫혀서 通하지 않는 것은, 中極 이것을 주로 한다.

②《신구경륜(神灸經綸)》

•음연양통(陰挻痒痛): 少府, 曲泉

그 외의 요법

【이침(耳鍼)】

선혈: 神門, 脾, 肝, 卵巢, 外生殖器

조작: 매회 2~3穴 선혈하고, 매일 1회 강한 자극을 준다. 15~30분간 유침(留鍼)한다. 매침(埋鍼)도 좋다.

【한방약】

①간경습열(肝經濕熱)에 의한 陰痒: 비해삼습탕(萆薢滲濕湯), 용담사간탕(龍膽瀉肝湯)

②간신음허(肝腎陰虛)에 의한 음양(陰痒): 지백지황탕(知柏地黃湯)

또 사상자(蛇床子)의 자즙(煮汁)으로 세정(洗淨)해도 좋다.

참고사항

①생활지도

환자에게는 위생면으로 주의시켜서, 감염을 예방한다. 또 기름기가 많은 음식이나 단 음식, 맵고 뜨거운 음식의 과잉섭취, 또는 정지(情志)의 과잉자극을 회피하고, 습열(濕熱)이 발생하지 않도록 한다.

②주의사항

감염증 환자는 병상에 따라서 소염(消炎), 퇴열(退熱) 등의 방법을 적당히 이용해서 종합적으로 치료하지 않으면 안 된다.

63. 불잉

결혼해서 3년 이상 지난 부녀로, 남성의 생식기능이 정상이고, 피임도 하지 않았는데 임신이 되지 않거나, 또는 한 번 임신한 경험은 있지만 그 이후 수년간 임신하지 않는 것을 '불잉(不孕)'이라고 한다. 고전에서는 임신경험의 유무에 의해서 구별하고 있고, 임신경험이 없는 것을 '전불산(全不産)'(《천금요방(千金要方)》) 또는 '무자(無子)'(《맥경(脈經)》)라 하고, 임신경험이 있는 것을 '단서(斷緖)'(《천금요방》)라고 한다.

이 병의 주된 병리기전은 선천적인 염색체이상 등을 빼면 대부분은 신기부족(腎氣不足) 또는 충임맥(衝任脈)의 기혈부족(氣血不足)이다. 이것은 수태(受胎)의 다음과 같은 생리기전에 기인한다. 신기(腎氣)가 왕성하게 되고 진음(眞陰)이 충족되고, 임맥이 通하고, 충맥이 왕성하게 되면 정상으로 월경이 내조(來潮)한다. 이와 같은 경우 남자의 精과 결합하면 수태할 수 있게 된다. 따라서 신허(腎虛)나 혈허(血虛)로 충임맥을 자양할 수 없으면 신정(腎精)을 통섭(統攝)해서 수태할 수 없게 된다. 또 포맥(胞脈)이 한응(寒凝)하거나, 담어(痰瘀)가 충임맥을 조체시켜도 수태불능(受胎不能)이 된다.

이 병의 치료원칙은 허증(虛證)에 대해서는 온신보간(溫腎補肝), 익기양혈(益氣養血)에 의해 충임(衝任)을 보양(補養)하고, 실증(實證)에 대해서는 화담제습(化痰除濕), 소간해울(疏肝解鬱)에 의해 기혈(氣血) 조절(調節)을 도모하는 것이다.

병인병기

【 1 】 신허에 의한 불잉

선천적으로 허약해서 신기(腎氣)가 부족하거나, 또는 방사부절(房事不節)에 의해 정혈(精血)을 소모하고, 신양(腎陽)을 손상해서 온후작용(溫煦作用)이 실조되면, 충임맥의 경기(經氣)가 쇠퇴해서 포맥이 자양되지 않고, 신정을 통섭해서 임신할 수 없게 된다.

【 2 】 혈허에 의한 불잉

체질이 허약해서 음혈(陰血)이 부족하거나, 비위(脾胃)가 허약해서 기혈(氣血)을 생화(生化)할 수 없거나, 또는 血이나 진액을 소모하면 충임맥이 공허하게 되고, 신정(腎精)을 통섭(統攝)해서 임신할 수 없게 된다.

【 3 】 포한에 의한 불잉

월경기간 중에는 포궁(胞宮)이 열려 있고, 이 시기에 방사를 행하면 기혈이 손상되어 풍한(風寒)을 받기 쉽게 되고, 풍한이 포중(胞中)에 침입하기 쉽다. 또 진양부족(眞陽不足)으로 명문(命門)의 火가 쇠약해 있으면 수음(水陰)을 기화(氣化)할 수 없고, 포중(胞中)에 한습(寒濕)이 하주(下注)한다. 이상과 같은 외한(外寒), 내한(內寒)을 불문하고 한사(寒邪)가 포궁(胞宮)을 응체(凝滯)시키면 불임이 된다.

【 4 】 담어호결에 의한 불잉

비만체질인 사람 또는 기름기가 있는 것이나 맛이 진한 음식물을 좋아하는 사람은 담습(痰濕)이 내생(內生)해서 기기(氣機)의 운행이 나빠지기 쉽다. 또 정지(情志)가 억울(抑鬱)해서 간기울결(肝氣鬱結)이 되고, 소설(疏泄)이 실조되면 기혈불화(氣血不和)가 된다. 이와 같은 사람은 담습과 혈어가 서로 조체해서, 포궁(胞宮)을 폐색(閉塞)하면 수태불능이 된다.

증분류

【 1 】 신허에 의한 불잉

주　　증: 결혼 후 임신(妊娠)하지 않음

수 반 증: 월경불순(경지-經遲), 경량(經量)은 적음, 경색(經色)은 담암(淡暗), 정신피로, 腰나 膝의 나른함, 두훈(頭暈), 이명(耳鳴)

설 맥 상: 설태백(舌苔白), 맥침(脈沈)

증후분석: ①經遲, 경량은 적음, 경색은 담암 – 정혈(精血)이 부족하고 血海가 충족하지 않고, 腎氣가 충임맥을 온후(溫煦)할 수 없으면 일어난다.

②정신피로, 두훈, 이명 – 정혈이 부족해서 뇌수를 배양할 수 없으면 일어난다.

③腰나 膝의 나른함 – 신허(腎虛)로 요부(腰府)를 배양할 수 없으면 일어난다.

④설태백, 맥침 – 신기부족(腎氣不足)의 象이다.

【 2 】 혈허에 의한 불잉

主　　症: 결혼 후 임신하지 않음

隨 伴 症: 월경후기(月經後期), 경량(經量)은 적음, 경색(經色)은 淡, 안색위황(顔色萎黃), 신체쇠약, 정신피로, 권태, 두훈, 목현(目眩)

舌 脈 象: 설질담(舌質淡), 설태박(舌苔薄), 맥세(脈細)

症候分析: ①월경후기(月經後期), 경량(經量)은 적음, 경색(經色)은 담(淡) – 혈허(血虛)로 경혈(經血)이 부족하면 일어난다.

②안색위황(顔色萎黃), 신체쇠약(身體衰弱), 정신피로(精神疲勞), 권태(倦怠) – 비위(脾胃)가 허약해서 기혈(氣血)을 생화(生化)할 수 없으면 일어난다.

③두훈, 목현(目眩) – 血이 부족하고 두목(頭目)을 자양할 수 없으면 일어난다.

④설질담, 설태박, 맥세(脈細) – 혈허(血虛)의 象이다.

63 불잉

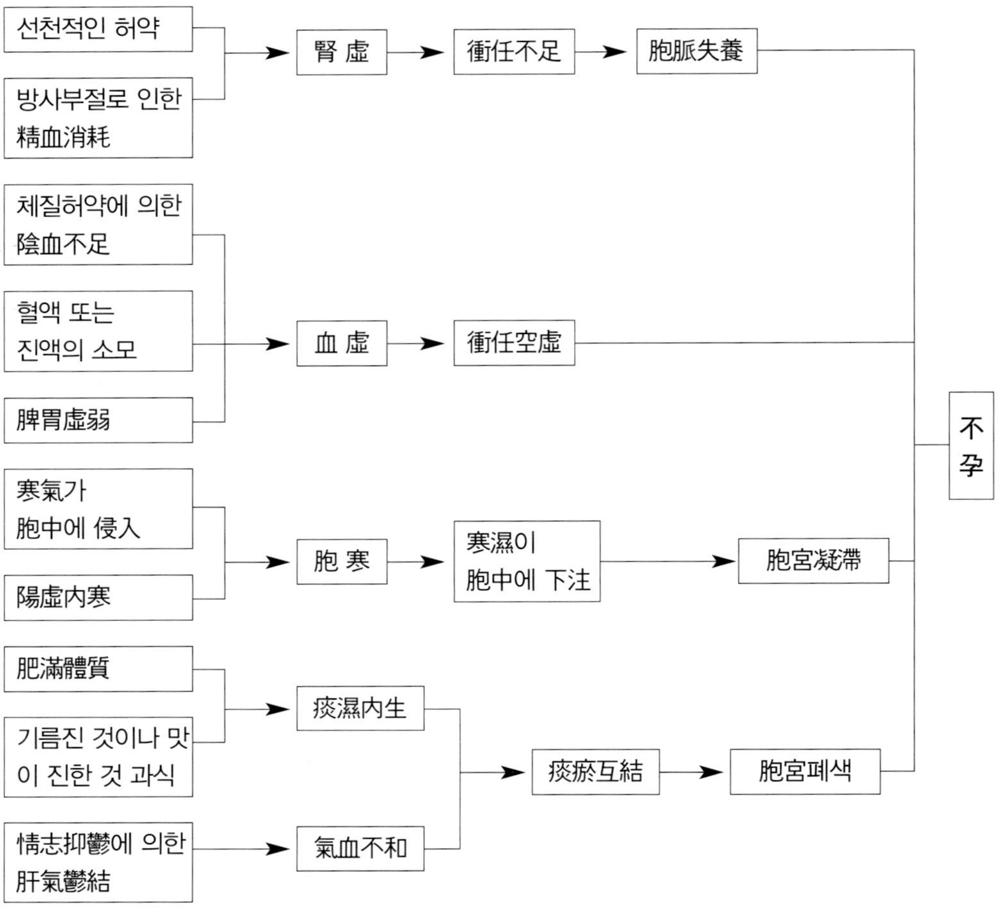

【 3 】 포한에 의한 불잉

주 증 : 결혼 후 임신하지 않음, 또는 출산경험이 있어도 둘째 아이를 임신하지 않는다.

수 반 증 : 월경후기, 경질(經質)은 희박(稀薄), 경색은 암자색(暗紫色), 소복부의 냉통, 몸시 추위를 탐, 四肢의 냉기, 또는 腰나 膝의 나른함, 소변청장(小便淸長)

설 맥 상 : 설질담(舌質淡), 설태박(舌苔薄), 맥침지(脈沈遲)

증후분석 : ①월경후기, 경질은 희박, 경색은 암자색, 소복부의 냉통 – 외한(外寒) 또는 양허내한(陽虛內寒)에 의해, 포궁(胞宮)이 응체(凝滯)하면 일어난다.

②몸시 추위를 탐, 사지(四肢)의 냉기, 腰나 膝의 나른함, 소변청장, 脈沈遲 – 신양

허약(腎陽虛弱)에 의해 온후(溫煦)가 부족하면 일어난다.

③설질담, 설태박 – 寒의 象이다.

【 4 】 담어호결에 의한 불잉

주　증 : 결혼 후 임신하지 않음, 또는 출산경험이 있어도 둘째 아이를 임신하지 않는다.

수 반 증 : 월경후기(肝氣鬱結에서는 前後不定期인 경우도 있다), 월경이 막히고 원활하게 내조하지 않음, 경질은 점조하고 혈괴가 섞임, 대하는 백색으로 양이 많고 점조, 흉협부의 창만감, 煩燥, 자주 화를 냄, 또는 비만, 두훈, 심계, 복통거안(腹痛拒按)

설 맥 상 : 설질암자색(舌質暗紫色) 또는 어반이 있다, 舌苔白膩, 脈滑 또는 澁

증후분석 : ①월경후기(月經後期), 월경이 막히고 원활하게 내조(來潮)하지 않음, 경질(經質)은 점조(粘稠)로 혈괴(血塊)가 섞임, 복통거안(腹痛拒按) – 혈어내조(血瘀內阻)에 의해 일어난다.

②흉협부(胸脇部)의 창만감(脹滿感), 번조(煩燥), 자주 화를 냄 – 간기(肝氣)가 울결(鬱結)하고, 그 위에 화화(化火)하면 일어난다.

③대하는 백색으로 양이 많고 점조(粘稠), 비만, 두훈, 심계, 설태백니(舌苔白膩), 맥활(脈滑) – 담탁내조(痰濁內阻)에 의해 일어난다.

④설질암자색(舌質暗紫色) 또는 어반(瘀斑), 맥색(脈澁) – 혈어(血瘀)의 象이다.

치료

【 1 】 신허에 의한 불잉

치　법 : 보익신기(補益腎氣), 조리충임(調理衝任)

처 방 례 : 腎兪, 氣穴, 然谷

방　해 : 腎兪, 氣穴, 然谷을 배혈해서 신기(腎氣)의 보익(補益)을 도모하고, 정혈(精血)을 충족시켜서 충임(衝任)을 조절한다.

조　작 : 腎兪는 1.5寸 직자(直刺), 氣穴과 然谷은 1寸 직자해서 보법(補法)을 시술하고, 30분간 유침(留鍼)한다. 陽虛의 경우는 구두침(灸頭鍼)이나 뜸을 병용해도 좋다.

【 2 】 혈허에 의한 불잉

治　法 : 보익정혈(補益精血), 조리충임(調理衝任)

處方例 : 關元, 氣戶, 子宮, 三陰交, 足三里

①혈허발열(血虛發熱)에는 血海를 추가한다.

②두훈(頭暈), 심계(心悸)에는 百會, 神門을 추가한다.

方　解 : 임맥과 足삼음경의 교회혈인 關元으로 정혈의 보익을 도모하고, 三陰交와 足三里로 기혈생화(氣血生化)의 源을 조절한다. 氣戶와 子宮은 경험으로 얻은 불임치료의 요혈이다. 또 혈허발열(血虛發熱)이 보이는 경우에는 血海를 배혈해서 청열양혈(淸熱凉血)을 도모하고, 두훈, 심계가 보이는 경우에는 百會, 神門을 배혈해서 보혈양심(補血養心)을 도모한다.

操　作 : 제혈(諸穴)에 1~1.5寸 직자해서 보법을 시술하고, 30분간 유침한다.

【 3 】 포한에 의한 불잉

치　법 : 난궁산한(暖宮散寒)

처방례 : 陰交, 曲骨, 命門, 氣海

①월경후기(月經後期)에는 天樞, 歸來를 추가한다.

②腰나 膝의 나른함에는 腎兪, 腰眼을 추가한다.

방　해 : 국부의 임맥혈인 陰交, 曲骨에 명문을 배혈해서 난궁산한(暖宮散寒)을 도모하고, 그 위에 氣海에 施灸하고, 壯陽을 도모해서 난궁산한을 강화한다. 또 월경후기에는 天樞, 歸來를 배혈해서, 포맥의 調氣를 도모하고, 腰나 膝의 나른함에는 腎兪, 腰眼을 배혈해서 장양온신(壯陽溫腎), 장근장골(壯筋壯骨)을 도모한다.

조　작 : 諸穴에 1~1.5寸 직자해서 보법을 시술하고, 30분간 유침한다. 灸法이나 온침(溫鍼)을 시술해도 좋다.

【 4 】 담어호결에 의한 불잉

치 법 : 화담행어(化痰行瘀)

처 방 례 : 中極, 氣衝, 四滿, 三陰交, 豐隆

①경행불리(經行不利)에는 地機를 추가한다.

②흉협부(胸脇部)의 창만감(脹滿感)에는 太衝, 內關을 추가한다.

③백대(白帶)의 양이 많은 사람에게는 次髎를 추가한다.

④복통(腹痛), 구오(嘔惡)에는 石關을 추가한다.

방 해 : 中極에 임맥을 통경(通經)하고, 족양명위경에는 氣衝, 족소음신경에는 四滿을 이용해서 각각 통경하고, 3穴의 배혈로 충임맥(衝任脈)의 조절을 도모한다. 그 위에 三陰交에 의해 화혈화어(和血化瘀)를 도모하고, 豐隆에 의해 건비화담(健脾化痰)을 도모하면 제혈(諸穴)의 배혈(配穴)에 의해서 이기화담(理氣化痰), 통경행어(通經行瘀)를 촉진할 수 있다.

경행불리(經行不利)에는 地機를 추가해서 理血을 촉진하고, 흉협부의 창만감에는 太衝, 內關을 추가해서 소간이기(疏肝理氣)를 도모한다. 白帶의 양이 많은 경우에는 대하질환(帶下疾患)의 상용혈인 次髎를 추가하고, 胞中의 어혈이 上衝해서 일어나는 복통에는 石關을 추가해서 이기활혈(理氣活血), 산결지통(散結止痛)을 도모한다.

조 작 : 제혈에 1~1.5寸 직자해서 사법을 시술하고, 20분간 유침한다.

불잉의 치법과 선혈

증 후	병인병기	치 법	선 혈
不孕	腎 虛	보익신기, 조리충임	腎兪, 氣穴, 然谷
	血 虛	보익정혈, 조리충임	關元, 氣戶, 子宮, 三陰交, 足三里
	胞 寒	난궁산한	陰交, 曲骨, 命門, 氣海
	痰瘀互結	화담행어	中極, 氣衝, 四滿, 三陰交, 豐隆

고금처방례(古今處方例)

①《침구갑을경(鍼灸甲乙經)》

• 절자(絶子)는 臍中에 뜸을 떠서 子가 있게 한다.

• 여자절자(女子絶子), 內에 衃血(凝血)해서 내려오지 않는 것은, 關元 이것을 主로 한다.

• 부인무자(婦人無子), 涌泉 이것을 主로 한다.

②《침구대전(鍼灸大全)》

• 여인자궁(女人子宮)이 오랫동안 차고 태잉(胎孕)을 받을 수 없는 것은 照海二穴, 中極一穴, 三陰交二穴, 子宮(中極兩傍各三寸)二穴

그 외의 요법

【이침(耳鍼)】

선혈: 內分泌, 腎, 子宮, 皮質下, 卵巢

조작: 중간 정도의 자극을 1일 1회 2~3穴로 시술하고, 10회의 치료를 1치료단위로 한다. 매침(埋鍼)도 좋다.

【한방약】

①신허(腎虛)에 의한 불잉(不孕): 육린주(毓麟珠)

②혈허(血虛)에 의한 불잉: 양정종옥탕(養精種玉湯)

③포한(胞寒)에 의한 불잉: 애부난궁환(艾附暖宮丸)

④담어호결(痰瘀互結)에 의한 불잉: 계궁한(啓宮丸-담습이 主된 것), 소복축어탕(小腹逐瘀湯-혈어가 主된 것), 격하축어탕(膈下逐瘀湯-기체혈어가 主된 것)

참고사항

①불잉(不孕)에 대한 침구의 유효성

일반적으로 기능성 불잉에 대한 침치료의 효과는 양호하지만, 기질성 불잉에 대해서는 효과가 떨어진다. 또 치료과정이 지연될 정도로 임신의 가능성은 감소한다.

②생활지도

혈허(血虛) 환자에게는 영양보급에 주의시키고, 신허(腎虛) 환자에게는 노권(勞倦)을 회피시킨다. 또 방사를 절도 있게 하도록 지도하거나, 정신적인 이완을 도모하도록 하게 해서 임신하기 쉬운 상황을 만들게 한다.

3. 소아과

64. 소아돈해

돈해(頓咳)는 백일해(百日咳)에 관한 것이고, 소아에게 자주 보이는 급성 호흡기전염병이다. 임상에서는 발작성(發作性) 경련성해수(痙攣性咳嗽)가 보이고, 심한 계명양(鷄鳴樣)의 흡기음(吸氣音-후효음吼哮音)을 수반하는 것이 특징이다. 이 병증은 경과가 비교적 길고, 3개월 이상 계속되는 경우도 있기 때문에 오래된 것은 백일해라고도 한다.

이 병증은 어느 계절에도 발생하지만 겨울, 봄에 비교적 많고, 환자의 연령을 보면 5세 이하의 소아에게 많으며, 10세 이상에게는 그다지 보이지 않는다. 병상은 연령이 낮을수록 심해지기 쉽고, 병발증상(併發症狀)이 없는 것은 일반적으로 예후가 양호하다. 전염성은 발병 2~3주 사이에 가장 강하고, 주된 감염경로는 해수(咳嗽)에 의한 비말감염(飛沫感染)이다.

임상에서는 이 병증을 초해기(初咳期), 경해기(痙咳期), 회복기(回復期)의 3기로 구분하고, 각 기에 따라서 선폐해표(宣肺解表), 사폐지해(瀉肺止咳), 양음익기(養陰益氣)의 치료를 행한다. 병후에는 영구면역을 얻기 때문에 2회 발병하는 경우는 극히 드물다. 현재는 광범위한 예방접종을 실시하기 때문에 발병률이 크게 낮아졌다.

병인병기

【 1 】 초해기(외사속폐)

소아는 폐기(肺氣)가 약하기 때문에 유행성 역독(疫毒)이 구비(口鼻)로 침입하면 폐위(肺衛)는 상해(傷害)를 받고, 기기조체(氣機阻滯)가 된다. 이 때문에 肺가 청숙(淸肅)을 잃으면 이 병증이 일어나고, 초기에는 폐위(肺衛)의 표증(表證)이 나타나고, 폐기(肺氣)가 상역(上逆)하면 해수(咳嗽)가 빈발(頻發)한다.

【 2 】 경해기(담열조폐)

역사(疫邪)가 裏에 들어와서 복담(伏痰)과 결합하고, 울체(鬱滯)해서 열화(熱化)하면 담탁(痰濁)이 기도(氣道)를 조체(阻滯)시키고, 폐기(肺氣)를 상역(上逆)시켜서 경해(痙咳)의 발작이 일어난다. 발작 시에는 기기(氣機)가 실조되어서 혈행(血行)이 조해(阻害)되고, 顔이나 耳의 홍조(紅潮), 경부정맥(頸部靜脈)의 노장(怒張), 체(涕)나 누(淚)가 나오는 증세, 땀이 줄줄 흐르는 등의 증상이 나타나거나, 위기실강(胃氣失降)에 의한 구역(嘔逆), 구토, 심한 경우는 이변실금(二便失禁)이 나타난다.

점담(粘痰)이나 유식(乳食)을 다 토하면 기도(氣道)의 통행(通行)이 잘 되고, 경해(痙咳)의 발작은 점점 완화(緩和)된다.

이 병증이 계속되면, 사열(邪熱)이 폐락(肺絡)을 손상해서 객혈, 육혈(衄血)이 나타난다. 또 2세 이하의 유아는 장부나 신기(神氣)가 약해지기 때문에 담열폐폐(痰熱閉肺)에 의한 발열이나 천촉(喘促)을 일으키거나, 담열(痰熱)이 청규(清竅)에 상몽(上蒙)해서 경련이나 혼미 등을 일으키기 쉽다.

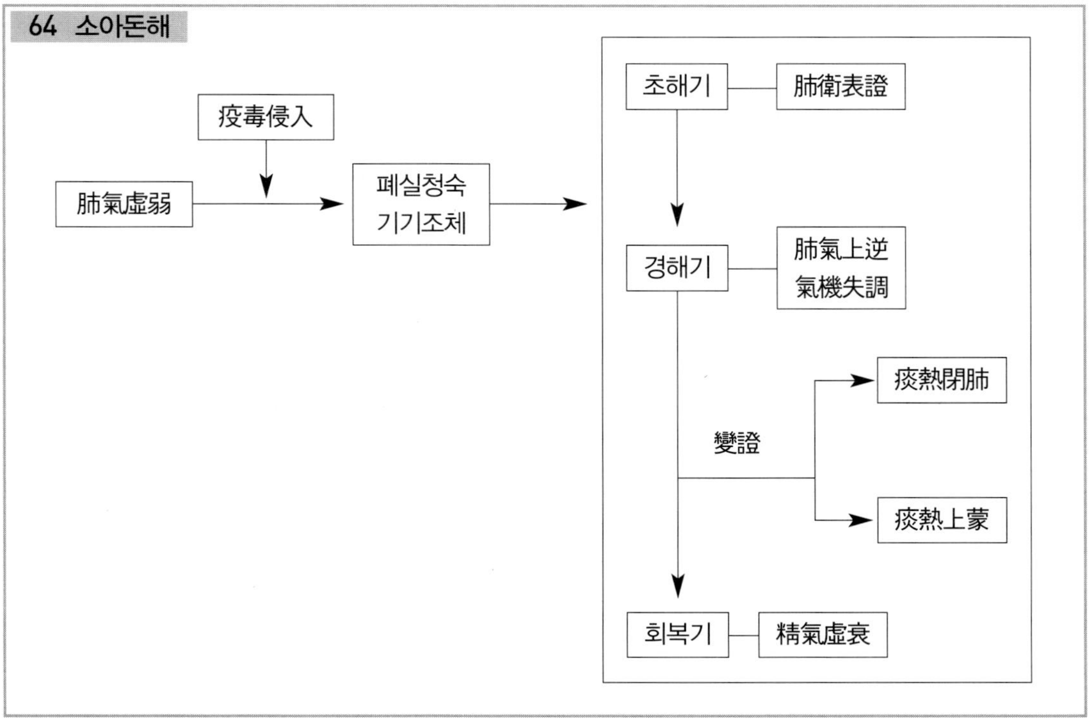

【 3 】 회복기(폐비양허)

회복기(回復期)에는 사기(邪氣)가 감퇴해서 발작성 경해(痙咳)는 경감(輕減)되고, 정기허쇠(精氣虛衰)의 증상이 나타난다.

증분류

【 1 】 초해기(외사속폐): 발병하고 1주일 전후의 기간

주　　증 : 발병초기의 증상은 감모(感冒)와 유사, 해수(咳嗽), 유체(流涕), 痰은 희백(稀白)하고 포말(泡沫)이 많음, 2~3일 후부터 해수가 심해지고, 특히 야간에 심해짐

수 반 증 : ①풍열(風熱) - 발열, 땀이 나옴, 안면홍조, 입술의 色은 빨간색, 해수, 痰은 끈적끈적, 인두(咽頭)의 충혈(充血)

②풍한(風寒) - 오한(惡寒), 무한(無汗), 안색백(顔色白), 해수(咳嗽), 담(痰)은 수양(水樣), 입술의 色은 담(淡)

설 맥 상 : ①풍열 - 설태박황(舌苔薄黃), 맥부삭(脈浮數), 또는 지문부홍(指紋浮紅)

②풍한 - 설태박백(舌苔薄白), 맥부(脈浮), 또는 지문담(指紋淡)

증후분석 : ①발병초기는 해수, 유체, 痰은 희백 - 풍한이 기표(肌表)에 침습하고, 肺의 선발(宣發)이 나빠지면 일어난다.

②해수가 심해지고, 특히 야간에 심해짐 - 야간에 양기(陽氣)가 체내로 들어오고, 폐기(肺氣)의 울폐(鬱閉)가 심해지면 일어난다.

③발열, 땀이 나옴 - 풍열의 외사(外邪)가 위기(衛氣)를 장해(障害)하고, 주리(腠理)가 느슨해지면 일어난다.

④안면홍조(顔面紅潮), 입술의 색(色)은 빨간색 - 열사(熱邪)가 상염(上炎)하면 일어난다.

⑤해수, 痰은 끈적끈적, 인두(咽頭)의 충혈 - 풍열의 邪가 肺에 영향을 주고, 진액을 소작(燒灼)하면 일어난다.

⑥설태박황, 맥부삭, 지문부홍 – 풍열에 의한 표열증(表熱證)의 象이다.

⑦오한(惡寒), 안색백(顔色白), 脣의 色은 담(淡) – 풍한이 表를 침습해서 위기(衛氣)를 손상하고, 기표(肌表)를 온후(溫煦)할 수 없으면 일어난다.

⑧무한(無汗) – 한사(寒邪)는 수인(收引)의 성질이 있고, 이것이 주리를 폐색(閉塞)하면 일어난다.

⑨설태박백, 맥부, 지문담 – 풍한에 의한 표증(表證)의 象이다.

【 2 】 경해기(폐열조폐): 발병하고 2주째~6주째의 기간

主　症: 경련성의 咳가 발작, 咳의 마지막에 후효음(吼哮音)을 發해서 숨을 들이쉼, 咳는 반복하고 멎지 않음, 痰은 끈적끈적하고 객담(喀痰)하기 어려움, 야간에 심해짐, 끈적끈적한 痰이나 유식(乳食)을 다 토해내면 발작이 점점 그침

隨伴症: 정신피로, 안면홍조, 대변건조(大便乾燥), 소변황(小便黃)

舌脈象: 설태황미후(舌苔黃微厚), 맥삭유력(脈數有力), 또는 지문자체(指紋紫滯)

症候分析: ①경련성의 咳가 발작 – 담열(痰熱)이 호결(互結)해서 기도를 막고, 폐기(肺氣)가 불리(不利)하게 되어 역기(逆氣)하면 발작이 일어난다.

②痰은 끈적끈적하고 객담하기 어려움 – 열사(熱邪)가 폐중(肺中)에 울적(鬱積)하고 진액을 소작(燒灼)해서 痰이 생기고, 痰과 熱이 호결하면 일어난다.

③끈적끈적한 痰이나 유식(乳食)을 토함 – 담화(痰火)가 胃를 犯하고, 胃氣가 상역(上逆)하면 일어난다.

④정신피로, 안면홍조 – 熱邪가 上炎하고 진기를 소모하면 일어난다.

⑤대변건조, 소변황, 설태황미후, 맥삭유력, 지문자체 – 火熱內盛에 의한 實熱證의 象이다.

【 3 】 회복기(폐비양허): 발병 6주째 이후, 일반적으로는 약 2~3주 걸려 회복된다.

주　증: 발작성 해수는 점점 경감, 후효음은 점점 소실하고 구토하지 않게 됨

①폐비기허(肺脾氣虛): 咳는 無力하고 소리는 작으며, 痰은 稀白하고 적음

②폐신음허(肺腎陰虛): 마른 咳, 痰은 적음

수 반 증 : ①폐비기허: 식욕부진, 수족불온, 안색이 흐림, 자한, 권태무력, 대변당박

②폐신음허: 수족심열, 협부의 홍조, 도한

설 맥 상 : ①폐비기허: 설질담(舌質淡), 설태박백, 맥침무력, 또는 지문담

②폐신음허: 설질홍, 설태소(舌苔少), 맥세삭무력, 또는 지문자담(指紋紫淡)

증후분석 : ①咳는 무력하고 소리는 작으며, 痰은 희백(稀白)하고 적음 – 폐기허(肺氣虛)에 의해 선발무력(宣發無力)이 되고, 비기허에 의해 수액(水液)을 운화(運化)할 수 없으면 일어난다.

②마른 咳, 痰은 적음 – 음허(陰虛)에 의한 진액부족으로, 肺를 윤기 있게 하지 않으면 일어난다.

③식욕부진, 권태무력, 대변당박 – 비기허에 의해 운화기능이 감퇴하면 일어난다.

④안색이 흐림 – 비기허(脾氣虛)로 기혈이 생화할 수 없으면 일어난다.

⑤자한(自汗) – 기허(氣虛)에 의한 고섭기능(固攝機能)의 감퇴에 의해 일어난다.

⑥설질담, 설태박백, 맥침무력, 지문담 – 기허(氣虛)의 象이다.

⑦수족심열, 협부의 홍조, 도한 – 음허(陰虛)에 의해 虛熱이 內生하면 일어난다.

⑧설질홍, 설태소, 맥세삭무력, 지문자담 – 음허내열(陰虛內熱)의 象이다.

치료

【1】 초해기(외사속폐)

치 법 : 선폐해표(宣肺解表)

처 방 례 : 合谷, 列缺, 風門, 豐隆

①발열(發熱)이 심한 사람(風熱)에게는 大椎, 外關을 추가한다.

②해수(咳嗽)가 심한 사람에게는 天突을 추가한다.

방 해 : 合谷, 風門으로 해표거풍(解表去風)을 도모하고, 列缺, 豐隆으로 선폐거담(宣肺去

痰)을 도모한다. 풍열(風熱)인 사람에게는 大椎, 外關을 추가해서 해표퇴열(解表退熱)을 촉진한다.

해수가 심한 사람에게는 天突을 추가해서 숙강폐기(肅降肺氣)를 촉진한다.

조 작 : 列缺은 상방(上方)을 향해서 0.3寸 사자(斜刺)하고, 그 외 경혈(經穴)은 0.3~0.5寸 직자(直刺)한다. 제삽사법(提揷瀉法)을 시술하고, 유침은 하지 않는다. 풍한(風寒)인 사람은 風門穴에 침자후(鍼刺後), 뜸을 가한다. 매일 1회 치료한다.

【 2 】 경해기(폐열조폐)

治 法 : 청열사폐(淸熱瀉肺), 화담지해(化痰止咳)

處方例 : 風門, 肺兪, 孔最, 尺澤, 足三里, 豐隆, 四縫

方 解 : 수태음폐경의 극혈(郄穴)인 孔最와 합수혈(合水穴)인 尺澤(69難: 金이 實하면 水를 瀉한다)을 배혈해서 폐열(肺熱)의 청설(淸泄)을 도모한다. 風門과 肺兪로 폐기(肺氣)의 통리(通利)를 촉진하고, 足三里와 豐隆에 사법을 시술해서 담열(痰熱) 제거를 도모한다. 그 위에 최근 이 병증에 좋은 효과가 보고된 四縫을 이용해서 치료효과를 높인다.

操 作 : 風門, 肺兪는 0.3寸 정도로 천자(淺刺)하고, 염전사법(捻轉瀉法)을 시술한다. 上下肢의 각 穴에는 제삽사법을 시술하고 5~10분간 유침한다. 단, 유아에게는 천자해서 바로 발침(拔鍼)한다. 四縫에는 삼릉침(三稜鍼)으로 점자(點刺)하고, 황색 또는 백색의 점액을 짜낸다.

【 3 】 회복기(폐비양허)

치 법 : 보익폐비(補益肺脾)

처방례 : 肺兪, 脾兪, 足三里, 太淵

①기허(氣虛)에는 氣海, 關元을 배혈한다.

②음허(陰虛)에는 三陰交, 太谿를 배혈한다.

방 해 : 肺兪와 太淵을 배혈(兪原配穴)해서 肺의 보익을 도모하고, 脾兪와 足三里에 의해

비위(脾胃)의 보익(補益)을 도모한다. 이 4穴을 배혈해서 폐비(肺脾)를 동치(同治)한다. 폐비(肺脾)의 상호자생(相互資生)을 도모하면, 회복이 촉진된다.

거허(氣虛)인 사람에게는 氣海, 關元을 가해서 익기보허(益氣補虛)를 촉진한다.

음허(陰虛)인 사람에게는 三陰交, 太谿를 가해서 보수생음(補水生陰)을 촉진한다.

조　　작 : 주요혈에는 염전보법(捻轉補法)을 시술하고, 가볍게 자입해서 바로 발침한다. 氣海, 關元은 灸法을 시술한다. 三陰交, 太谿는 제삽보법(提揷補法)을 시술하고, 가볍게 자입해서 바로 발침한다. 매일 또는 격일로 1회 치료한다.

소아돈해의 치법과 선혈

증 후	병인병기	치 법	선 혈	
小兒頓咳	초해기 (外邪束肺)	선폐해표	合谷, 列缺, 風門, 豐隆	풍열: 大椎, 外關을 가한다
	경해기 (肺熱阻肺)	청열사폐 화담지해	風門, 肺兪, 孔最, 尺澤, 足三里, 豐隆, 四縫	
	회복기 (肺脾兩虛)	보익폐비	肺兪, 脾兪, 足三里, 太淵	기허: 氣海, 關元을 가한다 음허: 三陰交, 太谿를 가한다

고금처방례(古今處方例)

①《침구대성(鍼灸大成)》

• 효후수천(哮吼嗽喘): 兪府, 天突, 膻中, 肺兪, 三里, 中脘. – 소아는 이 症이 더욱 많다. 다시 다음 穴에 刺한다: 膏肓, 氣海, 關元, 乳根

②《승옥가(勝玉歌)》

• 만약 담연(痰涎) 및 해수(咳嗽)하는 것을 치료하려면 肺兪에 灸하는 것은 필수이지만, 다시 天突과 筋縮이 있으면 소아의 후폐(吼閉)에 자연스럽게 疏(通)한다.

③《고금의통(古今醫統)》

• 소아해수(小兒咳嗽)해서 낫게 하려면 肺兪穴에 灸한다.

④《중국침구학(中國鍼灸學)》

• 백일해(百日咳): 風池, 大椎, 風門, 天突, 上脘, 太淵, 足三里, 天柱, 身柱, 肺兪, 兪府, 中

脘, 經渠, 豐隆. 매일 1회 침자(鍼刺)한다.

그 외의 요법

【담즙요법(膽汁療法)】

신선한 닭의 담즙을 채취하고 적량의 백당(白糖)을 더해서 풀같이 조제(調製)하고, 이것을 끓인 것을 내복한다.

1세 이하의 소아는 3일에 1개 내복하고, 1세 이상의 소아는 1일 1개씩 5~7일간 연속해서 복용한다.

【한방약】

①초해기(初咳期-외사속폐外邪束肺): 금불초산(金沸草散)

②경해기(痙咳期-폐열조폐肺熱阻肺): 상백피탕(桑白皮湯)

③회복기(回復期-폐비기허肺脾氣虛): 인삼오미자탕(人蔘五味子湯)

폐신음허(肺腎陰虛): 맥문동탕(麥門冬湯)

④그 외: 백부(百部)에는 지해(止咳)와 백일해간균(百日咳杆菌)의 억제작용이 있고, 百部單味 또는 百部가 주체인 복방(複方)을 사용하면, 이 병에 뚜렷한 효과를 기대할 수 있다. 단미(單味)로 사용하는 경우는, 1일 3회, 매회 3g을 수전(水煎)하고, 사탕을 더해서 내복시키고, 7~10일간을 1치료단위로 한다.

【발관(拔罐-흡각吸角)】

선혈: 肺兪, 脾兪, 胃兪, 中府, 膻中

용법: 소화관(小火罐) 또는 흡관(吸罐)을 사용한다. 1일 1회 치료하고, 배부(背部)와 흉부(胸部)를 격일로 교대하여 취혈한다. 침구와 병용하면 좋고, 자침후(刺鍼後)에 화관(火罐)을 행하면 높은 치료효과를 기대할 수 있다. 발관(拔罐)은 가벼운 경해(痙咳)에 적용한다.

【도침(挑鍼)】

신주(身柱)를 소독한 후, 삼릉침(三稜鍼)으로 출혈시키고, 소화관(小火罐)을 병용해서 5~10분간 발관(拔罐)한다. 격일로 1회 치료한다.

참고사항

①실내 환기를 잘 하고, 담배연기 등에 의한 기도자극을 방지한다.

②감염을 방지하기 위해 환자를 40일 전후 격리한다.

65. 소아설사

소아설사(小兒泄瀉)는 배변(排便)횟수가 증가하고(1일 3회 이상), 분변(糞便)이 희박하거나 물같이 되는 질병이다. 이 병증은 소아과에서 가장 자주 보이는 소화기계 질환이다.

소아는 비위(脾胃)가 허약하고, 외감육음(外感六淫), 유식(乳食)에 의한 내상(內傷), 비위허한(脾胃虛寒) 등에 의해 설사를 일으키기 쉽다. 이 병증은 어느 계절에도 발생하지만, 여름과 가을에 비교적 많이 보이고, 치료가 늦어지거나 오치(誤治)하면, 음진고갈(陰津枯竭)이나 양기쇠퇴(陽氣衰退), 음양양상(陰陽兩傷)이 되고, 생명에 위험이 따르는 경우도 있다. 이 병증의 치료는 비위(脾胃)의 조리를 主로 하고, 보조적으로 이습(利濕)을 도모한다.

병인병기

【 1 】 습열에 의한 설사

여름은 더위가 심하고, 또 서사(暑邪)는 습사(濕邪)를 수반하기 쉽다. 이 계절에 소아를 염천(炎天)이나 더운 장소에서 지내게 하거나, 찬 것을 지나치게 먹이면 습열(濕熱)의 병사(病邪)가 내복(內伏)해서 비위(脾胃)를 犯하여 설사가 일어난다.

【 2 】 풍한에 의한 설사

겨울이나 봄은 주기(主氣)가 풍한(風寒)이고, 풍한을 감수하기 쉽다. 또 더위로 기주(肌腠)가 개설(開泄)하는 여름과 가을에 옷을 얇게 입거나, 肌를 노출하고 자면, 풍한을 감수하는 경우가 있다. 이렇게 풍한을 감수하고, 한사(寒邪)가 중양(中陽)을 손상하면 기기(氣機)의 운행이 실조되어서 설사가 일어난다.

【 3 】 상식에 의한 설사

소아는 식욕을 자제할 수 없고 과식하기 쉽다. 유식(乳食)이 내정(內停)하고 비위(脾胃)를 손상해서 승강(昇降)이 실조되면 설사가 일어난다. 또 불결한 것을 먹어도 비위가 손상되어 설사가 일어난다.

【 4 】 비허에 의한 설사

소아는 체질적으로 비위가 허약한 경향이 있기 때문에 선천의 부족이나 후천의 영양부족 또는 찬 것의 과잉섭취 등이 원인이 되어, 비위(脾胃)가 손상되어 허약해진다. 비위허약(脾胃虛弱)이 되면 승강이 실조되어서 승청무력(昇清無力)이 되어서, 설사가 일어난다.

또 두려워하거나 격노해서 울부짖거나 하면 간기(肝氣)가 조달을 잃어서 울결(鬱結)하고, 비위를 손상한다. 이 때문에 비위허약(脾胃虛弱)이 되고 승강이 실조되어도 설사가 일어난다.

【 5 】 비신양허에 의한 설사

구설(久泄)이나 구병(久病)으로 비신양허(脾腎陽虛)가 되고 명문(命門)의 火가 쇠퇴(衰退)하면 수곡(水穀)을 온운(溫運)할 수 없게 되고, 수양변(水様便)을 설사하거나 설사가 멈추지 않게 된다.

설사가 장기간 계속되거나 급격한 경우에는 음액(陰液)이 손상되어 중증이 되고, 망양(亡陽)이나 망음(亡陰)이 일어나 위중한 상태에 빠지는 경우도 있다.

또 구설(久泄)이나 장기간에 걸친 반복성 설사를 반복하면, 비기허약(脾氣虛弱)에 의한 운화의 실조나 기혈생화(氣血生化)의 부족이 일어나고, 안색이 노랗게 되고, 기육(肌肉)이 마르는 등의 증상이 나타나고, 감증(疳證)이 일어난다.

65 소아설사

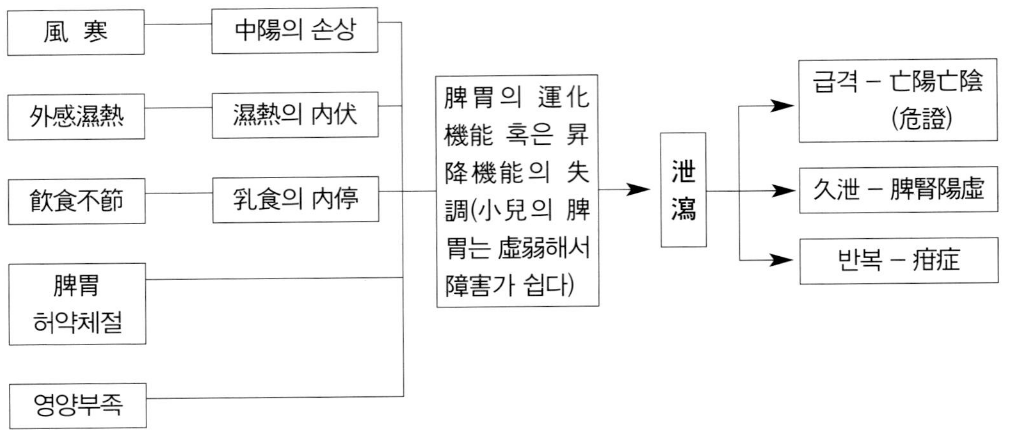

증분류

【 1 】 습열에 의한 설사

주 증 : 1일에 10수회에 걸쳐서 녹색 또는 황색의 수양변(水樣便)을 설사, 便 속에 미소화물(未消化物)이 섞임, 또는 소량의 점액이 섞임, 항문은 빨갛고 작열(灼熱)

수 반 증 : 구갈, 소변단소로 황색, 발열, 또는 발열을 수반하지 않음

설 맥 상 : 설질홍, 설태황니(舌苔黃膩), 지문자(指紋紫), 맥활삭(脈滑數) 또는 濡

증후분석 : ①녹색 또는 황색의 수양변을 설사한다, 便 속에 未消化物이 섞임, 소량의 점액이 섞임 – 습열의 邪가 비위를 犯해서 下注하고, 대장의 傳導가 실조되면 일어난다.

②항문의 작열 – 열사(熱邪)가 장도(腸道)에 울적(鬱積)하면 일어난다.

③구갈(口渴) – 열사가 진액을 손상하면 일어난다.

④소변단소(小便短少)로 황색 – 대변으로 배설되는 수분이 많기 때문에 소변은 적어지고, 熱에 의해 황색이 된다.

⑤발열 또는 熱은 높지 않음 – 습열이 기표(肌表)에 울적(鬱積)하면 일어난다.

⑥설질홍(舌質紅), 설태황니, 지문자, 맥활삭 또는 유(濡) – 濕熱內蘊의 象이다.

【 2 】 풍한에 의한 설사

主　　症：대변은 희박해서 거품이 일고, 色은 담색(淡色)으로 취기(臭氣)도 적음, 복명(腹鳴), 복통(腹痛)

隨 伴 症：發熱, 비폐(鼻閉) 또는 수양(水樣)의 콧물이 유출(流出), 경도(輕度)의 해(咳), 구갈(口渴)은 없음

舌 脈 象：설태백(舌苔白), 맥부긴(脈浮緊)

症候分析：①便은 희박(稀薄)해서 거품이 일고, 色은 담색으로 臭氣도 적음 – 한사가 직중(直中)하고 脾胃의 양기를 손상해서 운화가 실조되면 일어난다.

②복명, 복통 – 한습이 내성하고 위장의 기기가 응체하면 일어난다.

③발열 – 한사(寒邪)가 기표를 犯하고 정기와 투쟁하면 일어난다.

④비폐(鼻閉) 또는 수양(水樣)의 콧물이 유출(流出), 경도(輕度)의 해(咳) – 풍한(風寒)이 폐기(肺氣)의 선발(宣發)을 실조시키면 일어난다.

⑤설태백, 맥부긴 – 풍한(風寒)에 의한 표증(表證)의 象이다.

【 3 】 상식에 의한 설사

주　　증：대변은 부패란(腐敗卵)과 같아서 부취(腐臭)도 심하고, 복창(腹脹), 복통, 설사 전에는 복통 때문에 큰 소리로 울부짖고 배변하면 통증은 경감

수 반 증：시기(矢氣), 구취(口臭), 염식(厭食), 또는 구토를 수반한다.

설 맥 상：설태후니(舌苔厚膩) 또는 박황(薄黃), 맥활(脈滑)

증후분석：①복창, 복통, 설사 후에 통증은 경감 – 식적(食積)이 위장(胃腸)의 기기(氣機)를 조체하면 일어난다.

②대변은 부패란과 같아서 부취(腐臭)도 심하고, 시기(矢氣) – 숙식(宿食)이 내정(內停)한 채 부패(腐敗)하면 일어난다.

③구취, 염식, 구토 – 위기의 和降이 실조되어서 탁기가 上逆하면 일어난다.

④설태후니, 맥활 – 식적정체(食積停滯)의 象이다.

⑤설태박황(舌苔薄黃) – 식적(食積)이 열화(熱火)하면 일어난다.

【 4 】 비허에 의한 설사

주 증 : 설사하거나 멈추는 것을 반복, 또는 구설(久泄)해서 완전히 치료되지 않음, 대변은 희박(稀薄) 또는 미소화물(未消化物)이나 유양(乳樣)의 하얀 덩어리가 섞임, 식사를 하면 바로 설사

수 반 증 : 안색창백, 눈을 반쯤 뜨고 잠, 신체가 점점 야윔

설 맥 상 : 설질담(舌質淡), 설태박백(舌苔薄白), 맥침무력(脈沈無力)

증후분석 : ①설사하거나 멈추는 것을 반복, 대변은 희박 또는 미소화물이나 유양(乳樣)의 하얀 덩어리가 섞임, 식사를 하면 바로 설사 – 비위허약(脾胃虛弱)에 의해 운화기능이 감퇴하면 일어난다.

②안색창백, 눈을 반쯤 뜨고 잠, 설질담 – 기혈(氣血)이 부족해서 면목(面目)에 떠오르지 않고 자양할 수 없으면 일어난다.

③신체가 점점 야윔 – 기혈부족으로 비위가 기육을 자양할 수 없으면 일어난다.

④맥침무력 – 기허(氣虛)의 象이다.

【 5 】 비신양허에 의한 설사

주 증 : 구설(久泄)해서 멈추지 않음, 또는 오경설사(五更泄瀉), 대변은 희박하고 미소화물(未消化物)이 섞임, 복부연(腹部軟)

수 반 증 : 몹시 추위를 탐, 사지(四肢)의 냉기, 정신위약(精神萎弱), 안색창백, 식욕부진, 소수(消瘦) 또는 부종(浮腫), 눈을 반쯤 뜨고 잠, 탈항(脫肛)

설 맥 상 : 설질담(舌質淡), 설태박백(舌苔薄白), 脈沈細無力, 지문담(指紋淡)

증후분석 : ①구설(久泄)해서 멈추지 않음 – 양기부족(陽氣不足)에 의해 고섭기능(固攝機能)이 감퇴하면 일어난다.

②오경설사(五更泄瀉), 대변은 희박하고 미소화물이 섞임 – 비신(脾腎)의 양기가 부족해서 수곡(水穀)을 온화(溫化)할 수 없으면 일어난다.

③복부연(腹部軟), 식욕부진 – 중양부진(中陽不振)의 象이다.

④몹시 추위를 탐, 사지의 냉기, 정신위약, 안색창백 – 비신양허(脾腎陽虛) 때문에 신체를 온양(溫養)할 수 없으면 일어난다.

⑤소수(消瘦), 눈을 반쯤 뜨고 잠 – 생화(生化)의 源인 비양(脾陽)이 허쇠(虛衰)하게 되고, 기혈부족(氣血不足)이 되면 일어난다.

⑥부종(浮腫) – 腎陽虛 때문에 온화할 수 없고 水濕이 肌膚에 넘치면 일어난다.

⑦탈항 – 비양(脾陽)이 허쇠(虛衰)하고 중기(中氣)가 하함(下陷)하면 일어난다.

⑧설질담, 설태박백, 맥침세무력(脈沈細無力), 指紋淡 – 양허의 象이다.

치료

【1】습열에 의한 설사

치　법：청열이습(淸熱利濕)

처방례：天樞, 足三里, 曲池, 內庭, 陰陵泉. 발열이 심한 경우는 合谷, 大椎를 추가한다.

방　해：대장의 모혈인 天樞와 足三里를 배혈해서 화중지사(和中止瀉)를 촉진하고, 曲池와 內庭에 陰陵泉을 배혈하고, 사법을 시술해서 장도(腸道)의 습열(濕熱)의 청리(淸利)를 도모한다.

조　작：0.3寸까지 천자(淺刺)해서 염전사법(捻轉瀉法)을 시술하고, 유침(留鍼)은 하지 않고 발침(拔鍼)한다. 1일 1~2회 치료한다.

【2】풍한에 의한 설사

治　法：소풍산한(疏風散寒), 화습화중(化濕和中)

處方例：天樞, 上巨虛, 三陰交, 百會

惡寒, 발열이 심한 경우 合谷, 大椎, 外關을 추가한다.

方　解 : 三陰交와 天樞를 배혈해서 온양산한화습(溫陽散寒化濕)을 촉진하고, 裏에 침입해서 위장의 양기를 억지(抑止)하는 한사(寒邪)의 제거를 도모하고, 天樞, 上巨虛로 위장의 조리를 촉진해서 지사(止瀉)를 도모한다.

오한(惡寒), 발열이 심하고 표증(表證)이 뚜렷한 경우는 合谷, 大椎, 外關을 가해서 해표산한(解表散寒)을 강화한다.

操　作 : 제혈(諸穴)에 0.3寸 정도 천자해서 염전사법을 시술한다. 유침은 하지 않고, 발침 후에 溫灸를 5~10분간 시술한다. 단 百會는 溫灸만으로 좋다. 1일 1회 치료한다.

【3】상식에 의한 설사

치　법 : 소식화적(消食化積), 화중지사(和中止瀉)

처방례 : 中脘, 天樞, 四縫, 足三里, 裏內庭

①오심(惡心), 구토에는 內關, 上脘을 추가한다.

②복부창통(腹部脹痛)에는 下脘, 合谷을 추가한다.

방　해 : 中脘과 天樞를 배혈해서 위장조절, 소식도체(消食導滯)를 도모하고, 足三里에 四縫과 裏內庭을 배혈해서 이기도체(理氣導滯)를 도모한다.

오심(惡心), 구토에는 內關, 上脘을 가해서, 화위강역(和胃降逆)을 촉진한다.

복부창통에는 下脘, 合谷을 가해서 腑氣의 조리를 촉진하고, 지통을 도모한다.

조　작 : 四縫은 점자해서 투명한 액체를 소량 분비시킨다. 그 외의 경혈은 0.3寸 정도 천자해서 염전사법을 시술한다. 유침은 하지 않는다. 1일 1회 치료한다.

【4】비허에 의한 설사

치　법 : 건비지사(健脾止瀉)

처방례 : 中脘, 足三里, 脾兪, 關元兪

방　해 : 脾兪와 關元兪로 비위(脾胃)의 보익(補益)을 촉진하고, 이것에 中脘, 足三里를 배혈해서 건비지사(健脾止瀉)를 도모한다.

조　　작 : 제혈에 0.3寸 정도 천자해서 보법을 시술한다. 유침은 하지 않고, 발침 후에 溫灸를 5~10분간 시술한다. 1일 1회 치료한다.

【5】비신양허에 의한 설사

치　　법 : 보비온신(補脾溫腎)

처 방 례 : 脾兪, 腎兪, 章門, 上巨虛, 命門

①복통(腹痛)을 수반하는 경우는 神闕에 온구(溫灸)를 시술한다.

②수족궐랭(手足厥冷)하는 경우는 關元에 溫灸를 시술한다.

방　　해 : 脾兪와 章門의 수모배혈(兪募配穴)에 의해 건비익기(健脾益氣)의 작용을 강화하고, 上巨虛로 고장지사(固腸止瀉)를 도모한다. 또 腎兪와 命門으로 腎陽의 온보(溫補)를 도모한다.

복통을 수반하는 경우는 神闕에 溫灸를 시술하고, 溫通散寒止痛을 도모한다.

수족궐랭하는 경우는 關元에 溫灸를 시술하고, 腎陽의 溫補를 강화한다.

조　　작 : 제혈에 0.3~0.5寸 정도 천자해서 보법을 시술한다. 유침은 하지 않고, 발침 후에 溫灸를 5~10분간 시술한다. 단, 神闕은 鍼刺하지 않고, 隔物灸(附子灸)를 3~5壯 시술한다. 1일 1회 치료한다.

소아설사의 치법과 선혈

症候	病因病機	治　法	選　穴
小兒泄瀉	濕 熱	청열이습	天樞, 足三里, 曲池, 內庭, 陰陵泉
	風 寒	소풍산한, 화습화중	天樞, 上巨虛, 三陰交, 百會
	傷 食	소식화적, 화중지사	中脘, 天樞, 四縫, 足三里, 裏內庭
	脾 虛	건비지사	中脘, 足三里, 脾兪, 關元兪
	脾腎陽虛	보비온신	脾兪, 腎兪, 章門, 上巨虛, 命門

고금처방례(古今處方例)

①《태평성혜방(太平聖惠方)》

• 소아리(小兒痢)해서 적백(赤白)을 설사하고, 추말(秋末)에는 탈항하고, 화장실에 갈 때마다 복통으로 견디기 어려운 것은 第12椎下의 節間에 뜸을 뜬다. 名을 接脊穴이라고 한다. 소아가 추심(秋深)에 냉리(冷痢)해서 멈추지 않는 것은 臍下二寸三寸의 動脈中에 뜸을 뜨는 것 3壯. 艾柱는 小麥 크기

②《보제방(普濟方)》

• 소아의 동설(洞泄)을 치료하는 것은 然谷을 取한다

그 외의 요법

【이침(耳鍼)】

선혈: 脾, 胃, 大腸, 小腸, 交感

조작: 매회 2~3穴 선혈하고, 소아의 체질이나 병상에 맞춰서 자극량을 조절한다. 유침은 20분간 행한다. 또는 유침하지 않는다.

【한방약】

①습열(濕熱)에 의한 설사(泄瀉): 갈근황금황련탕(葛根黃芩黃連湯)

②풍한(風寒)에 의한 설사: 곽향정기탕(藿香正氣湯)

③상식(傷食)에 의한 설사: 보화환(保和丸)

④비허(脾虛)에 의한 설사: 칠미백출산(七味白朮散)

⑤비신양허(脾腎陽虛)에 의한 설사: 부자이중환(附子理中丸)

참고사항

①생활지도

• 의식(衣食) 지도

유유아(乳幼兒)는 이유를 너무 빠른 시기부터 시작해서는 안 되고, 이유식의 종류를 갑자기 늘려서도 안 된다. 여름이나 설사가 완전히 치료되지 않은 상태에서는 완전하게 이유해

서는 안 되고, 식사도 가능한 한 정기적으로 정량을 주도록 한다.

또 한난(寒暖)을 주의하여 조절하고, 기후의 변화에 따라서 의복을 증감하고, 복부나 요부(腰部)가 차갑지 않도록 한다. 특히 비허(脾虛)나 양허(陽虛)인 소아에게는 하지(下肢)의 보온에 주의를 기울이지 않으면 안 된다. 그 외에 청결에도 주의시키고, 기저귀의 빠른 교환이나 배변 후에 둔부(臀部)의 세정을 도모하고 감염을 예방한다.

•발병 시의 식사제한

소아의 설사 시의 식사제한은 치료의 중요한 포인트이다. 경증인 경우 1회에 주는 식사량을 적게 해서(母乳의 경우는 주는 시간을 단축시킨다) 식사의 간격을 두게 한다.

중증인 경우 처음 8~12시간은 절식시키고, 병상의 경감에 따라서 소량의 모유나 미음 등 소화가 잘 되는 것부터 서서히 주게 한다. 단 탈수증상을 일으키지 않도록 수분보급에 충분히 주의시킨다.

66. 감적

감적(疳積)이라는 것은 소아과 4대 질환의 하나로, 비위(脾胃)의 손상에 의한 운화실조(運化失調)가 장기화해서 기음(氣陰)의 소모에 의한 영양장애를 일으키거나, 경우에 따라서는 성장발육에 영향을 주는 만성질환이다.

'감(疳)'에는 '감(甘)'과 '건(乾)'의 두 가지 의미가 있다. '甘'은 이 병증의 병인을 나타낸다. 기름기가 있는 것, 단 것, 맛이 진한 것을 과식하면 비위를 손상하고, 식적이 장기화하면 疳을 형성한다는 의미이다. '乾'은 이 병증의 병기와 증상을 나타낸다. 감적에 의해서 기음(氣陰)이 고갈(枯竭)하면 신체가 마르고 여위어서 몸이 홀쭉해진다는 의미이다.

이 병증은 3세 전후의 소아에게 자주 보인다. 임상증상은 신체가 여위어서 몸이 홀쭉해짐, 두발(頭髮)이 적어짐, 복부팽창(腹部膨脹), 정맥(靜脈)이 들떠 보임, 음식이상(飮食異常), 정신쇠약(精神衰弱) 등의 특징이 있고, 심한 경우는 성장발육에 영향을 주거나, 여러 가지 질병을 병발(倂發)하기 쉽게 된다.

일반적으로 이 병의 병상은 다음 3단계로 구별된다. 초기는 식적(食積)을 주로 하는 경증이고, '감기(疳氣)'라 불린다. 중기는 식적 이외에 비기(脾氣)의 쇠퇴도 진행한 비허협적(脾虛挾積–비허에 식적을 수반)이고, '감적(疳積)'이라 불린다. 후기에 보이는 것은 기혈(氣血)이 허손(虛損)한 중증이고, '건감(乾疳)'이라 불린다.

이 병증의 주된 발병원인은 유식(乳食) 不節制, 영양실조, 기생충, 久病에 의한 체질허약 등이고, 이들에 의해 비위허손(脾胃虛損)이 되면 일어난다. 따라서 이 병증의 치료는 소식화적(消食化積)과 비위(脾胃)의 조리(調理)가 主가 된다. 단 개개의 병증에 따라서 선공후보(先攻後補), 선보후공(先補後攻), 공보겸시(攻補兼施), 내외분치(內外分治) 등의 치법을 시행한다. 또 침구치료와 동시에 식사량이나 영양균형에도 주의하고, 종합치료를 행해야 한다.

병인병기

【 1 】 유식과도, 편식

소아는 비위의 기능이 아직 발달하지 않았기 때문에 식사의 양이나 시간을 절도 있게 하지 않으면 비위의 운화기능이 쉽게 장해된다. 예를 들어 유식(乳食)을 무제한으로 주거나 기름기가 있는 것이나 단 것, 또는 날것이나 찬 것을 지나치게 주면 중초(中焦)에 온적(蘊積)해서 비위(脾胃)를 장해(障害)하고, 식적(食積)이 형성된다. 또 경과가 오래 되면 비위의 운화기능이 감퇴하고, 유식(乳食)에서 수곡(水穀)의 정미(精微)를 흡수할 수 없게 되고, 이것에 의해 장부기혈(臟腑氣血)의 자양부족(滋養不足)이 일어나면, 신체가 야위어서 감적(疳積)이나 건감(乾疳)을 일으킨다.

【 2 】 영양부족

소아는 성장이 빠르기 때문에 발육상황에 알맞게 영양을 공급할 수 있도록 乳食을 조절하지 않으면 영양부족을 일으키는 경우가 있다. 예를 들면 생후 3개월 전후에 補食을 주기 시작하고, 10~12개월에서 이유시키는 것이 일반적이지만, 補食이나 이유의 시기가 늦어지거나, 또는 모친이 영양부족으로 母乳가 稀少하면 소아의 영양부족이 일어난다. 영양부족이 계속되면 비위가 허약하게 되고, 小兒의 신체에 필요한 기혈을 생화할 수 없고, 장부기육(臟腑肌肉), 사지백해(四肢百骸)는 자양되지 않고, 수척해져서 '疳'을 형성한다.

【 3 】 만성질환

만성인 복사(腹瀉)나 이질(痢疾), 충증(蟲證) 등은 직접 진액을 소모하거나, 비위의 수납이나 운화를 실조시켜서 기혈의 생화기능을 감퇴시킨다. 이 때문에 기혈이나 진액이 심하게 부족하고, 전신이 극도로 마르면 건감(乾疳)이 된다.

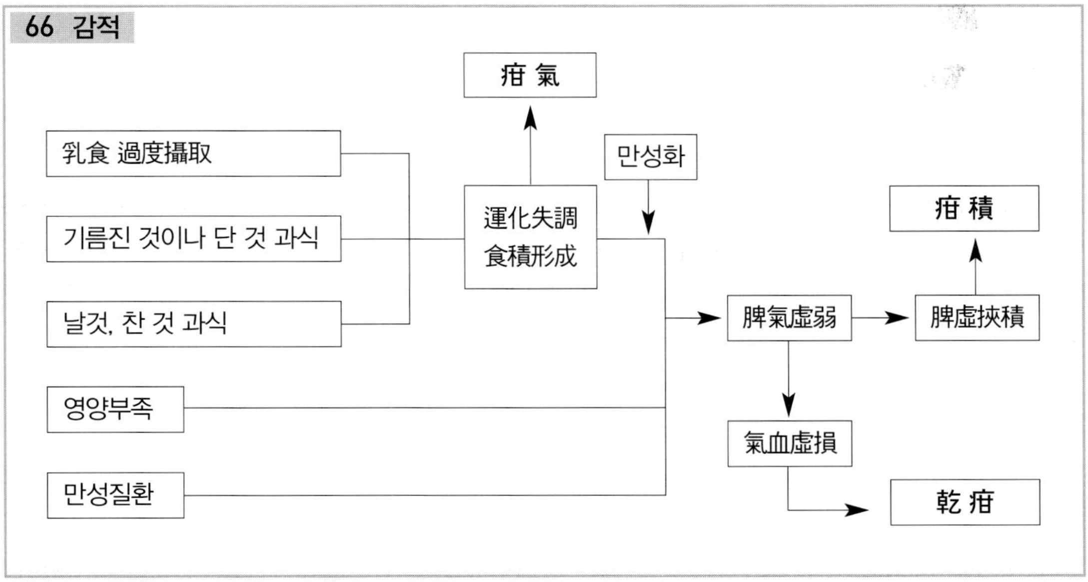

증분류

【1】감기(비위불화)

주　　증 : 신체가 점점 야위고, 식욕부진하며 대부분의 경우는 식후에 복부가 창만한다

수 반 증 : 안색이 흐림, 모발은 희박해서 윤기가 없음, 정신부진, 쉽게 짜증을 냄, 대변은 산취(酸臭)가 있고 당설(溏泄) 또는 건조하다

설 맥 상 : 설질편담(舌質偏淡), 설태박백(舌苔薄白) 또는 미황(微黃), 맥침완(脈沈緩), 지문담(指紋淡) 또는 침(沈)

증후분석 : ①신체가 점점 야위고, 안색이 흐림, 모발은 희박해서 윤기가 없음 – 비위허약(脾胃虛弱)에 의해 기혈을 생화할 수 없고, 영양이 부족하면 일어난다.

②설담박백, 맥침완, 지문담 또는 沈, 대변당박 – 비기허약에 의해 일어난다.

③식후의 복부창만(腹部脹滿), 대변은 건조하고 산취가 있음, 설태미황 – 적체(積滯)가 화열(化熱)하는 것에 의해 일어난다.

④정신부진(精神不振), 쉽게 짜증을 냄 – 비토(脾土)의 운화부족(運化不足)으로 심신(心神)이 자양되지 않거나, 간목(肝木)이 항진하면 일어난다.

【2】감적(비허협적)

主　　症 : 신체가 뚜렷하게 소수(消瘦), 복부의 창만(식후에 심해짐), 심한 경우는 복벽(腹壁)에 청근(靑筋–청맥靜脈)이 떠오름, 식욕감퇴 또는 다식다변(多食多便)

隨 伴 症 : 안색은 위황(萎黃)하고, 모발은 희박, 정신부진, 번조(煩燥), 쉽게 초초해 함, 편안하게 수면할 수 없음, 대변에 미소화물(未消化物)이 섞여있고 산취(酸臭)가 강함, 또는 기생충(寄生蟲)을 배설

舌 脈 象 : 설태담황니(舌苔淡黃膩) 또는 적음, 설질홍소진(舌質紅少津) 또는 자반(紫斑)이 혼재(混在), 맥세활(脈細滑), 지문자체(指紋紫滯)

證候分析 : ①신체소수(身體消瘦), 안색은 萎黃, 모발은 稀薄, 정신부진 – 비위허약(脾胃虛弱)에 의한 생화부족으로 기혈이 허손하면 일어난다. 그 위에 음진(陰津)이 소모되

면 설홍소진(舌紅少津), 설태소(舌苔少)가 된다.

②식욕감퇴, 대변에 미소화물(未消化物)이 섞여있고 산취(酸臭)가 강함 – 비위(脾胃)의 운화(運化)와 수납(受納)이 실조(失調)되면 일어난다. 단 다식다변(多食多便)은 위강비약(胃强脾弱)에 의해 일어난다.

③복부(腹部)의 창만(脹滿), 식후에 심해짐, 맥활(脈滑) – 음식이 적체(積滯)해서 중초(中焦)에 모이고, 비위(脾胃)의 기기(氣機)가 조체하면 일어난다. 또 식체(食積)이 화열(化熱)하면, 설태황니(舌苔黃膩)가 된다.

④복부가 팽창하고 腹壁에 青筋(靜脈)이 떠오름, 설질(舌質)에 자반(紫斑)이 혼재 – 기혈이 조체하고 낙맥어조(絡脈瘀阻)가 되면 일어난다.

⑤번조(煩燥), 쉽게 초초해 함, 편안하게 수면할 수 없음 – 감열(疳熱)이 내생(內生)하고, 심간(心肝)의 火가 신명(神明)에 영향을 주면 일어난다.

【 3 】 건감(기혈허손)

주 증 : 전신이 극도로 소수(消瘦), 肉은 약해지고 骨과 皮만 남음, 복부는 소단(小丹)과 같이 함요(陷凹), 식욕부진(食慾不振)

수 반 증 : 안면은 노인의 풍모가 됨, 구순(口脣)의 건조, 정신쇠약해서 울부짖을 힘도 없음, 모발은 시들어서 윤기가 없음, 피부는 말라서 주름이 짐, 식욕부진, 가끔 미열이 남, 대변당박(大便溏薄) 또는 변비, 심한 경우는 전신에 자반(紫斑)이 출현, 돌연한 폭탈(暴脫)

설 맥 상 : 설질담눈(舌質淡嫩) 또는 紅, 설태광(舌苔光), 맥세약(脈細弱), 指紋淡

증후분석 : ①전신이 극도로 消瘦, 복부함요, 피부는 말라서 주름이 짐 – 생화의 源이 무력하게 되고, 수곡의 정미를 운반해서 전신을 자양할 수 없게 되면 일어난다.

②식욕부진, 대변당박 또는 변비 – 脾胃虛弱에 의해 昇降無力이 되면 일어난다.

③구순(口脣)의 건조, 모발은 시들어서 윤기가 없음, 설질홍, 설태광 – 진혈(津血)이 허손(虛損)하고 윤기가 없게 되면 일어난다.

④정신쇠약해서 울부짖을 힘도 없음 – 생화부족으로 기혈허손(氣血虛損)이 되고,

심신(心神)을 자양할 수 없으면 일어난다.

⑤맥세약, 지문담(指紋淡) – 양기(陽氣)가 쇠약해서 일어난다.

⑥전신에 자반(紫斑)이 출현 – 양기부족(陽氣不足)에 의해 음한(陰寒)이 내생(內生)하고, 기혈(氣血)이 응체(凝滯)하면 일어난다.

⑦미열(微熱) – 허양(虛陽)이 부월(浮越)하면 일어난다.

⑧돌연한 폭탈(暴脫) – 정기(精氣)가 다하고 음양이 이결(離決)하면 일어난다.

치료

【 1 】 감기(비위불화)

치　　법 : 건비화위(健脾和胃)

처 방 례 : 中脘, 下脘, 天樞, 脾兪, 胃兪, 足三里

방　　해 : 中脘으로 중초의 조리, 건비화습(健脾化濕), 화위강역(和胃降逆)을 도모하고, 下脘으로 건비화위(健脾和胃), 소식화적(消食化積)을 촉진하고, 脾兪와 胃兪로 건비화습(健脾化濕), 소체화위(消滯和胃)를 촉진한다. 天樞로 위장의 조리, 이기도체(理氣導滯)를 도모하고, 이것에 足三里를 배혈해서 건비화위(健脾和胃), 부정익기(扶正益氣)를 촉진한다.

이 6穴을 배혈해서 건비화위(健脾和胃)의 협조(協調)를 도모한다.

조　　작 : 각 경혈과 함께 천자해서 평사평보법을 시술하고, 유침은 하지 않고 발침한다. 足三里는 발침 후에 온구(溫灸)를 이용해도 좋다. 격일로 1회 치료한다.

【 2 】 감적(비허협적)

治　　法 : 건비소적(健脾消積)

處 方 例 : 中脘, 章門, 脾兪, 胃兪, 足三里, 公孫, 四縫

方　　解 : 수모배혈(兪募配穴)에 의해 中脘, 章門, 脾兪, 胃兪에 足三里와 公孫을 배혈해서

비위조보(脾胃調補), 소식도체(消食導滯)를 촉진한다. 四縫은 감적치료(疳積治療)의 경험혈(經驗穴)이다.

操　作 : 四縫에는 삼릉침으로 점자하고, 노란 액체를 짜낸다. 그 외의 경혈은 감기(疳氣)와 마찬가지로 조작(操作)을 행한다.

【3】건감(기혈허손)

치　법 : 보기양혈(補氣養血), 회양고탈(回陽固脫)

처 방 례 : 脾兪, 章門, 長强, 胃兪, 神闕

방　해 : 제혈로 익기양혈(益氣養血), 원기(元氣)의 보익(補益)을 도모한다. 폭탈혼수(暴脫昏睡)한 경우는 神闕로 회양구역고탈(回陽救逆固脫)을 도모한다.

조　작 : 脾兪, 章門, 長强, 胃兪에는 단독 또는 복수 穴에 동시에 直接灸를 9～27壯 시술한다. 폭탈혼수해 있는 경우는 神闕에 隔鹽灸를 30～200壯 시술한다.

감적의 치법과 선혈

증후	치　법	선　혈
疳氣	건비화위	中脘, 下脘, 天樞, 脾兪, 胃兪, 足三里
疳積	건비소적	中脘, 章門, 脾兪, 胃兪, 足三里, 公孫, 四縫
乾疳	보기양혈, 회양고탈	脾兪, 章門, 長强, 胃兪, 神闕

고금처방례(古今處方例)

①《침구대성(鍼灸大成)》

• 소아감수(小兒疳瘦): 尾閭骨 上三寸의 陷中에 灸하는 것 3壯

②《침구학간편(鍼灸學簡編)》

• 감질(疳疾)은 조중화체(調中化滯)로 치료(治療)하고, 四縫, 中脘, 天樞, 脾兪, 胃兪, 足三里를 선혈한다

③《중화침구학(中華鍼灸學)》

•脾兪, 胃兪, 公孫에 灸해서 건비익위(健脾益胃)를 도모하고, 또 中脘, 足三里에 鍼을 施하면, 적체(積滯)를 치료하고, 복창을 없애서 止痛할 수 있다

④《중국침구처방학(中國鍼灸處方學)》

•……下脘, 足三里, 四縫, 商丘에 鍼을 刺한다. 특별히 충적(蟲積)인 것에는 白蟲窩를 추가한다. 조열(潮熱)하는 것에는 大椎를 추가한다. 소화불량인 것에는 脾兪, 胃兪, 肝兪를 추가한다. 四縫은 삼릉침(三稜鍼)으로 점자(點刺)하고 황수(黃水)를 적출한다. 그 외의 穴에는 호침(毫鍼)으로 천자하고, 유침은 하지 않는다

⑤《중의아과학(中醫兒科學)》

•中脘, 氣海, 足三里 등의 穴에 鍼을 刺하고, 중간 정도의 자극을 주고, 치침은 하지 않는다. 매일 1회, 5～7일간 치료한다. 만약 효과가 뚜렷하게 나타나지 않는 경우는, 上記 3穴의 치료를 애구(艾灸)로 바꾸고, 또 脾兪, 胃兪, 腎兪 等의 경혈을 배혈하면, 비위를 보익한다. 四縫에는 침자해서 노란 액체를 적출한다. 격일에 1회 치료한다.'

그 외의 요법

【날척법(捏脊法)】

부위: 長强에서 大椎에 이르는 脊椎上에 取하고, 下에서 上으로 향해서 수기를 시술한다.

수기: 示指 背面을 脊椎上에 대고, 上方으로 향해서 추압(推壓)하며, 동시에 엄지손가락과 示指로 피부를 捏起(손가락으로 집는다)한다. 長强에서 大椎까지의 區間을 下에서 양손으로 교대로 날기(捏起)하고, 이것을 1단위로 한다. 1회의 치료에서는 연속해서 6단위 행하고, 5, 6단위 째에는 요추(腰椎)나 흉추(胸椎) 반응부의 피부를 7～8회 가볍게 잡아 당겨 올린다.

6단위는 捏起해서 끝난 곳에 양 엄지손가락을 命門에 대고, 좌우의 腎兪에 향해서 推壓한다.

주치: 소화불량, 식욕부진, 消瘦, 핍력, 복통창만, 감적 등

【한방약】

①감기(疳氣-비위불화脾胃不和): 자생건비환(資生健脾丸)

②감적(疳積－비허협적脾虛挾積): 소감이비탕(消疳理脾湯－식적이 主된 것)

가감비아환(加減肥兒丸－脾氣가 虛損해 있는 것)

③건감(乾疳－기혈허손氣血虛損): 팔진탕(八珍湯)

참고사항

식사지도

양친에게 유아의 연령에 따라서 필요한 영양가 및 식품의 영양가와 주는 방법을 주지시키고, 모유가 부족한 경우는 보식(補食)을 취하게 한다. 처음에 식품을 주는 경우는 '선희후건(先稀後乾－처음은 연하게 유동식으로 주고, 익숙해지면 단단한 음식을 준다)', '선소후다(先少後多－처음은 소량을 주고, 익숙해지면 양을 늘린다)'의 원칙에 의해 소화불량을 예방하게 한다.

식사가 불규칙하거나 부정기로 무턱대고 보식(補食)을 주거나, 또는 편식하는 경우는 이것을 개선시킨다.

소화력이 감퇴한 중증 환자에게는 소화력에 맞춰서 식사시간이나 양을 한정하고, 처음은 식품의 종류도 늘리지 않고, 가능한 한 소화가 잘 되는 것을 주도록 시킨다.

단 치료가 진행되면, 식욕이나 대변의 회복상황에 맞춰서 식품의 종류나 양을 증가하도록 지도한다.

비타민 A가 결핍된 소아에게는 간유제제(肝油製劑)나 간류식물(肝類食物)을 주고, 부종이 보이는 경우는 고단백인 음식물을 주고 동시에 비타민 B를 주도록 지도한다.

67. 소아경풍

경풍(驚風)은 '경궐(驚厥)', '추풍(抽風)'이라고도 하고, 의식소실(意識消失)을 동반하는 경련이 주된 특징이며, 소아기에 자주 보이는 증후이다. 경풍은 어느 계절, 어떤 질병 중에도 발생할 수 있다. 경풍의 발생은 일반적으로 1~5세의 소아에게 많지만, 연령이 낮아지면 낮아질수록 발생률이 높고, 7세 이상에서는 점점 감소한다. 이 證은 일반적으로 돌발성이 있고, 세력이 흉험(凶險)하며 변화도 빠르고, 생명을 위협하는 경우도 있기 때문에 소아과에서는 위중한 구급병으로 분류한다.

경풍(驚風)은 병세의 완급, 병상의 허실에 따라 급경풍(急驚風)과 만경풍(慢驚風)으로 분류한다. 일반적으로 병세가 급격해서 임상증상이 실증인 것을 급경풍이라고 하고, 병세가 완만해서 임상증상이 허증인 것을 만경풍이라고 한다.

따라서 경풍의 치법은 급경풍(急驚風)에서는 소풍청열(疏風淸熱), 거담개규(去痰開竅), 평간식풍(平肝植風), 안신진경(安神鎭驚)이 主가 되고, 만경풍에서는 온보비위(溫補脾胃), 육음잠양(育陰潛陽), 유간식풍(柔肝熄風)이 主가 된다.

또 만경풍(慢驚風)이 만연하여 양기를 손상하고, 양기쇠미(陽氣衰微)의 위중한 증후가 나타나는 것은 만비풍(慢脾風)이라 말하고, 치법은 회양구역(回陽救逆)이다.

급경풍

병인병기

이 병의 발생은 열(熱), 담(痰), 풍(風), 경(驚)과 관계가 깊다. 이것은, 熱은 風이나 痰을 낳고, 痰은 심규(心竅)를 犯하며, 風은 양사(陽邪)로 열화(熱化)하기 쉬우며 움직이기 쉽고, 驚은 氣를 어지럽혀서 神의 기반을 없애는 등의 성질에 의한 것이다. 한편 소아의 장부는 여리고 섬세해서 진음(眞陰)이 부족하고 형기(形氣)도 충만하지 않으며, 더욱이 '순양(純陽)의 체(體)'이다. 따라서 외감육음(外感六淫)의 감수(感受)나 숙식(宿食)이 있으면 내온(內蘊)해서 담열(痰熱)이 생기기 쉽고, 이것이 心과 肝에 미치면 열극생풍(熱極生風) 또는 열성상음(熱盛傷陰)에 의한 간풍내동(肝風內動)이 일어나고, 이 病이 발생한다.

【 1 】 외감육음에 의한 경풍

외감육음(外感六淫)은 모두 경풍(驚風)의 발생 원인이지만, 대부분의 경우는 겨울부터 봄에 걸친 풍사(風邪)나 여름이나 초가을의 서사(暑邪) 및 역려(疫癘)에 의해 일어난다.

겨울부터 봄에 걸쳐서는 기후(氣候)가 크게 변화하고, 소아의 기부(肌膚)도 약해지기 때문에 주리(腠理)가 밀접한 상태를 유지하지 않아서 풍사(風邪)를 감수하기 쉽다. 風이 기표(肌表)를 침해하고 表에서 裏에 들어가면, 울체(鬱滯)해서 화화(化火)하고, 火가 왕성하게 되어서 痰을 생기게 하면, 열극생풍(熱極生風)에 의한 경풍(驚風)이 일어난다.

여름이나 초가을의 계절은 더위가 심하고, 소아의 원기는 약해지고 진음(眞陰)은 부족해서 서사(暑邪)를 감수하기 쉽다. 또 서사(暑邪)는 양사(陽邪)인 습사(濕邪)를 수반하기 쉽다. 이 계절에 소아를 염천(炎天)이나 더운 장소에서 지내게 해서 서사(暑邪)를 감수시키면, 담열(痰熱)이 심포(心包)에 미치고 청규(淸竅)를 장해해서 경풍(驚風)이 일어난다.

역려(疫癘)는 병세가 급격해서 熱化하기 쉽고, 전파나 변화도 빠르다. 따라서 疫癘를 감수하면 실열(實熱)이 내폐(內閉)하기 쉽고, 이것이 심포를 장해하거나 간풍(肝風)을 내동(內動)하면 경풍이 일어난다.

【 2 】 담열에 의한 경풍(담열내온)

소아는 식욕을 자제할 수 없어서 과식하기 쉽다. 유식(乳食)이 내정(內停)해서 비위를 손상하면, 운화가 실조되어서 담탁(痰濁)이 內生한다. 이 담탁이 기기를 조체하고, 鬱해서 化熱하면, 열극생풍(熱極生風)에 의한 경풍(驚風)이 일어난다.

【 3 】 경공에 의한 경풍

소아는 원기가 충족해 있지 않고 신명(神明)도 취약(脆弱)하다. 따라서 갑자기 괴상한 것이나 소리를 보고 듣거나, 멍청히 있다가 넘어지거나 하면, 급격하게 경공(驚恐)을 느껴서 심신(心神)의 장애(障礙)나 기기(氣機)의 역란(逆亂)이 일어나고, 경풍(驚風)이 발생한다.

67-1 소아경풍

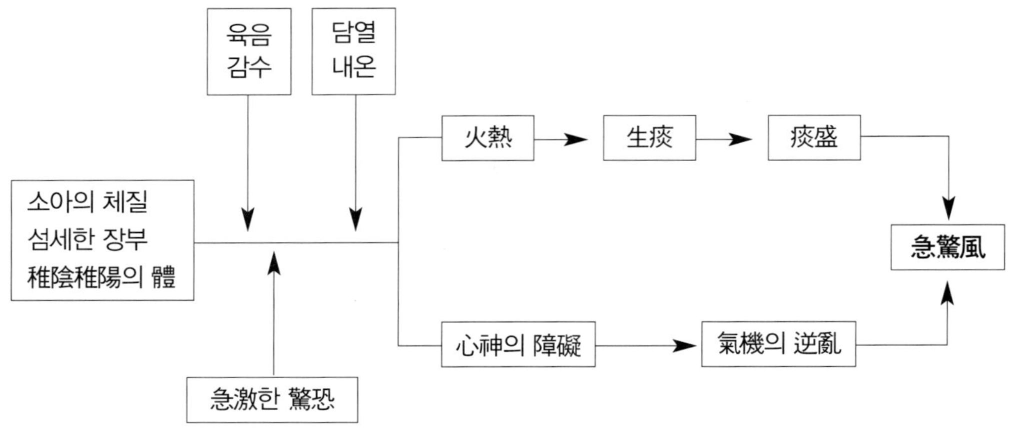

증분류

【 1 】 외감육음에 의한 경풍

주 증 : 돌연발병, 사지경련, 인사불성, 심한 경우는 각궁반장(角弓反張), 兩目直視

수 반 증 : 발열, 두통, 인두(咽頭)의 충혈, 해수, 구갈, 煩燥, 또는 오심, 구토

설 맥 상 : 설질홍(舌質紅), 설태박황(舌苔薄黃) 또는 황니(黃膩), 맥부삭유력현(脈浮數有力弦), 지문청자(指紋靑紫)

증후분석 : ①발열, 인사불성, 구갈, 번조(煩燥) – 병사(病邪)가 열화(熱化)하고 심포(心包)에 내함(內陷)해서 신명(神明)을 장해(障害)하면 일어난다.

②사지경련, 각궁반장(角弓反張), 양목직시(兩目直視) – 화열(火熱)이 風을 생기게

하고, 간풍(肝風)이 내동(內動)하면 일어난다.

③설질홍, 설태황, 맥부삭유력현, 지문청자 – 열사(熱邪)가 내성(內盛)해서 간풍(肝風)을 일으키면 나타난다.

【2】담열에 의한 경풍(담열내온)

主 症 : 돌연발병, 안면홍조, 인사불성, 사지경련, 경항부(頸項部)의 강직(强直)

隨伴症 : 발열, 콧김이 거칠다, 喉에 담명음(痰鳴音), 복창(腹脹), 복통, 구토, 변비 또는 대변부취(大便腐臭), 대변에 혈농(血膿)이 섞임

舌脈象 : 설태황니(舌苔黃膩), 맥현활삭(脈弦滑數), 지문청자(指紋靑紫)

證候分析 : ①발열 – 담열(痰熱)이 내울(內鬱)하면 일어난다.

②인사불성 – 담화(痰火)가 심규(心竅)에 영향을 주면 일어난다.

③사지경련(四肢痙攣), 경항부(頸項部)의 강직(强直) – 화열(火熱)이 간풍(肝風)을 내동(內動)하면 일어난다.

④복창, 복통, 구토, 변비 – 痰이 氣機를 조체해서, 昇降이 실조되면 일어난다.

⑤콧김이 거칠다, 喉에 痰鳴音, 舌苔黃膩, 脈弦滑數 – 痰熱이 內蘊하여 일어난다.

【3】경공에 의한 경풍

주 증 : 돌연한 경련(痙攣), 경항부(頸項部)의 강직(强直), 인사불성

수반증 : 큰 소리로 울부짖음, 놀라기 쉬움, 편안하게 잘 수 없음, 사지(四肢)의 냉기(厥冷), 일반적으로는 발열은 없음

설맥상 : 설질담(舌質淡), 설태박백(舌苔薄白), 맥삭란(脈數亂)

증후분석 : ①돌연한 경련, 경항부의 강직, 인사불성, 사지궐랭 – 놀라면 氣가 혼란해지고, 급격(急激)하게 기기(氣機)가 역란(逆亂)하면 일어난다.

②큰 소리로 울부짖음, 놀라기 쉬움, 편안하게 잘 수 없음 – 경공(驚恐)이 심신(心神)을 손상하면 일어난다.

③설질담, 설태박백 – 설상(舌象)에는 이상이 보이지 않는다.

④맥삭란 – 기기(氣機)가 역란(逆亂)하면 일어난다.

치료

【1】외감육음에 의한 경풍

치 법：청열거사(淸熱去邪), 식풍진경(熄風鎭驚)

처방례：人中, 大椎, 合谷, 太衝, 十二井穴(上肢) 또는 十宣

①발열이 심한 경우는 曲池를 가한다.

②구토가 있는 경우는 中脘, 內關을 가한다.

방 해：人中으로 성뇌개규(醒腦開竅), 진경식풍(鎭驚熄風)을 도모하고, 太衝으로 평간식풍(平肝熄風)을 도모한다. 合谷으로 폐기(肺氣)의 청선(淸宣), 청열(淸熱)을 도모하고, 제양(諸陽)이 모이는 大椎로 양기(陽氣)의 선통(宣通), 표사(表邪)의 제거를 촉진한다. 手의 십이정혈 또는 十宣은 점자출혈(點刺出血)시켜서 제경(諸經)의 사열(邪熱)을 청사(淸瀉)해서 개규성신(開竅醒神)을 도모한다.

발열이 심한 경우는 曲池를 가해서 청열(淸熱)을 강화한다.

구토가 있는 경우는 中脘, 內關을 가해서 화위강역(和胃降逆)을 도모한다.

조 작：手의 십이정혈, 十宣으로부터는 점자출혈시킨다. 人中은 위를 향해서 사자하고 작탁수법(雀啄手法)을 시술한다. 그 외의 경혈은, 0.5～1寸 직자하고, 염전사법(捻轉瀉法)을 시술하고, 유침은 하지 않고 발침한다.

【2】담열에 의한 경풍(담열내온)

治 法：청열거담(淸熱去痰), 개규식풍(開竅熄風)

處方例：人中, 中脘, 豐隆, 合谷, 內關, 神門, 太衝, 曲池

方 解：人中으로 성뇌개규(醒腦開竅), 진경식풍(鎭驚熄風)을 도모하고, 內關, 神門, 太衝으로 청심사간(淸心瀉肝), 진경식풍(鎭驚熄風)을 도모한다. 中脘과 豐隆을 배혈해

서 도체화담(導滯化痰)을 도모하고, 合谷으로 폐기(肺氣)의 청선(淸宣)을 도모하고 청열화담(淸熱化痰)을 촉진한다. 曲池로 청열(淸熱)을 강화한다.

操 作 : 제혈에 0.5~1寸 직자하고, 염전사법을 시술하고, 20분간 유침한다. 유침하는 중에도 3~5분 간격으로 수기를 시술한다.

【3】경공에 의한 경풍

치 법 : 진경안신(鎭驚安神)

처 방 례 : 印堂, 內關, 神門, 陽陵泉, 百會, 四神聰

방 해 : 印堂으로 진경안신(鎭驚安神)을 도모하고, 內關, 神門으로 영심안신(寧心安神)을 도모한다. 筋會인 陽陵泉으로 서근진경(舒筋鎭痙)을 도모하고, 百會 또는 四神聰으로 진경안신(鎭驚安神)을 촉진한다.

조 작 : 印堂, 百會, 四神聰은 0.3~0.5寸 횡자한다. 그 외의 제혈은 0.5~1寸 직자하고, 염전사법을 시술한다. 20분간 유침한다.

고금처방례(古今處方例)

①《태평성혜방(太平聖惠方)》

• 소아의 급경풍(急驚風)에는 前頂 1穴에 灸하는 것 3壯, 百會의 前 1寸에 있다. 만약 치유되지 않으면 양미두(兩眉頭) 및 비하(鼻下)의 人中 1穴에 灸해야 한다. 炷는 小麥 크기

②《침구취영(鍼灸聚英)》

• 소아경풍(小兒驚風)하는 것은 腕骨에 鍼한다

③《신농경(神農經)》

• 수구(水溝)는 소아의 급만경풍(急慢驚風)을 치료한다. 灸하는 것 3壯. 炷는 小麥 크기

그 외의 요법

【이침(耳鍼)】

선혈: 神門, 腦(皮質下), 心, 腦點, 交感

조작: 강한 자극, 60분간 유침하고, 그 사이 20분 간격으로 자극을 준다.

【한방약】

①외감육음(外感六淫)에 의한 경풍(驚風): 영각구등탕(羚角鉤藤湯)

②담열(痰熱)에 의한 경풍(담열내온): 옥추단(玉樞丹)

③경공(驚恐)에 의한 경풍: 안신환(安神丸)

참고사항

①사지가 경련하고 있을 때에는 手足을 강제로 잡아당겨서 근골(筋骨)이 손상되지 않도록 주의한다.

②경련(痙攣)이 멈추지 않거나 담연(痰涎)이 많은 경우는 기도를 확보하기 위해 환자를 옆으로 향하게 한다. 그리고 몇 층 정도 감은 소독가제를 윗니 아랫니 사이에 넣어 혀를 물지 않게 한다.

급경풍의 치법과 선혈

증후	병인병기	치 법	선 혈
急驚風	外感六淫	청열거사, 식풍진경	人中, 大椎, 合谷, 太衝, 十二井穴(上肢) 또는 十宣
	痰 熱	청열거담, 개규식풍	人中, 中脘, 豐隆, 合谷, 內關, 神門, 太衝, 曲池
	驚 恐	진경안신	印堂, 內關, 神門, 陽陵泉, 百會, 四神聰

만경풍

병인병기

만경풍(慢驚風)은 다량(多量)의 구토(嘔吐)나 설사(泄瀉) 및 열성질환(熱性疾患)이나 만성질환(慢性疾患)으로 비위(脾胃)가 손상(損傷)되고, 간목(肝木)이 土를 이용해서 비허간왕(脾

虛肝旺)이 되어 내풍(內風)이 생기면 일어난다. 또는 열성질환(熱性疾患)에 의해 陰을 소모하고, 신음(腎陰)이나 간혈(肝血)이 허손이 되어 음허(陰虛) 때문에 내풍(內風)이 생기면 일어난다. 또 병증이 진행해서 양기(陽氣)를 손상하면 양기쇠약(陽氣衰弱)에 의한 위중(危重)한 증상이 나타나는데, 이것을 '만비풍(慢脾風)'이라고 한다.

이 병증(病證)의 주된 병위((病位)는 비(脾), 간(肝), 신(腎) 세가지 장(臟)이고, 이하 세 가지 證으로 분류한다.

【 1 】 비허간왕에 의한 만경풍

다량의 구토(嘔吐)나 설사(泄瀉)로 비양(脾陽)이 손상되거나, 급경풍(急驚風)이 완치되지 않고 만성화해서 비양(脾陽)을 손상하거나, 또는 선천적으로 비위(脾胃)가 허약하거나 하면 '토허목적(土虛木賊)'이 되고, 간목(肝木)이 土를 이용하면, 간왕(肝旺)에 의한 내풍구(內風)에 의해 만경풍(慢驚風)이 일어난다.

【 2 】 비신양허에 의한 만경풍

선천적으로 신양(腎陽)이 부족해서 비양(脾陽)을 온후(溫煦)할 수 없거나, 음한(陰寒)의 내생(內生)에 의한 구설(久泄)이나 구토(久吐)로 비양(脾陽)이 손상되고, 그 위에 신양(腎陽)도 쇠퇴하면 비신양허(脾腎陽虛)가 된다. 이 때문에 기혈의 생화나 운화 · 승청 등의 작용이 감퇴하거나 양기가 망탈(亡脫)하면, 극도의 정신쇠약이나 혼수 등이 일어나고, 허풍이 내동하면 '만비풍(慢脾風)'이 된다.

【 3 】 간신음허에 의한 만경풍

급경풍(急驚風)이나 온열병(溫熱病)이 만성화하면 음액(陰液)을 소모해서 신음허손(腎陰虛損)이 된다. 그 때문에 신음(腎陰)이 간목(肝木)을 자양할 수 없으면 간혈(肝血)이 부족해서 근맥(筋脈)을 자양할 수 없게 되고, 음허내풍(陰虛內風)에 의해 만경풍이 일어난다.

67-2 만경풍

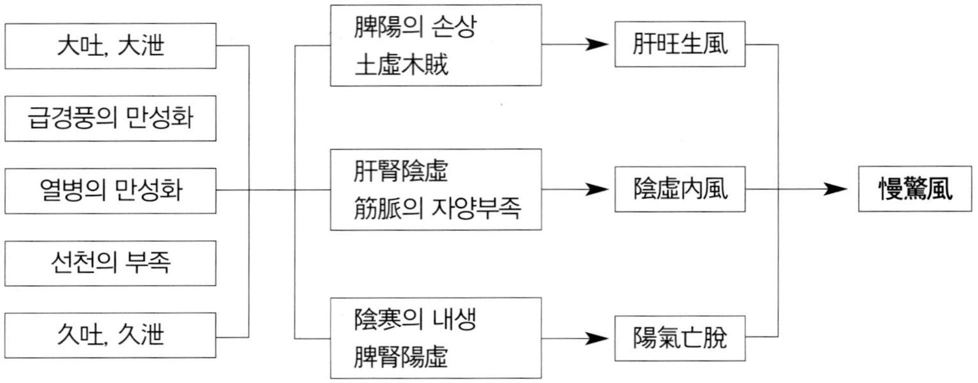

증분류

【 1 】 비허간왕에 의한 만경풍

주 증 : 가끔 경련(痙攣)한다, 경련은 무력(無力)

수 반 증 : 정신은 쇠약해서 확실하지 않음, 기수(嗜睡), 눈을 뜨고 잠, 안색위황(顔色萎黃), 식욕부진, 대변희박(大便稀薄), 사지(四肢)의 냉기(冷氣)

설 맥 상 : 설질담(舌質淡), 설태백(舌苔白), 맥침약(脈沈弱)

증후분석 : ①경련은 무력 – 간목(肝木)이 비토(脾土)의 虛를 이용해서, 간왕(肝旺)하여 내풍(內風)이 생기면 일어난다.

②정신은 쇠약해서 확실하지 않음, 기수, 눈을 뜨고 잠 – 비허(脾虛)로 청양(淸陽)이 두목(頭目)에 떠오르지 않으면 일어난다.

③안색위황(顔色萎黃), 식욕부진, 대변희박(大便稀薄) – 비양(脾陽)이 부족해서 운화기능이 감퇴하면 일어난다.

④사지의 냉기 – 비양허약(脾陽虛弱) 때문에 음한(陰寒)이 내성하고, 사지를 온후(溫煦)할 수 없으면 일어난다.

⑤설질담, 설태백, 맥침약 – 양기부족(陽氣不足)의 象이다.

【2】비신양허에 의한 만경풍

主　症：수족이 실룩실룩 움직임

隨 伴 症：정신쇠약, 안색창백, 이마에서 차가운 땀이 남, 사지궐랭, 기수, 눈을 뜨고 잠, 소변청장(小便淸長), 대변당설(大便溏泄)

舌 脈 象：설질담백(舌質淡白), 설태백활(舌苔白滑), 맥침세(脈沈細) 또는 미약(微弱)

證候分析：①수족이 실룩실룩 움직임 – 양기가 망탈해서 허풍이 내동하면 일어난다.

②정신쇠약, 기수, 눈을 뜨고 잠 – 원양(元陽)이 부족해서 청양(淸陽)이 두목(頭目)에 떠오르지 않으면 일어난다.

③안색창백, 이마에서 차가운 땀이 남, 설태백활(舌苔白滑) – 원양(元陽)이 허쇠(虛衰)하고 한수(寒水)가 안면부(顔面部)에 상범(上氾)하면 일어난다.

④소변청장, 대변당설 – 신양허(腎陽虛)에 의해 기화기능(氣化機能)이 감퇴하거나, 비위(脾胃)를 온후(溫煦)할 수 없으면 일어난다.

⑤설질담백, 맥침세 또는 미약 – 비신양허(脾腎陽虛)에 의한 陽氣亡脫의 象이다.

【3】간신음허에 의한 만경풍

주　증：지체(肢體)의 경련 또는 강직(强直), 가끔 경련(痙攣)

수 반 증：안면홍조, 대변건결, 소수(消瘦), 정신피로, 煩燥, 신열, 수족의 煩熱

설 맥 상：舌은 건조해서 舌尖이 빨갛다, 맥세삭(脈細數)

증후분석：①肢體의 경련, 또는 강직, 가끔 경련 – 신음(腎陰)이나 간혈(肝血)이 부족해서 근맥(筋脈)을 자양할 수 없게 되어 음허내풍(陰虛內風)이 발생하면 일어난다.

②안면홍조 – 陰이 부족해서 陽을 억제할 수 없으면, 虛火가 上炎해서 일어난다.

③신열, 수족의 번열(煩熱), 消瘦 – 음허에 의해 허열이 內生하면 일어난다.

④정신피로(精神疲勞), 번조(煩燥) – 신음허손(腎陰虛損)에 의해 심신(心神)이 자양(滋養)되지 않으면 일어난다.

⑤대변건결(大便乾結) – 진액이 枯燥해서 腸이 윤기를 잃으면 일어난다.

⑥舌은 건조(乾燥)해서 설첨(舌尖)이 빨갛다, 맥세삭 – 陰虛內熱의 象이다.

치료

【 1 】 비허간왕에 의한 만경풍

치　　법 : 온보비양(溫補脾陽), 진경식풍(鎭驚熄風)

처 방 례 : 章門, 氣海, 足三里, 太衝

방　　해 : 章門과 氣海로 비양(脾陽)의 온보(溫補)를 도모하고, 足三里로 건비(健脾)를 도모하고 운화를 촉진한다. 太衝은 사법을 시술해서 진경식풍(鎭驚熄風)을 도모한다.

조　　작 : 章文은 0.5寸 횡자하고, 足三里는 1寸 직자해서 염전보법을 시술한다. 太衝은 0.5～1寸 직자하고, 염전사법을 시술한다. 氣海는 15분간 온구(溫灸)를 시술한다. 유침(留鍼)은 하지 않는다.

【 2 】 비신양허에 의한 만경풍

治　　法 : 온보비신(溫補脾腎), 회양구역(回陽救逆)

處 方 例 : 關元, 合谷, 足三里, 神闕

方　　解 : 關元과 神闕에 시구(施灸)해서, 회양구역(回陽救逆), 배토고원(培土固元)을 도모한다. 이것에 合谷, 足三里를 배혈(配穴)해서 비위(脾胃)의 보익(補益)을 촉진하고, 후천(後天)의 本을 돕는다.

操　　作 : 關元, 神闕에는 隔物灸(附子灸)를 1～10數壯 시구(施灸)하고, 合谷, 足三里에는 염전보법(捻轉補法)을 시술한다. 일반적으로는 유침(留鍼)하지 않지만, 유침하는 경우에는 20분간 行한다.

【 3 】 간신음허에 의한 만경풍

치　　법 : 육음잠양(育陰潛陽), 유간식풍(柔肝熄風)

처 방 례 : 曲泉, 太谿, 太衝

방　　해 : 曲泉과 太谿를 배혈해서 음액(陰液)의 자양(滋養)을 도모하고, 太衝으로 식풍지경(熄風止痙)을 도모한다.

조　작: 曲泉, 太谿는 0.5~1寸 직자하고, 염전보법을 시술한다. 太衝은 0.5~1寸 자입하고, 염전사법을 시술한다. 유침은 하지 않는다.

만경풍의 치법과 선혈

증 후	병인병기	치 법	선 혈
慢驚風	脾虛肝旺	온보비양, 진경식풍	章門, 氣海, 足三里, 太衝
	脾腎陽虛	온보비신, 회양구역	關元, 合谷, 足三里, 神闕
	肝腎陰虛	육음잠양, 유간식풍	曲泉, 太谿, 太衝

고금처방례(古今處方例)

①《태평성혜방(太平聖惠方)》

• 소아의 만경풍은 尺澤에 灸하는 것 각 1壯, 주중횡문(肘中橫紋)의 約 7分 動脈 中에 있다, 艾柱는 小麥 크기

②《고금의통(古今醫統)》

• 소아의 만경풍(慢驚風)은 尺澤, 印堂에 灸하는 것 3壯

③《중의아과학(中醫兒科學)》

• 만경풍의 비양허약(脾陽虛弱) 또는 비신양허(脾腎陽虛)인 것에는 大椎, 脾兪, 命門, 關元, 氣海, 百會, 足三里에 灸法을 施한다. 간신음허(肝腎陰虛)인 것에는 內關, 曲池, 合谷, 太衝, 承山에 鍼을 刺한다. 아관긴급(牙關緊急)이 있으면 下關 · 頰車를 가한다

그 외의 요법

【이침(耳鍼)】

선혈: 心, 肝, 神門, 腦(皮質下), 枕

조작: 앞의 경혈에서 매회 2~3穴을 선혈하고, 호침을 이용해서 침자하거나, 왕불류행(王不留行)으로 안압(按壓)한다. 매일 또는 격일 치료하고, 20~30분간 유침한다.

【한방약】

①비허간왕(脾虛肝旺)에 의한 만경풍(慢驚風): 부자이중환(附子理中丸)

②비신양허(脾腎陽虛)에 의한 만경풍: 고진탕(固眞湯)

③간신음허(肝腎陰虛)에 의한 만경풍: 대정풍주(大定風珠)

참고사항

이 병은 대부분은 허증(虛證)에 속하므로 기름기가 있는 것이나 감미(甘味)의 과잉섭취 등의 飮食不節에 주의시킨다. 또 충분하게 영양을 보급해서 건강 회복을 도모하게 한다.

68. 소아유뇨

유뇨(遺尿)는 '요상(尿床)'이라고도 불리는데, 만 3세 이상의 소아가 상습적으로 수면 중에 배뇨하고 잠에서 깬 후에 알아차리는 병증이다.

만 3세 이하의 유아는 지능이 발달하지 않았기 때문에 정상적인 배뇨습관이 몸에 배지 않고, 노는 데 정신이 팔려 수면이 부족하거나 정신이 극도로 피로하면, 가끔 유뇨하는 경우가 있다. 그러나 이런 것은 병태에 속하지 않는다. 그러나 만 3세가 지나도 아직 배뇨를 자제할 수 없고, 습관적으로 매일 밤 오줌을 싸는 경우는 병태(病態)라고 간주한다. 이 병이 장기간 계속해서 치유되지 않으면 소아의 정신면이나 생활환경에 영향을 미친다.

이 병의 발병은 신(腎), 방광(膀胱)의 실조(失調)와 직접 관계가 있다. 발병원인(發病原因)은 대부분 신기부족(腎氣不足), 하원허한(下元虛寒), 병후(病後)의 체질허약, 폐비기허(肺脾氣虛), 또는 습관성에 의한 것이다.

이 병의 치료는 《영추(靈樞)》〈본수(本輸)〉의 '유닉(遺溺)하면 바로 이것을 補하는' 원칙에 의거해서 배원보신(培元補腎)을 주로 행한다. 또 한방약을 병용해서 치료해도 좋다.

병인병기

【 1 】 하원허한에 의한 유뇨(신기부족)

소변의 배설과 저류(貯溜)는 방광의 기화(氣化)에 의해서 제약(制約)되고('약속'이라고 한다), 방광(膀胱)의 기능은 신양(腎陽)의 온후(溫煦)에 의해 유지된다. 소아에게 선천적인 부족이 있거나 체질적으로 허약하거나, 또는 병후에 정기가 쇠퇴하면 신기(腎氣)가 부족해서 하원허한(下元虛寒)이 된다. 야간은 陰이 主된 시간이고, 수면 중에는 양기가 체내에 자리 잡지만, 이 때 신양(腎陽)이 부족하면, 방광은 신양(腎陽)의 온양(溫養)을 받아들이지 못하고, 제어기능(制御機能)이 실조되면 유뇨(遺尿)가 일어난다.

【 2 】 비폐기허에 의한 유뇨

수도(水道)를 제어하는 방광의 기능은 신기(腎氣)의 고섭(固攝)이나 신양의 온후를 받아들이는 것 이외에 폐비(肺脾) 2臟과 관계가 있다. 肺는 水의 上源으로 치절(治節)을 主하고, 水道를 통조(通調)하는 작용으로 수액(水液)을 방광에 수송하고, 脾는 승청(昇淸)이나 수액(水液)의 운화를 主한다. 따라서 구병(久病)이나 대병(大病)에 의해서 정기가 쇠퇴하고 비폐기허(脾肺氣虛)가 되면, 비기(脾氣)의 승청기능(昇淸機能)이 감퇴해서, 진액은 肺로 상승(上昇)하지 않고 하함(下陷)하며, 아울러 폐기(肺氣)의 치절기능(治節機能)도 감퇴해서, 방광이 行하는 수도의 제어기능을 실조시킨다. 또 氣는 陽에 속하고, 기허는 음성(陰盛)을 일으키기 때문에 陰을 主로 하는 야간에 유뇨가 일어난다.

【 3 】 간경습열에 의한 유뇨

간기(肝氣)는 소설(疏泄)을 主하고, 기기(氣機)를 소통해서 삼초(三焦)를 통리(通利)하고 수도를 조절한다. 또, 족궐음간경은 음기(陰器)를 휘감고 있다. 습열(濕熱)의 병사(病邪)나 음식부절(飮食不絶)에 의해 생긴 비위습열(脾胃濕熱)이 족궐음간경에 모여서 소설(疏泄)을 실조시켜서 화화(化火)하면, 화열(火熱)이 내박(內迫)해서 방광에 下注하고, 방광의 제어기능을 실조시켜서 유뇨가 일어난다.

【 4 】 습관성 유뇨

소아의 버릇이 나쁘고, 야간에 배뇨를 규제하지 않으면 습관성 유뇨가 일어난다. 단, 이 타입의 유뇨는 질병에는 속하지 않기 때문에 증분류나 치료에서는 삭제한다.

68 소아유뇨

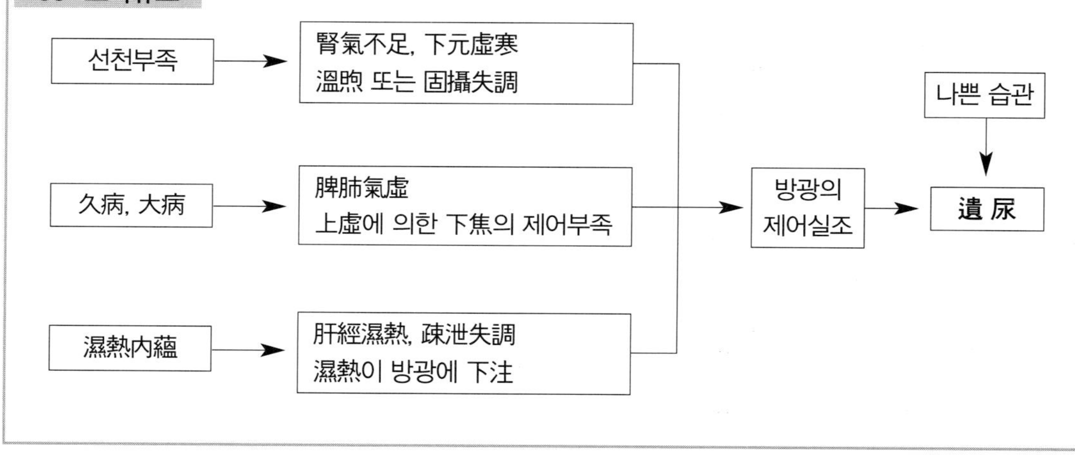

증분류

【 1 】 하원허한에 의한 유뇨(신기부족)

주　　증 : 수면 중에 유뇨(遺尿)하고, 잠에서 깬 뒤 알아차린다, 배뇨량은 비교적 다량, 하룻밤에 1회 내지 수회 유뇨한다.

수 반 증 : 안색창백, 정신피로, 핍력(乏力), 지능발달이 늦음, 요부연(腰部軟), 하지무력, 소변청장(小便淸長) 또는 빈삭, 심한 경우는 몹시 추위를 탐, 四肢의 냉기

설 맥 상 : 설질담(舌質淡), 설태백(舌苔白), 맥침지무력(脈沈遲無力)

증후분석 : ①유뇨다량, 심한 경우는 하룻밤에 수회 – 신기부족(腎氣不足)으로 고섭(固攝)이 실조되고, 신양허쇠(腎陽虛衰)로 방광의 온양(溫養)이 부족하기 때문에, 방광의 제약기능(制約機能)이 감퇴해서 일어난다.

②안색창백, 설질담, 정신피로, 핍력, 하지무력, 몸시 추위를 탐, 사지의 냉기 – 양기(陽氣)가 부족하고, 청양(淸陽)이 신명(神明)이나 안면에 상승(上昇)할 수 없거나, 사지(四肢)를 온양(溫養)할 수 없으면 일어난다.

③지능발달이 늦음 – 선천이 부족하고 뇌수가 공허(空虛)하면 일어난다.

④요부연(腰部軟) – 腎虛로 骨을 主하지 않으면, 腎의 府인 腰가 연약하게 된다.

⑤소변청장 또는 빈삭 – 命門의 火가 부족해서 腎의 氣化가 실조되면 일어난다.

⑥맥침지무력 – 신양(腎陽)이 쇠퇴해서 허한(虛寒)이 내생하고 양기의 추동기능(推動機能)이 무력화되면 일어난다.

【 2 】 비폐기허에 의한 유뇨

主 症 : 수면 중에 유뇨, 배뇨 횟수는 많지만 배뇨량은 많지 않다.

隨伴症 : 안색위황(顔色萎黃), 정신피로, 핍력, 숨이 참, 나언(懶言), 자한(自汗), 식욕부진(食慾不振), 대변당박(大便溏薄)

舌脈象 : 설질담(舌質淡) 또는 반눈(胖嫩), 맥약(脈弱) 또는 완(緩)

證候分析 : ①유뇨, 배뇨량은 많지 않음 – 폐기(肺氣)와 비기(脾氣)의 부족으로 수액(水液)의 운화(運化), 수도(水道)의 통조(通調), 치절기능(治節機能)이 감퇴하고, 방광의 제약(制約)이 실조되면 유뇨가 일어나지만, 신기(腎氣)의 장애(障礙)는 아직 일어나지 않기 때문에 배뇨량은 하원허한(下元虛寒)에 의한 유뇨만큼 많지 않다.

②안색위황, 정신피로, 핍력 – 비폐기허(脾肺氣虛)에 의해 기혈(氣血)이 부족하고, 안면, 심신(心神), 사지를 자양할 수 없게 되면 일어난다.

③식욕부진, 대변당박 – 비기허(脾氣虛)에 의해 운화기능이 감퇴하면 일어난다.

④숨이 참, 나언, 자한, 설질담 또는 胖嫩, 맥약 – 기허(氣虛)에 의해 일어난다.

【 3 】 간경습열에 의한 유뇨

주　　증 : 수면 중에 유뇨, 소변은 황색이며 나쁜 냄새가 강하게 코를 찌름, 배뇨량은 적고 유뇨의 횟수도 많지 않다.

수 반 증 : 급조(急躁), 화를 자주 냄, 야간에 이를 갊, 안면홍조, 脣의 色은 紅

설 맥 상 : 설질홍(舌質紅), 舌苔黃 또는 黃膩, 맥활삭유력(脈滑數有力)

증후분석 : ①유뇨, 소변은 황색으로 나쁜 냄새가 강함 – 습열(濕熱)이 족궐음간경에 내온(內蘊)해서 소설(疏泄)을 실조시키고, 화화(化火)해서 방광에 下注하고, 방광의 제약기능을 실조시키면 일어난다.

②급조, 화를 자주 냄, 야간에 이를 갊 – 간화(肝火)가 왕성하게 되고, 熱이 심신(心神)에 영향을 주면 일어난다.

③안면홍조, 순(脣)의 색은 홍(紅), 설질홍, 설태황(舌苔黃) – 화열(化熱)한 熱이 상염(上炎)하면 일어난다. 상염이 심하면 목적(目赤)이 나타나고, 습열(濕熱)이 온결(蘊結)하고 있으면 설태(舌苔)는 황니(黃膩)하게 된다.

④맥활삭유력(脈滑數有力) – 습열(濕熱)이 온결(蘊結)하고 있는 실열증(實熱證)의 맥상(脈象)이다.

치료

【 1 】 하원허한에 의한 유뇨(신기부족)

치　　법 : 온보신양(溫補腎陽), 고섭하원(固攝下元)

처 방 례 : 關元, 中極, 腎兪, 膀胱兪, 太谿

방　　해 : 關元에 시구(施灸)해서 하초(下焦)의 원양(元陽)을 온보(溫補)하고, 腎兪와 太谿를 배혈해서 신기(腎氣)의 보익(補益)을 도모한다. 中極과 膀胱兪에 施灸해서 방광의 제약기능을 강화하고 촉진한다. 하원(下元)을 충실하게 해서 신양(腎陽)을 분기시켜, 방광의 제약기능을 강화하면, 유뇨는 저절로 멈춘다.

조　　작 : 소아의 연령이나 신체가 살찐 정도에 맞춰서, 0.3～0.5寸 자침하고 보법을 시술한다. 침치료 후에 施灸해도 좋다. 비교적 큰 소아에게는 10～20분간 유침해도 좋지만, 일반적으로는 유침하지 않는다. 매일 또는 격일로 1회 치료한다.

【 2 】 비폐기허에 의한 유뇨

治　　法 : 익기보비(益氣補脾), 고섭소변(固攝小便)

處 方 例 : 氣海, 太淵, 肺兪, 三陰交, 足三里

方　　解 : 太淵과 肺兪를 배혈(수원배혈)해서 폐기(肺氣)의 보익(補益)을 도모하고, 氣海에 施灸해서 원기의 보익을 촉진한다. 脾兪와 足三里로 비위(脾胃)를 보익하고, 생화의 源의 기능을 촉진해서 기혈의 충실을 도모한다.

操　　作 : 肺兪, 氣海는 0.3～0.5寸 직자하고, 제삽보법을 시술하고, 발침 후에 施灸한다. 太淵에는 0.2寸 전후 직자하고, 염전보법을 시술한다. 三陰交, 足三里는 직자로 0.5寸 자입하고, 보법을 시술한다. 격일로 1회 치료한다.

【 3 】 간경습열에 의한 유뇨

치　　법 : 청열이습(淸熱利濕)

처 방 례 : 中極, 中髎, 三陰交, 陰陵泉, 太衝

방　　해 : 中極, 中髎, 陰陵泉로 하초 습열의 청리(淸利)를 촉진한다. 三陰交에 사법(瀉法)을 시술해서 울열(鬱熱)의 해제(解除)를 도모하고, 울열이 간신(肝腎)의 陰을 손상하지 않도록 한다. 太衝에 선사후보(先瀉後補)를 시술하고, 선사(先瀉)하여 소설(疏泄)을 촉진하고, 후보(後補)하여 간음(肝陰)을 보익(補益)해서 간열(肝熱)의 청사(淸瀉)를 촉진한다.

조　　작 : 中極, 三陰交, 陰陵泉은 0.3～0.5寸 직자하고, 사법을 시술한다. 中髎는 1寸 전후 직자해서 髎孔에 넣고, 鍼感을 小腹部에 방산시킨다. 太衝은 0.3～0.5寸 직자하고, 선사후보를 시술한다.

소아유뇨의 치법과 선혈

증 후	병인병기	치 법	선 혈
小兒遺尿	下元虛寒	온보신양, 고섭하원	關元, 中極, 腎兪, 三陰交
	脾肺氣虛	익기보비, 고섭소변	列缺, 肺兪, 脾兪, 氣海, 足三里
	肝經濕熱	청열이습	中極, 中髎, 三陰交, 陰陵泉, 太衝
	습관성유뇨	습관을 개선한다.	

고금처방례(古今處方例)

①《침구대성(鍼灸大成)》

• 유뇨(遺尿): 神門, 魚際, 太衝, 大敦, 關元

• 소수불금(小水不禁): 灸陽陵泉, 陰陵泉

②《침구갑을경(鍼灸甲乙經)》

• 遺溺, 關門 및 神門, 委中 이것을 主로 한다

③《침구자생경(鍼灸資生經)》

• 소아유뇨, 臍下 1寸半 灸하고, 나이에 따라서 壯. 또 大敦에 灸하는 것 3壯

④《중국침구처방학(中國鍼灸處方學)》

• 유뇨(遺尿)는 腎兪, 中極, 膀胱兪, 三陰交, 三焦兪에 자침한다. 다몽(多夢)인 것에는 神門, 心兪, 太谿를 가하고, 체허(體虛)인 것에는 足三里, 命門을 추가한다. 그 중 腎兪, 命門, 中極, 膀胱兪, 三焦兪에는 모두 뜸을 시술해도 좋다

⑤《신응경(神應經)》

• 유닉(遺溺): 神門, 魚際, 太衝, 大敦, 關元

⑥《보제방(普濟方)》

• 유뇨(遺尿): 關元, 中府, 神門

⑦《중의아과학(中醫兒科學)》

• 야뇨점(夜尿点)에 침자(鍼刺)한다. 이 穴은 手掌面小指第二指關節의 橫紋中央의 處에 있다. 매회 15분간 유침(留鍼)한다. 격일로 1회, 7회를 1치료단위로 한다

그 외의 요법

【추나요법(推拿療法)】

부위: 丹田, 腹部, 腎兪, 八髎

조작: 丹田에는 200회 유법(揉法)을 시술하고, 복부에 20분간 마법(摩法)을 시술한다. 龍尾에는 30회 揉法을 시술한다. 비교적 큰 아동에게는 찰법(擦法)을 腎兪(橫擦法), 八髎에 시술한다. 매일 오후에 치료한다.

【이침(耳鍼)】

선혈: 腎, 膀胱, 肝, 皮質下를 主穴로 해서, 이것에 內分泌, 腦点, 尿道를 배혈한다.

조작: 호침 또는 펄스通電을 시술하고, 증상의 개선이 보이면 피내침(皮內鍼)이나 압환법(壓丸法)으로 바꾼다. 매회 3～4穴을 선혈하고, 매일 또는 격일로 1회 치료한다.

【보조요법(補助療法)】

습관성 유뇨에는 수면 시의 자세를 횡와위(橫臥位)로 하게 한다. 또 나쁜 습관을 개선하면 좋고, 굳이 치료할 필요는 없다.

【한방약】

①하원허한(下元虛寒)에 의한 유뇨(신기부족): 토사자환(菟絲子丸)

②비폐기허(脾肺氣虛)에 의한 유뇨: 보중익기탕합축천환(補中益氣湯合縮泉丸)

③간경습열(肝經濕熱)에 의한 유뇨(遺尿): 용담사간탕(龍膽瀉肝湯)

참고사항

①식사지도

유뇨증이 있는 소아에게는, 석반(夕飯)이나 수면 전에는 유동식(流動食)을 주지 않거나, 수분을 적게 섭취시켜서 방광의 저뇨량(貯尿量)을 적게 한다.

②습관개선

유아기부터 정기적으로 배뇨하는 습관을 기른다. 큰 소아에게는 낮에 과로를 삼가게 해서 정신을 과도하게 흥분시키지 않도록 한다.

요약

소아유뇨의 병위는 腎과 방광에 있고, 또 脾, 肺과도 밀접한 관계가 있다.

임상에서 보이는 병증에는 한증과 열증도 있지만, 허한증이 많다.

치료에서는 腎과 방광의 기화기능 향상이 주된 원칙이다.

69. 소아야제

소아야제(小兒夜啼)는 1세 이하의 유아에게 자주 보이는 병증이고, 특히 막 태어난 유아에게 많다. 환아(患兒)는 일반적으로 낮에는 정상으로 보이지만, 밤이 되면 제곡(啼哭-소리를 내서 욺)하거나 야간에 일정한 시간이 되면 啼哭하고, 심한 경우는 밤중에 계속해서 제곡한다. 야제(夜啼)가 장기간 반복되면 소아의 발육에 영향을 주기도 하고, 가족을 피로하게 하거나 초조하게 해서, 모친의 포유(哺乳) 및 정상적인 생활이나 일에도 영향을 준다.

병인병기

【 1 】 비기허한에 의한 야제(비양허)

임부(妊婦)의 체질이 양허(陽虛)하거나, 임신 중에 날것이나 찬 것을 과식하면, 태아의 선천의 양기(陽氣)가 부족해서 비위(脾胃)에 음한(陰寒)이 내생(內生)하기 쉬운 체질이 된다. 또 막 태어난 유아의 체질은 치음치양(稚陰稚陽)이고, 부주의로 목욕 중에 차게 하거나, 수면 중에 복부(腹部)를 차게 하거나 해도, 음한(陰寒)이 내생(內生)하기 쉽다. 또 夜는 陰에 속하고,

脾는 지음(至陰)의 臟으로 희온오한(喜溫惡寒)의 성질이 있고, 寒에는 수인(收引), 응체(凝滯)의 성질이 있다. 따라서 음성(陰盛)이 되는 야간이 되면, 음한(陰寒)이 내생(內生)하고 있는 유아는 비한(脾寒)이 더욱 강해지고, 기기불리(氣機不利)에 의한 복중의 구급(拘急)이나 동통이 발생해서 야제(夜啼)를 일으킨다.

【 2 】 경공에 의한 야제

막 태어난 유아는 신기(神氣)가 충실하지 못하고 심기(心氣)도 취약(脆弱)하며 지능도 발달하지 않았기 때문에 갑자기 이상한 물건(犬이나 馬 등)을 보거나, 이상한 소리(문을 닫는 소리나 동물의 신음소리 등)를 들으면 경공(驚恐)을 느낀다. 경공에 의해서 신지(神志)가 장해(障害)되면(驚은 神을 傷하고, 恐은 志를 傷한다고 한다), 심신불녕(心神不寧)이 되어서 정신불안이 고조되어 안면(安眠)할 수 없고, 무서운 꿈을 꾸어 야제하게 된다.

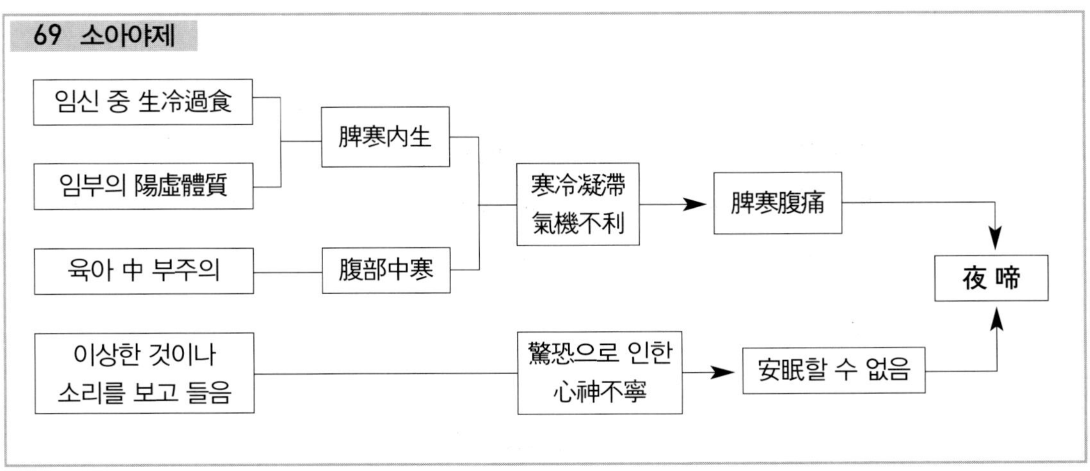

증분류

【 1 】 비기허한에 의한 야제(비양허)

주　증 : 낮에는 안면(安眠)할 수 있지만, 밤이 되면 제곡(啼哭), 우는 소리는 작음, 허리를

구부리고 욺

수 반 증 : 안색청백(顔色青白), 사지나 복부가 참, 복부희안(腹部喜按), 유식부진(乳食不振), 또는 복창(腹脹)해서 유즙(乳汁)을 吐함, 또는 설사, 소변청장(小便清長)

설 맥 상 : 설질담(舌質淡), 지문담홍(指紋淡紅)

증후분석 : ①낮에는 안면(安眠)할 수 있지만, 밤이 되면 제곡(啼哭) – 밤이 되어 내생(內生)하는 비한(脾寒)이 심해지면 제곡(啼哭)한다.

②우는 소리는 작고 약함 – 비기허약(脾氣虛弱)에 동반해서 폐기(肺氣)가 부족하면 일어난다.

③四肢나 복부가 참, 복부희안(腹部喜按), 허리를 구부리고 욺 – 음한(陰寒)이 내생해서 양기부족(陽氣不足)이 되어, 기기(氣機)가 응체하면 일어난다.

④유식부진(乳食不振), 복창해서 유즙(乳汁)을 吐함, 설사 – 비기허약(脾氣虛弱) 때문에 운화기능이 무력하게 되면 일어난다.

⑤안색청백, 설질담, 지문담홍, 소변청장 – 비기허한(脾氣虛寒)의 象이다.

【2】경공에 의한 야제

主 症 : 낮에는 안면(安眠), 야간에 갑자기 무서운 물건이라도 본 것처럼 제곡(啼哭)해서 울음을 그치지 않음, 심경적열(心經積熱)한 아이는 우는 소리가 크고, 불이 켜진 것을 보면 더욱 심하게 운다.

隨伴症 : 안색청회(顔色青灰), 정신불안. 심경적열(心經積熱)한 아이는 안색홍조(顔面紅潮), 脣의 色은 紅, 번조불안(煩燥不安), 신체가 뜨거움, 대변비결(大便秘結), 소변단적(小便短赤)

舌脈象 : 舌은 무변화(無變化), 지문청자(指紋青紫). 심경적열(心經積熱)한 아이는 설첨홍(舌尖紅), 지문선홍색(指紋鮮紅色)

證候分析 : ①야간에 갑자기 제곡(啼哭)해서 울음을 그치지 않음 – 경공(驚恐)에 의해 심신불녕(心神不寧)이 되면 일어난다.

②우는 소리는 크고, 불이 켜진 것을 보면 더욱 심하게 울음, 번조불안(煩燥不安) –

심화(心火)가 항성(亢盛)해서 심신(心神)에 영향을 끼친다.

③안색청회(顔色青灰), 정신불안, 지문청자 - 경공(驚恐)이 신지(神志)를 장해(障害)하고, 심신불녕(心神不寧), 정신불안이 되면 일어난다.

④안면홍조, 脣의 色은 紅, 신체가 뜨거움, 대변비결(大便秘結) - 화열(火熱)이 잠복해서 울체(鬱滯)하는 것에 의해 나타나는 象이다.

⑤소변단적(小便短赤), 설첨홍(舌尖紅), 指紋鮮紅色 - 심경(心經)의 熱象이다.

치료

【1】비기허한에 의한 야제(비양허)

치　　법 : 온비산한(溫脾散寒), 안신지통(安神止痛)

처 방 례 : 內關, 中脘, 足三里, 囟會

방　　해 : 內關으로 안신정지(安神定志)를 도모하고, 中脘, 足三里를 배혈(配穴)해서 화위건비(和胃健脾), 이기관흉(理氣寬胸)을 도모한다. 또 囟會로 진경산한(鎭驚散寒)을 도모한다.

조　　작 : 內關, 中脘, 足三里에는 천자(淺刺)로 염전보법(捻轉補法)을 빨리 시술하고, 유침(留鍼)은 하지 않는다. 囟會에는 온구(溫灸)를 10～15分間 시술한다(유아의 경우는 泉門이 완전히 닫히지 않았기 때문에 囟會에 자침은 금기이다). 매일 1회 치료한다.

【2】경공에 의한 야제

治　　法 : 진경안신(鎭驚安神), 청심영지(淸心寧志)

處 方 例 : 印堂, 後谿, 間使, 隱白

심경적열(心經積熱)한 아이에게는 大陵, 神門을 가한다.

方　　解 : 印堂, 後谿로 진경안신(鎭驚安神)을 도모한다. 또 間使로 청심(淸心)을 도모하고, 隱白으로 심신(心神)의 개선을 촉진한다. 심경적열(心經積熱)한 아이에게는 大陵,

神門을 추가해서 청심영지(淸心寧志)를 강화한다.

操 作: 印堂에는 제날진침법(提捏進鍼法)을 이용해서, 위로부터 아래로 향해서 0.3~0.5寸 평자(平刺)한다. 타혈(他穴)에는 천자(淺刺)로 염전법(撚轉法)을 빨리 시술하고, 유침(留鍼)은 하지 않는다. 매일 1회 치료한다.

소아야제의 치법과 선혈

증 후	병인병기	치 법	선 穴
小兒夜啼	脾氣虛寒	온비산한, 안신지통	內關, 中脘, 足三里, 囟會
	驚 恐	진경안신, 청심영지	印堂, 後谿, 間使, 隱白

고금처방례(古今處方例)

①《위생보감(衛生寶鑑)》

• 야제(夜啼), 幼宮에 灸하는 것 3壯, 또 中指(爪)甲의 後 1分에 灸한다

②《간이침구학(簡易鍼灸學)》

• 熱에 의한 것은 大椎, 合谷, 內關, 內庭에 鍼을 刺하고, 身柱에 灸를 한다. 驚에 의한 것은 神門, 少商, 曲池, 委中에 鍼을 刺한다

③《당대중국침구임상정요(當代中國鍼灸臨床精要)》

• 소아야제(小兒夜啼)의 灸法. ①마늘 증구법(蒸灸法): 잘게 자른 마늘 하나와 두 개의 썰어 놓은 쑥을 비벼 섞어서 2개의 소대(小袋)에 가득 넣고, 냄비에 넣어서 찐다. 뜨겁게 되면 꺼내서 반만 마르도록 짜서, 화상을 입지 않을 정도로 식히고 그 중 하나를 이용해서 배꼽을 덮어서 데운다. 소대(小袋)가 식으면 다음의 소대(小袋)와 교환하고, 교대로 사용한다. ②애구(艾灸): 반미립대(半米粒大)의 艾를 이용하고 肝兪, 命門에 3壯 施灸한다

그 외의 요법

【이침(耳鍼)】

선혈: 神門, 腦点, 交感

조작: 호침으로 천자하고, 유침은 하지 않는다. 매일 1회 치료한다.

【혈위첩부요법(穴位貼敷療法)】

선혈: 神闕

조작: ①같은 양의 정향(丁香), 육계(肉桂), 오수유(吳茱萸)를 연마(研磨)해서 세말(細末)로 만든 것을 일반 고약(膏藥) 위에 얹고, 이것을 神闕의 위에 붙인다. 비기허한(脾氣虛寒)에 의한 야제(夜啼)에 이용한다.

②오미자(五味子)를 연마(研磨)해서 세말(細末)로 만든 것을 물로 개어 병상(餅狀)으로 해서, 이것을 神闕의 위에 붙이고, 다시 위에 포대(包帶)로 고정(固定)한다.

【열위법(熱慰法)】

선혈: 中脘, 神闕, 關元

조작: 쑥과 가루로 된 건강(乾薑)을 기름에 볶아 가제에 싸고, 이것을 꽉 눌러서 中脘에서 關元의 사이를 위에서 아래로 향해서 쓰다듬어 내린다. 비기허한(脾氣虛寒)에 의한 야제(夜啼)에 이용한다.

【한방약】

①비기허한(脾氣虛寒)에 의한 야제(비양허): 이중탕(理中湯)

②경공(驚恐)에 의한 야제: 주사안신환(朱砂安神丸), 導赤散(心經積熱에 이용)

참고사항

①육아지도

유아는 이상한 것이나 소리를 보고 들으면 공포를 느끼기 때문에, 가족에게는 유아가 자는 방을 조용하게 해서 기분 좋은 환경으로 만들거나, 강한 빛을 직접 보지 않게 하도록 지도한다. 비위(脾胃)에 음한(陰寒)이 내생하면 야제(夜啼)의 원인이 되기 때문에, 유유아(乳幼兒)의 식사에 관해서는 양, 간격, 우유의 온도 등에 주의를 기울이도록 지도한다.

유아가 야제하고 있는 경우에는 인내심을 가지고 견디도록 돌보아 주고, 야단치거나 놀라게 하거나 해서 인위적으로 울지 않도록 지도한다.

②주의사항

유유아(乳幼兒)는 언어로 의사를 표현할 수 없고, 울음으로 여러 가지 요구나 고통을 표현하기 때문에 야제(夜啼)가 멈추지 않는 경우에는, 자세하게 관찰해서 조금 이른 질병과 감별하고, 적절한 처치를 취해야 한다.

야제(夜啼)는 조금 성장하면 자연히 치료되는 경우가 많기 때문에, 가족에게는 필요 이상으로 배려하지 않도록 주의한다.

4. 안과

70. 목적종통

목적종통(目赤腫痛)은 안과질환(眼科疾患)에 나타나는 증상의 하나이고, 대부분의 안병(眼病)에 보인다. 목적종통(目赤腫痛)은 외장(外障)의 안병(眼病)에 많이 보이고, 또 항상 빛을 무서워함, 눈물을 흘림, 눈이 매끄럽지 않아 뜨기가 어렵게 되는 등의 증상을 수반한다. 이 병은 대부분 외감풍열(外感風熱)이 鬱해서 불선(不宣)이 되거나, 또는 간담(肝膽)의 火가 經을 따라서 올라가고, 경락을 조체시켜서 일어난다.

치료에는 소산풍열(疏散風熱), 통경활락(通經活絡)의 치법을 이용한다.

현대의학에서 말하는 유행성결막염(流行性結膜炎)은 이 병증의 변증시치(辨證施治)를 참고하여 치료할 수 있다.

병인병기

외감풍한(外感風寒)이 오랫동안 鬱해서 열화(熱化)하거나, 외감풍열을 받아 열기(熱氣)가 막혀 일어난다. 또 간담화성(肝膽火盛)한 사람이 풍열(風熱)을 받아서 화열(火熱)이 經을 따라서 상옹(上壅-위를 가로막는 것)하고, 경맥이 조체해서 일어나는 경우도 있다.

증분류

【1】외감풍열에 의한 목적종통

주　증 : 안검(眼瞼)의 종창(腫脹)과 충혈, 백정(白睛-흰자위)이 빨갛게 됨, 빛을 무서워함,

수명(羞明), 유루(流淚), 눈이 매끄럽지 않아 뜨기가 어려움

수 반 증 : 두통, 비폐(鼻閉), 오한(惡寒), 발열 등

설 맥 상 : 설태박황(舌苔薄黃), 맥부삭(脈浮數)

증후분석 : ①안검의 종창과 충혈, 白睛(흰자위)이 빨갛게 됨, 빛을 무서워함, 수명, 유루, 눈이 매끄럽지 않아 뜨기가 어려움 – 風은 양사(陽邪)이고, 그 성질은 경양(輕揚)하여 위로 통하기 쉽다. 풍열(風熱)의 邪가 인체에 침입하면, 목계(目系)를 犯하기 쉽다. 또 백정(白睛)은 肺에 속하므로 이와 같은 증상이 나타난다.

②두통, 비폐, 오한, 발열 – 肺의 치절작용(治節作用)이 실조되기 때문에 이와 같은 위표(衛表)의 증상이 나타난다.

③설태박황(舌苔薄黃), 맥부삭(脈浮數) – 외감풍열(外感風熱)의 象이다.

【2】 간담화성에 의한 목적종통

主 症 : 안검의 종창과 충혈, 白睛(흰자위)이 빨갛게 됨, 빛을 무서워함, 유루

隨 伴 症 : 구고(口苦), 심번(心煩), 두훈(頭暈), 변비(便秘)

舌 脈 象 : 설태황(舌苔黃), 맥현삭(脈弦數)

症候分析 : ①안검(眼瞼)의 종창(腫脹)과 충혈(充血) – 肝은 目에 개규(開竅)해 있다. 그 때문에 간담(肝膽)의 열사(熱邪)가 經을 따라서 상범(上泛)하면 이 증상이 일어난다.

②구고, 심번, 두훈, 변비 – 간담화성(肝膽火盛)의 象이다.

③설태황, 맥현삭 – 간담화성의 象이다.

치료

치 법 : 소풍청열(疏風清熱), 통경활락(通經活絡)

처 방 례 : 合谷, 睛明, 太陽, 太衝

①풍열(風熱)에는 少商을 추가한다.

②간담화성(肝膽火盛)에는 行間을 추가한다.

방 해 : 이 方에는 풍열(風熱)을 청설(淸泄)하는 작용, 소종정통(消腫定痛)의 작용이 있다. 눈은 肝의 竅라고 불리고, 태양, 소양, 양명의 경맥은 각각 눈에 통한다. 合谷으로 양명의 경기를 조절하고, 풍열을 泄하고, 太衝으로 궐음의 경기를 인도하고, 간화(肝火)를 내린다. 睛明은 수족태양경과 족양명경의 교회혈이고, 이것으로 눈의 울열(鬱熱)의 선설(宣泄)을 도모한다. 태양을 점자출혈(點刺出血)시켜 청화설열(淸火泄熱)을 도모한다. 또 少商을 점자출혈시켜서 청열을 도모한다. 行間은 간담화성을 없앨 수 있다.

조 작 : 太陽은 점자출혈을 한다. 睛明은 0.3寸 직자(直刺)하고, 자입(刺入) 후에는 제삽(提插)을 행한다. 合谷, 太衝은 0.5~1寸 직자하고, 사법(瀉法)을 시술한다. 少商은 점자출혈, 行間은 사법을 시술한다. 일반적으로 유침(留鍼)은 10~20분간 행한다.

목적종통의 치법과 선혈

증후	병인병기	치 법	선 혈	
目赤腫痛	外感風熱	소풍청열	合谷, 睛明 太陽, 太衝	少商
	肝膽火盛	통경활락		行間

고금처방례(古今處方例)

①《옥룡가(玉龍歌)》

• 睛明, 魚尾(瞳子髎와 같다), 太陽, 迎香을 取한다

②《침구자생경(鍼灸資生經)》

• 攢竹, 申脈, 太衝, 曲泉, 陽谿를 取한다

③《유문사친(儒門事親)》

• 前頂, 百會를 삼릉침(三稜鍼)으로 점자출혈시킨다

④《침구적영집(鍼灸摘英集)》

• 風池, 合谷을 取한다

⑤《유경도익(類經圖翼)》

• 合谷, 外關, 後谿를 取한다

⑥《침구대성(鍼灸大成)》

• 合谷, 足三里, 太陽, 睛明, 攢竹, 絲竹空을 取한다

그 외의 요법

【한방약】

은교해독편(銀翹解毒片)

간담화성(肝膽火盛)에는 용담사간탕(龍膽瀉肝湯)을 추가한다.

【이침(耳鍼)】

최근 수년에 걸친 임상연구로 이혈(耳穴)의 안구(眼區)나 이첨(耳尖)의 방혈(放血)이 유효하다고 보고되었다.

참고사항

①침구(鍼灸)로 이 병증을 치료한 역사는 길고, 속효가 있으며, 일반적으로 후유증을 남기지 않는다.

②이 병증은 많은 질환에 보이지만, 눈의 위생과 음식조절에 주의하여 예방을 도모한다. 평소에 풍한을 피하고, 파, 생강, 마늘 등 매운 것을 적게 먹도록 하고, 이환후(罹患後)에는 더욱 주의한다.

71. 안검하수

안검하수(眼瞼下垂)라는 것은 상안검(上眼瞼)이 올라가지 않게 되고, 동공(瞳孔)의 일부분을 덮거나 전부를 덮어서 감추고, 시력에 영향이 생기는 것을 말한다. 한의학에서는 '휴목(睢目)', '검폐(瞼廢)', '검피수완(瞼皮垂緩)' 등으로 불린다. 이것에는 양측과 片側인 것이 있고, 선천적인 것과 후천적인 것의 구별이 있다. 片側에 생기는 경우에는 수정체가 치우치거나 내전불능(內轉不能)이 되는 것, 동공의 산대(散大), 복시(複視) 등의 증상을 합병(合併)한다.

이 병은 대부분 기혈부족한 상태에 풍사(風邪)를 받아서 기육(肌肉)이 이완하고, 안근(眼筋)이 무력하게 되어 일어난다. 치료는 건비익기통락(健脾益氣通絡)을 도모하면 좋다.

병인병기

평소에 허약하고 주리(腠理)가 느슨해져 있어서 풍사(風邪)를 받고, 이것이 포검(胞瞼-안검眼瞼)에 客하고, 이것에 의해 근맥실양(筋脈失養)이 되어서 이완되면, 상안검(上眼瞼)의 승거(昇擧)하는 힘이 없어져서 일어난다.

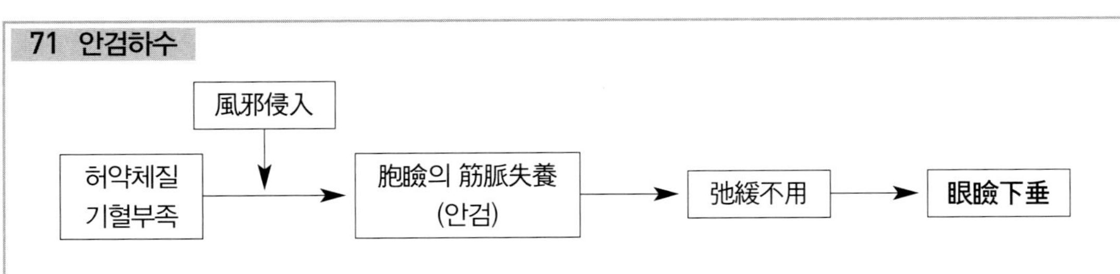

또 선천부족(先天不足)에 의한 발육불량, 매독, 초창(椒瘡-트라코마), 외상(外傷) 등에 의해 일어나는 것도 있다.

증분류

단안(單眼), 양안(兩眼)의 상안검하수(上眼瞼下垂), 승제(昇提)의 무력, 또 상안검이 동공의 일부를 덮거나 모두 흑정(黑睛-흑목黑目)을 덮기 때문에 시야의 장애가 일어난다. 환자는 시야를 확보하기 위해서 항상 전두근(前頭筋)의 힘을 빌려서 눈을 크게 뜬다. 그 때문에 날이 지남에 따라 이마에 주름이 지고, 미모(眉毛)가 높이 치솟게 된다.

양안(兩眼)에서는 시야에 영향이 더욱 강하고, 항상 머리를 들어서 사물을 보려 하기 때문에 안구(眼球)를 아래로 이동시킨다. 게다가 손으로 피부를 위로 끌어당겨서 사물을 보도록 한다.

선천적인 안근(眼筋)의 발육부전인 경우는 대부분이 양안(兩眼)에 나타난다. 중증근무력증성안검하수(重症筋無力症性眼瞼下垂)에서는 새벽은 가볍고, 오후에 심해지고, 전신(全身)의 힘이 없어지고, 연하곤란(嚥下困難)이 일어난다. 트라코마나 매독, 종물(腫物) 및 외상으로 발증(發症)하는 것도 있다.

치료

치 법 : 보기양혈(補氣養血), 소풍통락(疏風通絡)

처방례 : 攢竹, 太陽, 魚腰, 陽白, 風池, 合谷, 百會

방 해 : 이 병증의 本은 기혈양허(氣血兩虛)이다. 그 때문에 百會로 기혈(氣血)을 승제(昇提)시켜서 승청강탁(昇淸降濁)을 도모한다. 合谷은 百會와 배혈하여 양명(陽明)의 경부(經腑)를 조절하고, '치병구본(治病求本)'의 효과를 거둘 수 있다. 攢竹, 太陽,

魚腰, 陽白은 안구의 양기(陽氣)를 분기시켜서, 통기통락(通氣通絡)을 도모할 수 있다. 그 위에 風池를 배혈(配穴)하여 풍사(風邪)를 소산(疏散)시켜서 익기승양(益氣昇陽), 소풍통락(疏風通絡)을 도모한다.

조 작 : 百會는 灸를 이용한다. 風池는 침첨(鍼尖)을 환측(患側)의 눈을 향해서 0.5~1寸 자입한다. 건측(健側)의 合谷에 0.5~1寸 직자한다. 風池와 함께 20~30분간 유침한다. 그 외의 경혈은 0.5~1寸 사자하고, 평보평사법(平補平瀉法)을 시술한다. 10회를 1치료단위로 하고, 5일 쉬고 제2치료단위를 개시한다.

안검하수의 치법과 선혈

증후	병인병기	치 법	선 혈
眼瞼下垂	筋脈失養 弛緩不用	보기양혈 소풍통락	攢竹, 太陽, 魚腰, 隱白, 風池, 合谷, 百會

고금처방례(古今處方例)

①《중의안과학(中醫眼科學)》

• 攢竹에서 睛明, 魚腰에서 絲竹空, 太陽에서 瞳子髎에 각각 투자(透刺)하고, 足三里와 三陰交를 배혈한다. 매일 내지 격일에 1회로, 10회를 1치료단위로 한다

②《안과침구요법(眼科鍼灸療法)》

• 睛明, 攢竹, 瞳子髎, 陽白, 臨泣, 風池, 合谷, 足三里, 三陰交, 光明을 취혈한다. 나중의 4穴은 灸法을 병용해도 좋다. 매일 내지는 격일로 1회 행한다. 건측(健側)은 중간 정도의 자극을 주고, 환측(患側)은 가벼운 자극을 준다

③《안과금낭(眼科錦囊)》

• 상안검(上眼瞼)이 낮게 처지는 경증에는 三陰交의 施灸가 좋다

④《침구임상치료학(鍼灸臨床治療學)》

• 상안검하수(上眼瞼下垂)는 合谷에 灸를 施한다

⑤《침구처방학(鍼灸處方學)》

• 안륜근마비(眼輪筋痲痺): 顴髎, 頰車, 大迎

그 외의 요법

【한방약】

보중익기탕(補中益氣湯)

【안마(按摩)】

안(眼)의 주위(周圍)

참고사항

동안신경마비(動眼神經痲痺)에 의한 안검하수(眼瞼下垂) 중 특히 새롭게 발증(發症)한 것에는 비교적 좋고, 효과가 뚜렷하다. 선천성인 경우는 치료효과가 늦게 나타나고, 중증근무력증(重症筋無力症)도 마찬가지로 늦다. 이들에는 일반적으로 한방약을 병용하여 효과를 높일 수 있다. 또, 안마(按摩)를 병용하면 효과가 빨리 나타난다.

72. 유루

유루증(流淚症)은 눈물이 흘러서 항상 안검(眼瞼) 밖으로 넘치는 안병(眼病)이다. 유루(流淚)의 원인은 매우 많지만, 정지(情志)의 자극에 의한 일시적인 유루는 병태(病態)가 아니다. 또 국소의 염증자극(炎症刺戟)에 의한 유루는 한의학에서는 '열루증(熱淚症)'이라 하고, 원발질환(原發疾患)을 치료하여 완치시킬 수 있다. 더욱이 누도(淚道)의 폐색(閉塞)에 의한 유루(流淚)는 약물치료의 적응증이다.

이 節에 서술한 유루는 눈이 빨갛게 되거나 아프게 되지 않고, 바람을 쐬면 눈물이 더욱 심해지는 것이다. 이것은 열감증상(熱感症狀)을 수반하지 않기 때문에 '냉루증(冷淚症)'이라 불린다. 이 대부분은 간신양허(肝腎兩虛)에 의해 정혈허손(精血虛損)이 되고, 肝이 그 液을 제약(制約)할 수 없고, 더욱이 풍한(風寒)의 자극을 받기 때문에 일어난다. 이 병증의 치법은 간신(肝腎)의 보익(補益), 소풍통락(疏風通絡)이다.

병인병기

간신양허(肝腎兩虛)에 의해 정혈허손(精血虛損)이 되고, 肝이 그 液을 제약할 수 없게 되고, 더욱이 풍한(風寒)을 받아서 내외가 서로 영향을 주면 유루가 멈추지 않게 된다. 또 자주 슬퍼하거나 울거나 하는 것에 의해서도 일어난다.

증분류

냉루증

주　증：평소에는 눈의 통증, 가려움, 눈물이 흐르지 않지만, 찬바람을 쐬면 유루(流淚)가 일어남, 누액(淚液)은 엷고 투명해서 열감(熱感)은 없음, 이와 같은 증상은 노인에게 자주 보이고, 겨울에 심하고 여름에는 가볍다.

수 반 증：현훈(眩暈), 안색이 흐림, 건망, 이명, 腰의 나른한 통증

설 맥 상：설태박백(舌苔薄白), 맥부세(脈浮細), 또는 허(虛)

증후분석：①찬바람을 쐬면 유루가 일어남 – 평소에 간신(肝腎)이 부족하고, 정혈(精血)이 허손하면 장부가 그 液을 멈추어 둘 수 없기 때문에 일어난다.

②누액(淚液)은 엷고 투명해서 열감은 없음 – 熱이 없기 때문이다.

③현훈, 이명, 腰의 나른한 통증, 맥세약 – 신정부족(腎精不足)의 象이다.

④안색이 흐림, 건망(健忘), 맥허(脈虛) - 간혈부족(肝血不足)의 象이다.

치료

치　　법 : 보익간신(補益肝腎), 소풍통락(疏風通絡)

처 방 례 : 睛明, 風池, 外關, 合谷, 腎兪, 肝兪

방　　해 : 睛明으로 누도(淚道)를 소통시킨다. 風池, 外關, 合谷의 배혈로 보기소통(補氣疏通), 양기를 분기시킨다. 명목지루(明目止淚)를 도모한다. 또 腎兪, 肝兪로 간신(肝腎)의 보익(補益), 누액(淚液)의 고섭(固攝)을 촉진한다.

조　　작 : 睛明은 0.5~1寸 직자한다. 제삽(提揷)은 하지 않는다. 風池, 外關, 合谷은 1寸 직자하고, 중간 정도의 자극을 준다. 腎兪, 肝兪는 1寸 직자하고, 발침(拔鍼) 후에는 뜸을 시술한다. 경증이면 睛明 1穴로 효과가 나타난다.

유루의 치법과 선혈

증 후	병인병기	치 법	선　　혈
流 淚	肝腎兩虛	보익간신	睛明, 風池, 外關 合谷, 腎兪, 肝兪
	外感風寒	소풍통락	

고금처방례(古今處方例)

①《안과침구요법(眼科鍼灸療法)》

• 눈물이 넘치는 것에는 睛明, 攢竹, 臨泣, 風池, 曲池, 三陰交에 자침(刺鍼)하고, 大·小骨空에 灸를 시술한다

②《중의안과학(中醫眼科學)》

• 合谷, 睛明, 攢竹, 承泣, 風池, 肝兪, 腎兪 등에 침자(鍼刺)한다

③《침구처방집(鍼灸處方集)》

• 누액과다(淚液過多)에는 曲池, 腕骨, 肝兪를 取한다

그 외의 요법

【한방약】

기국지황환(杞菊地黃丸)

참고사항

침구(鍼灸)는 유루증(流淚症)에 치료효과가 좋고, 약을 병용하여 보다 높은 치료효과를 거둘 수 있다.

73. 목예

고대의 안과의서(眼科醫書)에 예(翳)의 개념에 대해서 많은 논술이 보이지만, 혼란스럽고 확실하지 않다. 흑정(黑睛-각막)의 예장(翳障)을 가리키거나, 수정체(水晶體)의 혼탁을 가리키는 것도 있다. 여기에서는 목예(目翳)를 흑정(黑睛)의 혼탁을 가리키는 것으로서 서술한다. 翳에는 신예(新翳)와 노예(老翳)의 구별이 있다. 신예(新翳)는 현대의학의 각막염, 각막궤양(角膜潰瘍) 등을 가리키고, 노예(老翳)는 각막편운(角膜片雲), 각막반(角膜斑), 각막백반(角膜白斑) 등을 가리킨다. 翳는 두께에 관계없이 동공(瞳孔)의 부위에 있으면 시력에 영향을 미친다. 이 병의 치법(治法)은 명목퇴예(明目退翳)이다.

병인병기

흑정(黑睛)이 외상을 받거나 독사(毒邪)에 감염되면 각막에 염증이 일어난다. 염증이 치유된 후 반흔(瘢痕)을 형성하고, 그것에 의해 일어난다.

한의학(韓醫學)에서는 이 병의 병기를 풍열(風熱)의 외습(外襲), 또는 간담(肝膽)의 熱의 상요(上擾)에 있다고 한다.

증분류

흑정(黑睛)의 염증성 질환이 이미 치유되었거나, 치료되려 할 때 반흔(瘢痕)을 남긴다. 그 표면은 매끄럽고, 경계가 확실하고, 두께는 일정하지 않다. 염증이 아직 치유되지 않은 것은 목적유루(目赤流淚)가 있고, 翳는 기름져서 매끈매끈하다. 그리고 두통, 수명(羞明), 변비, 소변이 빨간 것, 설태황(舌苔黃), 맥활삭(脈滑數)하는 증상소견을 수반한다. 또 염증이 치유된 것에는 상기한 증상이 보이지 않게 된다.

치료

치 법 : 명목퇴예(明目退翳)

처방례 : 攢竹, 太陽, 四白, 風池, 合谷, 足三里

방 해 : 攢竹, 太陽, 四白, 風池에 의해 거풍통락(去風通絡), 명목퇴예(明目退翳)를 도모한다. 《내경(內經)》에는 '오장육부의 정기는 모두 脾에 받을 수 있고, 올라가서 눈에 흘러 들어간다'고 되어 있다. 이곳으로 合谷, 足三里를 배혈하는 것에 의해 비위(脾胃)의 조리(調理), 명목퇴예(明目退翳)를 도모한다.

조 작 : 攢竹, 太陽, 四白, 風池는 가볍게 刺하고, 유침한다. 合谷, 足三里는 중간 정도의

자극으로 평보평사법(平輔平瀉法)을 시술한다. 모두 20~30분간 유침(留鍼)한다. 매일 또는 격일에 1회 치료하고, 10회를 1치료단위로 한다.

목예의 치법과 선혈

증 후	치 법	선 혈
目 翳	明目退翳	攢竹, 太陽, 四白, 風池, 合谷, 足三里

고금처방례(古今處方例)

①《침구의학험집(鍼灸醫學驗集)》

• 각막염 및 각막궤양에는 攢竹, 絲竹空, 陽百, 睛明, 瞳子髎, 四白을 주혈로 하고, 合谷, 足三里를 배혈한다. 자침방법(刺鍼方法): 중간 정도의 자극을 主로 하고, 30분간 유침한다. 매일 1회, 10회를 1치료단위로 한다

②《혈위진단(穴位診斷)과 침자요법(鍼刺療法)》

• 각막염, 각막궤양 및 각막편운, 각막반에 대한 침치료에는 攢竹, 太陽, 風池, 合谷을 취혈한다. 방법: 매일 또는 격일에 1회 행한다

③《안과침구요법(眼科鍼灸療法)》

• 플리크텐性 각막염에는 睛明, 攢竹, 四白, 巨髎, 合谷, 大陵, 足三里, 大椎, 肝兪, 肺兪, 膽兪, 腎兪를 취혈한다. 난치성인 것에는 大椎, 肝兪, 肺兪, 膽兪, 腎兪에 灸를 병용한다. 카타르性 각막염에는 睛明, 合谷, 肝兪, 魚尾에 매일 중간 정도 자극의 침자를 행한다. 그리고 太陽, 少陽으로 방혈(放血)한다. 신경마비性 각막염에는 承泣, 太陽, 攢竹, 陽白, 四白, 巨髎, 頰車, 地倉, 百會, 風池, 翳風, 合谷을 取하고, 매일 또는 격일에 1회 침치료를 행한다. 건측(健側)은 중간 정도의 자극, 환측(患側)은 가벼운 자극, 뜸을 시술해도 좋다(承泣, 太陽, 攢竹은 鍼만 行한다). 포진성 각막염에는 攢竹, 太陽, 肺兪, 肝兪, 身柱, 曲池, 合谷, 足三里, 翳風, 和髎를 取하고, 攢竹과 太陽에는 鍼을, 그 외의 경혈은 침구를 병용한다. 각막반흔(안생예막眼生翳膜)에는 睛明, 攢竹, 瞳子髎, 四白, 合谷, 足三里, 光明, 風池, 大椎, 肝兪, 腎兪, 膏肓에 취혈하고, 大骨空, 小骨空에 뜸을 뜬다

④《침구집성(鍼灸集成)》

• 목적종예(目赤腫翳), 수명은삽(羞明隱澁)에는 上星, 百會, 攢竹, 絲竹空, 睛明, 瞳子髎, 太陽, 合谷을 取하고 이것에 침자하고, 內迎香은 刺해서 피를 낸다

⑤《신침구학(新鍼灸學)》

• 신경마비성 각막염은 陽白, 攢竹, 睛明, 絲竹空, 瞳子髎, 頭維, 臨泣, 風池, 百會, 肝兪, 後谿, 翳風을 취혈(取穴)한다

⑥《침구대성(鍼灸大成)》

• 적예(赤翳-판누스)에는 攢竹, 後谿, 液門을 取한다

⑦《경악전서(景岳全書)》

• 예풍(翳風)에 灸하는 것 7壯, 적백예막(赤白翳膜)을 치료한다

⑧《심시요함(審視瑤函)》

• 안생예막(眼生翳膜), 이 症은 병사(病邪)를 깊게 받은 것이기 때문에 일시에 치유시킬 수 없다. 우선 睛明, 合谷에 자침한다. 효과가 없을 때는 여기에 3회 침자하여 개선한다. 그리고 그 위에 太陽과 光明에 침자(鍼刺)한다

⑨《침구처방집(鍼灸處方集)》

• 각막염에는 睛明, 攢竹, 懸釐, 通谷, 陰都, 內關, 商曲, 肓兪, 中注를 取한다

그 외의 요법

【구법(灸法)】

선혈: 陽谿

방법: 마늘 灸를 이용한다. 직경 1.5cm, 두께 0.1cm로 마늘(생강도 좋다)을 자르고, 그 표면에 몇 군데 구멍을 낸다. 그것을 경혈에 놓고, 대두(大豆) 크기의 애주(艾炷)를 얹어서 점화한다. 左에 안질환(眼疾患)이 있으면 右의 陽谿에, 右에 안질환이 있으면 左의 陽谿에, 좌우 양쪽에 안질환이 있으면 양쪽에 취혈한다. 매회 6~7壯, 매일 1~2회, 약 3~5일 灸한다. 다른 점안약(點眼藥), 내복약은 필요 없다.

【혈위매선(穴位埋線)】

주혈(主穴): 睛明, 球後, 見陽, 承泣

배혈(配穴): 肝兪, 腎兪, 光明, 萬里

방법: 매회 主穴을 1穴, 배혈을 1~2穴取한다. 4일부터 2주간에 1회, 5회를 1치료단위로 한다. 1개월 휴식한 후, 계속해서 1치료단위 행한다.

【한방약】

각막염에는 용담사간탕(龍膽瀉肝湯), 각막궤양(角膜潰瘍)에는 방씨은화복명탕(龐氏銀花復明湯), 각막편운(角膜片雲)에는 발운퇴예환(撥雲退翳丸)을 각각 이용한다.

참고사항

각막염은 조기에 치료하고, 항생물질을 편성해서 가능한 한 눈에 반흔(瘢痕)을 남기지 않도록 한다. 침구치료는 경련과 동통의 관해(寬解)에 효과가 좋다. 그 때문에 이 병에는 침구를 병용하여 치료효과를 높이고 치료기간을 줄이고, 후유증을 경감시킬 수 있다.

74. 폭맹

눈의 외관은 정상이지만, 한쪽 눈 또는 양쪽 눈의 시력이 급격하게 저하되고, 심한 경우에는 실명해버리는 내장(內障)의 안질환(眼疾患)을 폭맹(暴盲)이라고 한다. 이것은 안과질환에서 급성증(急性症)이다. 현대의학의 망막중심정맥색전(網膜中心靜脈塞栓), 중심동맥색전(中心動脈塞栓), 망막정맥주위염(網膜靜脈周圍炎), 고혈압에 의한 동맥경화의 안저출혈(眼底出血), 당뇨병성의 안저출혈, 급성시신경염, 망막박리(網膜剝離), 히스테리盲, 피질맹(皮質盲)

에 의한 실명(失明) 등에 보인다.

이 병은 대부분 기혈부족(氣血不足), 기체혈어(氣滯血瘀), 또는 간울화화(肝鬱化火)에 의해 눈이 손상되면 일어난다. 따라서 치법은 기혈의 보익(補益), 활혈화어(活血化瘀), 소간청열(疏肝清熱)이 主가 된다.

병인병기

【1】간울화화에 의한 폭맹

칠정(七情)의 손상(損傷)이 일어나면 간울화화(肝鬱化火)가 되고, 규(竅)에 상충(上衝)하면 눈이 안 보이게 된다.

【2】기체혈어에 의한 폭맹

술이나 매운 것을 기호(嗜好)하면 위열(胃熱)이 온적(蘊積-모이는 것)한다. 이것이 간기(肝氣)와 함께 상역(上逆)하고, 기체혈어(氣滯血瘀)가 되어 안락(眼絡)을 폐색(閉塞)하면 일어난다. 또 외상에 의한 출혈로 맥락의 혈어를 일으키는 경우도 있다.

【3】기혈부족에 의한 폭맹

오랜 시간 사물을 보면 부지불식간에 기혈(氣血)을 손상(損傷)하고, 눈을 보양(保養)할 수 없게 되기 때문에 일어나는 경우도 있다.

증분류

원래는 눈의 외관에 이상이 없고, 시력에 문제가 없다. 갑자기 눈이 덮이고, 두통이 일어나거나, 처음에는 눈앞을 모기나 파리가 날고 있는 것처럼 보이거나, 구름이 흘러가고 있는 것처럼 보이거나, 사물이 빨갛게 보이거나 한다. 더욱이 현수막이 내려가는 것처럼 검은 그림자가 덮이고, 계속해서 한쪽 눈 또는 양쪽 눈의 시력이 급격하게 내려가고, 명암의 구별조차 할 수 없게 돼서 전혀 볼 수 없게 돼버린다.

74 폭맹

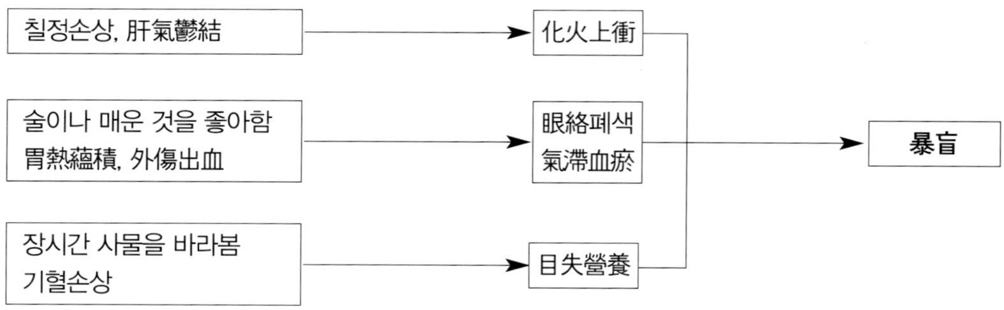

【 1 】 간울화화에 의한 폭맹

간울화화(肝鬱化火)에 의한 것은 발증 전에 현훈, 눈의 창통, 급조(急躁), 화를 자주 냄, 구고(口苦), 설질홍(舌質紅), 맥현삭(脈弦數) 등의 수반증이 있다.

【 2 】 기체혈어에 의한 폭맹

기체혈어(氣滯血瘀)에 의한 것은 눈의 창통(脹痛), 사물이 빨갛게 보이고, 송곳으로 비벼 뚫는 듯한 두통이 있다. 설질자암(舌質紫暗), 맥침삽(脈沈澁) 또는 이완(弛緩)하고, 외상력(外傷歷)이 있는 것도 있다.

【 3 】 기혈부족에 의한 폭맹

기혈부족(氣血不足)에 의한 것은 안색이 광백하고, 목소리가 낮아서 작고, 사지가 무력하고, 식욕부진이 있다. 설질(舌質)은 담(淡), 맥허약(脈虛弱)이다. 또 그 외의 만성병의 기왕력(既往歷)이 있는 경우도 있다.

치료

【1】간울화화에 의한 폭맹

치　　법 : 서간해울청열(舒肝解鬱淸熱)

처 방 례 : 攢竹, 太陽, 風池, 足三里, 陽陵泉

방　　해 : 陽陵泉으로 평간청열(平肝淸熱)을 도모한다. 또 足三里로 위기(胃氣)의 소통(疏通), 승청강탁(昇淸降濁)을 촉진(促進)한다. 攢竹, 太陽, 風池로 안구경락(眼區經絡)의 소통(疏通)을 도모한다.

조　　작 : 陽陵泉, 足三里는 1寸 직자하고, 평보평사법(平補平瀉法)을 시술한다. 攢竹, 太陽, 風池는 가볍게 침자한다. 風池의 침감(鍼感)이 눈에 이르게 한다.

【2】기체혈어에 의한 폭맹

治　　法 : 활혈화어(活血化瘀)

處 方 例 : 球後, 睛明, 風池, 曲池, 合谷

方　　解 : 球後, 睛明, 風池의 배혈로 경맥을 분기시켜서 기혈의 소통을 도모한다. 또 曲池, 合谷으로 안부(眼部)의 활혈화어(活血化瘀)를 도모한다.

操　　作 : 球後, 睛明은 가볍게 침자하고 유침한다. 風池, 合谷, 曲池는 1寸 직자하고, 평보평사법을 시술해서, 20～30분간 유침한다.

【3】기혈부족에 의한 폭맹

치　　법 : 보익비신(補益脾腎)

처 방 례 : 脾兪, 足三里, 氣海, 百會, 球後, 睛明

방　　해 : 기혈부족(氣血不足)에 의한 폭맹(暴盲)의 치료는, 후천의 本을 補하는 것에서부터 착수한다. 脾兪, 足三里를 배혈하여 비위(脾胃)를 조리하고, 生化의 源을 돕는다. 百會, 氣海에는 보기(補氣)의 작용이 있는데, 氣가 왕성하게 되면 血도 생긴다. 기혈이 왕성하게 되면 눈이 유양(濡養)되어 시력을 회복할 수 있다. 球後, 睛明으로 국소(局所) 기혈의 소통을 도모한다.

조　작 : 脾兪, 氣海는 0.5~1寸 직자한다. 百會는 0.5寸 횡자(橫刺)하고, 자침 후에 뜸을 가한다. 足三里는 1寸 직자하고, 평보평사법(平補平瀉法)을 시술한다. 球後, 睛明은 가볍게 刺한다. 20~30분간 유침(留鍼)한다.

폭맹의 치법과 선혈

증 후	병인병기	치　법	선　혈	
暴盲	肝鬱化火	서간청열	風池, 足三里, 陽陵泉	攢竹, 太陽 球後, 睛明
	氣滯血瘀	활혈화어	風池, 曲泉, 合谷	
	氣血不足	보익비위	脾兪, 足三里, 氣海, 百會	

고금처방례(古今處方例)

①《유문사친(儒門事親)》卷6

• 목홀연(目忽然)과 폭맹(暴盲)이 되어 사물이 보이지 않는 것은…이것 상화(相火)가 되고, 태양, 양명의 기혈은 동시에 왕성하게 되어서, 그 鼻中, 攢竹, 頂前의 5穴을 刺하고, 많이 피를 내면, 눈에 띄게 낫는다

②《침구대성(鍼灸大成)》卷9

• 눈에 내장(內障)을 생기게 하는 것은, 瞳子髎, 合谷, 臨泣, 睛明. ……다시 후혈(後穴)에 刺한다 : 光明, 天府, 風池

③《중의안과학(中醫眼科學)》

• 망막중앙동맥색전(網膜中央動脈塞栓), 급성구후시신경염(急性球後視神經炎)에는 침자치료(鍼刺治療)를 이용할 수 있다. 睛明, 球後, 瞳子髎, 承泣, 攢竹, 太白, 風池, 內關, 合谷, 太衝, 命門, 腎兪 등을 취혈(取穴)한다. 매회 2~4穴을 선택하고, 강한 자극을 준다

④《안과침구요법(眼科鍼灸療法)》

• 시신경유두염(視神經乳頭炎)에 球後, 睛明, 風池, 合谷, 曲池, 足三里, 肝兪, 關元 等을 取한다(그 中 主穴은 球後와 睛明이다)

⑤《안과침구요법(眼科鍼灸療法)》

• 구후시신경염(球後視神經炎), 급성에는 上星, 二間, 足三里, 光明 등의 경혈을 取한다. 이외에 攢竹, 太陽, 內迎香 등의 경혈에 방혈요법(放血療法)을 행한다. 만성에는 睛明, 承泣, 瞳子髎, 足三里를 取하고, 중간 정도 자극의 침자를 행한다. 肝兪, 腎兪, 膽兪, 心兪, 養老, 商陽에는 매일 또는 격일에 1회 灸를 시술한다. 급성, 만성 兩方의 주혈은 환측(患側)의 球後, 睛明, 배혈에는 양쪽의 風池, 合谷, 足三里, 光明 등을 이용한다. 매회 1개의 주혈, 2개의 배혈을 선택하고, 교대로 자극을 준다

그 외의 요법

【한방약】

①신음허(腎陰虛)에 의한 폭맹(暴盲): 명목지황환(明目地黃丸)

②음허화왕(陰虛火旺)에 의한 폭맹: 지백지황환(知柏地黃丸)

③간양상항(肝陽上亢)에 의한 폭맹: 통규활혈탕(通竅活血湯), 대정풍주(大定風珠)

④담탁(痰濁)에 의한 폭맹: 도담탕(導痰湯)

⑤기혈허약(氣血虛弱)에 의한 폭맹: 십전대보탕합생맥산(十全大補湯合生脈散)

참고사항

①이 병은 반드시 안저검사(眼底檢查)를 행하고, 병기의 원인을 확정한다.

②이 병은 세력이 심하고, 갑자기 일어나기 때문에 빨리 적극적으로 치료하고, 병상을 악화시키지 않도록 해야 한다. 그렇게 하지 않으면 치료효과에 영향을 주고 실명이 회복되지 않는다.

③침에 의한 폭맹의 치료는 치료가 적시, 적절하면 높은 치료효과를 거둘 수 있다.

75. 야맹

밤이 되거나 대낮에 어두운 곳으로 들어가면 사물이 확실하게 보이지 않게 되는 것을 야맹(夜盲)이라고 한다. 참새나 새와 비슷해서, 저녁이 되면 사물이 보이지 않게 된다. 이 때문에 이것을 '작목(雀目)', '계맹(鷄盲-鳥目에 관한 것)'이라고 한다.

이 병에는 선천과 후천의 구별이 있고, 선천은 일반적으로 '고풍작목(高風雀目)'이라 하고, 후천은 '간허작목(肝虛雀目)'이라고 한다. 고풍작목(高風雀目)은 현대의학의 망막색소변성(網膜色素變性), 결정양망막색소변성(結晶樣網膜色素變性), 백점상망막염(白點狀網膜炎) 등에 해당한다. 간허작목(肝虛雀目)은 현대의학의 비타민 A 결핍증과 유사하다.

이 병은 대부분 선천의 품부부족(稟賦不足), 간신(肝腎) 부족, 또는 비위(脾胃) 손상에 의해 일어난다. 그 때문에 본병에서는 변증시치(辨證施治)를 行하고, 本으로 거슬러 올라가서 원인을 찾고, 보법을 主로 한 치료를 行한다.

병인병기

【1】고풍작목

대부분은 선천의 품부부족(稟賦不足) 때문에 명문(命門)의 火가 쇠약해지고, 陽이 쇠약한 陰을 제어할 수 없게 되기 때문에 주간은 밝고, 밤은 盲이 된다.

【2】간허작목

영양이 적당하지 않고 음식을 편식하거나, 또는 비위(脾胃)가 손상되어 양기가 하함(下陷)하거나, 간신음허(肝腎陰虛)가 되기 때문에, 눈이 유양(濡養)할 수 없게 되면 일어난다.

증분류

【1】고풍작목

밤에 들어갈 때나 주간에 어두운 곳에 가면 보이지 않게 된다. 어려서부터 앓고, 형제에게도 이 병기가 있다. 이밖에 이 병은 연령에 따라 병상이 점점 악화되고, 시야가 점점 협착(狹窄)하고, 터널視가 되어 나중에는 주간에도 보이지 않게 된다.

【2】간허작목

초기에는 양쪽 눈이 마르고, 자주 눈을 깜빡이거나, 또는 눈을 감고 뜨는 것이 어려워지게 된다. 저녁이나 어두운 곳에서는 사물을 볼 수 없다, 게다가 번조불안(煩燥不安), 안색이 좋지 않다, 대변이 당박(溏薄)하게 된다. 이것은 한방약이나 침구로 단기간에 완쾌한다.

치료

【1】고풍작목

치 법 : 비간신(脾肝腎)을 조리하고, 원양(元陽)의 보익(補益)을 主로 한다

처방례 : 命門, 腎兪, 肝兪, 脾兪, 三陰交, 足三里, 球後, 睛明, 光明 등

방 해 : 이 병은 양쇠(陽衰)라고도, 양폐(陽蔽)라고도 말할 수 있지만, 일반적으로 말하자면 양기의 기능실조에 의해 일어난다. 양기의 내원은 腎과 脾이고, 命門, 腎兪, 脾兪를 배혈하여 양기의 기능을 조절한다. 陽이 없으면 陰이 성장하지 못하기 때문에 三陰交, 足三里를 배혈하여 腎陰의 보익을 도모하고, 비위기능(脾胃機能)의 향상을 도모한다.

球後, 睛明으로 눈의 낙맥(絡脈)을 선통(宣通) 시키고, 기혈(氣血)을 통창(通暢)시켜 血을 유양(濡養)시킴으로써 시력의 회복을 도모한다.

조 작 : 命門, 腎兪, 肝兪, 脾兪는 1寸 직자하고, 침자 후 뜸을 시술한다. 매회 1~2穴을 取

한다. 足三里, 三陰交, 光明은 1寸 직자하고, 평보평사법(平補平瀉法)을 시술한다. 매회 1～2穴을 取한다. 睛明, 球後는 가볍게 刺한다. 매회 1穴을 取한다. 20～30분간 유침한다. 매일 1회 자침하고, 10회를 1치료단위로 한다.

【2】간허작목

治　法: 보간건비(補肝健脾)

處方例: 肝兪, 腎兪, 脾兪, 足三里, 四縫

方　解: 이 병은 주로 비허간열(脾虛肝熱), 비타민 A의 흡수불량, 비타민 A의 결핍 등에 의해 일어난다. 肝兪, 脾兪, 腎兪는 생체의 기능을 증강하고, 비타민 A의 흡수를 촉진한다. 四縫은 감적(疳積)에 이용된다. 足三里는 위장(胃腸)의 연동(蠕動)을 높이고, 비타민 A의 흡수를 도울 수 있다.

操　作: 肝兪, 腎兪, 脾兪는 1寸 직자(直刺)하고, 침자 후 뜸을 가한다. 足三里는 1寸 직자하고, 평보평사법(平補平瀉法)을 시술한다. 四縫은 삼릉침(三稜鍼)으로 점자(點刺)하고, 점액(粘液)과 혈액(血液)을 짜낸다.

고금처방례(古今處方例)

①《침구의학험집(鍼灸醫學驗集)》

• 야맹증(夜盲症)의 주혈은 睛明, 合谷, 肝兪, 足三里를 선택하고, 光明을 배혈한다. 翳明은 경험혈이다. 침자방법은 弱, 中 자극으로 보법 또는 평보평사법을 이용한다. 매일 1회 또는 격일에 1회 행하고, 6회를 1치료단위로 한다

②《안과침구요법(眼科鍼灸療法)》

• 睛明, 足三里, 光明, 行間, 少商에 침자한다. 肝兪는 뜸을 이용한다

③《위생보감(衛生寶鑑)》

• 작목(雀目)의 뜸은 엄지손가락 손톱 위에 1寸의 橫紋의 內側端으로 表裏의 肌目 부위에 1壯 붙인다. 艾炷는 小麥 크기의 것을 사용한다. 小兒 疳眼(角膜軟化症)의 灸는 左右의 合谷에 각 1壯 小麥 크기의 艾炷를 붙인다

④《침구임상치료록(鍼灸臨床治療錄)》

• 색소성망막염(一名雀目이라고도 한다)에는 睛明, 肝兪, 膽兪, 少商을 取한다

야맹의 치법과 선혈

<table>
<tr><th colspan="2">증 후</th><th>병인병기</th><th>치 법</th><th colspan="2">선 혈</th></tr>
<tr><td rowspan="2">夜盲</td><td>高風雀目</td><td>선천의 稟賦不足</td><td>보익원양</td><td rowspan="2">肝兪, 脾兪, 腎兪, 足三里</td><td>球後, 睛明</td></tr>
<tr><td>肝虛雀目</td><td>후천의 失養</td><td>보간건비</td><td>四縫</td></tr>
</table>

그 외의 요법

【이침(耳鍼)】

선혈: 目1, 目2, 肝, 心 , 膽, 腎

조작: 매회 3穴을 선택하고, 30분 이상 유침하거나 호침을 보충해둔다. 1주간 1회 행한다.

【혈위주사(穴位注射)】

비타민 B1, B2, 또는 영지주사액(靈芝注射液)을 양측의 肝兪, 腎兪에 교대로 주사한다. 각 경혈에 0.5ml씩 주사한다. 격일에 1회, 15회를 1치료단위로 한다.

【약물(藥物)】

간허작목(肝虛雀目)에는 비타민 A를 준다. 예를 들면 肝油를 내복시키거나 비타민 A, D의 근육주사(筋肉注射)를 각 경혈에 0.5~1ml씩 행한다. 격일에 1회, 연속해서 5~10회 행한다. 고풍작목(高風雀目)에는 영지시럽이나 영지편(靈芝片)을 복용하게 한다.

참고사항

고풍작목(高風雀目)은 만성 진행성질환이다. 이것은 조기에 발견해서 적극적으로 치료하여 병상을 안정시키고, 진행을 늦출 수 있다. 그러나 근치할 수 없다. 병이 말기가 되면 내장(內障), 청맹(靑盲)으로 변하고, 결국은 실명에 이른다.

간허작목(肝虛雀目)은 적시에 치료하면 예후가 양호하다. 적시에 치료하지 않으면 신수(神水)의 고갈(枯渴), 흑정(黑睛)에 예(翳)를 생기게 하고, 해정(蟹睛)을 일으켜서 실명한다.

간허작목에 침구치료는 효과가 매우 뛰어나고, 가끔 비타민 A가 효과가 없을 때에는 침자가 우위성을 발휘하는 경우가 있다. 鍼과 藥을 병용한다면 치료시간을 단축할 수 있다. 한편 고풍작목에 침구치료는 병상을 안정시키고, 진행을 늦출 수 있으며, 더욱이 시력을 높이고, 시야를 확대할 수 있다.

요약

야맹증(夜盲症)은 선천의 품부부족(稟賦不足)과 후천의 실조의 2종류로 나뉜다. 치료에서는 선천의 부족에 의한 것은, 장부의 기능을 조리하고, 원양(元陽)의 보익을 치법으로 한다. 또 후천의 실양(失養)에 의한 것은, 보간건비(補肝健脾)를 치법(治法)으로 하고, 배부(背部)의 수혈(兪穴)과 비위경(脾胃經)의 경혈을 主로 한다.

5. 구강 /인후과

76. 치통

치통(齒痛)은 많은 치질환(齒疾患)과 치주염(齒周炎)에 자주 보이는 증상이다. 예를 들면 우치(齲齒), 아옹(牙癰－치조농양齒槽膿瘍), 치아이완(齒牙弛緩), 아선(牙宣－만성치주염) 등이 있고, 냉(冷), 열(熱), 산미(酸味), 감미(甘味) 등의 자극을 받으면 심해진다. 각종 치통의 증상은 복잡하고 병명도 각각 다르지만, 그 병인병기(病因病機)는 허실 2가지로 분류된다. 즉 실통(實痛)에는 풍화(風火), 위화(胃火)에 의한 것이 자주 보이고, 소풍청열(疏風淸熱), 청위사화(淸胃瀉火), 양혈해독(凉血解毒)의 치법을 이용한다. 이밖에 '충주(蟲蛀)'에 의한 것이 있지만, 이것도 대부분은 위부(胃腑)의 적열(積熱) 또는 신음부족(腎陰不足)과 관계가 있다. 이 2가지의 방법으로 치료하는 이외에 필요할 때는 치과수술(齒科手術)로 처치를 시행한다.

현대의학의 치수염(齒髓炎), 치주염(齒周炎), 우치(齲齒) 등은 이 節의 변증시치(辨證施治)를 참고하여 치료할 수 있다.

병인병기

수족의 양명경맥은 각각 下, 上齒로 들어간다. 대장, 위부에 熱이 있거나 풍사(風邪)가 경맥에 침입해서 양명에 鬱하고, 화화(化火)해서 치아를 犯하면 치통이 일어난다. 또 '齒는 骨의 餘'이고 '腎은 骨을 主하기' 때문에 腎陰의 허손이 일어나면 虛火가 상염해서 치통을 일으킨다.

【 1 】 풍화에 의한 치통

체질적으로 양성(陽盛)이고 내열(內熱)이 있는 사람이 풍사(風邪)의 침입을 받고, 풍화(風火)가 되어 양명경맥에 鬱하고, 그 위에 양명경맥을 따라서 齒를 犯하면 치통(齒痛)이 일어난다.

【 2 】 위화에 의한 치통

매운 것, 기름기가 많은 것, 단 것을 기호하기 때문에 족양명위경의 화열(火熱)이 왕성하게 되어, 이 火가 양명경맥을 따라서 상염(上炎)해서 齒를 犯하면 치통이 일어난다.

【 3 】 허화에 의한 치통

'腎은 骨을 主하고', '齒는 骨의 餘'이기 때문에 신음(腎陰)의 허손(虛損)에 의해 허화(虛火)가 상염해서 치은(齒齦)을 소작(燒灼)하면, 골수가 공허(空虛)하게 되어 齒가 영양을 잃어 흔들리고 통증이 생긴다.

【 4 】 우치에 의한 치통

평소에 구치(口齒)가 불결하고, 새콤달콤한 것을 좋아하고, 먹다 남은 찌꺼기가 모여서 부패하여 齒를 손상하면 충주(蟲蛀)가 된다. 더욱이 위화(胃火)가 양명경맥을 따라서 상염하면 치통이 일어난다.

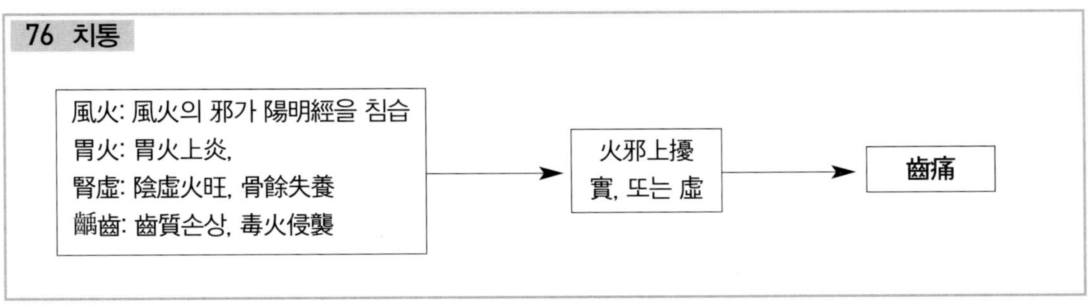

증분류

【 1 】 풍화에 의한 치통

주　증 : 치통(齒通), 치육(齒肉)이 빨갛고 부음, 환부를 차게 하면 통증이 경감(輕減)되고, 따뜻하게 하면 심해진다.

수 반 증 : 발열, 오풍(惡風), 구갈(口渴)

설 맥 상 : 설질홍(舌質紅), 설태박백(舌苔薄白), 건(乾), 맥부삭(脈浮數)

증후분석 : ①치육(齒肉)이 빨갛게 부음, 열통(熱痛) – 풍화(風火)가 양명경에 상요(上擾)하고, 기혈불선(氣血不宣)이 되면 일어난다.

②설태건(舌苔乾), 박백(薄白), 맥부삭(脈浮數) – 풍화(風火)의 象이다.

【 2 】 위화에 의한 치통

主 症 : 치통이 심함, 치육이 빨갛게 부음, 일농(溢膿–치조농루齒槽膿漏)이 보임, 부기가 협부(頰部–볼)까지 퍼짐, 구취, 변비, 소변은 진한 황색

隨 伴 症 : 두통(頭痛), 구갈(口渴)

舌 脈 象 : 설질홍(舌質紅), 설태황(舌苔黃), 맥활삭(脈滑數)

症候分析 : ①치통이 심함, 치육이 빨갛게 부음 – 위화(胃火)의 치열(熾熱), 작육화부(灼肉化腐) 때문에 일어난다.

②구취, 변비, 소변황색 – 양명실열(陽明實熱)에 의해 일어난다.

③설태황색(舌苔黃色), 맥활삭(脈滑數) – 양명실열(陽明實熱)의 象이다.

【 3 】 허화에 의한 치통

주 증 : 콕콕 쑤시는 통증, 아프거나 아프지 않음, 치육은 그렇게 빨갛지 않음, 齒가 흔들림, 통증은 주간은 가볍고 야간에는 심함, 구취는 없음

수 반 증 : 요슬(腰膝)이 나른하고 힘이 없음, 이명, 다몽, 오후에 미열

설 맥 상 : 설질홍(舌質紅), 설태소(舌苔少) 또는 무태(無苔), 맥세삭(脈細數)

증후분석 : ①콕콕 쑤시는 통증, 아프거나 아프지 않음, 치육(齒肉)은 빨갛지 않음 – 음허발열(陰虛發熱)에 의해 일어난다.

②齒가 흔들림 – 신허(腎虛)하여 치아를 자양할 수 없으면 일어난다.

③통증은 밤에는 심함 – 음허(陰虛)의 특징이다.

④설질홍, 설태소 또는 무태, 맥세삭 – 음허내열(陰虛內熱)의 象이다.

【4】우치에 의한 치통

주 증: 치체(齒體)는 주식(蛀食)되고, 구멍이 생기고, 우치(齲齒)에 의한 구멍은 회백색(灰白色), 황갈색(黃褐色), 흑갈색(黑褐色)이 나타남. 가벼운 것은 증상이 없거나 조금 찌릿한 정도. 심하면 치통이 있을 수도 없을 수도 있고, 냉열자극(冷熱刺戟) 또는 화열(火熱)의 상염을 받으면 통증이 심해진다. 심한 경우에는 참기 어려울 정도의 통증이 일어나고, 눈물과 콧물이 함께 나온다. 밤에는 잠을 잘 수 없다.

수 반 증: 위화(胃火) 또는 허화(虛火)의 증상이 있다.

설 맥 상: 특별한 변화는 없다.

증후분석: 냉열자극(冷熱刺戟)에 견딜 수 없음 – 齒가 손상되기 때문에 일어난다.

치료

치 법: 통락지통(通絡止痛)

①풍화(風火)에 의한 치통 – 소풍청열(疏風淸熱)

②위화(胃火)에 의한 치통 – 청사위화(淸瀉胃火)

③허화(虛火)에 의한 치통 – 자음강화(滋陰降火)

④우치(齲齒)에 의한 치통(齒痛) – 치과수술을 병용

처 방 례: 頰車, 下關, 合谷

①위화에는 內庭을 추가한다.

②풍화에는 外關, 風池를 추가한다.

③허화에는 太谿, 行間을 추가한다.

방 해: 족양명위경은 상치(上齒)의 안으로 들어가기 때문에 頰車, 下關의 국소(局所) 및 순경작용(循經作用)으로 족양명위경의 경기(經氣)를 소통시켜서 지통(止痛)을 도모한다. 內庭은 족양명위경의 형혈(滎穴)이고, 위화(胃火)를 청강(淸降)시켜서 지통(止痛)을 도모한다.

또 수양명대장경은 하치(下齒)의 안으로 들어간다. 合谷은 수양명대장경의 원혈(原穴)이고, 본경(本經)의 경기(經氣)를 통하며, 화사(火邪)를 하행시킬 수 있다. 이것은 치통의 특효혈이다.

이들을 배혈하여 보다 높은 효과를 거둘 수 있다.

풍화(風火)에 의한 치통에는 外關과 風池를 배혈한다. 이 배혈로 표사(表邪)를 제거하고, 거풍(去風)을 도모한다.

허화(虛火)에 의한 치통에는 太谿와 行間을 배혈한다. 太谿는 족소음신경의 수혈(兪穴)이고, 원혈이기도 하다. 신기(腎氣)를 補하는 작용이 있다. 또 行間은 족궐음간경의 형혈(滎穴)이고, 청열사화(淸熱瀉火)의 작용이 있다. 이 2穴을 배혈하여 자음강화(滋陰降火)를 도모한다.

조　　작 : 頰車는 비스듬하게 하방을 향해서 1~1.5寸 자입(刺入)한다. 下關, 合谷, 內庭은 1寸 직자(直刺)한다. 外關, 太谿, 行間은 0.5寸 직자(直刺)한다. 風池는 침첨(鍼尖)을 반대쪽의 외안각(外眼角)을 향하게 해서 1~1.5寸 사자(斜刺)한다. 太谿는 보법, 行間은 사법을 이용한다. 그 외의 경혈(經穴)은 사법(瀉法)을 시술하고, 20~30분간 유침(留鍼)한다.

치통의 치법과 선혈

증후	병인병기	치 법	選 穴	
齒痛	풍 화	거풍청열	頰車, 下關, 合谷	外關, 風池
	위 화	청사위화		內庭
	허 화	자음강화		太谿, 行間
	우 치			수술로 根治를 도모한다.

고금처방례(古今處方例)

①《침구취영(鍼灸聚英)》

• 아통(牙痛)에는 合谷, 內庭, 浮白, 陽白, 三間

②《침구대성(鍼灸大成)》

• 상치통(上齒痛)에는 呂細(太谿), 太淵, 人中을, 하치통(下齒痛)에는 合谷, 龍玄, 承漿……. 다시 다음 穴에 刺한다: 腎兪, 三間, 二間

③《중화침구학(中華鍼灸學)》

• 火에 의한 치통은 頰車, 合谷, 二間, 內庭, 涌泉, 行間. 風에 의한 치통은 頰車, 列缺, 合谷, 足三里를 取한다

그 외의 치료

【이침(耳鍼)】

선혈: 上頜, 下頜, 屛尖, 神門

조작: 강한 자극을 준다. 염전(捻轉)을 행하고, 20～30분간 유침(留鍼)한다. 또는 원피침(圓皮鍼)을 2～3일 넣는다.

【한방약】

청위산(淸胃散) 또는 옥녀전(玉女煎)을 主로 해서 청위사열(淸胃瀉熱), 양혈지통(凉血止痛)을 도모한다.

풍화(風火)에 의한 통증에는 박하연교방(薄荷連翹方)을 이용한다.

허화(虛火)에 의한 통증에는 지백팔미환(知柏八味丸)을 이용한다.

참고사항

①평소에 구강위생에 주의하고, 구강위생에 신경 쓰는 습관을 기른다. 우치(齲齒)를 발견하면 바로 조기에 치과치료를 행한다.

②매운 것이나 맛이 진한 것을 지나치게 섭취하지 말고, 지나친 음주를 피하며, 熱이나 火가 생기는 것을 막는다.

③우치(齲齒)의 일시적인 지통(止痛) 효과 이외에 일반적인 치통에도 효과가 좋다. 침치료는 경제적일 뿐만 아니라 지통 작용이 빠르고, 효과가 강하며, 지통 지속시간이 길다. 동시에 지통약(止痛藥)의 효과를 도울 수 있다.

77. 구취

구취(口臭)는 입에서 나는 좋지 않은 냄새를 말하고, 자각하는 것과 타인이 느끼는 것이 있다. 구취는 대부분 장부(臟腑)의 熱이나 습열(濕熱), 식적(食積), 담탁(痰濁) 등에 의해 일어난다. 실증이 많이 보인다. 위열(胃熱)에 의한 것은 청위사열(淸胃瀉熱)을 도모하고, 식적(食積)에 의한 것은 소식도체(消食導滯)를 도모한다. 또 담열(痰熱)에 의한 것은 청폐화담(淸肺化痰)을 도모한다.

현대의학의 구강염, 치과질환 및 위염(胃炎), 간염(肺炎), 폐화농증(肺化膿症) 등에 구취가 보인다. 이들은 이 병증의 변증시치(辨證施治)를 참고하여 치료하면 좋다.

병인병기

【1】위열에 의한 구취(위열상증)

온열병(溫熱病), 구창(口瘡-구강내의 궤양), 아선(牙宣) 등에 의해 일어난다. 또 평소에 매운 것이나 맛이 진한 것을 먹으면 내열(內熱)을 일으키고, 그 화열(火熱)이 상증(上蒸)해서 부탁(腐濁)한 기체가 입으로 나오면 구취(口臭)가 일어난다.

【 2 】 식적에 의한 구취(위장식적)

음식의 실조에 의해 위장의 전도(傳導)가 나빠지고, 숙식(宿食)이 정체하면 식적(食積)을 형성한다. 거기에서 부탁(腐濁)한 기체가 상역하면 구취가 일어난다.

【 3 】 담열에 의한 구취(담열옹폐)

폐열(肺熱), 폐옹(肺癰) 등의 병증에 많이 보인다. 담열(痰熱)이 肺에 옹체(壅滯)해서 기혈을 소작(燒灼)하고, 瘀가 結하면 癰을 형성한다. 血이 부패해서 膿이 되고, 부탁(腐濁)한 기체가 입으로 나오면 구취가 일어난다.

증분류

【 1 】 위열에 의한 구취(위열상증)

주　　증 : 息은 뜨겁고 냄새가 남, 또는 구순(口脣)이 짓무르고 瘡이 생김

수 반 증 : 치은(齒齦)이 부어서 아프고 膿이 흘러나오며 출혈(出血), 구갈(口渴), 찬 것을 마심, 소변이 빨갛다, 변비(便秘)

설 맥 상 : 설질홍(舌質紅), 설태황니(舌苔黃膩) 또는 더러워져서 썩음, 맥활삭(脈滑數)

증후분석 : ①구취, 구순이 짓무름 – 위열상증(胃熱上蒸)하여 썩은 기체가 上逆하면 일어난다.
②구갈(口渴), 희랭(喜冷) – 위열(胃熱)의 象이다.
③설질홍(舌質紅), 설태황니(舌苔黃膩), 맥활삭(脈滑數) – 위열의 象이다.

【 2 】 식적에 의한 구취(위장식적)

主　　症 : 구취는 시큼하고 썩은 것 같은 냄새나 생 음식물의 맛을 띰

隨 伴 症 : 복부에 창만감이 있음, 식욕부진, 썩고 더러운 애기(噯氣)가 나옴

舌 脈 象 : 설태구니(舌苔垢膩), 맥활(脈滑) 또는 삭(數)

症候分析 : ①산부취(酸腐臭) – 식적부패(食積腐敗)에 의해 생긴다.

②복부의 창만감, 식욕부진 – 위완식체(胃脘食滯)에 의해 일어난다.

③설태구니(舌苔垢膩), 맥활(脈滑) – 음식정체(飮食停滯)의 象이다.

【 3 】 담열에 의한 구취(담열옹폐)

주 증 : 해(咳)에 의해 탁담(濁痰)을 토함, 농혈(膿血), 구취는 비린내

수 반 증 : 흉통(胸痛), 또는 발열(發熱)

설 맥 상 : 설질홍(舌質紅), 설태니(舌苔膩), 맥삭(脈數) 또는 활삭(滑數)

증후분석 : ①탁담(濁痰), 농혈(膿血), 비린내가 나는 구취 – 폐열(肺熱)이 내온(內蘊)해서 膿을 형성해서 일어난다, 폐락(肺絡)을 손상하면 농혈이 나온다.

②설질홍(舌質紅), 설태니(舌苔膩), 맥활삭(脈滑數) – 담열(痰熱)의 象이다.

77 구취

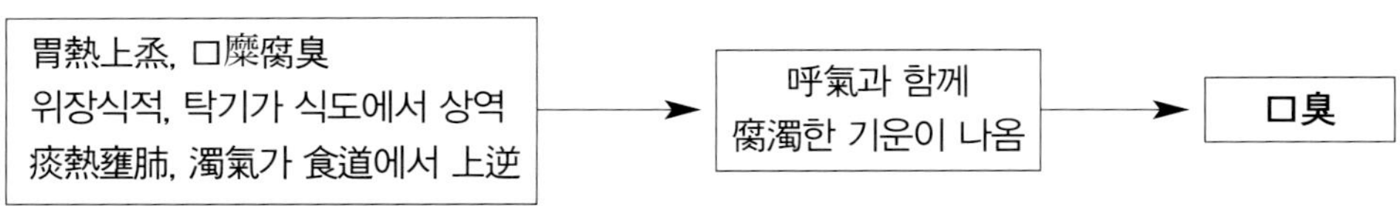

치료

치 법 : 폐위(肺胃)의 熱을 청설(淸泄)한다.

처 방 례 : 合谷, 內庭, 曲池

①위열(胃熱)이 있는 사람에게는 足三里, 十宣을 추가한다.

②식적(食積)이 있는 사람에게는 建里, 下脘, 天樞를 추가한다.

③담열(痰熱)이 있는 사람에게는 魚際, 尺澤, 豐隆을 추가한다.

방 해 : 曲池, 合谷은 수양명대장경의 합혈(合穴)과 원혈(原穴)이고, 이 배혈로 위장(胃腸)의 熱을 청설(淸泄)로 도모한다. 또 대장과 폐는 표리(表裏)의 관계에 있으며, 폐열

담성(肺熱痰盛)에도 이용할 수 있다.

內庭은 족양명위경의 형혈(滎穴)이고, 위열(胃熱)을 청설(淸泄)하는 데에 가장 뛰어나다. 더욱이 曲池, 合谷을 배혈하여 폐위(肺胃)의 실열에 의한 구취를 치료할 수 있다.

足三里는 족양명위경의 합혈이다. 또 十宣은 실열을 청설하는 힘이 강한데, 足三里와 배혈하여 위열을 청설하는 작용을 강하게 할 수 있다.

建里, 下脘은 위저(胃底)에 가깝고, 위중(胃中)의 식적을 소도(消導)하는 직접적인 작용이 있다. 天樞는 통창(通暢)의 작용에 뛰어나고, 그 위에 建里와 下脘을 배혈하여 소식도체(消食導滯)를 도모한다.

魚際, 尺澤은 수태음폐경의 형혈(滎穴)과 합혈(合穴)이고, 폐열(肺熱)을 淸하는 작용에 뛰어나다.

豐隆은 담탁(痰濁)의 치료에 뛰어나지만, 魚際와 尺澤을 배혈하여 청폐거담(淸肺去痰)의 작용이 일어나고, 담열(痰熱)에 의해 생기는 구취를 치료할 수 있다.

조 작 : 合谷, 曲池는 1寸 직자한다. 內庭은 0.5寸 직자하고, 침첨(鍼尖)을 위로 향한다. 각각의 경혈에 모두 사법을 시술한다. 十宣은 점자하고, 유침은 하지 않는다. 발열이 있으면 방혈(放血)한다.

구취의 치법과 선혈

증후	병인병기	치 법	선 혈	
口臭	위열	肺胃의 熱을 淸熱	合谷 內庭 曲池	足三里, 十宣(淸胃)
	식적			建里, 下脘, 天樞(消食)
	폐열			魚際, 尺澤, 豐隆(化痰)

고금처방례(古今處方例)

①《침구대전(鍼灸大全)》

• 구내(口內)에 瘡을 생기게 하고, 취예(臭穢)해서 접근하기 어려운 것은, ……十宣十穴, 人

中一穴, 金津一穴, 玉液一穴, 承漿一穴, 合谷二穴

②《간이침구요법(簡易鍼灸療法》

•구취(口臭): 大陵, 人中

그 외의 치료

【이침(耳鍼)】

취혈: 口, 胃, 脾

조작: 중간 정도의 자극으로 염전(捻轉)해서 20~30분간 유침(留鍼)한다. 또는 피내침(皮內鍼)을 2~3일 넣는다.

【한방약】

위열(胃熱)에 의한 구취(口臭): 청위산(淸胃散), 또는 양격산(凉膈散)

위장식적(胃腸食積)에 의한 구취: 보화환(保和丸), 또는 지실도체환(枳實導滯丸)

담열옹폐(痰熱壅肺)에 의한 구취: 천금위경탕(千金葦莖湯), 사백산(瀉白散)

참고사항

①평소에 구강위생에 주의하고, 아침저녁으로 이를 닦고, 바른 구강위생의 습관을 기른다.

②매운 것이나, 맛이 진한 것, 또는 술과 담배의 기호(嗜好)를 피하고, 熱이나 痰의 생성을 막는다.

③침치료는 구취에 일정한 효과가 있고, 내복약이나 양치질약을 병용하면 그 효과가 더욱 높아진다.

78. 구각유연

구각(口角)에 항상 침을 흘리는 것을 구각유연(口角流涎)이라고 한다. 소아는 자주 경부(頸部), 전흉부(前胸部)를 적시기 때문에, 구진(丘疹), 짓무름, 감염을 일으킨다. 이 대부분은 비위열성(脾胃熱盛), 또는 비허불섭(脾虛不攝)에 의해 일어난다. 이들 증상에는 비위(脾胃)의 실열(實熱)을 淸하거나, 건비온중(健脾溫中)의 치법을 이용한다. 성인에게 보이는 구각유연은 대부분 중풍의 구안와사(口眼喎斜)와 관계가 있다. 또 경락이 공허(空虛)하게 되어 風이 絡에 들어가거나, 또는 간풍내동(肝風內動)에 의해 담(痰)이 얽혀서 상요(上擾)하기 때문에 일어나기도 한다. 치료에서 전자는 소풍통락(疏風通絡)을, 후자는 허실(虛實)을 감별한 후, 실증에는 청열화담(淸熱化痰), 이기통락(理氣通絡), 허증에는 익기화담(益氣化痰), 식풍통락(熄風通絡)을 이용한다.

현대의학의 구강염(口腔炎), 이하선염(耳下腺炎), 뇌막염(腦膜炎), 안면신경마비(顔面神經麻痺), 뇌염의 후유증, 뇌혈관장애(腦血管障礙) 등의 질환에 이 증상이 보인다. 이들은 이 節의 변증시치(辨證施治)를 참고하여 치료할 수 있다.

병인병기

【 1 】 열성에 의한 유연(비위열성)

비(脾)는 口에 개규(開竅)하지만, 평소에 온열(蘊熱)이 있거나 또는 지방식(脂肪食)을 좋아하면 비위(脾胃)에 숨어있던 火가 위로 올라가서 염천(廉泉)에 상박(上迫)하고, 진액(津液)이 밖으로 넘쳐 나오면 유연(流涎)이 일어난다.

【 2 】 비허에 의한 유연(비허불섭)

비위(脾胃)가 평소에 虛하거나, 찬 것을 먹어서 비위를 손모(損耗)하고, 비기허한(脾氣虛寒)이 되면 진액이 수포(輸布)되지 않아, 기허(氣虛)에 의해 진액을 고섭할 수 없게 되고 유연이 멈추지 않게 된다.

【 3 】 풍사에 의한 유연(풍중경락)

경락이 공허하게 되고, 외풍이 虛를 이용해서 수족양명경을 침습하면 경수불리(經隧不利)가 되어 입이 닫히지 않게 되고 유연이 일어난다.

【 4 】 풍담에 의한 유연(풍담상용)

신음(腎陰)이 부족하면 간양(肝陽)이 편항(偏亢)한다. 또는 비만체질로 담습내성(痰濕內盛)이고, 그것이 오래 鬱하면 熱이 생긴다. 더욱이 우울하거나, 괴로워하거나 화를 내거나, 술을 기호하는 등의 유인에 의해 肝陽이 폭장(暴張)하고, 內風이 담탁(痰濁)을 사이에 두고 上擾하면 유연이 일어난다.

증분류

【 1 】 열성에 의한 유연(비위열성)

주　　증 : 유연(流涎), 구설(口舌)에 동통(疼痛), 짓무르거나 궤양(潰瘍)이 있음

수 반 증 : 구건(口乾), 구고(口苦), 변비, 소변이 빨갛다, 심번(心煩), 불면

설 맥 상 : 설질홍(舌質紅), 또는 설첨(舌尖) 및 설변(舌邊)에 망자(芒刺)가 있음, 설태황(舌苔黃) 또는 황니(黃膩), 맥활삭(脈滑數)

증후분석 : ①유연, 구설통(口舌痛), 짓무름 – 음식물은 口로 들어오고, 脾는 口에 개규하고, 그 華는 脣에 있다. 비위(脾胃)의 熱이 왕성하게 되어, 口에 상증(上蒸)하면 이들 증상이 일어난다.

②구건(口乾) – 열사상진(熱邪傷津)에 의해 일어난다.

③구고(口苦) – 토병(土病)에 의해 木이 상모(相侮)되고, 담즙(膽汁)이 상역(上逆)하면 일어난다.

④변비, 소변이 빨갛다. – 邪가 장도(腸道)에 鬱하면 일어난다.

⑤심번(心煩), 불면 – 熱이 흉격부(胸膈部)에 상요(上擾)하면 일어난다.

⑥망자(芒刺) – 위장의 조열(燥熱)이 왕성하기 때문에 생긴다.

⑦설질홍, 설태황 또는 황니, 맥활삭 – 양명에 실열이 있는 象이다.

【2】비허에 의한 유연(비위허한)

主　症：침은 투명하고 적음, 종일 그치지 않고 계속 의복을 적심, 소아에게 자주 보임

隨伴症：식욕부진, 식사량이 적음, 氣가 적음, 안색이 하얗다, 또는 복창(腹脹)이 있음, 대변당박(大便溏薄)하거나 설사

舌脈象：설질담(舌質淡), 설태박(舌苔薄)으로 윤(潤), 맥약(脈弱)

症候分析：①침은 투명하고 적음, 계속 그치지 않음 – 비위허한(脾胃虛寒)하면 운화의 실조가 일어나고, 그로 인해 비습(脾濕)이 정체한다. 또 口는 脾의 주된 곳으로, 비허(脾虛)가 되면 口가 구속(拘束)을 잃고, 습탁(濕濁)이 상범(上泛)하면 일어난다.

②식욕부진, 氣가 적음, 안색이 하얗다 – 비허(脾虛)하여 수곡(水穀)의 정미(精微)를 운화할 수 없으면 일어난다.

③복창(腹脹), 대변당박(大便溏薄)하거나 설사 – 비허(脾虛)하여 수곡(水穀)의 정미를 운화(運化)할 수 없으면 일어난다.

④설질담, 설태박으로 潤, 맥약 – 양허(陽虛)의 象이다. 또 양허하여 고동(鼓動)이 무력하게 되면 맥약(脈弱)이 된다.

【3】풍사에 의한 유연(풍중경락)

주　증：안면의 마목(麻木), 구안와사, 안검(眼瞼)이 닫히지 않음, 涎이 항상 흘러나옴

수반증：오풍(惡風), 오한(惡寒), 유루(流淚)

설 맥 상 : 설태백(舌苔白), 맥부현(脈浮弦)

증후분석 : ①안면의 麻木, 구안와사 – 풍사(風邪)는 상부를 범하기 쉽고, 안면부(顔面部)의 경락을 조체(阻滯)시키면 일어난다.

②침, 눈물 – 口의 구속력이 실조되거나, 목곽(目廓)의 구속력이 실조되면 일어난다.

③오풍, 오한 – 풍한의 외사에 의해, 양기가 조해(阻害)되면 일어난다.

④설태백, 맥부현 – 설태(舌苔)가 하얀 것은 熱이 없는 것을 나타내고, 또 맥부(脈浮)는 풍한의 외습을, 弦은 風을 나타낸다.

【4】풍담에 의한 유연(풍담상용)

주 증 : 구안와사, 舌이 왜곡되어 發語에 장애, 유연, 반신의 마목불수(麻木不隨)

수 반 증 : 현훈(眩暈), 혼미(昏迷), 천명(喘鳴)

설 맥 상 : 설태후니(舌苔厚膩), 맥현활(脈弦滑)

증후분석 : ①구안왜사 – 담탁이 간풍과 함께 상범하여 안면의 경락을 조체시켜서, 경맥이 잘 영양되지 않고 이완(弛緩)하기 때문에 일어난다.

②舌이 왜곡되어 발어(發語)에 장애, 유연 – 간풍내동(肝風內動), 경근실조(經筋失調)에 의해 일어난다.

③반신의 마목불수 – 풍담이 지체의 맥락에 조체하기 때문에 일어난다.

④현훈, 혼미, 喘鳴 – 풍담이 상충하고, 청규(淸竅)를 막으면 일어난다.

⑤설태후니, 맥현활 – 이 설태는 담탁의 존재를 나타내고, 현맥은 간풍을, 활맥은 痰을 나타낸다.

치료

치 법 : 수족양명경을 主로 한다.

처 방 례 : 주혈 – 地倉, 合谷

①비위열성(脾胃熱盛)에는 주혈을 이용한다.

②비허(脾虛)에는 足三里, 三陰交를 가한다.

③풍중경락(風中經絡)에는 風池, 翳風, 承漿을 가한다.

④풍담상용(風痰上湧)에는 太衝, 豐隆을 가한다.

방 해 : 구각은 족양명위경이 통과하는 곳이고, 또 수양명대장경은 口를 사이에 두고 脣을 환상(環狀)으로 行한다. 그 때문에 족양명위경의 地倉, 수양명대장경의 合穴을 취하고, 面口의 경기의 소통을 도모하고, 아울러 비위(脾胃)의 熱을 청해(淸解)시킨다.

足三里는 비위를 보익하는 작용이 있고, 三陰交는 족태음비경의 요혈이다. 이 2穴에 침자(鍼刺)하고 온구(溫灸)를 가하여 익기온중건비(益氣溫中健脾)를 도모한다.

비허(脾虛)의 유연에는 翳風, 風池를 취하고, 두안면부의 風을 소해(疏解)시킨다. 또 地倉과 承漿을 배혈하여 국소의 기혈을 소통시켜서 口喎의 개선을 도모한다.

太衝은 족궐음간경의 원혈이고, 평식간양(平熄肝陽)하는 작용이 있다. 豐隆은 족양명위경의 낙혈이고, 건비화담(健脾化痰)의 작용이 있다.

조 작 : 地倉은 1寸 횡자(橫刺)하고, 合谷은 1寸 직자(直刺)한다. 足三里는 1.5寸 직자하고, 三陰交는 1寸 직자한다. 風池, 翳風은 1~1.5寸 직자하고, 承漿은 0.5寸 직자한다. 太衝은 0.5寸 직자하고, 豐隆은 1.5寸 직자한다. 足三里와 三陰交는 보법을 시술해서 뜸을 가하는 것 외에, 각 穴에 사법 또는 평보평사법(平補平瀉法)을 시술한다. 유침(留鍼)은 20~30분간 행한다.

구각유연의 치법과 선혈

<table>
<tr><th>증후</th><th>병인병기</th><th colspan="2">선 혈</th></tr>
<tr><td rowspan="4">口角流涎</td><td>脾胃熱盛</td><td rowspan="4">地倉, 合谷</td><td></td></tr>
<tr><td>脾虛不攝</td><td>足三里, 三陰交</td></tr>
<tr><td>風中經絡</td><td>風池, 翳風, 承漿</td></tr>
<tr><td>風痰上湧</td><td>太衝, 豐隆</td></tr>
<tr><td colspan="4">양명경의 경혈을 主로 한다. ①양명은 宗筋을 主로 한다.
②양명경은 口部를 통과한다.</td></tr>
</table>

고금처방례(古今處方例)

《침구의학험집(鍼灸醫學驗集)》

• 소아유연증(小兒流涎症): 頰車, 地倉, 廉泉, 天柱, 合谷, 曲池

그 외의 치료

【이침(耳鍼)】

취혈: 上顎, 下顎, 上頷, 下頷, 舌, 口, 脾.

조작: 중간 정도의 자극으로 염전하고, 20~30분간 유침하거나, 皮內鍼을 2~3일 넣어 둔다. 소아는 1분간 염전하고, 유침은 하지 않는다.

【한방약】

①비위열성(脾胃熱盛): 청위산(淸胃散), 또는 사황산가감(瀉黃散加減)

②비허불섭(脾虛不攝): 육군자탕합감초건강탕가감(六君子湯合甘草乾薑湯加減), 또는 온비탕가감(溫脾湯加減)

③풍중경락(風中經絡): 견정산가미(牽正散加味)

④풍담상용(風痰上湧): 허한에 속하는 것 – 육군자탕가천마(六君子湯加天麻), 진교(秦艽) 등
열담(熱痰)에 속하는 것 – 도담탕(導痰湯)

참고사항

①비위온열(脾胃蘊熱)에 의한 유연에는 평소에 매운 것이나 맛이 진한 것 등 열을 촉진하는 것을 먹지 않도록 한다. 소아에게는 가족이 음식 조절을 도모하고, 바른 음식위생의 습관을 몸에 익히게 한다.

②그 외의 원인에 의한 것은 각각의 원인에 따라 양생하고 치료를 행한다.

③침구치료는 유연(流涎)에 일정한 효과가 있다. 특히 비위열성(脾胃熱盛)과 풍중경락(風中經絡)에 의한 유연에 효과가 좋다. 그러나 비허(脾虛)와 뇌질환(腦疾患)에 의한 것은 효과가 늦게 나타나거나, 치료효과가 떨어진다.

79. 구창

구창(口瘡)이라는 것은 구강점막(口腔粘膜) 위에 황백색(黃白色) 두립(豆粒) 크기의 궤양이 생기는 것으로, 별명이 구감(口疳-소아에게 생기는 구창)이다. 임상에서는 실증(實證)과 허증(虛證) 2가지로 분류할 수 있다. 실증은 대부분 매운 것이나 맛이 진한 것을 기호하고, 심비적열(心脾積熱)이 되어 생긴 것으로, 치법은 청열해독(清熱解毒), 소종지통(消腫止痛)이다. 또 허증은 평소에 음허(陰虛)가 있고, 허화상염(虛化上炎)에 의해 일어나고, 치법은 자음강화(滋陰降火)이다.

현대의학의 구강궤양(口腔潰瘍), 아프테성구내염, 설염(舌炎) 등은 이 병증의 변증시치(辨證施治)를 참고해서 치료할 수 있다.

병인병기

【1】실증

매운 것이나 맛이 진한 것, 또는 술을 기호(嗜好)하면 심비적열(心脾積熱)을 일으키고, 더 심하면 풍(風), 화(火), 조사(燥邪), 열성(熱盛)이 화화(化火)되어 경(經)을 따라서 입으로 상행하면 일으킨다. 또 구강(口腔)이 불결(不潔)하거나, 손상(損傷)을 입어 독사(毒邪)가 침입하면 근막(筋膜)이 문드러지고 그것 때문에 발증(發症)한다.

【2】허증

평소에 음허이고, 병후(病後)에 피로가 과도하여 진음(眞陰)을 손모(損耗)하고, 심신(心腎)에 들어와 음액(陰液)이 부족하고, 허화(虛火)가 왕성하여 구강(口腔)에 상염(上炎)하면 발증

(發症)한다. 또 병기(病機)가 만성화해서 陰의 손상이 陽에까지 미치고, 음혈(陰血)이 부족하면 양기(陽氣)도 虛하고, 심비양허(心脾兩虛)의 증상이 나타난다.

79 구창

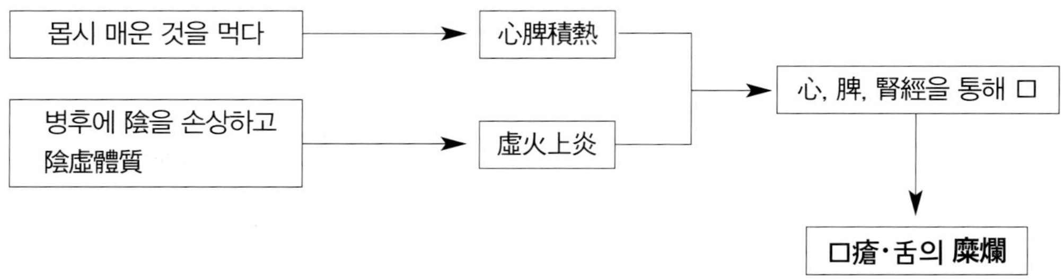

증분류

【1】 실증(심비적열에 의한 것)

주 증 : 순(脣), 협(頰), 상악부(上顎部)의 점막, 설면(舌面) 등에 대두(大豆) 내지 완두 크기의 황백색(黃白色) 궤양점(潰瘍点)이 생긴다. 중앙은 함요(陷凹)하고, 원형 또는 타원형이다. 주위의 점막은 선홍색으로 약간 붓고, 궤양점의 수는 약간 많다. 심한 경우에는 몇 개의 궤양이 모여서 면상(面狀)을 이룬다. 작열(灼熱)하는 것 같은 통증이 있고, 말할 때나 식사할 때에 심해진다.

수 반 증 : 발열, 구갈, 소변이 빨갛다, 변비

설 맥 상 : 설질홍(舌質紅), 설태황(舌苔黃), 맥삭(脈數)

증후분석 : ①口에 瘡이 생기고, 주위의 점막은 선홍색으로 약간 부음 – 심비적열(心脾積熱)이 되고, 실화(實火)가 經을 따라서 상염(上炎)하기 때문에 일어난다.

②작열하는 것 같은 통증 – 열사(熱邪)가 강한 象이다.

③발열, 구갈 – 熱이 기표(肌表)에 훈증(薰蒸)하면 발열이 일어나고, 熱이 진액을 손상하면 구갈이 일어난다.

④소변이 빨갛다, 변비 – 熱이 腸에 結하여 일어난다.

⑤설질홍, 설태황, 脈數 – 실열의 象이다.

【2】허증

主　症 : 궤양면이 대두상(大豆狀), 녹두상(綠豆狀)의 크기, 표면은 회백색, 주위 점막의 색은 담홍 혹은 빨갛지 않음, 궤양의 수는 적고, 일반적으로 1~2개, 또 쉽게 반복하고, 경과가 길다.

隨 伴 症 : 몸이 여윔, 인두부(咽頭部)의 건조, 미열, 手足心(손바닥과 발바닥)의 열감(熱感) 등 음허(陰虛)의 증상

舌 脈 象 : 설질홍(舌質紅), 舌上의 진액이 적음, 舌苔少, 맥세삭(脈細數)

症候分析 : ①구설(口舌)에 瘡이 생김 – 음허화왕(陰虛火旺)에 의해 허화(虛火)가 經을 따라서 올라가고, 구설을 犯하면 일어난다.

②구창(口瘡)은 백색이고, 주위 점막의 색은 담홍 또는 빨갛지 않음 – 허화(虛火)에 의한 것이기 때문에 열상(熱象)은 뚜렷하지 않다.

③쉽게 반복하고, 경과가 긺 – 음허(陰虛) 때문에 바로 회복되지 않고, 증상(症狀)이 이렇게 된다.

④미열, 수족심의 열감 – 허열이 밖으로 훈증하면 일어난다.

⑤몸이 여윔, 인두부의 건조 – 음진(陰津)이 적은 象이다.

⑥설질홍, 설상(舌上)의 진액(津液)이 적음, 설태소(舌苔少), 맥세삭(脈細數) – 전형적인 음허화왕(陰虛火旺)의 설맥상(舌脈象)이다.

치료

치　법 : 청열해독(淸熱解毒), 자음강화(滋陰降火). 국소취혈을 主로 한다.

처 방 례 : 廉泉, 頰車, 金津, 玉液

①심비열성(心脾熱盛)에는 曲池, 合谷을 추가한다.

②음허화왕(陰虛火旺)에는 太谿, 照海를 추가한다.

방　해 : 廉泉, 頰車는 국소취혈(局所取穴)로 이용하고, 구설(口舌)의 기혈(氣血)을 소통(疏通)시킨다. 金津, 玉液은 점자사혈(點刺瀉血)을 행하고, 구설의 어열(瘀熱)을 청사(淸瀉)한다. 合谷, 曲池으로 熱의 청설(淸泄)을 도모한다. 太谿, 照海으로 자신강화(滋腎降火)를 도모한다.

조　작 : 太谿, 照海는 0.5寸 직자하고, 보법을 시술한다. 金津, 玉液은 점자방혈(點刺放血)한다. 그 외의 각 穴은 모두 사법을 시술한다.

구창의 치법과 선혈

증후	병인병기	치 법	선 혈	
口瘡	심비적열	청열해독	廉泉, 頰車 金津, 玉液	曲池, 合谷
	음허화왕	자음청열		太谿, 照海

고금처방례(古今處方例)

①《의학강목(醫學綱目)》

• 설(舌)이 붓고 발어(發語)가 어려운 것에는 廉泉, 金津, 玉液에 각각 三稜鍼을 이용하여 출혈(出血)시킨다

②《중국침구학(中國鍼灸學)》

• 설창(舌瘡): 承漿에 2分 자침하고, 3분간 염전한다. 水溝는 鍼을 2分 넣고, 2분간 염전한다. 合谷은 鍼을 4分 넣고, 2분간 염전한다. 金津, 玉液으로는 각각 출혈시킨다. 委中은 4~5分 자입하고, 2분간 염전한다. 後谿는 3~4分 자입하고, 2분간 염전(捻轉)한다

그 외의 치료

【국소의 점자출혈】

취혈: 阿是穴(즉, 궤양면의 局所)

조작: 우선 환자에게 양치질을 시키고, 局所의 궤양면(潰瘍面)을 소독한 후, 궤양면에 毫鍼을 刺하고 출혈시킨다. 일반적으로 작은 궤양면에서는 1회, 0.3mm보다 큰 것은 2~4회 침자한다. 매일 1회 행한다.

【한방약】

①내치법(內治法): 양격산(凉膈散)을 主로 해서 청열해독(淸熱解毒), 소종지통(消腫止痛)을 도모한다. 허화(虛火)에 의한 것은 지백지황환(知柏地黃丸)을 主로 한다.

②외치법(外治法): 實證에는 주검산(朱芡散), 虛證에는 유화산(柳花散)을 환부에 도포한다. 또는 양치질약으로 양치질해도 좋다. 虛證에는 더욱이 오수유분(吳茱萸粉)에 酢를 가해서 호상(糊狀)으로 한 것을 양쪽 湧泉에 붙인다. 2일에 1회 약을 바꾼다. 이것에 의해 인화귀원(引火歸原)을 도모한다.

참고사항

①구강위생에 주의를 기울이고, 매운 것과 맛이 진한 것은 가능한 한 먹지 않도록 한다. 나쁜 기호를 없애고, 신체를 단련하고, 이 병증의 발생을 줄이도록 한다.

②이 병증에 자침 치료는 일정한 효과가 있다.

80. 인후종통

인후종통(咽喉腫痛)의 주증은 인후통(咽喉痛)이다. 발열, 두통, 해수(咳嗽) 등의 증상을 자주 수반하고, 심한 경우에는 연하곤란(嚥下困難)이 일어난다. 인후부의 부기가 누에나방과 같아서 한의학에서는 '후아(喉蛾)' '유아(乳蛾)' '후비(喉痺)'라고 한다.

이 병증은 풍열범폐(風熱犯肺), 폐위울열(肺胃鬱熱)에 의해 일어나는 것이 많고, 음정허손(陰精虛損), 허화상염(虛火上炎)에 의해서도 발증(發症)한다. 치법은 청열이인(淸熱利咽)하는 것이고, 음허화왕(陰虛火旺)에는 자음강화(滋陰降火)의 치법을 가한다.

병인병기

이 병증은 대부분 풍열(風熱)의 邪가 폐위(肺衛)에 침습하고, 인후부(咽喉部)에 結해서 발증한다. 또 폐위(肺胃)에 원래 울열(鬱熱)이 있고, 화열독사(火熱毒邪)가 인후부에 막혀서 발증하기도 한다. 그 외에 족소음신경은 喉를 순환하고, 혀뿌리를 사이에 두고 있기 때문에 신음(腎陰)의 허손(虛損), 허화상염(虛火上炎)에 의해 발증하기도 한다.

【 1 】 풍열에 의한 인후종통

수태음폐경에 원래 온열(蘊熱)이 있는 곳에 풍열의 邪가 더하고, 肺를 침습해서 내외(內外)의 邪가 모이고, 폐계(肺系)를 훈작(薰灼)하여 인후종통(咽喉腫痛)이 일어난다.

【 2 】 실열에 의한 인후종통

인두(咽頭)는 식도에 접하고, 胃에 통한다. 喉는 기관에 접하고, 肺에 통한다. 폐위(肺胃)의 이경(二經)에 열독치성(熱毒熾盛)하여 올라가서 인후를 막으면 인후통이 일어난다.

【 3 】 허열에 의한 인후종통

족소음신경은 喉를 순환하고, 혀뿌리를 사이에 둔다. 신음허손(腎陰虛損) 때문에 상화망동(相火妄動)이 되어 상염(上炎)하면 인후종통이 일어난다.

증분류

【 1 】 풍열에 의한 인후종통

주　　증 : 인후종통(咽喉腫痛)과 외감풍열증(外感風熱證)이 동시에 보인다.

수 반 증 : 발열, 가벼운 오한, 두통, 구갈, 신체통, 해수(咳嗽)

설 맥 상 : 설질홍(舌質紅), 설태박황(舌苔薄黃), 맥부삭(脈浮數)

증후분석 : ①인후종통 – 풍열이 表를 침습하고, 內에 들어와서 肺에 結하고, 올라가서 인후를 훈작(薰灼)하면 일어난다.

②발열(發熱) – 풍열(風熱)이 表에 있기 때문에 일어난다.

③가벼운 오한(惡寒) – 위기(衛氣)가 울(鬱)하면 일어난다.

④두통(頭痛), 신체(身體)의 통증(痛症) – 풍열이 上部를 침습하면 일어난다.

⑤해수(咳嗽) – 폐기불선(肺氣不宣)에 의해 일어난다.

⑥구갈(口渴) – 熱이 진액을 손상하면 일어난다.

⑦설질홍, 설태박황, 맥부삭 – 풍열(風熱)이 表에 있는 象이다.

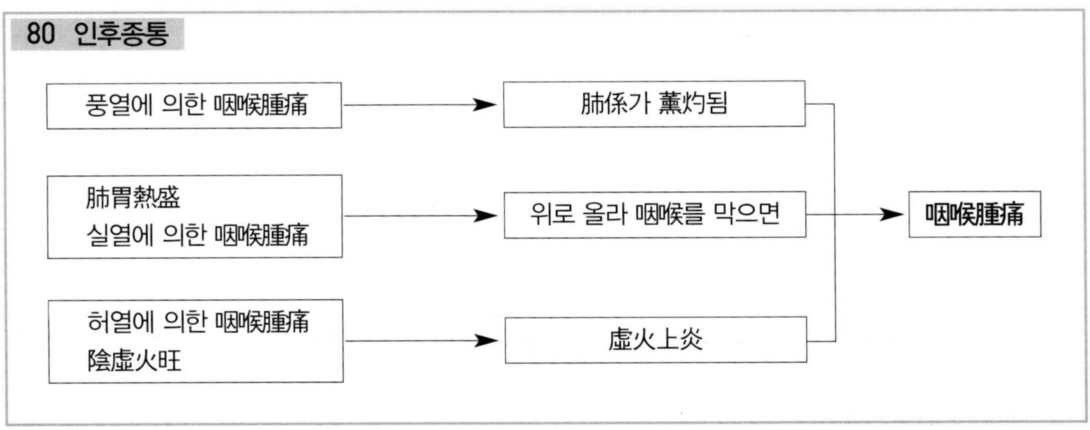

【 2 】 실열에 의한 인후종통

主　　症 : 인후부가 빨갛고 부음, 동통이 심함, 연하곤란(嚥下困難)

隨 伴 症 : 장열(壯熱), 번갈(煩渴), 찬 것을 좋아함, 안면홍조(顔面紅潮), 목적(目赤), 소변이

빨갛다, 대변은 건조

舌 脈 象：설질홍(舌質紅), 설태황(舌苔黃), 또는 황조(黃燥), 맥활삭(脈滑數)

症候分析：①인후종통(咽喉腫痛), 동통(疼痛)이 심함, 연하곤난 – 내열이 치성(熾盛)하고, 양명(陽明)인 위장에 結하면, 족양명위경은 인후에 통하기 때문에, 이것을 따라서 위열(胃熱)이 상충(上衝)하여 일어난다. 또 이것에 의해 동통이 심하게 되거나 연하곤란(嚥下困難)이 일어난다.

②장열(壯熱), 안면홍조(顔面紅潮), 목적(目赤), 소변이 빨갛다, 대변은 건조 – 양명열성(陽明熱盛)에 의해 일어난다.

③번갈(煩渴), 찬 것을 좋아함 – 熱이 진액을 손상하면 일어난다.

④설질홍, 설태황 또는 황조, 맥활삭 – 설태(舌苔)가 黃 또는 황조(黃燥)는 양명부실증(陽明腑實證)에 의한 것이다. 위장의 조열(燥熱)이 상충하면 이런 설질(舌質)이 나타난다. 맥활삭(脈滑數)은 실열의 象이다.

【 3 】 허열에 의한 인후종통

주 증：인두통(咽頭痛), 인두부의 건조, 과로하면 심해짐

수 반 증：조열(潮熱), 협부의 홍조, 腰나 膝이 나른하고 힘이 들어가지 않음, 이명, 난청

설 맥 상：설질홍, 설태소 또는 설질홍강(舌質紅絳), 소진(少津), 맥세삭(脈細數)

증후분석：①인두통, 인두부의 건조 – 족소음신경은 인두부로 올라간다. 이 때문에 신음허(腎陰虛)가 되면 허화가 상염하고, 그렇게 강하지 않고 인두통과 건조가 생긴다.

②과로하면 심해짐 – 피로(疲勞)하여 虛가 더욱 진행하고, 허화(虛火)가 더욱 왕성하게 되어 인후통(咽頭痛)이 심해진다.

③조열(潮熱), 협부(頰部)의 홍조 – 허열(虛熱)에 의해 일어난다.

④요슬(腰膝)이 나른하고 힘이 들어가지 않음 – 신허(腎虛)하여 요부(腰府)를 자양(滋養)할 수 없게 되면 일어난다.

⑤이명(耳明), 난청(難聽) – 신허(腎虛)에 의해 허화(虛火)가 상염(上炎)하면, 腎은 耳에 개규(開竅)하고 있기 때문에 이 증상이 일어난다.

⑥설질홍(舌質紅), 설태소(舌苔少), 맥세삭(脈細數) – 음허화왕(陰虛火旺)의 상(象)이다.

⑦설질홍강(舌質紅絳) – 음허(陰虛)가 심해지고, 혈분(血分)에 熱이 있는 象이다.

치료

치　법 : 청열이인(淸熱利咽)

풍열증(風熱證)에는 거풍청열(去風淸熱)을 도모한다. 실열증(實熱證)에는 청열사화해독(淸熱瀉火解毒)을 도모한다. 허열증(虛熱證)에는 자음강화(滋陰降火)를 도모한다.

처방례 : 少商, 合谷

①풍열증(風熱證)에는 大椎, 風池, 曲池를 추가한다.

②실열증(實熱證)에는 尺澤, 內庭, 關衝을 추가한다.

③허열증(虛熱證)에는 復溜, 照海를 배혈하고, 少商은 이용하지 않는다.

방　해 : 少商은 수태음폐경의 정혈이고, 점자출혈(點刺出血)하여 肺中의 熱을 瀉해서 인후를 이롭게 할 수 있다. 그 때문에 인후종통(咽喉腫痛)의 주혈이 된다. 合谷은 수양명대장경의 원혈이고, 양명의 열사(熱邪)를 청사(淸瀉)할 수 있다. 이 2穴을 배혈하여 肺胃의 사열(邪熱)을 淸하고, 인후를 이롭게 한다. 大椎는 제양경(諸陽經)의 會이고, 통양(通陽), 해표(解表), 청열(淸熱)의 작용이 있다. 風池는 거풍(祛風)의 작용이 있다.

尺澤은 수태음폐경의 합혈이고, 수태음폐경의 실열을 청사할 수 있다. 內庭은 족양명위경의 형혈이고, 청위사화(淸胃瀉火)의 작용이 있다. 關衝에 점자출혈하여 三焦의 熱을 瀉한다. 이 3穴을 배혈하고, 사화해독(瀉火解毒) 작용을 증강한다.

復溜, 照海로 腎水를 補하고, 허화(虛火)를 내리고, 이인(利咽)을 도모할 수 있다.

조　작 : 少商, 關衝을 제외하고, 각 穴에는 각각 1~1.5寸 직자한다.

照海와 復溜는 보법을 시술한다. 그 외의 각 穴은 모두 사법을 시술한다. 少商과 關

衝은 점자출혈한다.

인후종통의 치법과 선혈

<table>
<tr><th>증 후</th><th>병인병기</th><th colspan="2">치 법</th><th colspan="2">선 혈</th></tr>
<tr><td rowspan="3">咽喉腫痛</td><td>풍 열</td><td rowspan="3">清熱利咽</td><td>去風清熱</td><td rowspan="2">少商
合谷</td><td>大椎, 風池, 曲池</td></tr>
<tr><td>위장실열</td><td>清熱瀉火解毒</td><td>尺澤, 內庭, 關衝</td></tr>
<tr><td>허 열</td><td>滋陰降火</td><td colspan="2">復溜, 照海, 合谷</td></tr>
</table>

고금처방례(古今處方例)

①《의학강목(醫學綱目)》

• 후비(喉痺)에는 豐隆, 湧泉, 關衝, 少商, 隱白, 少衝을 取한다

②《침구대성(鍼灸大成)》

• 인후종통(咽喉腫痛), 폐색(閉塞), 수립불하(水粒不下): 合谷, 少商, 또 삼릉침(三稜鍼)으로 母指背, 母指指關節上, 爪甲根部下에 3本 배자(排刺)한다

③《중화침구학(中華鍼灸學)》

• 후비(喉痺): 十宣, 肺兪, 肝兪, 尺澤, 合谷, 二間, 魚際, 液門, 湧泉, 行間

그 외의 요법

【이침(耳鍼)】

취혈: 咽喉, 扁桃線, 輪 1~6.

조작: 중간 정도 또는 강한 자극을 준다. 염전(捻轉)을 2~3분간 행하고, 1시간 유침(留鍼)한다. 매일 1회 행한다.

【한방약】

풍열(風熱)에 의한 인후종통(咽喉腫痛): 소풍청열탕(疏風清熱湯)

폐위열성(肺胃熱盛)에 의한 인후종통: 清咽利膈湯, 또는 普濟消毒飮

허열(虛熱)에 의한 인후종통: 감로음(甘露飮)과 六味地黃湯液加減

이상은 모두 내복약이다.

급성인 것에는 빙붕산(冰硼散)을 뿌리거나, 수구방(漱口方)으로 양치질을 하게 한다. 또 한방약인 육신환(六神丸), 윤후환(潤喉丸)을 입에 넣게 하는 치료방법도 자주 이용한다.

참고사항

①실열증에 의한 인후종통은 조기에 치료하면 비교적 빠른 치유를 기대할 수 있지만, 허손성(虛損性)인 것은 치료효과가 늦게 나타나고, 치료를 계속해서 해야 한다.

②인후종통은 모두 열증에 속한다. 그 때문에 매운 음식, 술과 담배 등을 삼가고, 국소의 자극을 감소시키고, 동시에 배변을 원활하게 유지한다.

③鍼에 의한 인후종통의 치료에서는 실열증의 치료효과가 높다. 또 허열증에도 일정한 효과가 있지만 치료를 지속해야만 하고, 노권(勞倦)을 피하고, 신체를 단련하고, 감모(感冒)를 예방하고, 저항력을 강화하는 것이 중요하다.

81. 매핵기

매핵기(梅核氣)라는 것은 인후부(咽喉部)에 이물질이 막혀 있는 것 같은 느낌이 있고, 객출(喀出)할 수도 없고 삼킬 수도 없는 증상이 주증인 병증이다. 단 음식물의 통과에는 지장이 없다. 이 증상은 여성에게 많이 보인다.

이 병증의 병기(病機)는 담기호결(痰氣互結)이다. 또 담기호결을 일으키는 원인으로는 정지실조(情志失調)에 의한 간울비허(肝鬱脾虛), 기울담결(氣鬱痰結)이 많다.

병인병기

간(肝)은 소설(疏泄)을 主하고, 조달을 좋아한다는 특징이 있다. 정지실조(情志失調)하여 肝의 조달이 나빠져서 간기(肝氣)가 울결(鬱結)하면, 순경(循經)하여 肝氣가 상역(上逆)하는 경우가 있다. 또 간병(肝病)이 脾를 이용해서 간울비허(肝鬱脾虛)가 되면, 脾의 운화기능이 저하해서 痰이 생긴다. 이 肝氣와 痰이 인후부에 울결하면 이 병증이 일어난다. 이 병증은 여성의 갱년기전후에 일어나기 쉽다.

또 담기(痰氣)가 장기에 걸쳐서 인후부에 울결하면, 그것이 열화(熱化)해서 기음(氣陰)이나 혈분(血分)을 손상하는 경우가 있다.

81 매핵기

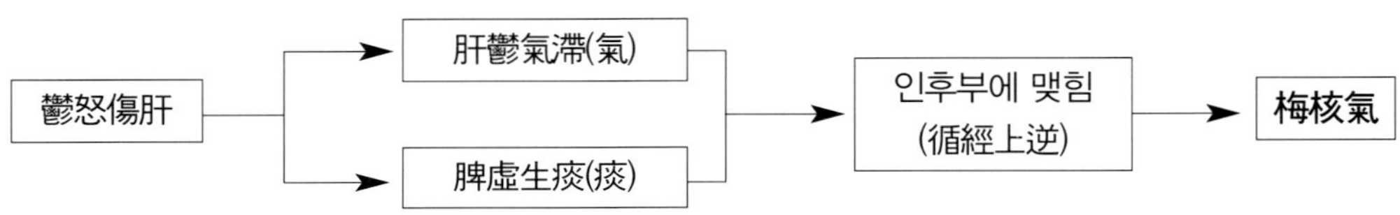

증분류

【 1 】 기울담결에 의한 매핵기

주　　증 : 인후부의 이물감, 경색감(梗塞感), 화를 내면 심해짐

수 반 증 : 해수(咳嗽) 또는 구토, 또는 흉만감(胸滿感), 또는 흉협부통(胸脇部痛)을 수반, 목이 메거나 번조(煩燥)해서 죽고 싶어지게 되는 경우도 있다.

설 맥 상 : 설태백니(舌苔白膩), 맥현활(脈弦滑)

증후분석 : ①인후부의 이물감, 경색감 – 간울승비(肝鬱乘脾)가 되어 脾의 운화기능이 저하해서 痰을 생기게 하고, 痰氣가 인후부에 울결하면 일어난다.

②흉협부통(胸脇部痛) – 족궐음간경이 울체(鬱滯)하면 일어난다.

③해수(咳嗽), 또는 구토(嘔吐), 또는 흉만감(胸滿感)을 수반, 또는 목이 멤 – 담기(痰氣)가 조체(阻滯)하기 때문에 폐기상역(肺氣上逆), 또는 위실화강(胃失和降)이 되면 일어난다.

④번조(煩躁)해서 죽고 싶어지게 됨 – 담기호결(痰氣互結)에 의해 기기(氣機)가 실조(失調)되면 일어난다.

⑤설태백니, 맥현활 – 기울담습(氣鬱痰濕)의 象이다.

【2】기울음허에 의한 매핵기

主　症 : 인후부의 이물감, 경색감, 구설(口舌)의 건조

隨 伴 症 : 번열(煩熱), 불면(不眠), 이명(耳鳴), 미열(微熱)

舌 脈 象 : 설질홍(舌質紅), 무태(無苔), 맥세삭(脈細數)

症候分析 : ①인후부(咽喉部)의 이물감(異物感), 경색감(梗塞感) – 화를 내거나 해서 氣가 인후부에 울결하면 일어난다.

②구설(口舌)의 건조, 미열(微熱) – 기울(氣鬱)이 개선되지 않고 화화(化火)해서 음분(陰分)을 손상하면 일어난다.

③번열, 불면, 이명 – 허화(虛火)가 상요(上擾)하면 일어난다.

④설질홍, 무태, 맥세삭 – 음허화왕(陰虛火旺)의 象이다.

【3】기혈양허에 의한 매핵기

주　증 : 인후부의 이물감, 경색감, 숨이 참, 심계(心悸)

수 반 증 : 안색위황(顔色萎黃), 자한(自汗), 눈앞이 어두워짐, 권태, 식욕부진, 聲이 低微

설 맥 상 : 설질담(舌質淡), 소태(少苔), 맥침세약(脈沈細弱)

증후분석 : ①인후부의 이물감, 경색감 – 기울(氣鬱)에 의해 일어난다.

②숨이 참, 심계, 聲이 저미(低微), 안색위황, 자한, 눈앞이 어두워짐 – 기울이 개선되지 않고 화화(化火)해서 기혈(氣血)을 손상하면 일어난다.

③설질담, 소태, 맥침세약 – 기혈양허(氣血兩虛)의 象이다.

치료

치　　법 : 해울제담(解鬱除痰)

처 방 례 : 天突, 膻中, 内關, 行間, 豐隆

①음허(陰虛)를 수반하는 사람에게는 三陰交, 太谿, 神門을 추가한다.

②기혈양허(氣血兩虛)에는 關元, 足三里, 膈兪, 血海를 추가한다.

방　　해 : 天突에는 하기이인(下氣利咽)의 작용이 있다. 膻中은 氣會穴이며, 관흉이기(寬胸理氣)의 작용이 있고, 기병(氣病)의 요혈이다. 内關은 관흉강기(寬胸降氣)의 작용에 뛰어나다. 또 行間은 족궐음간경의 형혈이고, 소간해울(疏肝解鬱)의 작용이 있다. 이 4穴을 배혈하면 강기해울(降氣解鬱)의 작용이 강해진다. 그 위에 제담(除痰)을 도모하기 위해 豐隆을 배혈한다.

三陰交는 족삼음경(足三陰經)의 교회혈이고, 음분(陰分)의 부족을 補하는 작용이 있다. 太谿는 족소음신경의 원혈이고, 신기(腎氣)를 補하는 작용이 있다. 그 위에 神門을 배혈하면 자음제번(滋陰除煩)을 도모할 수 있다. 이 3穴의 배혈로 음허(陰虛)를 치료할 수도 있다.

關元은 원양(元陽)이 거하는 곳이고, 원기(元氣)를 많이 補하는 작용이 있다. 足三里는 강장(强壯)의 요혈이고, 후천(後天)을 보익(補益)하는 작용이 있다. 膈兪는 혈회혈이고, 혈병(血病)의 요혈이다.

血海에는 기혈(氣血)을 조화시키는 작용이 있다. 이 4穴을 배혈하면 원기의 보익, 양혈유간(養血柔肝)을 도모할 수 있다.

조　　작 : 天突은 아래를 향해서 1~2寸 사자(斜刺)하고, 膻中은 아래를 향해서 1寸 사자한다. 行間은 0.5寸 직자한다. 이 3穴에는 작은 각도의 염전(捻轉)을 시술한다. 内關, 豐隆은 1寸 직자하고, 제삽염전(提挿捻轉)을 시술한다. 三陰交, 太谿, 關元, 足三里, 膈兪, 血海에는 보법을 시술한다. 그 외의 치료혈에는 사법을 시술한다. 또는 제혈에 대해서 평보평사법(平補平瀉法)을 시술한다.

매핵기의 치법과 선혈

증후	병인병기	치 법	선 혈	
梅核氣	氣鬱痰結	解鬱除痰	天突, 膻中 內關, 行間 豐隆	
	氣鬱陰虛			三陰交, 太谿, 神門
	氣血兩虛			關元, 足三里, 膈兪, 血海

고금처방례(古今處方例)

①《신응경(神應經)》

• 매핵기(梅核氣)에는 間使, 三間을 取한다

②《침구대성(鍼灸大成)》

• 매핵기: 膻中, 氣海, 下에 三里를 取하고, 또 이것에 灸한다

③《중국침구처방학(中國鍼灸處方學)》

• 매핵기, 合谷, 間使, 天突, 膻中

그 외의 요법

【이침(耳鍼)】

선혈: 胃, 交感, 咽, 食道, 皮質下, 腦幹

조작: 매회(每回) 2~3穴을 취혈(取穴)하고, 강한 자극(刺戟)을 준다. 또는 매침(埋鍼)으로 시술하면 좋다.

【한방약】

내치법(內治法)으로서 소간해울(疏肝解鬱), 산결제담(散結除痰)을 도모하기 위해 반하후박탕(半夏厚朴湯)을 주된 방으로 이용한다.

참고사항

①매핵기(梅核氣)는 적시에 적절하게 치료하면 예후가 양호하다.

②이 병증의 주된 병인은 정지실조(情志失調)에 있기 때문에 침구치료나 약물치료 외에 가

능한 한 나쁜 정신적 자극을 받지 않도록 노력하면 좋다.

③침구치료는 이 병증에 뚜렷한 효과가 있다. 단 필요에 따라서 약물치료를 병용하면 좋다.

6. 이비과

82. 실음

실음(失音)이라는 것은 목이 쉬거나 발어(發語)를 할 수 없게 되는 것을 말한다. 《내경(內經)》에서는 '음(瘖)'이라 칭한다. '瘖'이란 字는 '음(喑)'과 통하기 때문에 후세에는 이것을 '喑'이라고도 칭한다. 이 병증의 원인에는 외사(外邪)에 의한 것, 정지울노(情志鬱怒)에 의한 것, 성대의 피로손상(疲勞損傷), 폐조진상(肺燥津傷) 등이 있지만, 그 어느 것이나 허실 2가지로 분류할 수 있다. 외감(外感) 또는 울노(鬱怒)에 의한 실음은 '금실불명(金實不鳴)'이라 부르고, 경과가 짧은 실증(實證)에 속하며, 소풍청열(疏風淸熱), 해독이후(解毒利喉)의 치법을 이용한다. 구병(久病)에 의한 음허(陰虛) 또는 성대의 피로손상에 의한 것은 '금파불명(金破不鳴)'이라 부르며, 경과가 긴 허증(虛證)에 속하고, 자음윤조(滋陰潤燥), 청열개음(淸熱開音)의 치법을 이용한다.

중풍(中風)에 보이는 '설음(舌瘖)'과 임신에 수반해서 보이는 '자음(子瘖)', 현대의학의 급만성후두염, 후두결핵, 성대 손상, 결절성성대 및 히스테리성 失音 등은 이 節의 변증시치(辨證施治)를 참고하여 치료할 수 있다.

병인병기

【1】 외사에 의한 실음

풍한(風寒), 풍열(風熱)을 감수(感受)하여 폐기(肺氣)가 막히고, 열독(熱毒) 또는 한사(寒邪)가 후(喉)에 結하고, 기기불리(氣機不利), 기혈울체(氣血鬱滯)가 되어 경맥(經脈)이 조체(阻滯)하면 목이 쉬거나 실음(失音)이 일어난다. 대부분은 상풍감모(傷風感冒)에 보인다.

【 2 】 정지에 의한 실음

대부분은 정지(情志)의 울결(鬱結)에 의해 기울화화(氣鬱化火)해서 성문불리(聲門不利)가 되어 갑자기 발증(發症)한다. 억병(癔病) 환자에게 자주 보인다.

【 3 】 성대의 피로손상에 의한 실음

높은 소리로 노래하거나, 지나치게 말을 많이 하여 성대를 손상해서 일어나는 것이 많다. 여러 번 반복해서 발작을 일으킨다. 환자는 대부분 교사와 성악가다.

【 4 】 폐조진상에 의한 실음

조화(燥火)가 肺를 상하고, 喉의 자윤(滋潤)이 나빠지거나, 또는 신음부족(腎陰不足)에 의해 진액이 상승하지 않고, 성도(聲道)가 윤기를 잃기 때문에 일어난다. 처음에는 실음이 가볍다가 점점 심해진다. 폐로(肺癆－폐결핵)나 후두암 등 질환의 후기에 많이 보인다.

82 실음

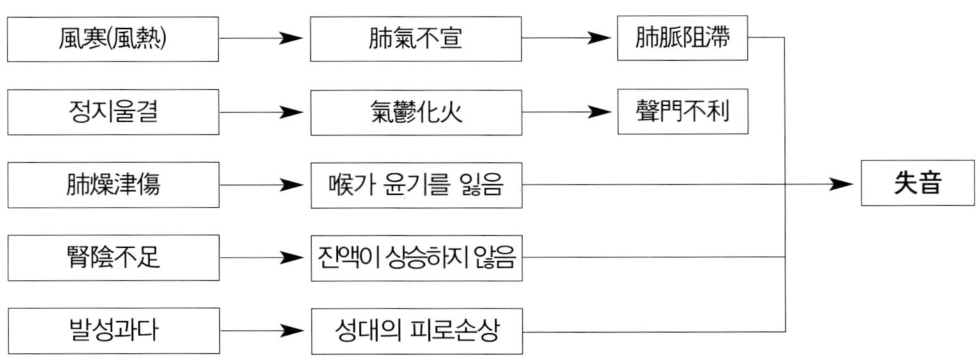

증분류

【1】외사에 의한 실음

주　증 : 상풍감모(傷風感冒)와 동시에 목이 쉬거나 실음(失音)이 일어난다.

수 반 증 : 喉가 가려움, 해수, 痰이 적음, 비폐(鼻閉), 유체(流涕), 口는 건조하지 않음, 신체통, 사지의 나른함, 또는 인두통, 鼻의 건조, 痰은 황색, 발열, 구갈

설 맥 상 : 설태박백(舌苔薄白), 맥부긴(脈浮緊) 또는 설태박황(舌苔薄黃), 맥부삭(脈浮數)

증후분석 : ①목이 쉬거나 실음 – 풍한(風寒)의 邪나 풍열(風熱)의 邪를 받으면 폐기(肺氣)가 막히고, 경락이 조체해서 일어난다.

②喉가 가려움, 해수(咳嗽), 痰이 적음, 鼻閉, 流涕, 口는 건조하지 않음, 설태박백, 맥부긴 – 풍한(風寒)을 받아서 일어난 증세다.

③인두통, 鼻의 건조, 해수, 痰은 황색, 발열, 구갈, 설태박황, 맥부삭 – 풍열(風熱)을 받아서 肺의 선발(宣發)과 숙강(肅降)이 실조되기 때문에 일어난다.

【2】정지에 의한 실음

主　症 : 갑자기 목이 쉬거나 실음, 이것은 정지변화(情志變化)와 밀접한 관계가 있다.

隨 伴 症 : 정지(情志)가 상쾌하지 않음, 초조하고 자주 화를 냄, 현훈(眩暈), 이명, 구건(口乾), 구고(口苦), 흉민(胸悶), 애기(噯氣)

舌 脈 象 : 설질암(舌質暗), 또는 정상, 맥현(脈弦)

症候分析 : ①갑자기 목이 쉬거나 실음 – 정지울결(情志鬱結)에 의해 화화(化火)하고, 성문(聲門)의 氣가 結하여 일어난다.

②흉민(胸悶), 애기(噯氣) – 기기(氣機)가 나빠지면 일어난다.

③초조하고 자주 화를 냄, 현훈(眩暈), 이명(耳鳴), 구건(口乾), 구고(口苦) – 기울화화(氣鬱化火)한 것이 간담경(肝膽經)을 따라서 상요(上擾)하면 일어난다.

④정지변화(情志變化)와 밀접한 관계 – 이 증은 기울(氣鬱)에 의해서 일어난다. 그 때문에 정지(情志)의 영향을 받기 쉽다.

⑤설질암(舌質暗), 맥현(脈弦) – 기울(氣鬱)의 象이다.

【 3 】 성대의 손상에 의한 실음

주 증 : 목이 쉬거나 발성할 수 없게 되고, 여러 번 반복, 오랜 시간 말하거나 노래를 불러 喉를 혹사해서 일어난다.

수 반 증 : 구건(口乾), 인두부(咽頭部)의 건조, 구갈(口渴)해서 찬 것을 좋아한다.

설 맥 상 : 특별히 뚜렷한 변화는 없다, 또는 설질이 약간 홍(紅), 맥(脈)이 점점 삭(數)

증후분석 : ①목이 쉬거나 발성할 수 없게 되고, 여러 번 반복 – 말이나 노래를 지나치게 하여 인후부를 손상하면 일어난다.

②구건, 인두부의 건조, 구갈해서 찬 것을 좋아함, 설질이 약간 紅, 脈이 점점 數 – 陰을 손상해서 熱이 생기면 일어난다.

【 4 】 폐조진상에 의한 실음

주 증 : 만성병의 기왕력(既往歷)이 있고, 목이 쉬는 것이 가볍다가 점점 심해지고, 나중에는 발어(發語)를 할 수 없게 된다.

수 반 증 : 몸이 여윔, 구건(口乾), 인두부(咽頭部)의 건조, 조열(潮熱), 도한(盜汗), 마른 咳, 심계(心悸), 이명(耳鳴), 腰의 나른함

설 맥 상 : 설질홍(舌質紅), 설태소(舌苔少), 맥세삭(脈細數)

증후분석 : ①목이 쉬고, 실음(失音) – 조열(燥熱)이 肺를 손상하거나 신음부족(腎陰不足)에 의해 폐음(肺陰)을 손상하면 폐신음허(肺腎陰虛)가 된다. 이런 이유로 인후부(咽喉部)가 윤기를 잃으면 일어난다.

②몸이 여윔, 조열(潮熱), 도한(盜汗) – 음허화왕(陰虛火旺)하여 일어난다.

③심계(心悸), 이명(耳鳴), 腰의 나른함 – 신음(腎陰)이 각부를 자양할 수 없게 되면 일어난다.

④설질홍(舌質紅), 설태소(舌苔少), 맥세삭(脈細數) – 진액허손(津液虛損)에 의한 허열내생(虛熱內生)의 象이다.

치료

치　　법 : 폐기(肺氣)를 선발(宣發)하고, 후설(喉舌)을 이롭게 한다.

처 방 례 : 魚際, 廉泉, 扶突, 天突, 合谷

①풍열(風熱)에는 大椎를 추가한다.

②풍한(風寒)에는 風門을 추가한다.

③간울(肝鬱)에는 太衝을 추가한다.

④음허(陰虛)에는 太谿를 추가한다.

방　　해 : 廉泉, 扶突, 天突은 국소취혈이다. 여기에서는 국부의 氣機를 소통시켜서, 후설(喉舌)의 조절을 도모한다. 魚際는 수태음폐경의 형혈이고, 肺氣를 선발시키고, 인후를 청윤(淸潤)시킨다. 合谷은 수양명대장경의 원혈이고, 대장과 폐는 표리이기 때문에, 이 穴로 폐열을 靑하고, 그 위에 상초의 氣機를 선통(宣通)시킨다.

大椎에는 熱을 泄하는 작용이 있고, 風門에는 소풍산한(疏風散寒)의 작용이 있다. 太衝에는 소간해울(疏肝解鬱)의 작용이 있고, 太谿에는 자신강화(滋腎降火)의 작용이 있다.

조　　작 : 廉泉은 위를 향해 0.5~1寸 사자(斜刺)한다. 扶突은 동맥을 피해서 후부를 향해 0.5~0.8寸 사자한다. 天突은 아래를 향해 1.5寸 사자한다. 魚際, 合谷은 1寸 직자한다. 太谿는 보법을 시술하고, 그 외의 경혈은 사법, 또는 평보평사법을 시술한다.

실음의 치법과 선혈

증후	병인병기	선　혈	
失音	外邪의 感受	魚際, 廉泉 扶突, 天突 合谷	風熱: 大椎　風寒: 風門
	情志의 失調		肝鬱: 太衝
	聲帶의 損傷		
	肺燥津傷		陰虛: 太谿

고금처방례(古今處方例)

①《영추(靈樞)》한열병(寒熱病)

• 폭음기편(暴瘖氣鞭)에 扶突과 설본(舌本)의 출혈(出血)을 取한다

②《침구임상경험집요(鍼灸臨床經驗輯要)》

• 성시(聲嘶)에는 水突, 人迎, 廉泉, 天鼎, 扶突을 주혈(主穴)로 하고, 間使, 合谷, 二間, 頰車, 三陰交 등을 배혈(配穴)한다. 매회 치료에서는 주혈을 2개, 상하지(上下肢)에서 1개씩 선택하여 배혈한다. 매일 또는 격일에 1회 치료한다. 30분간 유침(留鍼)한다. 10회를 1치료단위로 한다

그 외의 치료

【레이저치료】

취혈: 增音(甲狀軟骨 양쪽의 陷凹部)

조작: 헬륨 · 네온레이저, 파장은 6328Hz, 출력 1.5~3mW, 적색 광선을 발한다. 照射부위는 양쪽 增音으로, 광원의 거리는 被照射부위에서 20cm에 둔다. 각 경혈에 1분간, 매일 1회, 10회를 1치료단위로 한다. 치료의 간격은 3~5일간으로 한다.

【한방약】

①풍한(風寒)에 의한 실음(失音): 삼요탕(三拗湯)

②풍열(風熱)에 의한 실음: 상국음(桑菊飮)

③간울기체(肝鬱氣滯)에 의한 실음: 시호소간산합통규활혈탕(柴胡疏肝散合通竅活血湯)

④폐조음허(肺燥陰虛)에 의한 실음: 백합고금탕(百合固金湯), 또는 육미지황환(六味地黃丸), 또 주황산(珠黃散), 빙붕산(冰硼散)을 매일 5~6회, 喉에 내뿜는다. 또는 육신환(六神丸), 철적환(鐵笛丸)을 입에 넣게 한다. 또는 안식향산정기(安息香酸丁幾)의 증기를 매일 3~4회, 매회 20~30분간 흡입하게 한다.

참고사항

①실음(失音)은 후두암의 신호 중 하나이고, 경과가 길거나 鍼의 치료효과가 확실하지 않은

환자에게는 오관과(五官科)의 검사를 통하여 확정 진단한다. 치료시기를 놓치지 않도록 한다.

②신체를 단련하여 체질강화를 도모하고, 적극적으로 감모를 막는다. 또 매운 것이나 맛이 진한 것을 지나치게 섭취하거나 소리를 지나치게 내지 않도록 주의하고, 더욱이 술이나 담배 등 좋지 않은 기호를 삼가도록 한다.

③후두근(喉頭筋)의 피로와 실증실음(實證失音)에 자침(刺鍼)의 효과는 양호하다. 치료 당일 또는 다음날에는 후부(喉部)에 상쾌한 느낌이 있고, 목이 쉰 소리는 점점 경감한다.

83. 이명, 이롱

이명(耳鳴), 이롱(耳聾)은 청각에 이상이 일어나는 병증이다. 이명은 귀 속에서 소리가 나서 청각을 방해하는 것이고, 이롱은 정도가 각기 다른 청력감퇴를 말하며, 심한 경우에는 청각이 소실된다. 이명은 이롱의 전조로서 자주 일어나고, 양자의 병인 및 치료는 거의 같기 때문에 여기에서는 합쳐서 서술한다.

이 병증은 허실(虛實) 2가지로 분류할 수 있다. 예를 들면 심하게 화를 내거나, 놀라거나, 무서워하거나 하면 간담화왕(肝膽火旺)이 되어, 소양의 經氣가 폐색하면 일어난다. 또는 담조울결(痰阻鬱結)에 의해 이규(耳竅)가 막혀서 발증하는 것도 있다. 이것들은 실증에 속하고, 청간사화(淸肝瀉火), 거담통규(祛痰通竅)의 치법을 이용한다. 또 신정허손(腎精虛損) 또는 비위허약(脾胃虛弱)에 의해 정기(精氣)가 耳에 올라가지 않게 되어 일어나는 것은 허증에 속한다. 이런 것에는 보익신정(補益腎精), 건비익기(健脾益氣)의 치법을 이용한다.

현대의학의 신경성 이명, 이롱, 메니에르병, 신경쇠약, 중이염 등에 의한 것은 이 節의 변증시치(辨證施治)를 참고하여 치료할 수 있다.

병인병기

【 1 】 간화에 의한 이명, 이롱(간화상염)

수족소양경은 耳를 둘러싸고 있고, 간담은 표리를 이루고 있다. 肝은 승발(昇發), 소설(疏泄)을 主로 하고 그 性은 조달을 좋아한다. 심하게 화를 내면 肝을 손상하고, 또 갑자기 놀라거나 무서워하여 간기(肝氣)가 울결해서 상역하면 이규(耳竅)를 폐색(閉塞)한다. 또는 정지억울(情志抑鬱)로 肝이 소설조달(疏泄條達)을 잃으면 鬱해서 화화(化火)한다. 이런 원인에 의해 간담의 火가 이규(耳竅)에 상요(上擾)하면 이명(耳鳴), 이롱(耳聾)이 일어난다.

【 2 】 담화에 의한 이명, 이롱(담화울결)

술이나 맛이 진한 것을 지나치게 섭취하거나 하면, 濕이 모여서 痰을 생기게 한다. 痰이 鬱해서 화화(化火)하고, 담화상옹(痰火上壅)해서 이규를 막으면 이명, 이롱이 일어난다.

【 3 】 신정허손에 의한 이명, 이롱(신정허손)

耳는 腎의 竅이다. 평소에 신정(腎精)이 부족하거나, 병후정혈(病後精血)이 적거나, 욕정을 제멋대로 발산하면 신정(腎精)을 소모시켜서 정기(精氣)가 上에 도달하지 않게 되고, 이명, 이롱이 일어난다.

【 4 】 비위허약에 의한 이명, 이롱(비위허약)

음식, 노권(勞倦) 또는 찬 것을 지나치게 먹으면 비위(脾胃)를 손상하고, 비위의 허약이 일어난다. 기혈생화(氣血生化)의 源이 부족하면 경맥이 공허(空虛)하게 되어, 耳를 자양할 수 없으면 이명, 이롱이 일어난다. 또는 비양부진(脾陽不振)이 되고, 청기불승(淸氣不昇)이 되어도 이명, 이롱이 일어난다.

증분류

【 1 】 간화에 의한 이명, 이롱

주　　증 : 이명은 潮와 같은 소리나 風이나 雷처럼 들림, 이롱은 가볍기도 하고 심하기도 함, 울노(鬱怒) 후 이명(耳鳴), 이롱(耳聾)이 갑자기 심해짐

수 반 증 : 耳가 부풀거나 이통(耳痛), 두통이나 현훈(眩暈), 안면홍조(顔面紅潮), 목적(目赤), 구고(口苦), 인두부(咽頭部)의 건조, 또는 잠을 잘 잘 수 없음, 번조(煩燥)하고 진정되지 않음, 흉륵부(胸肋部)의 창통(脹痛), 대변비결(大便秘結), 소변은 황(黃)

설 맥 상 : 설질홍(舌質紅), 설태황(舌苔黃), 맥현삭유력(脈弦數有力)

증후분석 : ①이명은 潮와 같은 소리나 風이나 雷처럼 들림 – 심하게 화를 내서 간울(肝鬱)이 되고, 간화불설(肝火不泄)이 되어서, 소양의 경맥을 따라서 상요하면 일어난다.

②이창(耳脹), 이통(耳痛), 또는 두통, 현훈, 안면홍조, 목적(目赤), 구고(口苦), 인두부(咽頭部)의 건조, 울노(鬱怒) 후 이명, 이롱이 심해짐 – 간화불설(肝火不泄)이 되어, 소양의 경맥을 따라서 상요하면 일어난다.

③잠을 잘 수 없음 – 간화상염(肝化上炎)하고, 심신(心神)이 영향을 받으면 일어난다.

④흉륵부(胸肋部)의 창통(脹痛) – 간화(肝火)가 내울(內鬱)하고, 낙맥(絡脈)의 소통(疏通)이 나빠지면 일어난다.

⑤대변비결, 소변황(小便黃) – 간화(肝火)가 내부(內部)에서 왕성하게 되고, 장중(腸中)의 진액을 소작(燒灼)해서 손상하면 일어난다.

⑥설질홍, 설태황, 맥현삭유력 – 간화(肝火)가 왕성한 象이다.

【 2 】 담화에 의한 이명, 이롱

主　　症 : 두 귀에서 '휴휴' 하는 소리가 나고, 무거운 탁한 소리가 남, 때로는 聾처럼 폐색(閉塞)하고, 소리가 확실히 들리지 않는다.

隨 伴 症 : 현훈(眩暈), 두중감(頭重感), 흉민(胸悶), 위완부(胃脘部)의 팽만감(膨滿感), 해수(咳嗽), 담연(痰涎)이 많음, 구고(口苦), 대소변이 상쾌하게 나오지 않는다.

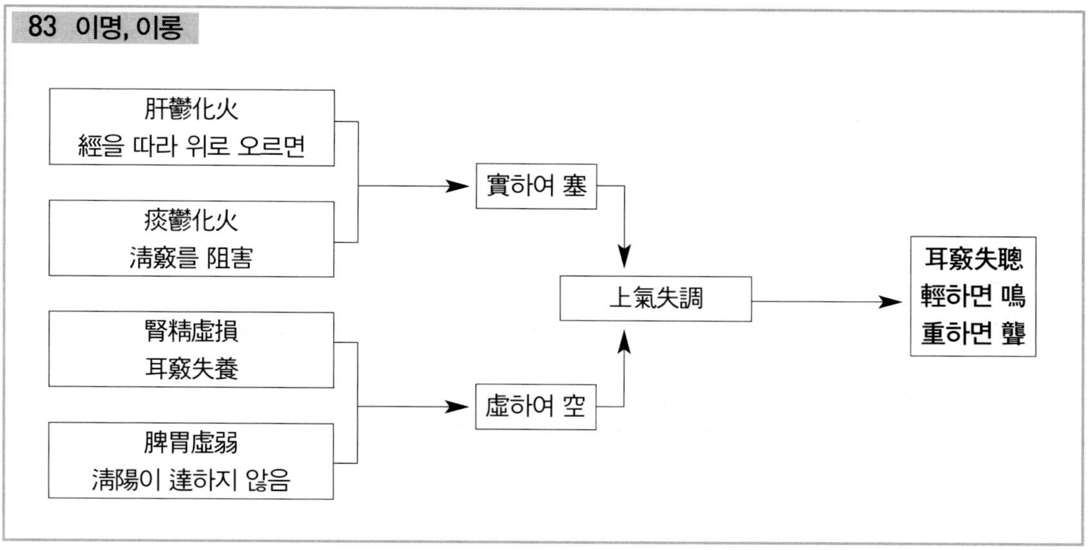

舌 脈 象: 설질홍(舌質紅), 설태황니(舌苔黃膩), 맥활삭(脈滑數)

症候分析: ①이명이 끊이지 않음, 심할 때에는 聾처럼 폐색(閉塞) – 담화(痰火)가 울결(鬱結)하고, 이규(耳竅)를 조체(阻滯)시키면 일어난다.

②현훈(眩暈), 두중감(頭重感), 흉민(胸悶), 위완부의 팽만감, 해수(咳嗽), 담연(痰涎)이 많음, 대소변이 상쾌하게 나오지 않음 – 담탁중조(痰濁中阻)에 의해 기기(氣機)가 잘 되지 않게 되면 일어난다.

③구고 – 痰火가 막히고, 간담의 경락이 원활하게 되지 않는 것에 의해 일어난다.

④설질홍, 설태황니, 맥활삭 – 습열(濕熱), 담화(痰火)의 象이다.

【3】신정허손에 의한 이명, 이롱

주 증: 귀 안에 항상 매미 우는 소리가 들림, 울음소리는 낮고 작고 점점 심해짐, 야간(夜間)에 특히 심함

수 반 증: 현훈(眩暈), 확실히 보이지 않음, 腰나 膝이 나른하고 힘이 들어가지 않음, 유정(遺精), 허번(虛煩)하고 불면(不眠)

설 맥 상: 설질홍(舌質紅), 설태소(舌苔少), 맥세약(脈細弱), 또는 세삭(細數)

증후분석: ①이명, 특히 밤에 심함, 현훈, 확실히 보이지 않음 – 신정허손(腎精虛損)하여 이

규(耳竅)를 자양할 수 없으면 일어난다.

②허번(虛煩), 불면(不眠) – 신음허손(腎陰虛損)하여 허화(虛火)가 상염(上炎)하면 일어난다.

③유정(遺精) – 상화망동(相火妄動)하여 정실(精室)에 영향을 주면 일어난다.

④설질홍, 설태소, 맥세삭 – 음허화왕(陰虛火旺)의 象이다.

【 4 】 비위허약에 의한 이명, 이롱

주 증 : 이명, 이롱은 피로하면 심해짐, 또는 몸을 구부리거나 일어서거나 할 때 심해짐, 귓속이 갑자기 공허(空虛)하게 되거나, 냉기를 느끼는 경우가 있다.

수 반 증 : 권태(倦怠), 핍력(乏力), 식욕부진, 식후의 복창(腹脹), 대변이 가끔 당박(溏薄), 안색은 위황(萎黃), 순설(脣舌)은 담(淡)

설 맥 상 : 설질담(舌質淡), 설태박백(舌苔薄白), 맥허약(脈虛弱)

증후분석 : ①이명(耳鳴), 이롱(耳聾) – 비위허약(脾胃虛弱)에 의해 기혈이 이규(耳竅)에 올라가지 않으면 일어난다.

②피로하면 심해짐 – 피로에 의해 중기(中氣)를 손상하기 때문이다.

③식욕부진, 식후의 복창, 대변 – 비위(脾胃)의 운화작용이 저하하면 일어난다.

④권태, 핍력, 안색(顔色)은 위황, 순설은 淡, 설질담, 맥허약 – 기혈생화(氣血生化)의 부족에 의한 것이다.

치료

치 법 : 실증(實證)에는 청간사화(淸肝瀉火), 거담통규(祛痰通竅)를 도모한다.

허증(虛證)에는 보익신정(補益腎精), 건비익기(健脾益氣)를 도모한다.

처 방 례 : 翳風, 聽會, 中渚, 俠谿

①간화상염(肝化上炎)에는 太衝, 丘墟를 추가한다.

②담화울결(痰火鬱結)에는 豊隆, 勞宮을 추가한다.

③신정허손(腎精虛損)에는 腎兪, 太谿를 추가한다.

④비위허약(脾胃虛弱)에는 脾兪, 足三里를 추가한다.

방 해 : 수족소양경은 耳의 앞뒤를 둘러싸고 있다. 그 때문에 수소양삼초경의 翳風, 中渚, 족소양담경의 聽會, 俠谿를 원근배혈(遠近配穴)로 取하고, 소양(小陽)의 경기(經氣)를 소통(疏通)시켜 개선한다.

족궐음간경의 원혈(原穴)인 太衝과 족소양담경의 원혈인 丘墟를 배혈하고, 간담의 火의 청사(淸瀉)를 도모한다.

족양명위경의 낙혈인 豊隆과 수궐음심포경의 형혈(滎穴)인 勞宮을 배혈해서 설열거담(泄熱祛痰), 통규(通竅)를 도모한다.

腎兪와 족소음신경의 원혈인 太谿에 자침 또는 구두침(灸頭鍼)을 행하여 腎精의 보익을 도모한다. 또 脾兪, 足三里로 건비익기승양(健脾益氣昇陽)을 도모한다.

조 작 : 腎兪, 太谿, 脾兪, 足三里는 모두 1寸 직자하고, 보법을 시술한다. 그 위에 腎兪, 脾兪에는 灸法을 가한다. 翳風, 聽會, 中渚, 俠谿는 0.5~1寸 직자한다. 각 穴 모두 20분간 유침(留鍼)한다.

이명의 치법과 선혈

증 후	병인병기	치 법	선 혈	
耳鳴	肝火上炎	耳竅閉塞 耳竅失養	翳風 聽會 中渚 俠谿	太衝, 丘墟
	痰火鬱結			豊隆, 勞宮
	腎精虛損			腎兪, 太谿
	脾胃虛弱			足三里, 脾兪

고금처방례(古今處方例)

①《침구자생경(鍼灸資生經)》

•天容, 聽會, 聽宮, 中渚는 聾하고 조조(嘈嘈)하게 선명(蟬鳴)하는 것을 主한다

②《천금방(千金方)》

• 上關, 下關, 四白, 百會, 顱息, 翳風, 耳門, 頷厭, 天窓, 陽谿, 關衝, 液門, 中渚는 이명롱(耳鳴聾)을 主한다

③《중국침구학(中國鍼灸學)》

• 이중(耳中)의 허명(虛鳴)에는 足三里에 鍼을 5分 자입하고, 2분간 염전하고, 그 위에 뜸을 3~5壯 시술한다. 合谷에는 鍼을 4分 자입하고, 2분간 염전을 행한다

그 외의 치료

【이침(耳鍼)】

취혈: 內耳, 肝, 腎, 神門

조작: 중간 정도의 자극을 주고, 15~20분간 유침한다. 10~15회를 1치료단위로 한다. 鍼을 매치(埋置)해도 좋다.

【두피침(頭皮鍼)】

훈청구(暈聽區)를 取하고, 매일 1회, 10회를 1치료단위로 한다.

【한방약】

①간화상염(肝火上炎)에 의한 이명(耳鳴), 이롱(耳聾): 용담사간탕(龍膽瀉肝湯)

②담화울결(痰火鬱結)에 의한 이명, 이롱: 청기화담환(淸氣化痰丸)

③신정허손(腎精虛損)에 의한 이명, 이롱: 이롱좌자환(耳聾左慈丸)

④비위허약(脾胃虛弱)에 의한 이명, 이롱: 익기총명탕가창포(益氣聰明湯加菖蒲)

참고사항

①이명(耳鳴), 이롱(耳聾)은 각종 원인에 의해 일어난다. 대개 임상에서는 신경성 이명, 난청이 자주 보인다. 상술한 허실의 병인에 기인한 양생, 치료를 하면 예후는 비교적 좋다.

②침구는 신경성 이명, 난청에 효과가 좋다. 그러나 기질성(器質性) 이질환(耳疾患)에는 효과가 떨어진다.

84. 이양

귓바퀴와 외이도(外耳道)가 항상 가려운 것을 이양(耳痒)이라고 한다. 그 병인병기(病因病機)는 풍열습독(風熱濕毒), 혈허풍조(血虛風燥)와 신허화왕(腎虛火旺)에 의한 것이 많다. 풍열습독에는 거풍청열(祛風淸熱), 거습해독(祛濕解毒)의 치법을 이용한다. 또 혈허풍조(血虛風燥)에는 양혈식풍(養血熄風), 건비화위(健脾和胃)의 치법을 이용한다. 이상 2가지의 證에는 그 위에 외용약을 이용하면 좋다.

또 신허화왕(腎虛火旺)에 의한 이양(耳痒)은 보신강화(補腎降火)의 치법을 이용한다.

병인병기

【1】 풍열습독에 의한 이양

체질이 양성(陽盛), 또는 술이나 맛이 진한 것을 기호(嗜好)하거나, 풍열습독(風熱濕毒)의 邪를 감수(感受)하여 습독(濕毒)이 耳에 온결(蘊結)하고, 기혈(氣血)이 울체(鬱滯)해서 통하지 않게 되면 일어난다. 風이 왕성하면 가려움이 멈추지 않고, 습열(濕熱)이 심하면 이도(耳道)가 濕하고, 빨갛게 되어 熱이 있고, 때로는 노란 귀고름이 흐른다. 화독(火毒)이 왕성하면 발열, 번조(煩燥) 등의 증상이 나타난다.

【2】 혈허풍조에 의한 이양

대부분은 풍열습독(風熱濕毒)에 의한 이양(耳痒)이 장기화해서, 좀처럼 치유되지 않아 일어난다. 풍열습독이 오래 머무르면 기혈장부(氣血臟腑)를 손상하여 기허혈소(氣虛血少)가 된다. 이것에 의해 풍조(風燥)가 생겨서 이규(耳竅)나 기부(肌膚)의 영양이 나빠지면 일어난다. 습사(濕邪)가 오래 막히면 비위(脾胃)의 기능에도 영향을 주고, 운화가 실조되면 생화부족(生化不足)이 되어, 각종 허증(虛證)을 일으킨다.

【 3 】 신허화왕에 의한 이양

선천의 신허(腎虛)나 신원(腎元) 손상에 의해 일어난다. 腎은 耳에 개규(開竅)하지만, 신정(腎精)의 허손(虛損), 원기부족으로 음허화왕(陰虛火旺)이 되어 耳에 상요(上擾)하면 이양(耳痒)이 일어난다.

증분류

【 1 】 풍열습독에 의한 이양

주 증 : 이부(耳部)가 가려워서 견딜 수 없다, 가려움이 심할 때에는 귓바퀴 주위의 피부가 빨갛게 되고 열감(熱感)을 수반, 때로는 노란 귀고름이 흐름, 심한 것은 좀처럼 치유되지 않고, 소양감(瘙痒感)이 멈추지 않을 뿐만 아니라 출혈, 동통도 보인다.

수 반 증 : 발열, 번조(煩躁), 변비, 귀지가 많아짐

설 맥 상 : 설태황니(舌苔黃膩), 맥삭유력(脈數有力)

증후분석 : ①이양(耳痒), 귓바퀴 주위의 피부가 빨갛게 되고 열감을 수반 – 풍열습독(風熱濕毒)이 耳에 結하기 때문에 일어난다.

②때로는 노란 귀고름이 흐름 – 열독(熱毒)에 의해 일어난다.

③출혈, 동통 – 열독(熱毒)이 絡을 손상하면 일어난다.

④발열(發熱) – 열사(熱邪)가 기표(肌表)에 있으면 일어난다.

⑤번조(煩躁) – 熱이 흉격부(胸膈部)에 있으면 일어난다.

⑥변비 – 熱이 위장에 정체하면 일어난다.

⑦설태황니, 맥삭유력 – 설태(舌苔)는 열독(熱毒)에 濕을 수반하는 象이고, 脈은 실열증(實熱證)의 象이다.

【 2 】 혈허풍조에 의한 이양

主　　症 : 귓바퀴의 피부가 부어올라 두꺼워지고, 살이 터서 갈라지고 거칠어짐, 가려움이 멈추지 않음, 마른 가피(痂皮)나 낙설(落屑)이 보임

隨 伴 症 : 안색은 황색, 근육은 여윔, 식욕부진, 권태, 핍력(乏力)

舌 脈 象 : 설질담(舌質淡), 맥허세(脈虛細)

症候分析 : ①귓바퀴의 피부가 부어올라 두꺼워지고, 살이 터서 갈라지고 거칠어짐 – 혈허(血虛) 때문에 耳를 자양할 수 없으면 일어난다.

②이양, 마른 가피나 낙설 – 혈허풍조(血虛風燥)나 외풍의 침입을 받으면 경기가 원활하게 흐르지 않아 일어난다. 또 血이 자양할 수 없는 것과도 관계있다.

③안색이 황색, 근육은 여윔, 식욕부진, 권태, 핍력 – 비기허약(脾氣虛弱), 기혈양허(氣血兩虛)에 의한 것이다.

④설질담, 맥허세 – 음혈허소(陰血虛少)의 象이다.

【 3 】 신허화왕에 의한 이양

주　　증 : 외이도가 매우 가려워서 견딜 수 없지만 귓바퀴는 가렵지 않음, 노란 귀고름이 흐르는 경우도 있다, 바람이 불거나 하면 때로 耳가 아픈 경우도 있다, 또 긁거나 비비면 耳中에 거칠고 건조한 두꺼운 痂皮를 형성한다.

수 반 증 : 腰가 나른하고 힘이 없음, 이명, 현훈(眩暈)

설 맥 상 : 설질홍(舌質紅), 설태소(舌苔少), 맥세삭(脈細數)

증후분석 : ①이중(耳中)에 거칠고 건조한 가피(痂皮)를 형성 – 腎은 耳에 개규(開竅)한다. 耳 기능의 정상 여부는 腎의 자양(滋養)에 달려있다. 이 증상은 신음허(腎陰虛) 때문에 耳를 자양할 수 없기 때문에 일어난 것이다.

②이양(耳痒)이 심하거나 가렵지 않음, 노란 귀고름, 耳中이 아픔 – 음허화왕(陰虛火旺)과 함께 濕이 耳에 훈증(薰蒸)하면 일어난다.

③腰가 나른하고 힘이 없음 – 腰가 腎의 영양을 받을 수 없게 되면 일어난다.

④이명, 현훈 – 신정(腎精)이 腦와 耳를 충족시킬 수 없고, 虛火가 上炎하여 일어

난다.

⑤설질홍, 설태소, 맥세삭 – 음허화왕(陰虛火旺)의 전형적인 설맥상(舌脈象)이다.

84 이양

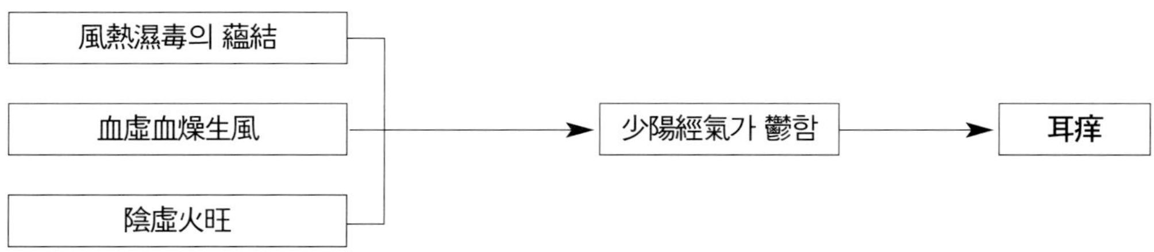

치료

치 법 : 실증에는 거풍청열(祛風淸熱), 허증에는 자신양혈(滋腎養血)의 치법을 이용한다.

처방례 : 耳門, 聽宮, 聽會, 翳風, 角孫, 中渚, 俠谿

①풍열습독(風熱濕毒)에는 外關, 曲池, 合谷을 추가한다.

②혈허풍조(血虛風燥)에는 血海, 三陰交, 風池를 추가한다.

③신허화왕(腎虛火旺)에는 太谿, 照海를 추가한다.

방 해 : 수족소양경은 耳의 주변을 돌고 있다. 그 때문에 수소양삼초경, 족소양담경의 耳部 경혈인 耳門, 聽會, 翳風, 角孫, 수태양소장경의 耳 앞에 있는 聽宮을 取하고, 국소의 소양경 경기를 소통시킨다. 이것에 소양경의 원격부(遠隔部) 경혈인 中渚, 俠谿를 추가하고, 소양 風, 火의 청설(淸泄)을 도모한다.

풍열습독(風熱濕毒)이 비교적 왕성한 것은 外關을 배혈하지만, 이 경혈은 양유맥에 통하고, 양유맥은 陽의 表를 主하기 때문에 表의 풍열을 선산(宣散)시킬 수 있다. 曲池, 合谷은 각각 수양명대장경의 합혈과 원혈이고, 이열(裏熱)을 청설하고 해독하는 작용에 뛰어나다.

혈허풍조(血虛風燥)에는 血海, 三陰交를 배혈해서 생혈(生血), 양혈(養血)을 도모한다. 또 風池는 소양경, 양유맥의 교회혈이고, 거풍청화(祛風淸火)의 작용이 있다.

신허화왕(腎虛火旺)에는 족소음신경의 원혈인 太谿와 팔맥교회혈(팔총혈)의 하나인 照海로 자신강화(滋腎降火)를 도모한다.

조　작 : 耳門, 聽宮, 聽會는 0.5寸 직자한다. 翳風은 직자로 1~1.5寸, 角孫은 횡자로 0.5~1寸, 中渚, 俠谿는 직자로 0.5寸, 血海는 직자로 1.5寸, 三陰交는 직자로 1寸, 太谿, 照海는 직자로 0.5寸 각각 자입한다.

血海, 三陰交, 太谿, 照海는 제삽염전(提揷捻轉)의 보법을 시술하고, 그 외의 각 穴은 사법 또는 평보평사법(平補平瀉法)을 시술한다.

이양의 치법과 선혈

<table>
<tr><th>증 후</th><th>병인병기</th><th>치 법</th><th colspan="2">선 혈</th></tr>
<tr><td rowspan="3">耳
痒</td><td rowspan="3">風熱濕毒
血虛生燥生風
腎虛火旺</td><td>거풍청열</td><td rowspan="3">耳門, 聽宮,
聽會, 翳風,
角孫, 中渚,
俠谿</td><td>外關, 曲池, 合谷</td></tr>
<tr><td rowspan="2">자신양혈</td><td>血海, 三陰交, 風池</td></tr>
<tr><td>太谿, 照海</td></tr>
</table>

그 외의 치료

【이침(耳鍼)】

취혈: 內耳, 肝, 腎, 上背

조작: 중간 정도의 자극을 주고, 15~20분간 유침한다. 10~15회를 1치료단위로 한다. 鍼을 매치(埋置)해도 좋다.

【한방약】

①풍열습독(風熱濕毒)에 의한 이양(耳痒): 용담사간탕(龍膽瀉肝湯)에 거풍(祛風), 거습해독(祛濕解毒)하는 약을 가한다.

②혈허풍조(血虛風燥)에 의한 이양: 사물탕(四物湯)에 사군자탕(四君子湯) 그 위에 거풍지양(祛風止痒)하는 약을 가한다.

③신허화왕(腎虛火旺)에 의한 이양: 육미지황환(六味地黃丸)을 主로 한다.

필요에 따라서 점이제(點耳劑)를 사용한다.

참고사항

①이양(耳痒)은 대부분은 風, 火의 證에 속한다. 그 때문에 일상, 음식에 주의하고, 매워서 熱을 생기게 하는 것은 피하도록 한다. 기거, 정지(情志)의 절도를 유지하고, 신정(腎精)의 소모나 風, 火의 상염(上炎)을 막는다.

②비기질성 이양치료(耳痒治療)에 鍼의 효과는 비교적 좋고, 습독내성(濕毒內盛)에 의해 일어나는 이도(耳道)의 습기(濕氣)나 귀고름 등에도 자침(刺鍼)은 증상개선에 보조적인 작용이 있다. 이것과 내외약(內外藥)을 편성하면 효과가 더욱 높아진다. 귀지가 지나치게 많은 것은 귀이개로 없앤다.

③중이염(中耳炎), 귀지 분비가 과다한 것은 이 節의 변증시치(辨證施治)를 참고해서 치료(治療)할 수 있다.

85. 농아

'농(聾)'이라는 것은 청력상실이고, '아(啞)'라는 것은 말을 할 수 없는 것이다. 보통 聾에 의해 啞를 일으키기 때문에 '농아(聾啞)'라고 부른다. 그 병인에는 선천과 후천의 2종류가 있다. 선천성 농아는 대부분 유전적 요인에 의한 품부부족(稟賦不足-타고 난 천성의 부족) 때문에 일어난다. 또 후천성 농아는 습사열독(濕邪熱毒)을 감수(感受)하거나 오치(誤治)하여 두 귀가 들리지 않게 되고 농아(聾啞)가 되는 것이 많다.

이 병의 치료에서는, 침치료(鍼治療)를 主로 하고 통락개규(通絡開竅)를 치법으로 해서, 우선 聾을 치료하고, 그 후에 啞를 치료한다. 또는 농아(聾啞)를 동시에 치료한다.

병인병기

【 1 】 선천성 농아

대부분은 유전적 요인에 의해 일어난다. 발육불량(發育不良), 근친결혼, 임신기 병기이환(病機罹患), 약물중독 등에 의해 일어난다. 환아(患兒)는 출생 전에 청각(聽覺)을 상실하고, 언어를 학습할 수 없다.

【 2 】 후천성 농아

유유아기(乳幼兒期)에 급성전염병, 특히 유행성뇌막염, 뇌염, 장티푸스, 성홍열에 걸리거나, 각종 원인에 의한 고열경련(高熱痙攣)에 의해 청각을 상실하는 경우가 많다. 그 외에 유유아(乳幼兒)의 위중한 이질환(耳疾患)과 스트렙토마이신, 카나마이신(결핵 등에 효력이 있는 항생물질) 등의 약물중독에 의해서도 이롱(耳聾)이 되고, 聾에서 啞를 일으킨다.

증분류

주 증 : 청각상실(聽覺喪失)

수 반 증 : 말을 할 수 없다, 고막검사에서는 대다수가 정상, 또 일부 환자에게 설소대(舌小帶)가 짧은 것이 보인다.

설 맥 상 : 설맥(舌脈)에는 특히 뚜렷한 변화는 없다.

증후분석 : 농아(聾啞) – 경맥이 폐색(閉塞)하고, 경기(經氣)가 불통하여 聾이 일어난다. 또 聾이 있기 때문에 啞가 일어난다.

치료

치　법: 통락개규(通絡開竅)

처 방 례: 롱(聾)의 치료(治療): 耳門, 聽宮, 聽會, 翳風, 中渚, 外關

아(啞)의 치료(治療): 瘂門, 廉泉, 通里

방　해: 수족소양경맥은 耳의 주변을 돌고 있다. 수소양삼초경의 翳風, 耳門, 中渚, 外關, 족소양담경의 聽會를 取하고, 원근배혈(遠近配穴)로 소양의 경기를 소통시킨다. 그 위에 聽宮에 耳門을 배혈하여 국소의 소통, 통락개규(通絡開竅)를 도모한다.

瘂門은 독맥과 양유맥과의 교회혈이고, 설강불어(舌强不語-舌이 굳고, 말을 할 수 없다)를 치료하고, 통규청신(通竅淸神)의 작용이 있다. 廉泉은 임맥과 음유맥과의 교회혈이고, 설본(舌本)을 조절하는 작용이 있다. 이 2穴의 전후배혈(前後配穴)은 소리가 나지 않는 것에 대한 국소취혈이다. 通里는 수소음심경의 낙혈이고, 心은 舌에 개규(開竅)하고, 心의 낙맥은 설본(舌本)과 연계하는 것으로, 원격부(遠隔部)의 본혈을 배혈해서 심기(心氣)를 조절하고, 후설(喉舌)을 조절한다.

조　작: 각 穴에 모두 평보평사법을 시술한다. 瘂門의 深部에는 연수(延髓)가 있기 때문에 침자(鍼刺)는 너무 깊게 하지 않도록 한다. 보통 0.5寸을 넘지 않도록 자입하고, 제삽염전(提揷捻轉)을 많이 이용하지 않도록 한다.

고금처방례(古今處方例)

①《침구학(鍼灸學)》

• 상용혈(常用穴): 耳門, 聽宮, 聽會, 翳風, 瘂門, 廉泉

• 예비혈(豫備穴): 合谷, 中渚, 外關

②《침구의학험집(鍼灸醫學驗集)》

• 주혈(主穴): 瘂門, 風池, 聽宮, 聽會, 翳風

• 배혈(配穴): 耳門, 瘈脈, 合谷, 中渚, 外關, 廉泉, 上廉泉

그 외의 치료

【피내침(皮內鍼)】

취혈: 瘈脈, 翳風, 翳明, 聽宮.

조작: 매일 1~2穴을 取하고, 귀 뒤의 경혈에는 24시간 매치(埋置)하고, 귀 앞의 경혈에는 12시간 매치(埋置)한다.

참고사항

①농아(聾啞)는 선천성과 후천성의 구별이 있다. 또 완전 농아와 불완전 농아라는 분류도 있다. 청력이 남아 있는 불완전 농아와 히스테리성, 또는 정신롱(精神聾)의 예후는 비교적 좋다.

②사회의 진보에 동반해서, 농아를 일으키는 사회적 요인을 없애도록 노력하고, 임신기의 보건, 약의 사용에 주의를 기울인다.

③침에 의한 히스테리성, 또는 정신롱(精神聾)치료 효과는 뚜렷하다. 청력의 향상에 기인해서 언어훈련을 장기에 걸쳐서 계속하면 좋은 효과를 거둘 수 있다.

86. 비연

비연(鼻淵)은 끈적끈적한 콧물[鼻汁]이 주증(主症)인 병증(病症)이다. 한의학(韓醫學)에서는 '뇌루(腦漏)'라고도 한다.

이 병증에는 허실의 2종류가 있다. 실증(實證)은 감모(感冒)가 오랫동안 치료되지 않기 때문에 폐열(肺熱)이 울증(鬱蒸)해서, 비규(鼻竅)에 영향을 주거나 간담화성(肝膽火盛)으로 사열(邪熱)이 상염(上炎)하기 때문에 일어나는 것이 많다. 허증(虛證)은 폐비(肺脾)의 허손(虛損) 또는 청숙무력(淸肅無力), 습탁내취(濕濁內聚)에 의해 일어나는 것이 많다.

실증에서는 청열(淸熱), 거습(祛濕), 통규(通竅)의 치법을 이용하고, 허증에서는 온폐건비(溫肺健脾), 산한화탁(散寒化濁)의 치법을 이용한다.

병인병기

【 1 】 폐경울열에 의한 비연

풍열(風熱)의 사독(邪毒)을 받거나 풍한(風寒)이 오랜 기간 없어지지 않고 鬱해서 화열(化熱)하면, 肺에 전달되어 폐경(肺經)에 熱이 鬱한다. 이것에 의해 肺의 청숙(淸肅)이 실조되면, 邪熱은 經을 따라서 상염(上炎)하고, 비규(鼻竅)가 소작(燒灼)되어 비연(鼻淵)이 일어난다.

【 2 】 간담화성에 의한 비연

肝이 조달을 잃으면 기울화화(氣鬱化火)해서 간담화성(肝膽火盛)이 된다. 사열(邪熱)이 상염(上炎)해서 비규(鼻竅)에 영향을 주면 비연이 일어난다.

【 3 】 폐기허약에 의한 비연

폐기(肺氣)가 원래 虛해 있거나 구병(久病)에 의해 기허(氣虛)가 되면, 치절(治節)이 실직(失職)되어서 청양불승(淸陽不昇), 탁음불강(濁陰不降)이 되고, 탁음(濁陰)이 비규(鼻竅)에 응집(凝集)하면 비연이 일어난다.

【 4 】 비허습성에 의한 비연

비기허약(脾氣虛弱), 운화실조(運化失調)에 의해 습탁(濕濁)이 모이고, 經을 따라 올라가서 비규(鼻竅)에 응집(凝集)하면 비연이 일어난다.

증분류

【 1 】 폐경울열에 의한 비연

주　　증 : 비폐(鼻閉), 황색으로 끈적끈적하고 냄새가 나는 콧물이 나옴, 두액부(頭額部)의 창통(脹痛), 콧물이 나오면 통증은 가벼워짐

수 반 증 : 해수(咳嗽), 痰은 황색으로 끈적끈적함, 또는 발열, 오한

설 맥 상 : 설질홍(舌質紅), 설태미황(舌苔微黃), 맥삭(脈數)

증후분석 : ①비폐 – 수태음폐경에 울열이 있고 폐기불선(肺氣不宣)이 되면 일어난다.

②황색으로 끈적끈적하고 냄새가 나는 콧물 – 邪熱이 鼻竅에 上炎하여 일어난다.

③콧물이 나오면 통증은 가벼워짐 – 콧물이 나오면 氣機가 조금 통한다. 이로 인해 통증이 가벼워진다.

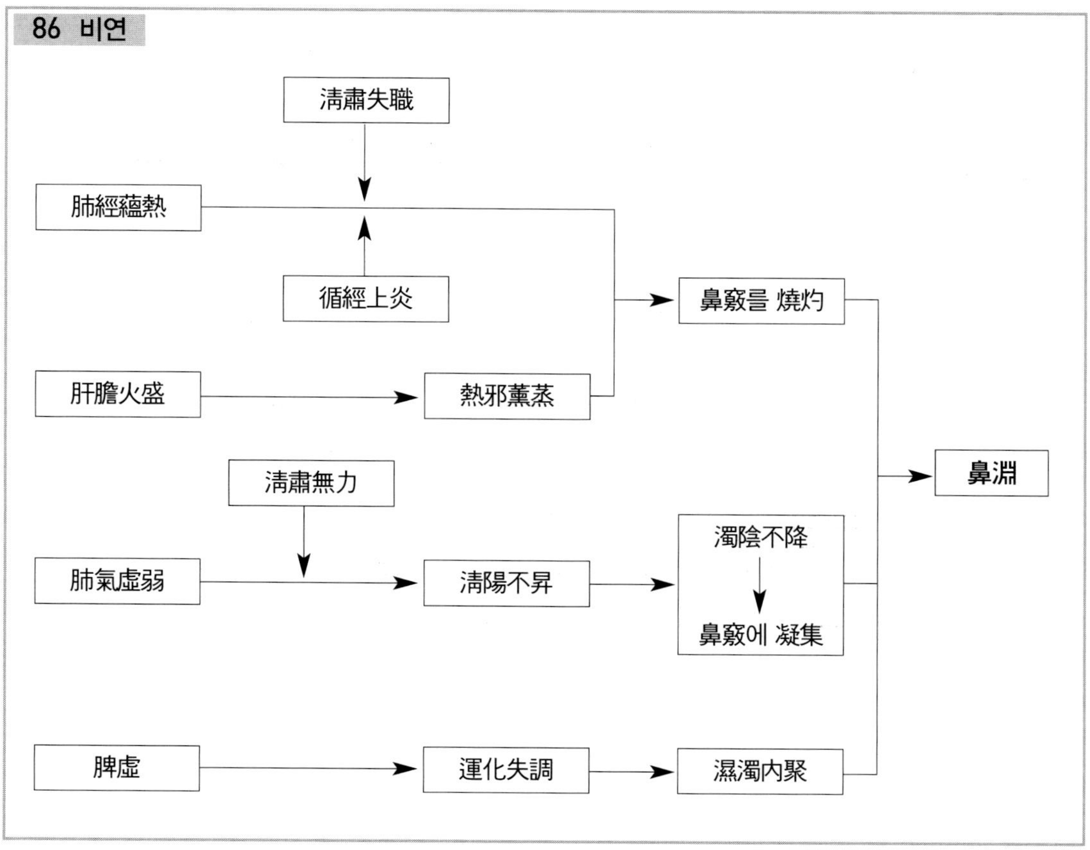

④두액부의 창통 – 폐열이 두액부에 上衝해서 청양이 상승할 수 없으면 일어난다.

⑤해수(咳嗽), 痰은 황색(黃色)으로 끈적끈적함 – 수태음폐경에 熱이 있고, 그 때문에 폐기불리(肺氣不利)가 되면 일어난다.

⑥발열(發熱), 오한(惡寒) – 肺는 피모(皮毛)에 合해 있기 때문에 폐기불선이 되어 위기가 막히지 않으면 일어난다.

⑦설질홍, 설태미황, 맥삭 – 열상(熱象)이다.

【 2 】 간담화성에 의한 비연

主　症 : 비폐(鼻閉), 후각상실(嗅覺喪失), 가끔 끈적끈적하고 냄새가 나는 콧물[鼻汁]이 나옴, 편두통(偏頭痛)

隨伴症 : 발열, 구고(口苦), 인두부(咽頭部)의 건조, 목현(目眩), 이명(耳鳴), 이롱(耳聾), 수면은 적고 다몽(多夢), 번조(煩躁)

舌脈象 : 설질홍(舌質紅), 설태황(舌苔黃), 맥현삭(脈弦數)

症候分析 : ①비폐(鼻閉), 후각상실, 가끔 끈적끈적하고 냄새가 나는 콧물이 나옴 – 간담(肝膽)의 火가 비규(鼻竅)에 상염(上炎)하면 일어난다.

②편두통 – 간담의 火가 상염하고 족소양담경의 氣機가 不利하면 일어난다.

③발열, 구고(口苦), 인두부(咽頭部)의 건조, 목현(目眩), 이명, 이롱 – 간담화왕(肝膽火旺)에 의해 상역(上逆)하면 일어난다.

④수면은 적고 다몽, 번조 – 邪가 신명(神明)을 어지럽히면 일어난다.

⑤설질홍, 설태황, 맥현삭 – 脈弦은 간담에 병이 있는 象이고, 그 외에는 熱象이다.

【 3 】 폐기허약에 의한 비연

주　증 : 콧물은 하얗고 끈적끈적, 비폐(鼻閉)는 가볍거나 심함, 후각감퇴, 풍랭자극(風冷刺戟)으로 비폐 · 콧물이 심해짐

수 반 증 : 두훈(頭暈), 목현(目眩), 몹시 추위를 탐, 사지(四肢)의 냉기(冷氣), 숨이 참, 자한(自汗), 해수(咳嗽), 痰이 나옴

설 맥 상 : 설질담(舌質淡), 설태박백(舌苔薄白), 맥완(脈緩)

증후분석 : ①콧물은 하얗고 끈적끈적, 숨이 참 – 폐기허(肺氣虛), 肺의 기기불리(氣機不利)에 의해 일어난다.

②후각감퇴, 풍랭자극에 의해 증상이 심해짐 – 肺는 鼻에 개규(開竅)하지만, 폐기허(肺氣虛)에 의해 鼻의 기능이 감퇴하면 일어난다.

③두훈, 목현(目弦), 몹시 추위를 탐, 사지의 냉기 – 肺는 피모(皮毛)에 合해 있기 때문에 폐기허로 인해 위외불고(衛外不固)가 되면 일어난다.

④자한(自汗) – 기허(氣虛)에 의해 고섭(固攝)이 실조되면 일어난다.

⑤해수(咳嗽), 痰이 나옴 – 폐기불선(肺氣不宣)에 의해 일어난다.

⑥설질담(舌質淡), 설태박백(舌苔薄白), 맥완(脈緩) – 폐기허(肺氣虛)의 象이다.

【 4 】 비허습성에 의한 비연

주　　증 : 콧물은 白이나 황색으로 끈적끈적, 양이 많음, 심한 비폐, 후각감퇴, 머리가 멍함

수 반 증 : 전신권태, 핍력, 식사량은 적음, 복창, 대변당박, 가끔 하지에 부종(浮腫)

설 맥 상 : 설질담(舌質淡), 설태백활(舌苔白滑), 맥완약(脈緩弱)

증후분석 : ①비폐(鼻閉), 콧물, 양이 많음 – 비허(脾虛)에 의해 습성(濕盛)이 되고, 습탁(濕濁)이 비규(鼻竅)에 상범(上犯)하면 일어난다.

②후각감퇴 – 비규불리(鼻竅不利)가 되면 후각이 감퇴한다.

③두부(頭部)가 멍함 – 습사곤비(濕邪困脾)하여 청양(淸陽)이 떠오르지 않으면 일어난다.

④전신권태(全身倦怠), 핍력(乏力), 식사량은 적음, 복창, 대변당박, 하지의 부종 – 폐기허(脾氣虛)에 의해 운화(運化)가 실조되면 일어난다.

⑤설질담, 설태백활, 맥완약 – 설질(舌質)의 淡은 비기허의 象이고, 태백활(苔白滑), 맥완은 습성(濕盛)의 象이고, 맥약(脈弱)은 虛의 象이다.

치료

치　　법 : 청열(清熱), 거습(祛濕), 통규(通竅)

처 방 례 : 上星, 印堂, 迎香, 合谷, 風池

①폐경울열(肺經鬱熱)에는, 列缺을 추가한다.

②간담화성(肝膽火盛)에는, 太衝을 추가한다.

③폐기허약(肺氣虛弱)에는, 太淵, 肺兪를 추가한다.

④비기허약(脾氣虛弱)에는, 脾兪, 足三里를 추가한다.

방　　해 : 독맥은 제양(諸陽)의 會이고, 鼻에 둘러싸여 있다. 그 때문에 독맥의 上星을 取하고, 산풍청열(散風清熱)을 도모한다. 이것에 경외기혈(經外奇穴)의 印堂을 배혈하면 비규(鼻竅)를 선통(宣通)시키고, 사열(邪熱)을 청설(清泄)해서 두통을 멈출 수 있다. 迎香은 비연치료(鼻淵治療)의 국소의 요혈이다. 迎香은 수양명대장경에 속하고, 그 경맥은 비공(鼻孔)을 사이에 두기 때문에 여기에 자침(刺鍼)하여 양명의 경기를 소통시키고, 그 표리관계에서 폐열(肺熱)을 선설(宣泄)시키고, 비규(鼻竅)를 통하게 할 수 있다. 合谷은 수양명대장경의 원혈이고, 두안면부(頭顏面部), 제규(諸竅)의 사열(邪熱)을 청설(清泄)할 수 있다. 風池는 족소양담경과 양유맥의 교회혈이고, 表나 上에 있는 풍열을 청열하는 것에 뛰어나다.

列缺은 수태음폐경의 낙혈이고, 太陰과 양명의 양방을 청열할 수 있다. 또 폐기를 선발하고, 비규를 通하는 작용도 있다. 太衝은 족궐음간경의 원혈이고, 특히 간담의 火를 청설하는 것에 뛰어나다. 肺兪, 脾兪는 시구(施灸)하여 肺와 脾의 氣를 補할 수 있다. 太淵, 足三里에 자침하여 각각 肺氣를 補하고, 건비(健脾)해서 中州를 보익할 수 있다.

조　　작 : 上星은 위를 향해서 0.5～0.8寸 사자한다. 印堂은 아래를 향해서 0.5～0.8寸 사자한다. 迎香은 비규를 향해서 0.5寸 사자한다. 風池는 鼻를 향해서 1～1.5寸 사자한다. 合谷은 1～1.5寸 직자한다. 肺兪, 脾兪에는 뜸을 이용한다. 太淵, 足三里는 鍼으로 보법을 시술한다. 그 외의 경혈에는 모두 사법을 시술한다.

비연의 치법과 선혈

<table>
<tr><th>증후</th><th>병인병기</th><th>치 법</th><th colspan="2">선 혈</th></tr>
<tr><td rowspan="4">鼻淵</td><td>肺經鬱熱</td><td rowspan="4">청열
거습
통규</td><td rowspan="4">上星
印堂
迎香
合谷
風池</td><td>列缺</td></tr>
<tr><td>肝膽火盛</td><td>太衝</td></tr>
<tr><td>肺氣虛弱</td><td>太淵, 肺兪</td></tr>
<tr><td>脾虛濕盛</td><td>脾兪, 足三里</td></tr>
</table>

고금처방례(古今處方例)

①《침구자생경(鍼灸資生經)》

• 비체(鼻涕)가 많은 것은 顖會, 前頂에 灸하면 좋다

②《의학강목(醫學綱目)》

• 비청체탁체(鼻淸涕濁涕)가 흐르는 것은 上星에 灸 20壯, 그 위에 人中, 風府를 取한다. 병이 낫지 않는 경우 百會, 風池, 風門을 取하면 많이 낫는다. 또 비취예(鼻臭穢)가 흐르는 것은 上星, 曲差, 合谷, 人中, 迎香을 取한다

③《중국침구학(中國鍼灸學)》

• 적은 콧물이 흐르는 것: 上星은 1分 자입하고, 1분간 염전하고, 그 위에 1壯 灸한다. 水溝는 2分 자입하고, 1분간 염전한다. 風府는 3分 자입하고, 1분간 염전하고, 그 위에 3壯 灸한다. 風池는 4~5分 자입하고, 2분간 염전을 가한다. 大椎는 3分 자입(刺入)하고, 1분간 염전(捻轉)하고, 3壯 灸한다.

끈적끈적하고 냄새가 나는 콧물이 흐르는 것: 이상의 각 穴에 鍼만을 이용하고 灸는 이용하지 않는다. 그 위에 迎香, 合谷을 가한다.

그 외의 치료

【이침(耳鍼)】

취혈: 外鼻, 內鼻, 腎上腺, 內分泌, 額

조작: 중간 정도의 자극을 주고, 격일에 1회, 유침은 10~15분, 10~15회를 1치료단위로 한다.

【한방약】

내치법(內治法): 폐경울열(肺經鬱熱)에 의한 비연: 창이자산가미(蒼耳子散加味)

간담화성(肝膽火盛)에 의한 비연: 용담사간탕(龍膽瀉肝湯)

폐기허(肺氣虛)에 의한 비연(鼻淵): 온폐탕(溫肺湯)

비기허약(脾氣虛弱)에 의한 비연: 삼령백출산(蔘苓白朮散)

외치법(外治法): 적비령(滴鼻靈)을 이용한다. 어뇌석산(魚腦石散) 등을 점비(點鼻), 또는 鼻에 내뿜는다. 매일 2~3회 행한다.

참고사항

①이 병증이 반복되는 것은 감모와 관계가 있기 때문에 평소에 신체를 단련하고, 보온하고 차지 않도록 주의한다.

②적극적으로 각종 전염병을 예방하고 치료한다.

③鍼에 의한 이 병증의 치료에서는 두통에 대한 지통효과(止痛效果)는 빨리 나타나고, 뚜렷하다. 비폐(鼻閉)와 콧물[鼻汁]의 치료도 비교적 뚜렷한 효과가 있고, 확실한 증상개선이 인정된다.

④급만성 부비강염은 이 節의 변증시치(辨證施治)를 참고하여 치료할 수 있다.

7. 피부과 · 그외

87. 주사비

주사비(酒皻鼻)의 별명은 '매괴좌창(玫瑰痤瘡)'이다. 대부분 중년에 발증한다. 안면 중앙, 鼻의 주위에 호발(好發)한다. 그 특징은 피부가 붉고 습기를 띠고, 구진(丘疹)과 모세혈관의 확장을 수반하는 것이다.

병인병기

이 병증은 대부분 음식의 불섭생에 의해 폐위(肺胃)의 적열(積熱)이 상증(上蒸)하고, 그 위에 풍사(風邪)를 감수(感受)해서, 어혈(瘀血)이 응결(凝結)해서 일어난다. 또 술을 기호(嗜好)하는 사람으로 술 냄새가 강하고, 그 위에 풍한(風寒)의 邪를 받아서 기부(肌膚)가 조체(阻滯)해서 일어나는 것도 있다.

증분류

주　증 : 피부의 손상은 비첨(鼻尖), 소비(小鼻), 양협부(兩頰部), 전액부(前額部)에 자주 보인다. 이 병증의 진행과정은 3기로 나눌 수 있고, 홍반기(紅斑期), 구진농포기(丘疹膿包期), 비류기(鼻瘤期)가 있다.

수 반 증 : 구갈, 찬 것을 좋아함, 소곡희기(消穀喜飢), 구취, 소변황, 대변은 건조

설 맥 상 : 설질홍(舌質紅), 설태백(舌苔白), 또는 황색, 맥활삭(脈滑數), 또는 弦

증후분석 : 肺는 鼻에 개규(開竅)하고, 비첨은 胃에 속한다. 이 때문에 폐위(肺胃)에 熱이 있으면 위로 훈증(薰蒸)하고, 鼻에 발적, 종창이 일어나고, 비류(鼻瘤)가 생긴다.

치료

치 법 : 청열양혈(淸熱凉血), 활혈화어(活血化瘀)

처방례 : 阿是穴

방 해 : 국소를 자극하고, 행혈화어(行血化瘀), 청열양혈(淸熱凉血)을 도모한다.

조 작 : 삼릉침(三稜鍼)을 이용하고 홍반(紅斑), 구진(丘疹)의 주위를 위자법(圍刺法-둘러싸도록 刺한다)으로 사혈(瀉血)한다. 또 매화침(梅花鍼)으로 환부의 주위를 경자(輕刺)해도 좋다.

고금처방례(古今處方例)

《실용침구미용편람(實用鍼灸美容便覽)》

• 주사비(酒皶鼻) 치료의 주혈로는 印堂, 素髎, 迎香, 地倉, 承漿, 顴髎를 取한다. 배혈은 禾髎, 大迎, 合谷, 曲池를 取한다. 주혈은 매회 3~4穴, 배혈은 2~3穴 선택한다. 가벼운 염전자입을 하고, 나른하고 마비되는 느낌이 일어날 때까지 한다. 20~30분간 유침한다. 격일에 1회 행한다. 10회를 1치료단위로 한다.'

그 외의 치료

【한방약】

온청탕(溫淸湯), 도핵승기탕(桃核承氣湯)

참고사항

①침자(鍼刺)에 의한 주사비(酒皶鼻) 치료는 초기에는 좋은 효과가 기대되지만, 말기에는 효과가 올라가지 않는다. 그 때는 수술 등을 생각한다.

②매일 또는 격일로 1~3개월 침치료를 계속하면 효과를 거둘 수 있다.

③매운 것이나 술 등의 자극물은 금지한다.

④매일 규칙적으로 배변하는 습관을 갖는다.

88. 정창

정창(疔瘡)은 안면과 수족 등에 다발하는 좁쌀과 같은 형태를 한 瘡으로, 단단하고 뿌리가 깊은 못과 같은 것이다. 또 발증이 신속하고, 병세가 심한 등의 특징이 있다.

정창(疔瘡)의 처리가 부적당하면, 안면에서는 '주황(走黃)'이 되기 쉽고, 생명의 위험을 초래한다. 또 수족에 발증하는 것은 근육이나 骨을 손상하고, 사지의 운동에 영향을 주어서, '유주(流注)'가 된다.

안면의 정창은 현대의학의 '절(癤)'과 '옹(癰)'에 상당한다. 또 수족의 정창은 급성화농성질환에 상당한다.

병인병기

이 병증은 주로 화열독사(火熱毒邪)가 기주(肌腠)에 온결(蘊結)해서 일어난다. 맛이 진한 것이나 술, 매운 것 등에 의해 장부에 온열(蘊熱)이 일어나서 화독(火毒)이 된 것이나, 수열(水熱)의 氣에 감수(感受)하거나, 또 곤충에 쏘이거나, 침(鍼), 죽(竹), 목(木), 생선뼈에 찔려서도 일어난다. 또 수염을 뽑아서도 일어난다. 보통 그 부위를 소파(搔爬)하여 독사(毒邪)가 침입해서 기부(肌膚)에 영향을 주고, 기혈(氣血)이 응체(凝滯)하고 화독(火毒)이 울결(鬱結)해서 일어난다.

증분류

임상에서는 정창(疔瘡)의 발증(發症)과정으로부터 초기, 중기, 후기 3가지로 나눈다.

【1】초기

주　　증 : 피부의 국소에 좁쌀 크기의 膿이 생기고, 그 후 점점 발적, 종창, 열통이 보이게 된다. 종괴(腫塊)의 범위는 대부분이 1～2寸 전후지만, 根은 깊어서 단단하고, 形은 못과 같다.

수 반 증 : 환부는 가렵거나 마비되기도 하고, 상황에 따라 오한, 발열이 보인다.

설 맥 상 : 설질홍(舌質紅), 설태박황(舌苔薄黃), 맥현삭(脈弦數)

증후분석 : ①좁쌀 크기의 膿 – 정창(疔瘡)의 초기에는 화열(火熱)의 邪가 기부(肌膚)에 온적(蘊積)해서 일어난다.

②발적(發赤), 종창(腫脹), 열통(熱痛) – 화열(火熱)의 邪가 울결해서 없어지지 않기 때문에, 독화(毒火)가 날이 갈수록 왕성하게 되어 일어난다.

③根은 깊고 단단, 形은 못과 같음 – 화열(火熱)이 기주(肌腠)의 깊은 곳까지 도달하기 때문에 일어난다.

④환부는 가렵거나 마비되거나 함 – 기혈이 조체하고 기주가 실양하여 일어난다.

⑤오한, 발열 – 사정투쟁(邪正鬪爭)에 의한 것이다.

⑥설질홍, 설태박황, 맥현삭 – 화열치성(火熱熾盛)의 象이다.

【2】중기

主　　症 : 약 5～7일간으로, 피부국소의 종창(腫脹)이 점점 증대하고, 농두(膿頭)는 깨지고, 동통(疼痛)이 심해진다.

隨 伴 症 : 발열(發熱), 구갈(口渴), 대변은 단단함, 소변은 빨갛다.

舌 脈 象 : 설질홍강(舌質紅絳), 설태황(舌苔黃) 또는 황조(黃燥), 맥현활삭(脈弦滑數)

症候分析 : ①종창이 점점 증대하고, 膿頭는 깨짐 – 장부의 蘊熱, 火毒이 왕성해져 일어난다.

②동통이 심해짐 – 기혈이 조체하고, 폐색(閉塞)해서 통하지 않게 되면 일어난다.

③발열(發熱) – 화독(火毒)이 내온(內蘊)하고, 熱이 外로 發하여 생긴 증세다.

④구갈(口渴), 대변이 단단, 소변은 빨갛다 – 열독(熱毒)이 진액(津液)을 손상(損傷)하고 제규(諸竅)가 습기를 잃은 탓이다.

⑤설질홍강, 설태황 또는 황조, 맥현활삭 – 모두 화독(火毒)이 왕성한 象이다.

【3】후기

주　증 : 약 7～10일간으로, 종창은 국한해 간다. 정상은 높고, 根은 연약하지 않고, 망가져서 膿이 나온다. 정근(疔根)은 膿과 함께 밖으로 나온다.

수 반 증 : 동통(疼痛)은 가벼워짐, 신열은 내려간다.

설 맥 상 : 설질홍(舌質紅), 설태박황(舌苔薄黃), 맥홍삭(脈洪數)

증후분석 : ①종창(腫脹)은 국한(局限), 정상은 높고, 根은 연약하지 않고, 망가져서 膿이 나옴, 정근(疔根)은 膿과 함께 밖으로 나옴. 동통은 가벼워짐, 신열은 내려감 – 邪가 오래 내온(內蘊)해 있으면 피육(皮肉)이 부패해서 궤양(潰瘍)이 생기고 膿을 만든다. 毒이 膿과 함께 배설되면 동통(疼痛)이 가벼워지고, 신열이 내려간다.

②설질홍, 설태박황, 맥홍삭 – 화열독사(火熱毒邪)가 없어지는 象이다.

치료

치　법 : 청열해독(清熱解毒), 소통경기(疏通經氣)

처 방 례 : 靈臺, 合谷, 委中

①안면(顔面)에 생기는 것 – 商陽을 가한다.

②수지(手指)에 생기는 것 – 曲池를 가한다.

③배부(背部)에 생기는 것 – 肩井, 足臨泣, 少海를 가한다.

④하지(下肢)에 생기는 것 – 足三里, 行間, 太衝을 가한다.

급성림프관염에는 홍사(紅絲)를 따라서 종점(終點)에서 기점(起點)을 향해서 차례차례로 점자방혈(點刺放血)을 행하여 악혈(惡血)을 없앤다.

만약 단단한 정창(疔瘡)이 부드럽지 않게 되면, 삼릉침(三稜鍼)으로 도자(挑刺–피부를 挫刺)하면 좋다.

방　해 : 靈臺는 정창(疔瘡)의 경험혈이다. 이것은 독맥에 속하고, 독맥을 통조시켜 제양의 경기의 조화를 도모할 수 있다. 合谷은 수양명대장경의 원혈이다. 양명의 경기는 대부분 기표를 둘러싸고 있기 때문에 合谷으로 기표에 온적해 있는 열독의 청열을 도모한다. 委中은 血郄이라고도 불리고, 血中의 울열을 청열하는 작용이 있다. 또 血池로 풍열의 소산을 도모한다. 商陽으로 양명의 울열을 청사한다. 肩井은 기분(氣分)의 熱을 淸할 수 있다. 足臨泣, 行間으로 간담의 화열을 청사한다. 또 少海로 심화(心火)의 청사(淸瀉)를 도모한다. 足三里로 위화(胃火)를 청사하고, 太衝으로 평간(平肝)을 도모하고, 상역(上逆)하는 氣를 진정시킨다.

조　　작 : 모든 경혈에 자침을 행하고, 강한 자극으로 사법을 시술한다. 병태가 위중한 경우에는 삼릉침으로 점자출혈한다. 유침은 30분간, 매일 1회 행한다.

정창의 치법과 선혈

증후	병인병기	치 법	선 혈	
疔瘡	臟腑蘊熱 毒邪侵入 肌膚蘊蒸 氣血阻滯	淸熱解毒 疏通經氣	靈臺 合谷 委中	顔面: 商陽 手指: 曲池 背部: 肩井, 足臨泣, 少海 下肢: 足三里, 行間, 太衝

고금처방례(古今處方例)

①《침구대성(鍼灸大成)》

• 정창(疔瘡): 合谷, 曲池, 三里

②《침구봉원(鍼灸逢源)》

• 정창(疔瘡): 面口, 合谷. 手上, 曲池. 背上, 肩井, 委中, 三里

③《증정중국침구치료학(增訂中國鍼灸治療學)》

• 정종(疔腫)이 안면에 있는 것은 合谷, 足三里, 神門에 침구를 행한다. 정종이 手에 있는 것은 曲池에 37壯 灸한다. 정종(疔腫)이 배부(背部)에 있는 것은 肩中, 三里, 委中, 臨泣, 行間, 通里, 少海, 太衝에 침구를 行한다, 겸해서 기죽마혈(騎竹馬穴)에 뜸을 行한다.

그 외의 치료

【한방약】

청해편(淸解片) 매회 5錠, 1일 3회 복용한다.

【외용약(外用藥)】

정창(疔瘡)의 초기에는 옥로고(玉露膏), 또는 천추고(千捶膏)를 외용한다.

중기에는 구일단(九一丹), 팔이단(八二丹)에 약제창이자충(藥劑蒼耳子蟲)을 창정부(瘡頂部)에 둔다. 그 후 옥로고(玉露膏), 천추고(千捶膏)를 외용한다.

후기에는 膿이 다 나온 후에 생기산(生肌散)을 이용하고, 태을고(太乙膏) 또는 홍유고(紅油膏)를 위에서 끼얹는 것처럼 붙인다.

【절개배농(切開排膿)】

정창(疔瘡)이 중기까지 진행하고, 膿이 성열(成熟)하고, 중앙부가 부드럽게 되지 않고, 파동감(波動感)이 일어나면, 절개해서 배농(排膿)할 수 있다. 가능한 한 經을 따라서 똑바로 자른다. 동시에 指(趾)端의 측면을 절개한다.

참고사항

정창(疔瘡)은 적시에 치료해서 '주황(走黃)' '유주(流注)'를 예방하는 것 이외에 완쾌를 위해서는 적절한 간호가 필요하다. 특히 다음의 문제에 주의해야 한다.

①정창에 위중한 전신증상을 수반할 때는 자리에 누워 휴식하게 해야 한다.

②이 병증의 환자에게 발열이 보이는 경우에도 해표발한(解表發汗) 등의 약은 내복시키지 않는다.

③膿이 아직 성숙하지 않을 때에 서둘러서 절개하거나 도자(挑刺)하지 않도록 주의한다. 실수해서 절개하면 皮가 찢어지고 肉이 노장(怒張–혈관 · 정맥 따위가 부풀어 오름)한다.

④환부를 억지로 누르거나 부딪치지 않도록 한다.

⑤식사는 담백한 것을 취하고, 맛이 진한 것이나 기름기가 많고 매운 것 등은 피한다. 술, 담배도 끊는다.

⑥방사(房事)와 정지억울(情志抑鬱)을 금지한다.

⑦정창(疔瘡)이 손으로 나오는 경우에는 무거운 것을 들지 않는다. 손바닥에 생긴 경우는 수배(手背)를 위로 향해서 농독(膿毒)을 흘러나오기 쉽게 한다.

⑧足에 정창(疔瘡)이 생긴 경우는 환측(患側)의 足을 높이 들어서 과도한 보행을 피한다.

89. 단독

단독(丹毒)은 갑자기 피부가 선홍색으로 변하고, 그 색은 단(丹-홍색)을 칠한 것 같고, 재빠르게 만연하는 급성 염증(炎症)이다. 이 병은 어디에도 발증(發症)하지만 안면, 하지(下肢)에 자주 보인다.

병변부위는 우선 작은 범위에 홍반(紅斑)이 생기고, 그 후 바로 큰 범위에 만연하고, 선홍색을 나타낸다. 피부면보다 조금 부풀고, 경계는 확실하다. 누르면 붉은 색은 엷어지고, 손을 놓으면 되돌아온다. 표면은 당기는 힘이 있고 광택을 띠고 건드리면 뜨겁다. 종창하고, 건드리면 동통이 일어난다. 유주성(遊走性)의 단독(丹毒)은 어떤 부분에서는 소퇴(消退)하고, 어떤 부분에서는 진행한다. 대개 예후는 양호하고, 약 5~6일 후에 소퇴한다. 그 때는 선홍색에서 암홍색으로 변하고, 마지막으로 색이 엷어져 치유된다.

한의학에서는 단독(丹毒)이 발증하는 부위에 따라 다른 명칭을 붙인다. 예를 들면 두안면(頭顔面)에 있는 것을 '포두화단(抱頭火丹)'이고 하고, 腰나 고관절에 있는 것을 '내발단독(內發丹毒)', 하퇴(下腿)나 足에 있는 것을 '퇴유풍(腿遊風)' 또는 '유화(流火)'라고 한다. 신생아에게 일어나는 단독(丹毒)은 '적유단독(赤遊丹毒)' 또는 '유화(遊火)'라고 한다.

병인병기

한의학에서는 이 병은 평소에 혈분(血分)에 熱이 있고, 外에서 화독(火毒)을 받아서, 그것들이 함께 일어나고, 또는 피부, 점막이 파손되어, 독사(毒邪)가 들어와 일어난다고 생각한다.

두안면(頭顔面)의 단독(丹毒)은 사독역독(邪毒疫毒)이나 풍열(風熱)의 邪가 화독(火毒)으로 변화해서 일어난다.

腰나 고관절의 단독은 간경화왕(肝經火旺), 비경습열(脾經濕熱)이 서로 결부되어 일어난다. 하지의 단독은 습열(濕熱)이 하주(下注)하고 화독(火毒)이 되어 일어난다. 소아에서는 태화태독(胎火胎毒)에 의해 일어난다.

증분류

주　　증 : 피부의 발적 · 종창 · 열감(熱感) · 동통(疼痛)

수 반 증 : 양목(兩目)까지 파급하면 복숭아처럼 붓고, 눈을 감을 수 없다. 머리까지 파급하면 종창(腫脹)하고 쌀 같은 크기로 된다. 구순(口脣)은 외번(外翻)하고 심한 경우에는 인후부(咽喉部)가 막히고, 침이 흘러나온다. 하지의 단독은 과도한 피로, 찰상(擦傷), 수충(水蟲)등의 감염에 의해 반복해서 일어난다. 만성화하면 대퇴풍(大腿風-상피병)이 된다. 전신증상으로는 발열(發熱), 호흡촉박(呼吸促迫), 구건(口乾), 순조(脣燥), 대변건조(大便乾燥), 소변은 황색 등이 보인다.

설 맥 상 : 설질홍(舌質紅), 설태황니(舌苔黃膩), 맥현활삭(脈弦滑數)

증후분석 : ①발적(發赤), 종창(腫脹), 열감(熱感), 동통(疼痛) – 이 병증(病症)은 내허(內虛)하여 외사(外邪)의 침입을 받은 것이다. 열독(熱毒)이 피부를 犯하면 이런 증상(症狀)이 보인다.

②頭나 目이 부음 – 풍열(風熱)이 두안면(頭顔面)을 덮치고, 화화(化火)해서 소작(燒灼)하면 일어난다.

③대퇴풍(大腿風) – 습열화화(濕熱化火)한 것이 足이나 경부(頸部)에 하주(下注)하

고, 독사(毒邪)가 없어지지 않기 때문에 어응기조(瘀凝氣阻)가 되어서 발증한다.

④전신증상 – 화열(火熱)이 내온하고, 진액을 소작(燒灼)하면 일어난다.

⑤설질홍, 설태황니, 맥현활삭 – 습열독화(濕熱毒火)가 내온(內蘊)한 象이다.

치료

치　　법 : 해독청열(解毒淸熱), 산풍거습(散風祛濕)

처 방 례 : 阿是穴, 陰陵泉, 足三里, 陽陵泉, 陽輔, 行間, 解谿, 血海, 三陰交, 委中

방　　해 : 阿是穴을 사혈(瀉血)하여 해독청열(解毒淸熱)을 도모한다. 陰陵泉, 血海, 三陰交, 委中은 혈중(血中)의 열독(熱毒)을 청사(淸瀉)할 수 있다. 足三里, 陰陵泉, 陽陵泉, 陽輔에는 건비거습(健脾祛濕), 통락소풍(通絡疏風)의 작용이 있다. 行間, 解谿로 경기(經氣)의 선통(宣通), 활혈거풍(活血祛風)을 도모한다.

조　　작 : 阿是穴, 委中은 삼릉침(三稜鍼)으로 점자출혈(點刺出血)한다. 그 외의 경혈(經穴)에는 침자(鍼刺)하고, 사법(瀉法)을 시술한다. 30분간 유침(留鍼)한다. 매일 1회 치료한다.

단독의 치법과 선혈

증 후	병인병기	치　법	선　혈
丹毒	火　毒	해독청열 산풍거습	阿是穴, 委中, 血海, 三陰交, 陰陵泉, 足三里 陽陵泉, 陽輔, 行間, 解谿

고금처방례(古今處方例)

①《침구대성(鍼灸大成)》

• 전신에 홍단(紅丹)을 發하는 것: 百會, 曲池, 三里, 委中

②《신편외과침구치료학(新編外科鍼灸治療學)》

• 단독(丹毒)의 국소에 삼릉침(三稜鍼)으로 출혈시킨다. 단독(丹毒)의 면적 크기에 따라 3~

5개소 점자(點刺)한다. 이것으로 배독(排毒)을 도모한다. 그 위에 尺澤, 委中, 膈兪에 자침(刺鍼)한다. 병상이 심한 것은 委中, 尺澤에 점자(點刺)한다

③《침구학개요(鍼灸學概要)》

• 陰陵泉, 陽陵泉, 足三里, 血海, 行間, 俠谿, 解谿, 三陰交

④《침구학강의(鍼灸學講義)》

• 호침(毫鍼)을 자입(刺入)하고 사법(瀉法)을 施하거나, 삼릉침(三稜鍼)으로 점자출혈(點刺出血)시킨다. – 合谷, 曲池, 委中, 血海, 阿是穴

그 외의 치료

【한방약】

발증(發症) 부위에 관계없이 생지황(生地黃), 적작(赤芍), 판람근(板藍根), 제창출(制蒼朮), 황백(黃柏) 등을 달여서 매일 1회 복용한다.

【첩부요법(貼付療法)】

초기에 발적(發赤), 종창(腫脹)이 심한 경우는 옥룡고(玉龍膏)를 첩부(貼付)한다. 발적, 종창이 감퇴하거나, 또는 疱를 만들거나, 만성화해서 발적, 종창이 없어지지 않는 경우는 금황산(金黃散)을 이용한다.

【훈세요법(薰洗療法–훈증 및 세정법)】

이것은 하지(下肢)의 단독(丹毒)에 이용한다.

물 반 통을 길어, 큰 마늘 한 줌을 삶아서 그 뜨거운 물을 목통 안에 넣어 둔다. 환측(患側)의 사지(四肢)를 우선 훈증하고, 밖에서 목면을 걸어놓는다. 그 후 뜨거운 물로 환부를 세정한다. 매일 밤 훈세(薰洗)를 1회 행한다. 매회 20~30분간 행한다.

참고사항

단독(丹毒) 환자는 이하의 점에 주의한다.

①자리에 누워서 휴식을 취하고, 뜨거운 물을 자주 마시도록 한다. 하지의 단독은 하지를 침대에서 30~40° 올려둔다.

②피부 손상이 있으면, 재빨리 처리하고, 독사(毒邪)에 감염되지 않도록 한다.

③자주 하지가 단독에 걸리는 것은 족선(足癬)을 치료해두고, 足을 만지지 않도록 하는 등, 재발을 막는다.

④대퇴풍(大腿風-상피병)이 되는 경우, 포대(包帶)로 알맞은 정도로 묶는다. 또 의용(醫用) 붕대를, 환자에게 기상 후 착용시켜도 좋다.

90. 금연

흡연은 인체 건강에 위해를 미친다. 또 흡연에 의해 기관지염, 폐암, 구강암 및 태아기형 등의 발증률(發症率)이 증가한다. 그렇기에 금연은 전 세계의 주목을 모으고 있다. 요즘 들어 침구에 의한 금연법이 만들어지고, 일정한 효과를 올리고 있다.

이침(耳鍼), 체침(體鍼), 이침과 체침을 결합시킨 3가지의 방법이 자주 사용된다.

【이침(耳鍼)】

취혈: 肺, 內分泌, 神門

배혈: 肝, 皮質下, 口

조작: 상술한 이혈(耳穴)의 양쪽에 호침(毫鍼)으로 매일 1회 치료를 행한다. 유침(留鍼)은 30분간 하며, 연속해서 1주간 반복한다. 2주째부터는 王不留行 등을 호침으로 바꿔서 이혈에 붙인다.

【체침(體鍼)】

取穴: 列缺, 足三里, 大椎, 上星, 百會, 關元, 合谷, 迎香

操作: 매일 1回 자침한다. 1주간을 1치료단위로 한다. 평보평사법을 이용한다.

금연의 효과를 올리기 위해서는, 이혈과 체혈을 결합시켜서 이용하면 좋다.

일반적으로 침구를 이용한 금연의 원리는 자침 후에 내원성(內源性)의 모르핀(아편에 포함된 알칼로이드) 같은 물질이 생겨서, 이것에 의해 증상이 소실되는 것이다. 또 자침의 미미한 통증이 자극을 통해서 이전에 생기지 않은 조건반사를 소실시킬 수 있다고 한다.

금연치료에 이침을 이용하는데, 이것의 기초는 귓바퀴에 분포하는 대부분의 신경분지(神經分枝)와 인체의 대뇌, 내장, 지체가 서로 관계하는 것이다. 여기에서는 이혈자극(耳穴刺戟)에 의해 신경을 통해서 인체의 기능 활동과 담배 맛에 대한 사람의 감수성 조절을 도모할 수 있다.

91. 어깨결림(견응)

어깨가 결리면 목이나 목 주변 부위, 견갑부(肩甲部)의 근육이 무겁고, 피로하고, 땅기는 느낌이 일어난다. 또 여러 가지 동통(疼痛)이나 압통(壓痛)을 수반하고, 매우 고통스럽게 느껴지고, 경부(頸部)의 회전도 제한을 받는 경우가 많다. 원인은 확실하지 않지만, 배부(背部)가 차거나, 심신의 피로, 부인의 '血의 道'의 부조(不調) 등과 관계가 있다.

한의학에서는 풍한(風寒)이 경락에 침입하거나, 간혈부족(肝血不足), 간양상항(肝陽上亢), 기체부조(氣滯不調), 어혈상충(瘀血上衝), 한음내정(寒飮內停) 등의 많은 원인에 의한 것이라고 생각한다. 치료는 온경산한(溫經散寒), 양혈통락(養血通絡), 소간이기(疏肝理氣)를 主로 한다. 이 병증은 한의학의 '경병(痙病)'의 범주에 속한다.

병인병기

【 1 】 풍한에 의한 어깨결림(풍한침습)

풍한(風寒)이 外에서 태양경 및 양명경에 침습하거나, 땀을 흘리고 바람을 쐬어 영위(營衛)의 운행이 나빠지고, 경항부(頸項部)의 경맥이 구급(拘急)하면 어깨결림이 일어난다. 심한 경우는 견배부(肩背部)까지 미친다.

【 2 】 간양에 의한 어깨결림(간양항진)

음허(陰虛) 때문에 陽을 제어할 수 없으면, 간양(肝陽)은 상범(上犯)하고, 두경부(頭頸部)로 밀어 올려서 막히는 것에 의해 경부(頸部)가 단단하게 되어 어깨결림이 일어난다.

【 3 】 간혈부족에 의한 어깨결림(간혈부족)

먼 곳을 보아 눈이 피로해지거나, 병후나 산후의 혈허(血虛－혈의 소모)로 경맥을 유양(濡養)할 수 없게 되고, 이 때문에 경맥이 구급하고 기혈이 원활하게 흐르지 않게 되면 어깨결림이 일어난다.

【 4 】 한음에 의한 어깨결림(한음내정)

원래 흉격부(胸膈部)에 한음(寒飮)이 정체해 있고, 흉양불선(胸陽不宣)이 되면, 배부(背部)가 무거워서 구급이 일어나고, 경항부(頸項部)에 미치면 어깨결림이 일어난다.

【 5 】 기체혈어에 의한 어깨결림(기체혈어)

정지(情志)가 편안하지 않고, 우울해서 기쁨이 없으면 肝의 소설(疏泄)이 나빠진다. 이 때문에 기기(氣機)가 나빠지고, 심한 경우에는 혈행장애(血行障礙)가 일어난다. 또 외상을 입거나 자세가 바르지 않기 때문에 경맥을 손상하고, 기체혈어(氣滯血瘀)가 되어 어깨결림이 일어나는 경우도 있다.

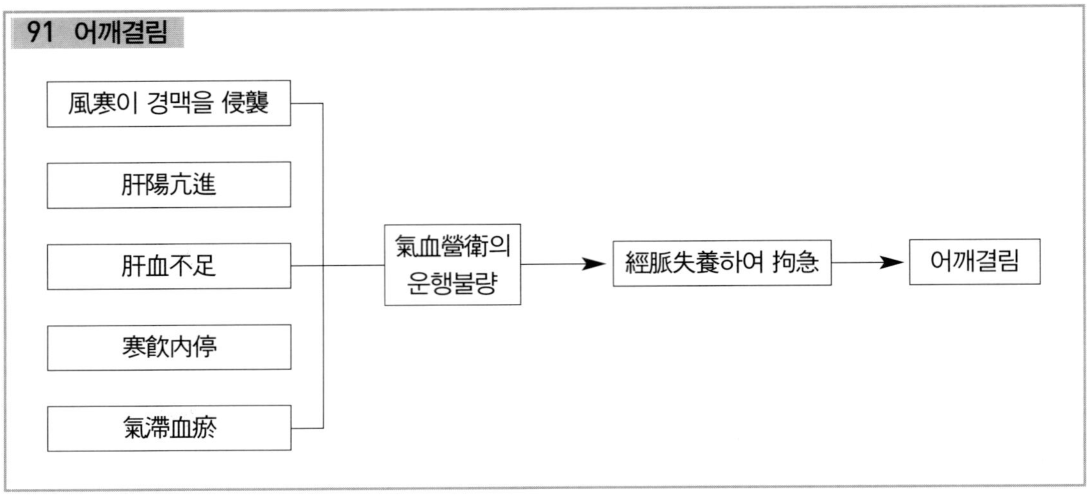

증분류

주 증: 경항부(頸項部)의 구급(拘急), 무게를 主로 한다. 심한 경우에는 동통(疼痛)이나 압통(壓痛)이 있고, 견갑부(肩甲部)나 흉배부(胸背部)까지 땅긴다.

수 반 증: 풍한(風寒)의 邪가 경락에 침입한 것은 오한, 냉감이 있고, 차가운 바람을 쐬면 심해지고, 따뜻하게 하거나 만지면 경감한다. 또 두통, 관절통 등도 보인다.

간양항진(肝陽亢進)에 의한 것은 초조, 어지러움, 목적(目赤), 구고(口苦), 흉민(胸悶), 안면이 빨갛고 열감이 있는 등의 증상을 수반한다.

간혈부족(肝血不足)에 의한 것은 눈이 건조하고, 안정피로(眼精疲勞), 그 위에 눈앞에 검은 별과 같은 것이 보이거나, 안색창백(顔色蒼白), 현훈(眩暈), 심계(心悸), 脣이나 爪의 색이 엷어지는 등의 증상이 보인다.

한음내정(寒飮內停)에는 흉민(胸悶), 기천(氣喘), 구토, 담연(痰涎), 현훈, 가벼운 부종(浮腫), 구건(口乾)이 있지만 마시고 싶지 않는 등의 증상이 보인다.

기체혈어(氣滯血瘀)에는 흉협고만(胸脇苦滿), 동통, 잦은 한숨, 월경부조 등이 보이고, 정지(情志)의 변화나 월경 전후에 심해지는 등의 증상이 나타난다.

설 맥 상: 舌은 정상, 또는 원인의 차이에 의해 다르다. 脈은 대부분 弦緊, 澁

증후분석 : 경배부(頸背部)의 경기의 조체가 가벼우면 구급이 일어나고, 심하면 동통이 일어난다. 경견부(頸肩部)는 제양경(諸陽經)이 모이는 곳이다. 그 때문에 견인(牽引)이나 구긴(拘緊－구급해서 긴장하는 것)하는 증상이 나타난다. 원인의 차이에 따라 다른 수반증상이 보인다.

치료

치　　법 : 서근활락(舒筋活絡)을 주로 한다.

그 위에 거풍산한(祛風散寒), 평간잠양(平肝潛陽), 익기양혈(益氣養血), 온화담음(溫化痰飮), 소간행기활혈(疏肝行氣活血) 등의 치법을 가한다.

처 방 례 : 大椎, 至陽, 天柱, 列缺, 後谿, 경부(頸部) 및 흉부(胸部)의 夾脊穴

방　　해 : 大椎, 至陽은 독맥의 통행을 좋게 하고, 양기를 돌릴 수 있다. 이것으로 기혈의 운행을 촉진한다. 天柱에는 성신활락(醒神活絡)의 작용이 있고, 족태양방광경을 통하게 하여 두항통(頭項痛)을 치료할 수 있다. 列缺과 後谿는 경항부(頸項部)의 질환을 치료하는 요혈이다. 또 경부(頸部)의 夾脊穴은 국소취혈로서 이용한다.

①풍한(風寒)에는 合谷, 風池를 추가한다.

②간양항진(肝陽亢進)에는 太衝, 曲池를 추가한다.

③혈허(血虛)에는 三陰交, 陰陵泉을 추가한다.

④한음(寒飮)에는 豐隆, 膈兪, 定喘을 추가한다.

⑤기체혈어(氣滯血瘀)에는 膈兪, 陽陵泉, 血海를 추가한다.

⑥안정피로(眼精疲勞)에는 攢竹, 睛明을 추가하고, 증상이 견갑부(肩甲部)에 미치는 것에는 肩井, 肩髃를 추가한다.

조　　작 : 大椎, 至陽은 위를 향해서 1寸 사자(斜刺)한다. 天柱는 1～1.5寸 직자(直刺)한다. 列缺은 위를 향해서 1寸 사자한다. 後谿는 0.5寸 직자한다.

고금처방례(古今處方例)

①《침구대성(鍼灸大成)》

• 肩髎, 風門, 中渚, 大杼는 견배홍종동통(肩背紅腫疼痛)을 치료한다

②《자생경(資生經)》

• 曲池, 天髎는 어깨가 무겁고 아파서 들 수 없는 것을 主한다

③《천금방(千金方)》

• 어깨가 아프고 꺾이는 것과 같은 것은 養老, 天柱

④《신의료법편람(新醫療法便覽)》

• 肩貞에서 曲泉의 極刺, 養老에서 內關의 透仔, 肩三鍼, 條口에서 承山으로 透刺, 중간 강도의 괄법(刮法)을 가한다

어깨결림의 치법과 선혈

<table>
<tr><th>증 후</th><th>병인병기</th><th colspan="2">선 혈</th></tr>
<tr><td rowspan="5">어깨결림</td><td>풍 한</td><td rowspan="5">大椎, 至陽, 天柱
列缺, 後谿, 頸部
胸部의 來脊穴</td><td>合谷, 風池</td></tr>
<tr><td>간양항진</td><td>太衝, 曲池</td></tr>
<tr><td>혈 허</td><td>三陰交, 陰陵泉</td></tr>
<tr><td>한 음</td><td>豐隆, 膈兪, 定喘</td></tr>
<tr><td>기체혈어</td><td>膈兪, 陽陵泉, 血海</td></tr>
</table>

그 외의 치료

【이침(耳鍼)】

취혈: 肩, 神門, 腎上腺, 皮質下

조작: 중간 정도의 자극을 주고, 15～20분간 유침한다. 매일 또는 격일에 1회 행한다. 효과가 있는 경우에는 3～5일간 침을 매치(埋置)해두어도 좋다.

【수침(水鍼)】

압통점(壓痛點)을 2～3개소 取한다. 여기에 10% 포도당주사액을 5～10ml 주사한다. 격일

에 1회 행하고, 10회를 1치료단위로 한다.

【자락발관(刺絡拔罐)】

피부침(皮膚鍼)으로 압통점(壓痛點)과 병변부위(病變部位)를 고타(叩打)하고, 소량의 혈액을 낸다. 거기에 발관(拔罐)을 가한다.

【한방약】

풍한(風寒)에 의한 어깨결림: 갈근탕(葛根湯), 견비탕(蠲痺湯)

간양항진(肝陽亢進)에 의한 어깨결림: 천마구등음(天麻鉤藤飮)

혈허(血虛)에 의한 어깨결림: 사물탕(四物湯) 또는 기국지황환(杞菊地黃丸)

한음(寒飮)에 의한 어깨결림: 소청룡탕(小靑龍湯) 또는 영계출감탕(苓桂朮甘湯)

기체혈어(氣滯血瘀)에 의한 어깨결림: 소경활혈탕(疏經活血湯), 도핵승기탕(桃核承氣湯), 소요산(逍遙散), 억간산(抑肝散)

참고사항

①이 병증에 침에 의한 치료는 유효하다. 예를 들면 발관(拔罐), 안마(按摩)를 편성하여 그 효과가 더욱 좋아진다.

②바른 자세를 유지하는 것에 주의하고, 적당하게 운동하고, 정신을 안정시킨다. 또 발한(發汗) 후에는 바람을 쐬지 않도록 한다.

③예를 들면 경추증(頸椎症), 고혈압 등에 의한 것은 반드시 원발질환(原發疾患)의 치료에 주의해야 한다.

용어색인

ㄱ

ㄴ

ㄷ

ㅅ

ㅈ

ㅊ

ㅋ

ㅌ

ㅍ

ㅎ

부록_1 한의학의 병증명과 서양의학의 병명 · 증상명 대비표

●한의학의 병증명과 관련이 있는 서양의학의 병명과 증상명

한의학 병증명	서양의학 병명 · 증상명
발열(發熱)	발열
궐증(厥證)	쇼크, 실신
경증(痙證)	경련, 자간
탈증(脫證)	쇼크, 허탈, 저혈당성혼수
출혈(出血)	출혈성질환
발진(發疹)	두드러기, 마진, 풍진
감모(感冒)	감모, 인플루엔자
중서(中暑)	중서
해수(咳嗽)	급만성기관지염, 천식
한증(汗證)	다한증
흉비(胸痺)	관성심질환
심계(心悸)	부정맥
애역(呃逆)	횡격막경련
구토(嘔吐)	구토, 급만성위염
위통(胃痛)	위경련, 위신경증, 위궤양, 십이지장궤양
복통(腹痛)	장산통, 위장신경증, 장회충증
설사(泄瀉)	장염, 장결핵, 소화불량, 위장신경증
이질(痢疾)	적리
변비(便秘)	변비
탈항(脫肛)	탈항
협통(脇痛)	간염, 담낭염, 담석증, 늑연골염, 늑간신경통
황달(黃疸)	황달, 간염
고창(鼓脹)	간경변복수
수종(水腫)	신염, 신우신염, 간경변, 만성심부전
소갈(消渴)	당뇨병, 요붕증
비만(肥滿)	비만증
소수(消瘦)	영양불량
상열하한(上熱下寒)	자율신경기능장애
불면(不眠)	신경쇠약
기수(嗜睡)	노인성치매, 뇌위축, 뇌연화

한의학 병증명	서양의학 병명 · 증상명
건망(健忘)	신경쇠약, 노인성치매
권태(倦怠)	만성피로증후군
전광(癲狂)	정신분열증
울증(鬱證)	억울증, 갑상선기능저하
임증(淋證)	요도염, 방광염, 요로결석
유정(遺精)	성신경증
양위(陽萎)	성신경증, 성기능저하, 임포텐츠
산기(疝氣)	장중적증, 서혜헤르니아
두통(頭痛)	두통, 신경성두통, 혈관성두통, 외상성두통
현훈(眩暈)	메니에르병, 뇌동맥경화, 고혈압증
중풍(中風)	뇌경색, 뇌일혈, 지주막하출혈
비증(痺證)	각종관절염, 좌골신경통
위증(痿證)	중증근무력증, 각종근위축
낙침(落枕)	경부염좌
주통(肘痛)	상완골외상과염
요통(腰痛)	요추추간판헤르니아, 요근좌상, 돌발성요통, 신석증, 신염, 신우신염
월경부조(月經不調)	월경불순
폐경(閉經)	난소기능저하, 자궁발육불량
붕루(崩漏)	부정성기출혈, 자궁내막증
통경(痛經)	월경통
대하병(帶下病)	내성기염, 질염, 외음염
임신오조(妊娠惡阻)	임신중독증(초기)
태위부정(胎位不正)	태위부정
자간(子癎)	자간
체산(滯産)	난산
포의불하(胞衣不下)	태반잔류
오로불하(惡露不下)	산후감염
오로부절(惡露不絶)	산후출혈, 산욕열
산후혈훈(産後血暈)	산후출혈성쇼크
산후복통(産後腹痛)	산후복통, 산후진통
유소(乳少)	유즙분비저하
음양(陰痒)	질염, 트리코모나스질염, 외음소양증, 외음백반증
불잉(不孕)	불임증
소아돈해(小兒頓咳)	백일해
소아설사(小兒泄瀉)	소화불량, 장염, 유아하리
감적(疳積)	영양불량, 소화불량

한의학 병증명	서양의학 병명 · 증상명
소아경풍(小兒驚風)	소아경련
소아유뇨(小兒遺尿)	야뇨증
목적종통(目赤腫痛)	급성결막염
안검하수(眼瞼下垂)	안검하수, 안검마비
유루(流淚)	각막염, 홍채모양체염
목예(目翳)	각막염, 각막궤양
폭맹(暴盲)	급성시신경염, 안저출혈, 망막중심동맥색전
야맹(夜盲)	야맹증
치통(齒痛)	치주염, 치수염, 충치
구취(口臭)	소화불량, 치주염
구각유연(口角流涎)	구각유연
구창(口瘡)	구강궤양
인후종통(咽喉腫痛)	급만성인두염, 편도염
매핵기(梅核氣)	히스테리구
실음(失音)	성대마비, 인두염
이명이롱(耳鳴耳聾)	이명, 난청
이양(耳痒)	외이도염
농아(聾啞)	농아
비연(鼻淵)	부비강염, 비동염
주사비(酒皻鼻)	주사비
정창(疔瘡)	정
단독(丹毒)	단독
금연(禁煙)	금연
어깨결림	어깨결림

●**서양의학의 병증명과 관련이 있는 한의학의 병명과 증상명**

서양의학 병증명	서양의학 병명 · 증상명
기관지염	해수(咳嗽), 효천(哮喘)
기관지천식	효천(哮喘)
폐렴	해수(咳嗽), 효천(哮喘)
만성폐성심	해수(咳嗽), 흉비(胸痺), 수종(水腫), 천증(喘證)
관성심질환	흉비(胸痺), 심계(心悸)
부정맥	심계(心悸)

서양의학 병증명	서양의학 병명 · 증상명
울혈성심부전	천증(喘證), 수종(水腫), 징가(癥瘕)
고혈압증	현훈(眩暈), 두통(頭痛)
뇌일혈	중풍(中風), 편탄(偏癱)
위십이지장궤양	위통(胃痛), 탄산(呑酸)
급성위장염	구토(嘔吐), 설사(泄瀉), 곽란(霍亂)
만성위염	위통(胃痛)
과민결장	설사(泄瀉), 간비부조(肝脾不調)
위신경증	위통(胃痛), 구토(嘔吐)
위하수	중기하함(中氣下陷), 구토(嘔吐)
위확장증	위통(胃痛)
분문경련	구토(嘔吐), 열격(噎膈)
급성장경색	장결(腸結), 관격(關格)
장유착	복통(腹痛), 장결(腸結)
만성담낭염	협통(脇痛)
담도회충증	회궐(蛔厥)
담석증	협통(脇痛), 복통(腹痛), 황달(黃疸)
충수염	장옹(腸癰)
유행성이하선염	자시(痄腮)
말라리아	학질(瘧疾)
바이러스성간염	황달(黃疸), 협통(脇痛)
급성사구체신염	풍수(風水), 혈림(血淋)
만성사구체신염	수종(水腫), 허로(虛勞)
요로감염	임증(淋證)
요저류	융폐(癃閉)
요실금	유뇨(遺尿)
고환염, 부고환염	산(疝)
신석증	석림(石淋)
신천통	요통(腰痛), 복통(腹痛), 혈림(血淋)
비특이성전립선염	임증(淋證), 융폐(癃閉)
전립선비대	융폐(癃閉)
삼차신경통	면통(面痛)
안면신경마비	면탄(面癱), 구안와사(口眼喎斜)
안면경련	도선풍(掉線風)
경견통	경통(頸痛)
사경	사경(斜頸)
어깨결림	견응증(肩凝症), 태양경증(太陽痙證)

서양의학 병증명	서양의학 병명 · 증상명
견관절주위염	오십견(五十肩), 비증(痺證)
상완골외상과염	주통(肘痛)
지관절좌상	수지통(手指痛)
늑연골염	흉협통(胸脇痛)
늑간신경통	흉협통(胸脇痛)
변형성요추증	비증(痺證), 노손(勞損), 요퇴통(腰腿痛)
좌골신경통	비증(痺證)
슬관절염	비증(痺證)
과관절염좌	상근(傷筋)
종골통	족근통(足跟痛)
반신불수	편탄(偏癱)
대마비	위증(痿證)
하지정맥류	맥비(脈痺)
단순성갑상선종	영병(癭病)
갑상선기능항진	영병(癭病), 울증(鬱證)
전간	전간(癲癎)
신경쇠약	울증(鬱證), 백합병(百合病), 불매(不寐)
히스테리	울증(鬱證), 백합병(百合病)
정신분열증	전광(癲狂)
소아마비후유증	위증(痿證)
유선염	유옹(乳癰)
만성내성기염	대하병(帶下病), 복통(腹痛)
자궁탈	음정(陰挺)
갱년기장애	장조(臟躁)
맥립종	침안(鍼眼)
선립종	포생담핵(胞生痰核)
급성결막염	폭풍객열(暴風客熱)
근시	능근겁원(能近怯遠)
색맹	시적여백(視赤如白)
안근마비	상포하수(上胞下垂), 검폐(瞼廢)
안정피로	시피(視疲)
백내장	원예내장(圓翳內障)
녹내장	녹풍내장(綠風內障)
안저출혈	운무이정(雲霧離睛)
망막염	시첨혼묘(視瞻昏渺)
중심성망맥락막염	시첨혼묘(視瞻昏渺)

서양의학 병증명	서양의학 병명 · 증상명
시신경위축	청맹(青盲)
전기성안염	풍열안(風熱眼)
급성치수염	아통(牙痛), 아선(牙宣)
급만성후두염	인후종통(咽喉腫痛)
급만성편도염	유아(乳蛾)
중이염	농이(膿耳)
메니에르병	현훈(眩暈), 담음(痰飮)
급성비염	비구(鼻鼽)
만성비염	비색(鼻塞), 실후(失嗅)
탈모	유풍(油風), 탈발(脫髮)
모포염	절종(癤腫)
주사비	주사비(酒皶鼻)
대상포진	전요화단(纏腰火丹)
소양증	소양(瘙痒)
두드러기	풍진(風疹), 은진(癮疹)
습진	침음창(浸淫瘡), 태감창(胎瘢瘡)
건선	백비(白疕)
신경피부염	우피선(牛皮癬)
하악관절염	이통(頤痛)
아토피성피부염	태감창(胎瘢瘡)
치질환	치창(痔瘡)
알레르기성비염	비구(鼻鼽)
풍진	발진(發疹)
임파절결핵	나력(瘰癧)
폐색성혈전혈관염	탈달(脫疽)
정	정창(疔瘡)
단독	단독(丹毒)
저혈압증	현훈(眩暈)
식욕부진	납매(納呆), 염식(厭食)
염좌	상근(傷筋)

부록_2 국제표준경맥경혈명

14경맥

경맥명	영어	부호	혈수
手太陰肺經	Lung Meridian	**LU**	11穴
手陽明大腸經	Large Intestine Meridian	**LI**	20穴
足陽明胃經	Stomach Meridian	**ST**	45穴
足太陰脾經	Spleen Meridian	**SP**	21穴
手少陰心經	Heart Meridian	**HT**	9穴
手太陽小腸經	Small Intestine Meridian	**SI**	19穴
足太陽膀胱經	Bladder Meridian	**BL**	67穴
足少陰腎經	Kidney Meridian	**KI**	27穴
手厥陰心包經	Pericardium Meridian	**PC**	9穴
手少陽三焦經	Triple Energizer Meridian	**TE**	23穴
足少陽膽經	Gallbladder Meridian	**GB**	44穴
足厥陰肝經	Liver Meridian	**LR**	14穴
督脈	Governor Vessel	**GV**	28穴
任脈	Conception Vessel	**CV**	24穴

361경혈

번호	경락	혈명	경혈부호
1	手太陰肺經	中府 / 중부 / Zhongfu	**LU_1**
2	手太陰肺經	雲門 / 운문 / Yunmen	**LU_2**
3	手太陰肺經	天府 / 천부 / Tianfu	**LU_3**
4	手太陰肺經	俠白 / 협백 / Xiabai	**LU_4**
5	手太陰肺經	尺澤 / 척택 / Chize	**LU_5**
6	手太陰肺經	孔最 / 공최 / Kongzui	**LU_6**
7	手太陰肺經	列缺 / 열결 / Lieque	**LU_7**
8	手太陰肺經	經渠 / 경거 / Jingqu	**LU_8**
9	手太陰肺經	太淵 / 태연 / Taiyuan	**LU_9**
10	手太陰肺經	魚際 / 어제 / Yuji	**LU_{10}**
11	手太陰肺經	少商 / 소상 / Shaoshang	**LU_{11}**
12	手陽明大腸經	商陽 / 상양 / Shangyang	**LI_1**
13	手陽明大腸經	二間 / 이간 / Erjian	**LI_2**
14	手陽明大腸經	三間 / 삼간 / Sanjian	**LI_3**
15	手陽明大腸經	合谷 / 합곡 / Hegu	**LI_4**
16	手陽明大腸經	陽谿 / 양계 / Yangxi	**LI_5**
17	手陽明大腸經	偏歷 / 편력 / Pianli	**LI_6**
18	手陽明大腸經	温溜 / 온류 / Wenliu	**LI_7**
19	手陽明大腸經	下廉 / 하렴 / Xialian	**LI_8**
20	手陽明大腸經	上廉 / 상렴 / Shanglian	**LI_9**
21	手陽明大腸經	手三里 / 수삼리 / Shousanli	**LI_{10}**
22	手陽明大腸經	曲池 / 곡지 / Quchi	**LI_{11}**
23	手陽明大腸經	肘髎 / 주료 / Zhouliao	**LI_{12}**
24	手陽明大腸經	手五里 / 수오리 / Shouwuli	**LI_{13}**
25	手陽明大腸經	臂臑 / 비노 / Binao	**LI_{14}**
26	手陽明大腸經	肩髃 / 견우 / Jianyu	**LI_{15}**
27	手陽明大腸經	巨骨 / 거골 / Jugu	**LI_{16}**
28	手陽明大腸經	天鼎 / 천정 / Tianding	**LI_{17}**
29	手陽明大腸經	扶突 / 부돌 / Futu	**LI_{18}**
30	手陽明大腸經	禾髎 / 화료 / Heliao	**LI_{19}**
31	手陽明大腸經	迎香 / 영향 / Yingxiang	**LI_{20}**
32	足陽明胃經	承泣 / 승읍 / Chengqi	**ST_1**

번호	경락	혈명	경혈부호
33	足陽明胃經	四白 / 사백 / Sibai	ST_2
34	足陽明胃經	巨髎 / 거료 / Juliao	ST_3
35	足陽明胃經	地倉 / 지창 / Dicang	ST_4
36	足陽明胃經	大迎 / 대영 / Daying	ST_5
37	足陽明胃經	頰車 / 협거 / Jiache	ST_6
38	足陽明胃經	下關 / 하관 / Xiaguan	ST_7
39	足陽明胃經	頭維 / 두유 / Touwei	ST_8
40	足陽明胃經	人迎 / 인영 / Renying	ST_9
41	足陽明胃經	水突 / 수돌 / Shuitu	ST_{10}
42	足陽明胃經	氣舍 / 기사 / Qishe	ST_{11}
43	足陽明胃經	缺盆 / 결분 / Quepen	ST_{12}
44	足陽明胃經	氣戶 / 기호 / Qihu	ST_{13}
45	足陽明胃經	庫房 / 고방 / Kufang	ST_{14}
46	足陽明胃經	屋翳 / 옥예 / Wuyi	ST_{15}
47	足陽明胃經	膺窓 / 응창 / Yingchuang	ST_{16}
48	足陽明胃經	乳中 / 유중 / Ruzhong	ST_{17}
49	足陽明胃經	乳根 / 유근 / Rugen	ST_{18}
50	足陽明胃經	不容 / 불용 / Burong	ST_{19}
51	足陽明胃經	承滿 / 승만 / Chengman	ST_{20}
52	足陽明胃經	梁門 / 양문 / Liangmen	ST_{21}
53	足陽明胃經	關門 / 관문 / Guanmen	ST_{22}
54	足陽明胃經	太乙 / 태을 / Taiyi	ST_{23}
55	足陽明胃經	滑肉門 / 활육문 / Huaroumen	ST_{24}
56	足陽明胃經	天樞 / 천추 / Tianshu	ST_{25}
57	足陽明胃經	外陵 / 외릉 / Wailing	ST_{26}
58	足陽明胃經	大巨 / 대거 / Daju	ST_{27}
59	足陽明胃經	水道 / 수도 / Shuidao	ST_{28}
60	足陽明胃經	歸來 / 귀래 / Guilai	ST_{29}
61	足陽明胃經	氣衝 / 기충 / Qichong	ST_{30}
62	足陽明胃經	髀關 / 비관 / Biguan	ST_{31}
63	足陽明胃經	伏兎 / 복토 / Futu	ST_{32}
64	足陽明胃經	陰市 / 음시 / Yinshi	ST_{33}
65	足陽明胃經	梁丘 / 양구 / Liangqiu	ST_{34}
66	足陽明胃經	犢鼻 / 독비 / Dubi	ST_{35}
67	足陽明胃經	足三里 / 족삼리 / Zusanli	ST_{36}

번호	경락	혈명	경혈부호
68	足陽明胃經	上巨虛 / 상거허 / Shangjuxu	ST_{37}
69	足陽明胃經	條口 / 조구 / Tiaokou	ST_{38}
70	足陽明胃經	下巨虛 / 하거허 / Xiajuxu	ST_{39}
71	足陽明胃經	豐隆 / 풍륭 / Fenglong	ST_{40}
72	足陽明胃經	解谿 / 해계 / Jiexi	ST_{41}
73	足陽明胃經	衝陽 / 충양 / Chongyang	ST_{42}
74	足陽明胃經	陷谷 / 함곡 / Xiangu	ST_{43}
75	足陽明胃經	內庭 / 내정 / Neiting	ST_{44}
76	足陽明胃經	厲兌 / 여태 / Lidui	ST_{45}
77	足太陰脾經	隱白 / 은백 / Yinbai	SP_{1}
78	足太陰脾經	大都 / 대도 / Dadu	SP_{2}
79	足太陰脾經	太白 / 태백 / Taibai	SP_{3}
80	足太陰脾經	公孫 / 공손 / Gongsun	SP_{4}
81	足太陰脾經	商丘 / 상구 / Shangqiu	SP_{5}
82	足太陰脾經	三陰交 / 삼음교 / Sanyinjiao	SP_{6}
83	足太陰脾經	漏谷 / 누곡 / Lougu	SP_{7}
84	足太陰脾經	地機 / 지기 / Diji	SP_{8}
85	足太陰脾經	陰陵泉 / 음릉천 / Yinlingquan	SP_{9}
86	足太陰脾經	血海 / 혈해 / Xuehai	SP_{10}
87	足太陰脾經	箕門 / 기문 / Jimen	SP_{11}
88	足太陰脾經	衝門 / 충문 / Chongmen	SP_{12}
89	足太陰脾經	府舍 / 부사 / Fushe	SP_{13}
90	足太陰脾經	腹結 / 복결 / Fujie	SP_{14}
91	足太陰脾經	大橫 / 대횡 / Daheng	SP_{15}
92	足太陰脾經	腹哀 / 복애 / Fuai	SP_{16}
93	足太陰脾經	食竇 / 식두 / Shidou	SP_{17}
94	足太陰脾經	天谿 / 천계 / Tianxi	SP_{18}
95	足太陰脾經	胸鄕 / 흉향 / Xiongxiang	SP_{19}
96	足太陰脾經	周榮 / 주영 / Zhourong	SP_{20}
97	足太陰脾經	大包 / 대포 / Dabao	SP_{21}
98	手少陰心經	極泉 / 극천 / Jiquan	HT_{1}
99	手少陰心經	靑靈 / 청령 / Qingling	HT_{2}
100	手少陰心經	少海 / 소해 / Shaohai	HT_{3}
101	手少陰心經	靈道 / 영도 / Lingdao	HT_{4}
102	手少陰心經	通里 / 통리 / Tongli	HT_{5}

번호	경락	혈명	경혈부호
103	手少陰心經	陰郄 / 음극 / Yinxi	HT_6
104	手少陰心經	神門 / 신문 / Shenmen	HT_7
105	手少陰心經	少府 / 소부 / Shaofu	HT_8
106	手少陰心經	少衝 / 소충 / Shaochong	HT_9
107	手太陽小腸經	少澤 / 소택 / Shaoze	SI_1
108	手太陽小腸經	前谷 / 전곡 / Qiangu	SI_2
109	手太陽小腸經	後谿 / 후계 / Houxi	SI_3
110	手太陽小腸經	腕骨 / 완골 / Wangu	SI_4
111	手太陽小腸經	陽谷 / 양곡 / Yanggu	SI_5
112	手太陽小腸經	養老 / 양로 / Yanglao	SI_6
113	手太陽小腸經	支正 / 지정 / Zhizheng	SI_7
114	手太陽小腸經	小海 / 소해 / Xiaohai	SI_8
115	手太陽小腸經	肩貞 / 견정 / Jianzhen	SI_9
116	手太陽小腸經	臑俞 / 노수 / Naoshu	SI_{10}
117	手太陽小腸經	天宗 / 천종 / Tianzong	SI_{11}
118	手太陽小腸經	秉風 / 병풍 / Bingfeng	SI_{12}
119	手太陽小腸經	曲垣 / 곡원 / Quyuan	SI_{13}
120	手太陽小腸經	肩外俞 / 견외수 / Jianwaishu	SI_{14}
121	手太陽小腸經	肩中俞 / 견중수 / Jianzhongshu	SI_{15}
122	手太陽小腸經	天窓 / 천창 / Tianchuang	SI_{16}
123	手太陽小腸經	天容 / 천용 / Tianrong	SI_{17}
124	手太陽小腸經	顴髎 / 권료 / Quanliao	SI_{18}
125	手太陽小腸經	聽宮 / 청궁 / Tinggong	SI_{19}
126	足太陽膀胱經	睛明 / 정명 / Jingming	BL_1
127	足太陽膀胱經	攢竹 / 찬죽 / Zanzhu	BL_2
128	足太陽膀胱經	眉衝 / 미충 / Meichong	BL_3
129	足太陽膀胱經	曲差 / 곡차 / Quchai	BL_4
130	足太陽膀胱經	五處 / 오처 / Wuchu	BL_5
131	足太陽膀胱經	承光 / 승광 / Chengguang	BL_6
132	足太陽膀胱經	通天 / 통천 / Tongtian	BL_7
133	足太陽膀胱經	絡却 / 낙각 / Luoque	BL_8
134	足太陽膀胱經	玉枕 / 옥침 / Yuzhen	BL_9
135	足太陽膀胱經	天柱 / 천주 / Tianzhu	BL_{10}
136	足太陽膀胱經	大杼 / 대저 / Dazhu	BL_{11}
137	足太陽膀胱經	風門 / 풍문 / Fengmen	BL_{12}

번호	경락	혈명	경혈부호
138	足太陽膀胱經	肺兪 / 폐수 / Feishu	**BL_{13}**
139	足太陽膀胱經	厥陰兪 / 궐음수 / Jueyinshu	**BL_{14}**
140	足太陽膀胱經	心兪 / 심수 / Xinshu	**BL_{15}**
141	足太陽膀胱經	督兪 / 독수 / Dushu	**BL_{16}**
142	足太陽膀胱經	膈兪 / 격수 / Geshu	**BL_{17}**
143	足太陽膀胱經	肝兪 / 간수 / Ganshu	**BL_{18}**
144	足太陽膀胱經	膽兪 / 담수 / Danshu	**BL_{19}**
145	足太陽膀胱經	脾兪 / 비수 / Pishu	**BL_{20}**
146	足太陽膀胱經	胃兪 / 위수 / Weishu	**BL_{21}**
147	足太陽膀胱經	三焦兪 / 삼초수 / Sanjiaoshu	**BL_{22}**
148	足太陽膀胱經	腎兪 / 신수 / Shenshu	**BL_{23}**
149	足太陽膀胱經	氣海兪 / 기해수 / Qihaishu	**BL_{24}**
150	足太陽膀胱經	大腸兪 / 대장수 / Dachangshu	**BL_{25}**
151	足太陽膀胱經	關元兪 / 관원수 / Guanyuanshu	**BL_{26}**
152	足太陽膀胱經	小腸兪 / 소장수 / Xiaochangshu	**BL_{27}**
153	足太陽膀胱經	膀胱兪 / 방광수 / Pangguangshu	**BL_{28}**
154	足太陽膀胱經	中膂兪 / 중려수 / Zhonglushu	**BL_{29}**
155	足太陽膀胱經	白環兪 / 백환수 / Baihuanshu	**BL_{30}**
156	足太陽膀胱經	上髎 / 상료 / Shangliao	**BL_{31}**
157	足太陽膀胱經	次髎 / 차료 / Ciliao	**BL_{32}**
158	足太陽膀胱經	中髎 / 중료 / Zhongliao	**BL_{33}**
159	足太陽膀胱經	下髎 / 하료 / Xialiao	**BL_{34}**
160	足太陽膀胱經	會陽 / 회양 / Huiyang	**BL_{35}**
161	足太陽膀胱經	承扶 / 승부 / Chengfu	**BL_{36}**
162	足太陽膀胱經	殷門 / 은문 / Yinmen	**BL_{37}**
163	足太陽膀胱經	浮郄 / 부극 / Fuxi	**BL_{38}**
164	足太陽膀胱經	委陽 / 위양 / Weiyang	**BL_{39}**
165	足太陽膀胱經	委中 / 위중 / Weizhong	**BL_{40}**
166	足太陽膀胱經	附分 / 부분 / Fufen	**BL_{41}**
167	足太陽膀胱經	魄戶 / 백호 / Pohu	**BL_{42}**
168	足太陽膀胱經	膏肓 / 고황 / Gaohuang	**BL_{43}**
169	足太陽膀胱經	神堂 / 신당 / Shentang	**BL_{44}**
170	足太陽膀胱經	譩譆 / 의희 / Yixi	**BL_{45}**
171	足太陽膀胱經	膈關 / 격관 / Geguan	**BL_{46}**
172	足太陽膀胱經	魂門 / 혼문 / Hunmen	**BL_{47}**

번호	경락	혈명	경혈부호
173	足太陽膀胱經	陽綱 / 양강 / Yanggang	**BL_{48}**
174	足太陽膀胱經	意舍 / 의사 / Yishe	**BL_{49}**
175	足太陽膀胱經	胃倉 / 위창 / Weicang	**BL_{50}**
176	足太陽膀胱經	肓門 / 황문 / Huangmen	**BL_{51}**
177	足太陽膀胱經	志室 / 지실 / Zhishi	**BL_{52}**
178	足太陽膀胱經	胞肓 / 포황 / Baohuang	**BL_{53}**
179	足太陽膀胱經	秩邊 / 질변 / Zhibian	**BL_{54}**
180	足太陽膀胱經	合陽 / 합양 / Heyang	**BL_{55}**
181	足太陽膀胱經	承筋 / 승근 / Chengjin	**BL_{56}**
182	足太陽膀胱經	承山 / 승산 / Chengshan	**BL_{57}**
183	足太陽膀胱經	飛揚 / 비양 / Feiyang	**BL_{58}**
184	足太陽膀胱經	跗陽 / 부양 / Fuyang	**BL_{59}**
185	足太陽膀胱經	崑崙 / 곤륜 / Kunlun	**BL_{60}**
186	足太陽膀胱經	僕参 / 복삼 / Pucan	**BL_{61}**
187	足太陽膀胱經	申脈 / 신맥 / Shenmai	**BL_{62}**
188	足太陽膀胱經	金門 / 금문 / Jinmen	**BL_{63}**
189	足太陽膀胱經	京骨 / 경골 / Jinggu	**BL_{64}**
190	足太陽膀胱經	束骨 / 속골 / Shugu	**BL_{65}**
191	足太陽膀胱經	足通谷 / 족통곡 / Zutonggu	**BL_{66}**
192	足太陽膀胱經	至陰 / 지음 / Zhiyin	**BL_{67}**
193	足少陰腎經	涌泉 / 용천 / Yongquan	**KI_{1}**
194	足少陰腎經	然谷 / 연곡 / Rangu	**KI_{2}**
195	足少陰腎經	太谿 / 태계 / Taixi	**KI_{3}**
196	足少陰腎經	大鐘 / 대종 / Dazhong	**KI_{4}**
197	足少陰腎經	水泉 / 수천 / Shuiquan	**KI_{5}**
198	足少陰腎經	照海 / 조해 / Zhaohai	**KI_{6}**
199	足少陰腎經	復溜 / 부류 / Fuliu	**KI_{7}**
200	足少陰腎經	交信 / 교신 / Jiaoxin	**KI_{8}**
201	足少陰腎經	築賓 / 축빈 / Zhubin	**KI_{9}**
202	足少陰腎經	陰谷 / 음곡 / Yingu	**KI_{10}**
203	足少陰腎經	橫骨 / 횡골 / Henggu	**KI_{11}**
204	足少陰腎經	大赫 / 대혁 / Dahe	**KI_{12}**
205	足少陰腎經	氣穴 / 기혈 / Qixue	**KI_{13}**
206	足少陰腎經	四滿 / 사만 / Siman	**KI_{14}**
207	足少陰腎經	中注 / 중주 / Zhongzhu	**KI_{15}**

번호	경락	혈명	경혈부호
208	足少陰腎經	肓俞 / 황수 / Huangshu	**KI_{16}**
209	足少陰腎經	商曲 / 상곡 / Shangqu	**KI_{17}**
210	足少陰腎經	石關 / 석관 / Shiguan	**KI_{18}**
211	足少陰腎經	陰都 / 음도 / Yindu	**KI_{19}**
212	足少陰腎經	腹通谷 / 복통곡 / Futonggu	**KI_{20}**
213	足少陰腎經	幽門 / 유문 / Youmen	**KI_{21}**
214	足少陰腎經	步廊 / 보랑 / Bulang	**KI_{22}**
215	足少陰腎經	神封 / 신봉 / Shenfeng	**KI_{23}**
216	足少陰腎經	靈墟 / 영허 / Lingxu	**KI_{24}**
217	足少陰腎經	神藏 / 신장 / Shencang	**KI_{25}**
218	足少陰腎經	彧中 / 욱중 / Yuzhong	**KI_{26}**
219	足少陰腎經	俞府 / 수부 / Shufu	**KI_{27}**
220	手厥陰心包經	天池 / 천지 / Tianchi	**PC_{1}**
221	手厥陰心包經	天泉 / 천천 / Tianquan	**PC_{2}**
222	手厥陰心包經	曲澤 / 곡택 / Quze	**PC_{3}**
223	手厥陰心包經	郄門 / 극문 / Ximen	**PC_{4}**
224	手厥陰心包經	間使 / 간사 / Jianshi	**PC_{5}**
225	手厥陰心包經	內關 / 내관 / Neiguan	**PC_{6}**
226	手厥陰心包經	大陵 / 대릉 / Daling	**PC_{7}**
227	手厥陰心包經	勞宮 / 노궁 / Laogong	**PC_{8}**
228	手厥陰心包經	中衝 / 중충 / Zhongchong	**PC_{9}**
229	手少陽三焦經	關衝 / 관충 / Guanchong	**TE_{1}**
230	手少陽三焦經	液門 / 액문 / Yemen	**TE_{2}**
231	手少陽三焦經	中渚 / 중저 / Zhongzhu	**TE_{3}**
232	手少陽三焦經	陽池 / 양지 / Yangchi	**TE_{4}**
233	手少陽三焦經	外關 / 외관 / Waiguan	**TE_{5}**
234	手少陽三焦經	支溝 / 지구 / Zhigou	**TE_{6}**
235	手少陽三焦經	會宗 / 회종 / Huizong	**TE_{7}**
236	手少陽三焦經	三陽絡 / 삼양락 / Sanyangluo	**TE_{8}**
237	手少陽三焦經	四瀆 / 사독 / Sidu	**TE_{9}**
238	手少陽三焦經	天井 / 천정 / Tianjing	**TE_{10}**
239	手少陽三焦經	清冷淵 / 청냉연 / Qinglengyuan	**TE_{11}**
240	手少陽三焦經	消濼 / 소락 / Xiaoluo	**TE_{12}**
241	手少陽三焦經	臑會 / 노회 / Naohui	**TE_{13}**
242	手少陽三焦經	肩髎 / 견료 / Jianliao	**TE_{14}**

번호	경락	혈명	경혈부호
243	手少陽三焦經	天髎 / 천료 / Tianliao	TE_{15}
244	手少陽三焦經	天牖 / 천유 / Tainyou	TE_{16}
245	手少陽三焦經	翳風 / 예풍 / Yifeng	TE_{17}
246	手少陽三焦經	瘈脈 / 계맥 / Qimai	TE_{18}
247	手少陽三焦經	顱息 / 노식 / Luxi	TE_{19}
248	手少陽三焦經	角孫 / 각손 / Jiaosun	TE_{20}
249	手少陽三焦經	耳門 / 이문 / Ermen	TE_{21}
250	手少陽三焦經	和髎 / 화료 / Heliao	TE_{22}
251	手少陽三焦經	絲竹空 / 사죽공 / Sizhukong	TE_{23}
252	足少陽膽經	瞳子髎 / 동자료 / Tongziliao	GB_{1}
253	足少陽膽經	聽會 / 청회 / Tinghui	GB_{2}
254	足少陽膽經	上關 / 상관 / Shangguan	GB_{3}
255	足少陽膽經	頷厭 / 함염 / Hanyan	GB_{4}
256	足少陽膽經	懸顱 / 현로 / Xuanlu	GB_{5}
257	足少陽膽經	懸釐 / 현리 / Xuanli	GB_{6}
258	足少陽膽經	曲鬢 / 곡빈 / Qubin	GB_{7}
259	足少陽膽經	率谷 / 솔곡 / Shuaigu	GB_{8}
260	足少陽膽經	天衝 / 천충 / Tianchong	GB_{9}
261	足少陽膽經	浮白 / 부백 / Fubai	GB_{10}
262	足少陽膽經	頭竅陰 / 두규음 / Touqiaoyin	GB_{11}
263	足少陽膽經	完骨 / 완골 / Wangu	GB_{12}
264	足少陽膽經	本神 / 본신 / Benshen	GB_{13}
265	足少陽膽經	陽白 / 양백 / Yangbai	GB_{14}
266	足少陽膽經	頭臨泣 / 두임읍 / Toulinqi	GB_{15}
267	足少陽膽經	目窓 / 목창 / Muchuang	GB_{16}
268	足少陽膽經	正營 / 정영 / Zhengying	GB_{17}
269	足少陽膽經	承靈 / 승령 / Chengling	GB_{18}
270	足少陽膽經	腦空 / 뇌공 / Naokong	GB_{19}
271	足少陽膽經	風池 / 풍지 / Fengchi	GB_{20}
272	足少陽膽經	肩井 / 견정 / Jianjing	GB_{21}
273	足少陽膽經	淵腋 / 연액 / Yuanye	GB_{22}
274	足少陽膽經	輒筋 / 첩근 / Zhejin	GB_{23}
275	足少陽膽經	日月 / 일월 / Riyue	GB_{24}
276	足少陽膽經	京門 / 경문 / Jingmen	GB_{25}
277	足少陽膽經	帶脈 / 대맥 / Daimai	GB_{26}

번호	경락	혈명	경혈부호
278	足少陽膽經	五樞 / 오추 / Wushu	GB_{27}
279	足少陽膽經	維道 / 유도 / Weidao	GB_{28}
280	足少陽膽經	居髎 / 거료 / Juliao	GB_{29}
281	足少陽膽經	環跳 / 환도 / Huantiao	GB_{30}
282	足少陽膽經	風市 / 풍시 / Fengshi	GB_{31}
283	足少陽膽經	中瀆 / 중독 / Zhongdu	GB_{32}
284	足少陽膽經	足陽關 / 족양관 / Zuyangguan	GB_{33}
285	足少陽膽經	陽陵泉 / 양릉천 / Yanglingquan	GB_{34}
286	足少陽膽經	陽交 / 양교 / Yangjiao	GB_{35}
287	足少陽膽經	外丘 / 외구 / Waiqiu	GB_{36}
288	足少陽膽經	光明 / 광명 / Guangming	GB_{37}
289	足少陽膽經	陽輔 / 양보 / Yangfu	GB_{38}
290	足少陽膽經	懸鐘 / 현종 / Xuanzhong	GB_{39}
291	足少陽膽經	丘墟 / 구허 / Qiuxu	GB_{40}
292	足少陽膽經	足臨泣 / 족임읍 / Zulinqi	GB_{41}
293	足少陽膽經	地五會 / 지오회 / Diwuhui	GB_{42}
294	足少陽膽經	俠谿 / 협계 / Xiaxi	GB_{43}
295	足少陽膽經	足竅陰 / 족규음 / Zuqiaoyin	GB_{44}
296	足厥陰肝經	大敦 / 대돈 / Dadun	LR_{1}
297	足厥陰肝經	行間 / 행간 / Xingjian	LR_{2}
298	足厥陰肝經	太衝 / 태충 / Taichong	LR_{3}
299	足厥陰肝經	中封 / 중봉 / Zhongfeng	LR_{4}
300	足厥陰肝經	蠡溝 / 여구 / Ligou	LR_{5}
301	足厥陰肝經	中都 / 중도 / Zhongdu	LR_{6}
302	足厥陰肝經	膝關 / 슬관 / Xiguan	LR_{7}
303	足厥陰肝經	曲泉 / 곡천 / Ququan	LR_{8}
304	足厥陰肝經	陰包 / 음포 / Yinbao	LR_{9}
305	足厥陰肝經	足五里 / 족오리 / Zuwuli	LR_{10}
306	足厥陰肝經	陰廉 / 음렴 / Yinlian	LR_{11}
307	足厥陰肝經	急脈 / 급맥 / Jimai	LR_{12}
308	足厥陰肝經	章門 / 장문 / Zhangmen	LR_{13}
309	足厥陰肝經	期門 / 기문 / Qimen	LR_{14}
310	督脈	長强 / 장강 / Changqiang	GV_{1}
311	督脈	腰俞 / 요수 / Yaoshu	GV_{2}
312	督脈	腰陽關 / 요양관 / Yaoyangguan	GV_{3}

번호	경락	혈명	경혈부호
313	督脈	命門 / 명문 / Mingmen	GV_4
314	督脈	懸樞 / 현추 / Xuanshu	GV_5
315	督脈	脊中 / 척중 / Jizhong	GV_6
316	督脈	中樞 / 중추 / Zhongshu	GV_7
317	督脈	筋縮 / 근축 / Jinsuo	GV_8
318	督脈	至陽 / 지양 / Zhiyang	GV_9
319	督脈	靈臺 / 영대 / Lingtai	GV_{10}
320	督脈	神道 / 신도 / Shendao	GV_{11}
321	督脈	身柱 / 신주 / Shenzhu	GV_{12}
322	督脈	陶道 / 도도 / Taodao	GV_{13}
323	督脈	大椎 / 대추 / Dazhui	GV_{14}
324	督脈	瘂門 / 아문 / Yamen	GV_{15}
325	督脈	風府 / 풍부 / Fengfu	GV_{16}
326	督脈	腦戶 / 뇌호 / Naohu	GV_{17}
327	督脈	强間 / 강간 / Qiangjian	GV_{18}
328	督脈	後頂 / 후정 / Houding	GV_{19}
329	督脈	百會 / 백회 / Baihui	GV_{20}
330	督脈	前頂 / 전정 / Qianding	GV_{21}
331	督脈	顖會 / 신회 / Xinhui	GV_{22}
332	督脈	上星 / 상성 / Shangxing	GV_{23}
333	督脈	神庭 / 신정 / Shenting	GV_{24}
334	督脈	素髎 / 소료 / Suliao	GV_{25}
335	督脈	水溝 / 수구 / Shuigou	GV_{26}
336	督脈	兌端 / 태단 / Duiduan	GV_{27}
337	督脈	齦交 / 은교 / Yinjiao	GV_{28}
338	任脈	會陰 / 회음 / Huiyin	CV_1
339	任脈	曲骨 / 곡골 / Qugu	CV_2
340	任脈	中極 / 중극 / Zhongji	CV_3
341	任脈	關元 / 관원 / Guanyuan	CV_4
342	任脈	石門 / 석문 / Shimen	CV_5
343	任脈	氣海 / 기해 / Qihai	CV_6
344	任脈	陰交 / 음교 / Yinjiao	CV_7
345	任脈	神闕 / 신궐 / Shenque	CV_8
346	任脈	水分 / 수분 / Shuifen	CV_9
347	任脈	下脘 / 하완 / Xiawan	CV_{10}

번호	경락	혈명	경혈부호
348	任脈	建里 / 건리 / Jianli	**CV_{11}**
349	任脈	中脘 / 중완 / Zhongwan	**CV_{12}**
350	任脈	上脘 / 상완 / Shangwan	**CV_{13}**
351	任脈	巨闕 / 거궐 / Juque	**CV_{14}**
352	任脈	鳩尾 / 구미 / Jiuwei	**CV_{15}**
353	任脈	中庭 / 중정 / Zhongting	**CV_{18}**
354	任脈	膻中 / 전중 / Danzhong	**CV_{17}**
355	任脈	玉堂 / 옥당 / Yutang	**CV_{18}**
356	任脈	紫宮 / 자궁 / Zigong	**CV_{19}**
357	任脈	華蓋 / 화개 / Huagai	**CV_{20}**
358	任脈	璇璣 / 선기 / Xuanji	**CV_{21}**
359	任脈	天突 / 천돌 / Tiantu	**CV_{22}**
360	任脈	廉泉 / 염천 / Lianquan	**CV_{23}**
361	任脈	承漿 / 승장 / Chengjiang	**CV_{24}**

상한금궤약물사전

伊田喜光 根本幸夫 鳥居塚和生 외 편저 ▪ 김영철 옮김 ▪ 46배판(양장)/384쪽/45,000원

《상한론》《금궤요략》에 수재된 약물의 정확한 기원 및 사용법, 장중경의 처방법을 고증한 책이다. 이름이 달라도 기원이 같은 약물은 한 가지 약물로, 기원이 같아도 용법이 다른 것은 별개의 약물로 분류했으며, 복용보조제나 보조용구까지 모두 분석했다. 따로 처방 일람을 두어 각 처방의 약물구성과 수치법, 배합약물만 있고 처방명이 없는 것, 처방명만 있고 약미가 기재되지 않은 것까지 빠뜨리지 않고 일목요연하게 정리한 본서는 학습과 연구, 임상에서 《상한론》과 《금궤요략》의 이해를 높이는 데 훌륭한 길잡이가 될 것이다.

황한의학을 조망하다

랴오위췬(廖育群) 지음 ▪ 박현국.김기욱.이병욱 옮김 ▪ 신국판(양장)/443쪽/40,000원

독창적이면서도 간결한 일본한방의학. 음양오행(陰陽五行), 오운육기(五運六氣) 등 한의학의 기본 이론마저 무시하고 약물의 실제 성질과 효용만을 논한 저작 《약징(藥徵)》과 일본에서 독자적으로 발달한 진단방법 복진(腹診)에 그 간결함이 극명하게 드러난다. 추상적인 이론을 거부하고 증(證)과 약(藥)의 합일을 추구하며 진맥을 도외시하고 복진(腹診)을 택한 요시마스 토도(吉益東洞)와 그를 위시한 일본 의가들, 그 성공과 실패의 면면을 들여다보고 독창적인 일본의학이 발달한 연원을 따라가 본다.

한의학을 말하다

탕윈(唐雲) 지음 ▪ 이문호 · 김종석 옮김 ▪ 크라운판/482쪽/35,000원

건강과 질병의 본질을 탐구하면서 병을 치료하는 한의이론의 치밀함과 과학성은 물론 진단과 처방, 치법에 이르기까지 한의학 전반에 대한 내용을 흥미진진하게 풀어나간다. 쉽고 생동감 넘치는 설명으로 한의학은 어렵다는 세간의 인식을 불식시켜, 한의학에 대한 이해가 전혀 없는 사람이라도 한의진단의 우수성과 처방 및 치병의 이치를 이해하고, 건강과 질병을 바라보는 전혀 새로운 눈을 갖게 될 것이다.

一鍼 : 穴 하나로 病 하나를 고친다

량리우(梁立武) 외 지음 ▪ 이명재 옮김 ▪ 크라운판/703쪽/55,000원

일침요법(一鍼療法)의 장점은 치료효과가 즉각적으로 나타나고 통증이 적으며 거의 모든 질환에 효과를 발휘한다는 데 있다. 책은 침구치료의 실용성에 중점을 두어 쉽고 간단하게 치료법을 설명하고 있으며, 14경맥의 경혈(經穴)은 물론 기혈(奇穴)과 아시혈(阿是穴)의 취혈법과 치료법까지 실어 임상에서 다양하게 응용할 수 있도록 하였다. 광범위한 임상사례를 통해 이미 그 탁월한 치료효과가 입증되었음은 물론 시술법 또한 간단하다

本草正義

산뢰 장수이(張壽頤) 원저 ▪ 안세영 · 김순일 편역 ▪ 46배판(양장)/624쪽/65,000원

저자가 평생 동안 쌓은 본초학 지식과 경험의 정수를 담은 역작이다. 총 7권에 걸쳐 초목류(草木類) 본초(本草) 251종을 산초류(山草類), 습초류(濕草類), 방초류(芳草類), 만초류(蔓草類), 독초류(毒草類), 수초류(水草類), 석초류(石草類), 태류(苔類)로 분류하고 각 약물의 성미(性味), 효능(效能), 주치(主治), 포제(炮製), 용법(用法), 금기(禁忌)에 대해 여러 의가(醫家)의 설을 널리 고증하고 저자 자신의 오랜 임상경험까지 곁들였다. 학술적으로 가치가 높고 임상치료에도 참고할 점이 많은 책이다.

한의학의 원류를 찾다 : 易學과 韓醫學

장기성(張其成) 지음 ▪ 정창현 외 옮김 ▪ 크라운판/508쪽/42,000원

2009년도 대한민국학술원 선정 기초학문육성 우수학술도서.

중의학과 중국철학, 그리고 문헌학 분야의 당대 최고 권위자들을 사사하고 각 분야의 정수를 전수받은 저자가 《周易》과 《黃帝內經》을 비롯한 각종 醫易 관련 문서들을 철저히 비교분석하여 역학과 한의학 사이의 관계를 세밀히 밝힌 책이다. 역학과 의학의 기원에서 출발하여 氣, 陰陽五行, 藏象, 經絡, 病證, 運氣 등 한의이론의 전반에 걸쳐 있는 한의학과 역학과의 관계를 빠짐없이 서술하였다.

講說1 황제내경 : 내경의 철학을 밝힌다

유장림(劉長林) 지음 ▪ 조남호 외 옮김 ▪ 크라운판/373쪽/25,000원

황제내경은 서양의학과 많이 다른 방법으로 인체를 인식했는데, 그 인식의 바탕은 기(氣)와 음양오행(陰陽五行)이라는 동양철학의 범주였다. 이 책에서는 우선 성립 과정을 소개하고 기와 음양, 오행 및 그에 따른 철학 범주를 설명한 후 장상학설의 과학성을 밝혔고, 한의학의 발전 방향을 제시했다. 더불어 동서 의학이 일정한 독립성을 유지하며 서로 발전할 수 있도록 돕는 수준의 결합을 주장한다.

講說2 황제내경 : 한의철학으로 내경을 읽는다

유장림 저 ▪ 김수중 박석준 조남호 정우진 옮김 ▪ 크라운판/355쪽/25,000원

1권에서는 음양오행과 체계이론 및 경락의 개념을, 2권에서는 이를 응용한 진료원칙 및 침구이론을 설명한다. 대상을 분석하지 않고 총체적으로 연구하는 체계이론으로 황제내경의 논리를 설명한 저자의 사유는 한의학 기초이론의 토대를 제공했으며, 그런 점에서 이 책은 한의학 이론의 체계화와 현대적 해석에 기념비적 가치를 가진 책이다.

望診 : 황제내경과 서양의학이 만났다

평칭화(彭清華) 지음 ▪ 이상룡 · 김종석 옮김 ▪ 크라운판/586쪽/33,000원

동서고금을 망라하여 수집한 광범위한 망진 관련 연구의 기초 위에 임상진단을 결합하여 만병에 대한 망진법을 체계적으로 논술하였다. 일반인도 이해하기 쉽도록 200여 장에 달하는 도해를 곁들여 설명을 보충하였으므로 병의 조기진단을 위한 가정의학 백과사전으로도 손색이 없다. 망진이 다분히 주관적인 독단으로 떨어질 수 있는 오류가 있음에도 객관적인 임상데이터를 첨부하여 그 한계를 넘어서고 있는 것이 이 책의 장점이다.

經穴學

이상룡(李相龍) 지음 ▪ 46배판(양장)/881쪽/90,000원

고전 임상사례와 더불어 의료현장에서 보고된 최근의 다양한 임상사례를 참작하여 361개 각 혈의 효능을 임상활용도가 높은 순서대로 설명하였다. 또한 모든 경혈의 출전, 혈명의 기원, 취혈 부위, 관련 근육 및 신경과 혈관, 침구법, 주치증 등을 고대 의서의 이론적 토대 위에 다양한 임상경험을 더하여 구체적으로 설명하였다. 뿐만 아니라 배혈(配穴)을 통해 확장되는 주치증 및 임상에서 다양하게 활용되는 특수혈도 상세하게 풀이했다.

經絡圖解

린윈꾸이(藺云桂) 지음 ▪ 손인철 · 이문호 옮김 ▪ 46배판(양장)/508쪽/80,000원

《황제내경》을 비롯한 고대의서, 한의학이론 서적과 여러 의가들의 주해를 참고하여 경락의 노선과 분포구역을 체계적으로 연구, 정리하여 전부 도해로 완성한 책이다. 9년여의 연구, 고증과정을 거치면서 당대 최고의 의가들이 직간접적으로 집필에 참여하였고, 다시 5년여의 기간 동안 수정과 보완 작업이 이루어졌다. 이 과정에서 과거에 제시된 바 없는 열 개 방면의 내용이 수록되었으며 앞으로의 연구방향을 제시하였다.

藥徵

요시마스 토도(吉益東洞) 지음 ▪ 이정환 · 정창현 옮김 ▪ 46배판(양장)/300쪽/35,000원

일본 의학사에서 가장 준열하게 古醫方으로 돌아갈 것을 주장한 한의사 요시마스 토도의 대표적인 저작으로, 기존 본초학 서적의 틀을 완전히 탈피한 혁신적인 본초서로 평가받는다. 중국 전통의학으로부터 탈피하여 간편하고 실용적인 일본의학을 완성시켰다는 점에서 추앙받으며, 지금도 일본 한방계에 강한 영향을 미치고 있다.

만화로 읽는 중국전통문화총서① 의역동원 **易經**

저우춘차이(周春才) 지음 ▪ **김남일 · 강태의** 옮김 ▪ **크라운판/304쪽/22,000원**

역경 앞에 붙은 '의역동원(醫易同源)'은, 역경과 한의학의 양생학이 인간과 자연을 하나로 보는 '천인합일(天人合一)' 사상을 바탕으로 하여 탄생하게 되었음을 가리키는 말로, 의(醫, 의술)와 역(易, 주역)이 같은 근원에서 나왔음을 뜻한다. 《역경》은 육경(六經) 중의 하나로 중국 전통문화의 시조로서 그 세계관과 방법론을 제공함과 동시에 현대 인류에게도 큰 영향을 끼치고 있다. 《역경》을 이해할 수 있어야 사물의 표층에 얽매이지 않고 사물의 참모습을 이해할 수 있다.

만화로 읽는 중국전통문화총서② **황제내경** 소문편

저우춘차이(周春才) 지음 ▪ **정창현 외** 옮김 ▪ **크라운판/320쪽/22,000원**

수많은 한의서들의 바탕에 깔린 이치는 모두 황제내경에서 비롯된 것이고 내용의 이론적 근거도 황제내경에서 인용되었다. 지금도 황제내경이 절대적인 권위를 가지는 이유는, 지금까지 황제내경만큼 인간생명을 바르고 심오하게 파악한 책이 없었기 때문이다. 황제내경은 눈으로 볼 수 없는 우주기운과 생명력을 자세히 설명하고 있고, 천지(天地)와 인간의 상호관계를 낱낱이 드러내고 있는 경전이다. 아울러 병이 되는 이치와 과정을 설명하여 질병의 치료법과 예방법을 분명하게 제시하고 있다.

만화로 읽는 중국전통문화총서③ **황제내경** 영추편

저우춘차이(周春才) 지음 ▪ **정창현 · 백유상** 옮김 ▪ **크라운판/320쪽/22,000원**

한의학 이론의 뿌리와 기본을 이루는 한의학의 고전이자 스테디셀러를 만화로 구성하였다. 알기 쉬운 번역과 자세한 주석 그리고 재미있는 그림과 대사 등 원전의 내용에 충실하면서도 독자가 이해하기 쉽게 구성되었다. 경락의 흐름과 임상에 곧바로 응용할 수 있는 자법 및 기, 혈, 영, 위에 대해서도 자세하게 나와 있어 한방의학 관계자뿐만 아니라 의사, 안마사, 지압사, 스포츠 마사지사, 한의학과 학생, 체육인, 무술인, 요가수련인, 건강원 운영자 등과 평소 관심이 많았던 일반 독자들에게 유용할 것이다.

만화로 읽는 중국전통문화총서④ **경락경혈** 십사경

저우춘차이(周春才) 지음 ▪ **정창현 · 백유상** 옮김 ▪ **크라운판/336쪽/22,000원**

경락에 담긴 과학성과 유효성은 오래전부터 충분히 신뢰할 만한 것으로 받아들여져 왔다. 경락은 우리 몸을 거미줄처럼 엮어 기혈의 흐름을 조절해주고 있는데, 우주 변화의 신비가 그 속에 축약되어 있고 실제적이면서 철학적인 체계를 갖고 있다. 그러나 경혈, 경락이 그 형성시기가 오래되었다는 점과 용어가 너무 어렵다는 점은 현대의 독자에게 큰 장벽일 수밖에 없었는데, 이 책은 경락과 경혈의 유래부터 그 활용까지 만화 형식으로 쉽게 설명해주고 있어 독자들이 이해하는 데 무리가 없다.

만화로 읽는 중국전통문화총서⑤ **한의약식** 약식동원

저우춘차이(周春才) 지음 ▪ **정창현 외** 옮김 ▪ **크라운판/334쪽/22,000원**

음양오행이론 덕분에 한의학과 그 약식학설은 시대를 초월하여 쇠퇴하지 않았으며 수천 년 동안 더욱 풍부해진 것 역시 그 흐름을 타고 발전해온 것이다. 이 책은 이러한 맥락에 따라 한의약식학(韓醫藥食學)과 그 양생법칙(養生法則)에 대하여 소개한다. 한의학에서 약물이나 음식을 활용하는 기본 이론을 쉽고 충실하게 서술해 놓고 있어 일반인이 약물과 음식을 이용하는 원리를 이해하고 실생활에 응용하여 건강한 삶을 유지하는 밑거름으로 삼을 수 있는데, 한의학 관계자는 물론 건강식품업 관련 종사자들에게 많은 도움을 줄 것이다.

만화로 읽는 중국전통문화총서⑥ **한의학** 입문

저우춘차이(周春才) 지음 ▪ **정창현 외** 옮김 ▪ **크라운판/351쪽/22,000원**

한의학의 이론적인 토대인 음양오행(陰陽五行)부터 장상학설(藏象學說), 경락학설(經絡學說)은 물론, 기혈진액(氣血津液), 병인학설(病因學說), 변증시치(辨證施治)와 한의학의 치료원칙인 팔법(八法)에 이르기까지 방대한 내용을 알기 쉽게 소개한다. 그 외 십이경맥과 기경팔맥의 순행도 및 장부, 음사발몽, 사시, 특정혈에 대한 그림과 설명을 수록하고 있어 한의학에 관심이 높고 한의학을 이해하고자 하는 사람들에게는 가장 좋은 입문서가 될 것이다.

만화로 읽는 중국전통문화총서⑦ **한의방약** 사칠방

저우춘차이(周春材) 지음 ▪ **정창현 외** 옮김 ▪ **크라운판/312쪽/22,000원**

방약이란 약물을 특정한 방식에 따라 조합한 것으로, 구체적 질병을 치료하거나 건강을 회복시킬 목적으로 사용된다. 한약에 들어가는 약재는 그 자체로만 보면 약이라 부를 수 없는 천연약물에 지나지 않는다. 이 약물을 일정한 원칙에 따라 조리 있게 적용해야만 한약이라 부를 수 있다. 저자는 하나하나의 약재가 음양오행이론을 기초로 한 조합원칙에 의해 어떻게 조합되어 이른바 방제(方劑)가 되고, 인체에서 어떤 작용을 하는지를 임상에서 사용하는 방제 47가지로 예를 들어가며 설명한다.

고전의학산책① 처음 읽는 사람을 위한 **황제내경 上 소문**

이케다 마사카즈 지음 ▪ **이정환** 옮김 ▪ **신국판/364쪽/20,000원**

임상한의학자를 위한 입문서로, 《황제내경》 〈소문〉의 핵심만을 파악하여 평이한 문장으로 읽기 쉽게 해석한 책이다. 황제가 그의 신하이자 의사인 기백, 뇌공 등과 묻고 답하는 형식으로, 양생법 · 생리 · 병리 · 병인 · 증상 · 진단법 · 치료법 · 예후 등 의학 전반에 걸친 내용을 설명한다. 〈소문(素問)〉의 '소(素)'는 음기와 양기가 합쳐져 생겨난 만물이 각기 나름의 성질을 갖기 시작하는 '태소(太素)'의 소이자, 보통 때를 나타내는 '평소(平素)'의 소다. 따라서 〈소문〉은 인간생활에서의 기본적인 문답과 근원적인 내용을 기록했다는 뜻이다.

고전의학산책② 처음 읽는 사람을 위한 **황제내경 下 영추**

이케다 마사카즈 지음 ▪ **이정환** 옮김 ▪ **신국판/384쪽/20,000원**

저자는 10년 이상 〈영추〉를 반복해 읽고 이해한 내용을 임상에 응용하면서 초보자를 가르치는 방법과 사람들이 〈영추〉에 흥미를 느끼도록 하는 방법을 찾고자 고민했다. 저자는 자신의 임상경험을 바탕으로 날카로운 관찰과 풍부한 경험을 살려 원문의 자구 해석에 치중한 해설서가 아니라 〈영추〉가 어렵다고 인식하는 사람들에게 쉬운 접근법을 제시하고 저자의 임상사례를 덧붙여 임상한의학자들에게도 유용하도록 책을 구성했다.

고전의학산책③ 처음 읽는 사람을 위한 **난경**

이케다 마사카즈 지음 ▪ **노지연** 옮김 ▪ **신국판/296쪽/20,000원**

동양 최고의 명의 편작이 저술한 증상치료가 아닌 병리의 원인치료를 담은 책이다. 현대 의학에 생리, 해부, 병리학 등이 있듯이 동양 의학에도 생리, 해부, 병리가 있다. 따라서 단순히 질병의 증상에 따라 치료하기보다는 병리를 제대로 알고 치료하는 것이 보다 중요하다. 이 책에서는 오행설을 위주로 하지 않고, 생리 · 병리적 측면에서 해설하는 데 주력했다. 경락 치료의 공식만 외우고 왜 그러한 공식이 생겨났는지 모르는 사람들에게 좋은 참고문헌이다.

고전의학산책④ 처음 읽는 사람을 위한 **상한론**

이케다 마사카즈 지음 ▪ **김은아** 옮김 ▪ **신국판/312쪽/20,000원**

후한 말기, 장중경에 의해 쓰여진 한방의학서이다. 맥진법을 비롯하여 병인이나 병리 등과 같은 한방 의학의 기초가 되는 사항이 기재되어 있고, 각 편마다 관련된 조문을 모아서 간단히 정리했다. 처음부터 원문을 보기가 어렵다는 사람들을 위해 《상한론》이 어떻게 이루어져 있는지 소개한다. 고전의학의 생리 · 병리를 주로 정리하였으며, 병증과 경락을 결부시켜 침구치료에도 응용할 수 있도록 했다.

고전의학산책⑤ 처음 읽는 사람을 위한 **금궤요략**

이케다 마사카즈 지음 ▪ **김은아** 옮김 ▪ **신국판/312쪽/20,000원**

《상한론》과 함께 동양의학의 중요한 고전의 하나로 동양의학의 처방 및 치료학 연구에 중요한 책이다. 잡병 부분과 부인병 및 음식 금기의 방법까지 편집하고 수정하여 전 25편으로 구성되어 있고, 각 질병마다 어떻게 처방을 내야 하는지 자세하게 설명되어 있다. 책의 저자인 이케다 마사카즈는 동양의학 내과 의학사전이라 불리는 《금궤요략》을 이해하기 쉽도록 평이하게 풀어 썼기 때문에 처음 읽는 독자들에게 좋은 공부가 될 것이며, 자신의 임상 경험담까지 곁들여 놓아 동양의학 전문가들에게도 유용할 것이다.

임상침구학臨床鍼灸學

1판 1쇄 인쇄 | 2012년 3월 15일
1판 1쇄 발행 | 2012년 3월 22일

著者 | 天津中醫藥大學+學校法人後藤學園
監譯 | 兵頭 明
飜譯 | 손인철+이문호
發行 | 최봉규

발행처 | 청홍(지상사)
등록번호 | 제2001-000155호
등록일자 | 1999. 1. 27.
주소 | 서울특별시 강남구 역삼동 730-1 모두빌 502호 우편번호 135-921
전화번호 | 02)3453-6111
팩시밀리 | 02)3452-1440
이메일 | jhj-9020@hanmail.net
홈페이지 | www.cheonghong.com

ISBN 978-89-90116-46-8 93510